SHIYONG CHAOSHENG ZHENDUAN JINGYAO

实用超声诊断精要

主编 杨智芳 郑瑞琦 李修菊 刘海燕
张瑞萍 成 佳 杜梅云 张 茜

上海科学技术文献出版社
Shanghai Scientific and Technological Literature Press

图书在版编目（CIP）数据

实用超声诊断精要 / 杨智芳等主编 .-- 上海 : 上海科学技术文献出版社,2023

ISBN 978-7-5439-8909-2

Ⅰ. ①实… Ⅱ. ①杨… Ⅲ. ①超声波诊断 Ⅳ. ① R445.1

中国国家版本馆CIP数据核字（2023）第155455号

组稿编辑：张　树
责任编辑：苏密娅
封面设计：宗　宁

实用超声诊断精要
SHIYONG CHAOSHENG ZHENDUAN JINGYAO

主　　编：杨智芳　郑瑞琦　李修菊　刘海燕　张瑞萍　成　佳　杜梅云　张　茜
出版发行：上海科学技术文献出版社
地　　址：上海市长乐路746号
邮政编码：200040
经　　销：全国新华书店
印　　刷：山东麦德森文化传媒有限公司
开　　本：787mm×1092mm 1/16
印　　张：18.75
字　　数：477 千字
版　　次：2023年8月第1版　2023年8月第1次印刷
书　　号：ISBN 978-7-5439-8909-2
定　　价：198.00 元

主　编

杨智芳　郑瑞琦　李修菊　刘海燕
张瑞萍　成　佳　杜梅云　张　茜

副主编

石贻玲　董秀叶　徐国霞　张夏玲
杨　斌　郭丹凤

编　委（按姓氏笔画排序）

石贻玲（湖北省荆州市妇幼保健院）
成　佳（德驭医疗马鞍山总医院）
刘海燕（山东省潍坊市妇幼保健院）
孙　芹（河南省焦作市中医院）
杜梅云（山东省潍坊市精神卫生中心）
李修菊（山东省公共卫生临床中心）
杨　斌（山东省邹平市中医院）
杨智芳（山东省宁津县人民医院）
张　茜（新疆医科大学第二附属医院）
张夏玲（广东省广州市第十一人民医院）
张瑞萍（山东省鄄城县古泉社区卫生服务中心）
郑瑞琦（山东省潍坊美年大健康健康体检中心）
徐国霞（江苏省东台市人民医院）
郭丹凤（山东省鱼台县张黄镇卫生院）
董秀叶（山东省滨州市惠民县魏集镇卫生院）

Foreword 前言

20 世纪 70 年代以来，伴随着临床医学的发展和日新月异的数字化时代的到来，超声医学呈现出高速发展的局面。超声医学检查涉及的范围大幅度拓展，包括腹部、心脏、妇产、血管、浅表器官、神经、肌肉、骨关节等全身大多数器官和组织。超声医学检查方式也从单纯的灰阶超声(B 超)检查发展成包括彩色多普勒超声、三维超声、超声造影和介入性超声的综合型检查。现代超声医学不仅在医院门诊和住院患者的诊治过程中发挥着重要作用，而且在正常人群的常规体检方面也获得了广泛应用。通过几代超声医学工作者的不懈努力，我国超声医学已建立成具有鲜明专业特色且集医疗、教学和科研于一体的综合型学科，与放射学和核医学共同推动医学影像诊治水平的不断提高，为保障广大人民群众的身体健康发挥着积极的作用。为此，我们特邀请了多位超声医学领域的专家，在参阅了国内外大量文献之后，编写了《实用超声诊断精要》一书，以帮助各位临床医师更系统地掌握超声医学知识。

本书首先介绍了超声诊断技术，然后重点阐述了超声医学在临床中的应用。针对不同部位，逐一介绍了超声检查方法、声像图特点、诊断与鉴别诊断要点、临床价值等内容。本书内容丰富翔实，阐述清晰明了，并配有大量图像资料，方便读者理解和掌握，是一本适合各级医院超声科医师阅读的医学读物。

尽管各位编者在编写本书过程中已经竭尽全力，但由于时间原因及自身知识水平的限制，书中难免存在疏漏和不足之处，望广大相关专业同仁提出宝贵意见和建议，共同促进临床超声医学的发展。

《实用超声诊断精要》编委会

2023 年 6 月

Contents

目录

第一章

超声诊断技术

第一节　实时二维超声成像

实时二维超声仪通称 B 超仪，是当前超声成像检查的主体部分，应用极为广泛。随着科技的进步，超声成像在技术上有过三次重大的突破。第一次为 B 超双稳态显示到“灰阶”(gray scale)显示，使图像具有更丰富的层次，提高了对病变的分辨力。第二次为“实时”(real time)技术的出现，使图像由静态到动态，不仅能显示动态结构，而且使成像检查更加方便和快捷，扩大了超声的应用范围。第三次突破即是微型电子计算机更广泛地与超声技术相结合，实现了 S 超声设备的全数字化和多功能超声仪的成功应用，推动超声诊断技术向更高水平发展。

一、实时二维超声的工作原理

实时二维超声仪实属亮度调制型，是将回声信号以光点亮度或辉度形式加以显示，故名B超。

(一)实时二维超声仪的结构与工作原理

B 超仪主要由超声换能器即探头和主机(包括脉冲信号发射和接收系统、显示与记录)，以及电源等部分组成。将仪器发射系统产生的短促高频电脉冲信号转化成高频机械振动，即由逆压电效应产生超声信号，并通过体表向人体组织器官内发射。探头随即接收体内多种不同界面反射回来的强弱不同的信号(机械振动)，即由正压电效应转换成高频电信号。超声仪的接收系统将高频电信号加以接收和放大，通过对信号放大器压缩动态范围，经过时间增益补偿(TGC)、灰阶变换等前处理和后处理，并经过数字扫描转换器(DSC)，将探头扫描获得的系列回声信号变成视频信号，同时在荧光屏上显示出来。这种人体内部组织器官系列回声通过超声扫描构成反映人体局部断层切面图，即声像图。

实时二维超声仪的基本电路结构如图 1-1 所示。

1.主控电路

主控电路即同步触发信号发生器，由它周期性地产生同步触发脉冲信号，分别去触发发射电路与扫描发生器中的时基扫描电路。其触发脉冲的重复频率即决定其超声脉冲发射的重复频率。

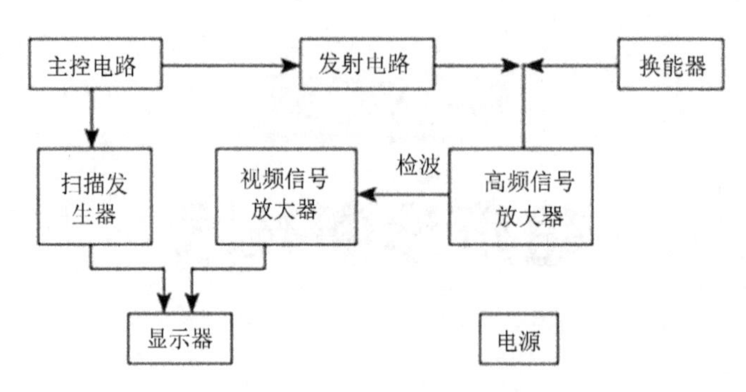

图 1-1　B 超仪工作原理示意图

2.发射电路

当受主控电路触发后，便产生高频电脉冲去激发换能器（探头），换能器受到激发后，即发射一定频率和宽度的脉冲超声波。发射频率通常由压电晶片的材料特性和厚度决定，而频宽则取决于探头的结构及发射电路的阻力。

3.高频信号放大电路

当换能器向人体发射出脉冲超声波之后，即接收其来自人体内的超声回波并将其转换为高频电信号，继而通过高频信号放大电路放大。高频信号放大电路一般具有 120 dB 以上的增益和足够大的带宽。在该电路中设有时间增益补偿（TGC）电路等。

4.视频信号放大器

B 超成像的主要原理是将单条声束传播途径中遇到各个界面所产生的一系列散射和反射信号，在示波屏时间轴上以光点辉度（灰度）表达。声束顺序扫切脏器时，每一单条声束线上的光点群按次分布连成一切面声像图。

B 超仪器的工作过程：首先由探头内的压电晶体，回波电信号经高频信号放大器放大后，再由检波器进行检波。回波信号中含有返回目标的多种信息，包括幅度、频率、相位等。一般多采用幅度检波，但随着电子技术的发展，现多采用多声束形成技术，即利用接收声束间的相位信息等，从而提高成像质量。检波后的视频包括信号，频率较低，需经过视频信号放大器做适当放大，然后加至显示器的极上进行图像的亮度调制（DSC），即在其信号合成及 A/D 转换后，经视频放大调节显示器的亮度。

5.扫描发生器

扫描发生器产生的扫描电压加至显示器的偏转系统上，使电子束按一定的规律扫描。

6.显示器

通常采用的为阴极射管（CRT）或液晶显示器。从人体反射回来的超声信息最终从显示器荧光屏幕上展示为图像，高分辨率的彩色显示器一般采用逐行扫描，无闪烁，图像稳定、清晰。

根据成像和显示方式不同，分为静态成像、动态或实时成像及灰阶或双稳态（bistable）显示。静态成像图像展示范围较广，图像较清晰，但成像速度慢，检查时间长，现已很少使用。目前应用最为广泛的是实时（帧频＞30 f/s）及灰阶（灰阶数＞64）仪器。

（二）超声换能器

超声换能器根据晶片的个数，分为单晶片和多晶片，前者用于 A 超、M 超及机械的扇扫 B 超仪中，但目前已很少应用，后者即用于线阵、凸阵、相控阵和环阵等电子扫描换能器中。

1.线阵探头

将多个晶体片组成若干个阵元沿一直线排列,并用电子开关按一定时序将激励电压加至某些阵元上,发射出一束超声,同时由电子开关按一定时序去接通某些阵元接收反射回的超声信息,由此形成声束扫描。高频的线阵探头主要适用于浅表小器官的检查。

2.凸阵探头

晶片是沿圆弧排列并按一定组合和顺序工作,向外发射并按超声脉冲的换能器阵,其内部结构类似线阵,只是各窄条晶片均匀分布在凸形圆弧上,其振动面的法线是呈扇形辐射状的,其波束以扇面扫描,故呈扇面显示图像。凸阵扫描介于线阵扫描和相控阵扫描之间,故应用范围较广。

3.相控阵探头(扇形探头)

利用雷达天线的相控阵扫描原理,通过适当调整,控制各单元激励信号的时相,以实现声束偏转的换能器阵为主体的超声探头。其扫描声束呈扇面,接触面小,远区视野广阔,故适用于心脏的超声检查。

还有根据不同需要设计的各种专用探头,如经食管、经直肠、经阴道等特殊的腔内探头,以及为了借助声像图指导穿刺用的穿刺和术中探头,尤其是超高频探头的应用(20～40 MHz)。采用20 MHz频率的体表探头,可以进行皮肤的厚度、层次及弹性的测定。导管式的腔内微型探头,外径仅 2 mm,可作心脏冠状动脉、胆管和胰管内成像。有的甚至不用机械传动方式,而在人体外用磁场控制其旋转,从而进行管腔内无线超声成像。

(三)二维图像的分辨力与二次谐波成像

近年来随着高新超声工程技术的发展,诸如全数字化声束形成技术、信息处理技术及二次谐波成像等新技术的应用,大大地提高了图像的分辨力与清晰度。

二维图像的分辨力包括如下 3 种。

1.空间分辨力

空间分辨力即细微分辨力,它与声束特性和像素的数量有关,纵向半波长越短发射频率越高,其轴向分辨力越好;侧向声束(长轴、短轴)越窄或越细,其侧向分辨力越好,亦即细微分辨力越高。

2.对比分辨力

对比分辨力指能显示器官组织回声信号间微小差别的能力,其与灰阶级数有关,灰阶级数越多,其对比分辨力越好。常用的有 64 级、128 级和 256 级灰阶等。

3.时间分辨力

时间分辨力即单位时间成像的帧速率,其帧速率越高(一般为 30 帧/秒),时间分辨力越好,越能真实地反映活动脏器的瞬间变化情况。

二次谐波成像技术即利用超声波在人体组织中传播、反射(和散射)均具有非线性效应,使发射的基波f_0出现谐波频率。当接收时提取 $2f_0$的谐波回声信号,包括自然组织谐波与造影剂的谐波信号。在实际的谐波接收过程中,采取多种技术措施使二次谐波与基波相分离,而提取纯净的谐波成分。

谐波成像在成像困难的患者中,可提高信/噪比,改善组织的对比分辨力、空间分辨力,消除近场伪像,提高图像的清晰度。

二、检查方法

(一)检查前的准备

一般超声检查不需特殊准备,但在腹部检查时为了避免胃肠内容物或气体的干扰,一般应在空腹时进行。必要时需饮用温开水充盈胃腔,以此做“透声窗”进行检查。在经腹或盆腔部位检查时亦同样适度充盈膀胱,以避免气体干扰。

(二)检查时的体位及常用的扫查切面

超声探测时常规采取仰卧位,也可根据需要取侧卧位或俯卧位、半卧位或站立位。露出皮肤,涂布耦合剂,探头紧贴皮肤进行扫查,常用的扫查切面如下。

(1)矢状面扫查(纵切面的一种),以扫查面由前向后并与人体的长轴平行。

(2)横向扫查(横切面,水平切面),即扫查面与人体的长轴垂直。

(3)斜向扫查,即扫查面与人体的长轴成一定角度。

(4)冠状扫查(冠状切面或额状切面,属纵切面的一种),即扫查面与腹壁和背部平行或与人体额状面平行。

(三)扫查的手法

在操作过程中,使用探头常采用以下 4 种手法。

1.顺序连续平行断面法

顺序连续平行断面法即“编织”式扫查法,在选定某一成像平面后,依次将探头沿该平面平行移动作多个平行的断面图像,可从各个连续的图像中,观察分析脏器轮廓、内部结构及病灶的整体情况。

2.立体扇形断面法

立体扇形断面法即定点摆动扫查法,在选定某一成像平面后,不移动探头在体表的位置,而以顺序改变探头与体表之间的角度时,可在一个立体的扇形范围内,观察分析脏器及病灶的整体情况。

3.十字交叉法

十字交叉法即纵横平面相交扫查法。对某一切面为圆形的图像,为了鉴别是圆球形还是管状,可采用十字交叉法的纵横切面相交予以鉴别。此外,在对病灶中心定位穿刺引导时,亦可采用此法,即十字交叉中心定位法。

4.对比加压扫查法

对比加压扫查法即利用探头加压腹部观察回声有无变化,并对两侧腹部对应部位进行对比,以鉴别真假肿块。各种特制的腔内探头使用时,除应严格选择适应证外,须按一定的操作规程进行(图 1-2)。

(四)回声的描述与命名

超声图像是由许多像素所构成,像素的亮暗反映了回声的强弱。反映在荧光屏上从最亮到最暗的像素变化过程即从白到灰再到黑的过程,称为灰度。将灰度分为若干等级,即为灰阶。在荧光屏上一侧用格数表示灰阶的标志,称为灰标。人体被测脏器与病灶的断面图像即是根据各种不同界面的灰阶强度、回声的空间范围和几何形状来加以描述。

1.回声强弱的命名

根据图像中不同灰阶强度将其回声信号命名如下。

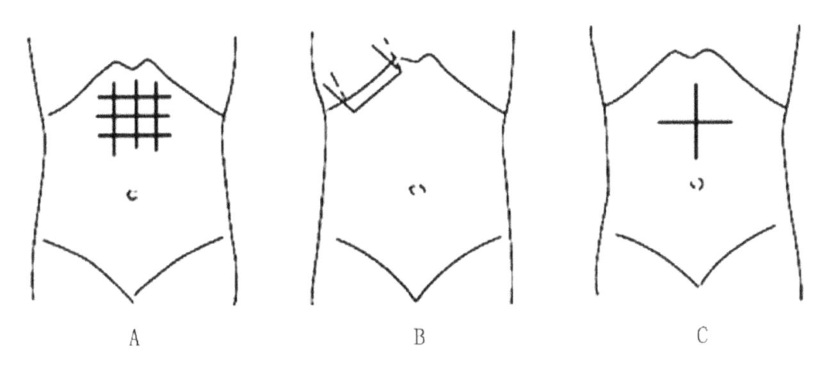

图 1-2　各种扫查手法示意图

A.顺序连续平行断面法；B.立体扇形断面法；C.十字交叉法

(1)强回声：强回声反射系数大于 50%，灰度明亮，后方常伴声影，如结石和各种钙化灶等即是(图 1-3)。

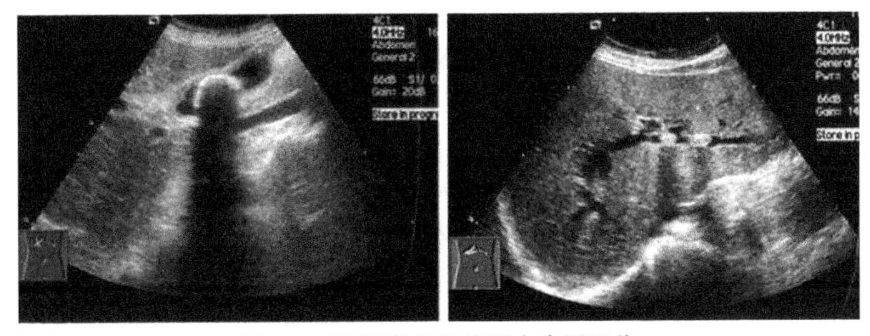

图 1-3　强回声光团伴后方声影图像

左图示胆囊内结石，右图示肝内胆管结石

(2)高回声：高回声反射系数大于 20%，灰度较明亮，后方不伴声影，如肾窦和纤维组织等为此类回声。

(3)等回声：等回声灰阶强度呈中等水平，如正常肝、脾等实质脏器的回声即是。

(4)低回声：呈灰暗水平的回声，如肾皮质等均质结构即表现为此类回声。

(5)弱回声：弱回声表现为透声性较好的暗区，如肾锥体和正常淋巴结的回声即属此类。

(6)无回声：均匀的液体内无声阻差异的界面，即呈无回声暗区，正常充盈的胆囊、膀胱和肝肾囊肿等即呈典型的无回声区(图 1-4)。

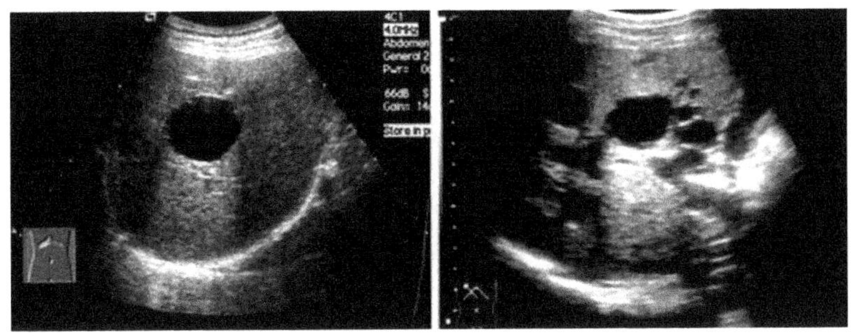

图 1-4　无回声暗区图像

左图示肝内单个囊肿，右图示肝内多发性囊肿

2.回声分布的描述

按其图像中光点的分布情况分为均匀或不均匀，不均匀者：①随机性不均，包括点状、线状和小区性分布不均；②规律性的深度递减。此外，在病灶内部的回声分布可用均质或非均质表述。

3.回声形态的命名

(1)点状回声：回声呈细小亮点状。

(2)斑片状回声：回声聚积呈明亮的小片状，其大小在0.5 cm以下，有清晰的边界。

(3)团状回声：回声光点聚集呈明亮的光团，有一定的边界。

(4)环状回声：回声光点排列呈圆环状。

(5)带状或线状回声：回声光点排列呈明亮的带状或线状。

4.某些特殊征象的描述

某些病变呈现某种特殊征象，即形象化的命名为某征，用以突出或强调这些征象的特点，常用的有“靶环”征及“牛眼”征。即在某些病灶中心呈强回声区而其周围形成圆环状低回声，称为晕圈或声晕。在结节外周呈1～2 mm无回声环形围绕者称为“暗环”(图1-5)。肝脏肿瘤自肝表面隆起者，称为“驼峰”征；肝门部肝外胆管因阻塞扩张后在声像图上形成与肝门部门静脉平行，且管径相近或略宽，即所谓“双筒枪”征。肝内胆管扩张与相应的门静脉构成平行“管道”征。又如胃肠肿瘤时壁增厚与残腔形成的“假肾”征。宫内避孕环强回声后方出现狭长带状强回声即“彗星尾”征。乳房内或肝内小囊肿无回声区后方回声增强所出现的“蝌蚪尾”征等。

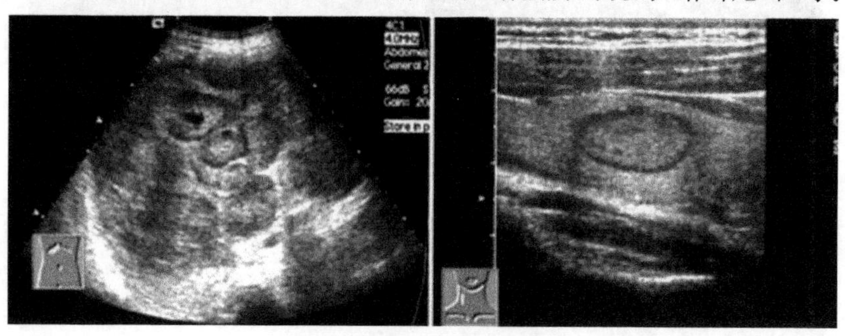

图1-5 “靶环”征声晕图像

左图示转移性肝癌，右图示甲状腺实质性结节(腺瘤)

5.病灶后方回声的描述

在某些圆球形病灶声像图后方出现的回声，即回声增强效应和侧后声影、中心声影等。

在超声图像命名时，既要反映回声的差异，又要具有形态学特点并与大体病理改变相联系。

(五)超声图像分析的内容

观察分析声像图时，首先应了解切面方位，以便于认清所包括的解剖结构，并注意分析以下内容。

1.外形

脏器的形态轮廓是否正常，有否肿大或缩小。如是肿块，则其外形为圆形、椭圆形或不规则形，呈分叶状或条索形等。

2.边界和边缘回声

肿块有边界回声且显示光滑完整者为有包膜的证据，无边界回声和模糊粗糙，形态不规则者多为无包膜的浸润性病变。除观察边缘回声光滑或粗糙、完整或有中断等征象外，边缘回声强度也有重要区别,某些结节状或团块状肿块周边环绕一圈低回声暗圈,即“暗环”征或周边为高回声的边缘,即“光轮”征等。仔细地观察病变的形态和边缘,在病变性质的鉴别及了解肿瘤的生物学活性等方面均有一定意义。

3.内部结构特征

内部结构特征可分为结构如常、正常结构消失、界面增多或减少、界面散射点的大小与均匀度,以及其他各种不同类型的异常回声等。

4.后壁及后方回声

由于人体各种正常组织和病变组织对声能吸收衰减不同,则表现为后壁与后方回声的增强效应或减弱乃至形成后方“声影”,如衰减系数低的含液性囊肿或脓肿,则出现后方回声增强,而衰减系数高的纤维组织、钙化、结石、气体等则其后方形成“声影”。另外,某些质地均匀、衰减较大的实质性病灶,内部可完全表现为低回声,在声像图上酷似液性病灶,但无后壁及后方回声增强效应可作区别。

5.周围回声强度

当实质性脏器内有占位性病变时,可致病灶周围回声的改变,如是膨胀性生长的病变,则其周围回声呈现较均匀性增强或有血管挤压移位;如是浸润性生长病变,则其周围回声强弱不均或血管走行中断。肝脓肿则在其边缘与正常组织之间出现从高回声向正常回声过渡的“灰阶梯度递减区”。

6.邻近关系

根据局部解剖关系判断病变与邻近脏器的连续性,有无压迫、粘连或浸润。如胰头癌时可压迫胆总管致肝内外胆管扩张、胆囊肿大及周围血管的挤压移位,淋巴结或远隔脏器转移灶等。

7.量化分析

量化分析包括测量病变所在位置、数目、范围、大小等,即应用电子游标测量其径线、面积、体积(或容量)和时距四种基本时空度量。另外,还有谱分析,包括灰阶直方图、视频密度分析及超声多普勒频差分析,对有关血流动力学参数的定量检测等。

8.功能性检测

根据声像图上的形态改变、活动、搏动等进行生理学上的功能检测分析,如应用脂餐试验观察胆囊的收缩功能,空腹饮水后测定胃的排空功能、收缩和蠕动状态及心脏的各种复杂功能等。

通过以上内容的观察分析,以达到对病变进行定位、定量和定性诊断的目的。但在诊断分析中需要注意以下事项。

(1)对超声成像过程中某些伪回声或伪像要注意识别和避免,如多次反射或旁瓣效应所致的假界面等。

(2)注意临床思维,不能单纯地“看图论病”。因在影像检查中常有“同图异病”或“异图同病”的表现,故必须结合有关临床资料,综合分析。

(3)注意动态观察,以了解其不同病理阶段的变化,同时注意各项影像技术的互补作用,以达到正确诊断的目的。

三、应用的范围与局限性

实时二维超声是超声成像检查的主体和基础。它可提供人体各部位软组织器官、病变及管腔结构高清晰度断层图像,准确地反映其解剖结构和病变的形态学变化。由于成像速度快,对心血管等活动器官，能实时地观察其活动状态，反映其生理功能。在高清晰度断层图像上，叠加显示彩色血流信息，便可无创地检测有关血流动力学参数及观察组织器官血流灌注状态等。因此，实时二维超声已广泛应用于内科、外科、妇产科、儿科和眼科等临床各科。它已成为许多内脏、软组织器官首选的影像学检查方法。尤其对肝、肾等实质性脏器内局限性病变的诊断，以及胆囊内微小的隆起性病变和结石的诊断均有很高的敏感性。在妇产科领域对早期妊娠的诊断和围产医学中的应用均有一定价值。在计划生育、健康体检或防癌普查工作中，超声亦已成为重要的检查方法。

借助于多种腔内探头、术中探头对某些微小病变的早期发现，肿瘤侵犯范围的精确定位，观察有无周围淋巴结的转移等，用以进行肿瘤的分期和制订合理的治疗方案。

超声引导定位穿刺技术即介入性超声诊断与治疗，进一步提高临床诊断与治疗水平。

应当指出，超声诊断也有其局限性，由于超声的物理性质，使其对骨骼、肺和肠道的检查易受到气体的干扰，使图像显示不清楚，在应用上受到一定限制。另外，声像图表现所反映的器官和组织声阻抗差的改变只有一定的规律性而缺乏病原学上的特异性，需注意结合其他资料综合分析。此外，超声成像中的伪像亦较多，需注意识别。超声每一切面所显示范围较小，图像的整体性不如 CT 和 MRI。因此，有选择地联合应用或有针对性地选择 CT、MRI 等其他影像技术相互补充也是十分必要的。

（郑瑞琦）

第二节　三维超声成像

人体脏器繁多，组织结构各异，检查者为了解其形态、厚度、腔径、空间位置及毗邻关系，需要进行多方位二维超声扫查，在自己的头脑中“构想”出一幅立体图像，才能作出正确的判断。随着计算机及超声探测技术的飞速发展，超声不仅能显示器官的立体形态和动态变化，还可以直接观察血管分布和血流状况，此即三维超声成像。现就其成像种类、图像采集与显示、临床应用价值等介绍如下。

一、三维超声成像的分型

自 1961 年 Baun 提出了三维超声成像的概念，许多学者相继进行了三维超声的理论和实验研究，随着计算机技术的发展，20 世纪 80 年代后期，三维超声应用于临床。三维超声成像大致可分为三大类。

（一）静态三维超声成像

超声扫查时，将不同方位所获取的二维图像按对应的空间位置关系彼此横向连接组合，即为静态三维超声成像。肝、肾、子宫等脏器屏气时活动幅度较小，不同二维图像上各结构位移很少，易于叠加而组成精确清晰的三维图像。这种成像方式简便，发展成熟，在临床上主要用于妇产科及腹部脏器的检查。根据不同需要，可选择多种三维显示方式，表面显示法观察感兴趣结构的表面轮廓，如胆囊、膀胱及胎儿面部等；透明显示法观察实质性脏器内的管道分布及胎儿骨骼等。

(二)动态三维超声成像

如欲显示心脏各结构的活动和毗邻关系,可将多个心动周期中同一时相、不同方位上的二维图像重建为单帧三维图像,再将不同时相的三维图像按心动周期先后顺序显示,即形成动态三维超声成像。此图像像素密集、画面清晰,但因图像采集及重建耗时长,且图像质量受心律、呼吸、肋骨、肺等多因素影响,临床应用有很大的局限性。

(三)实时三维超声成像

为了使三维超声真正应用于临床常规检查,研究者进一步开始了实时三维超声成像的研究。采用专用的三维容积或矩阵探头,采图时无须摆动或移动探头即可直接获取三维图像立体数据库,采样受外界环境因素影响小,成像及重建处理速度大大加快,因而可实现实时显示三维图像,故在临床上的应用得到快速发展。实时三维超声技术帧频虽有大幅度提高,但用于心脏超声成像时在改善图像的分辨力方面仍有待进一步提高。

(四)实时立体三维超声成像

近年来,有研究者提出“立体三维超声成像”的设想,它突破了以往三维超声成像的局限性,不再使用二维成像方式显示三维图像,而显示真正的立体三维图像。矩阵型换能器采集到三维图像后,在原图旁侧复制另一与其视角稍有差异的三维图,并将两图编码和叠加,如戴上相应的滤色眼镜观察,不同视角的两幅画面分别成像于左右侧视网膜,信息传入视觉中枢后,根据二者视角差异的大小,将会在观察者头脑中形成一幅立体三维超声图像。这样的超声成像远近层次分明,立体感有了明显改进。

二、三维图像的采集方法

三维图像的获取有两种基本方法,第一种就是采集一系列二维图像并存储,再依据位置及时将信息按顺序重建成三维图像。第二种方法更为简便、快捷,检查时采用矩阵型三维探头直接采集三维立体容积数据库。

(一)三维超声重建的图像采集

三维超声重建的首要步骤是扫查时采集多个二维图像,三维成像效果取决于二维图像的质量。常用的图像采集方式如下。

1.机械驱动扫查

将探头固定于一机械臂装置上,计算机控制步进马达驱动探头以特定的形式运动,同时采集图像。可做平行、扇形及旋转扫查,前者已少用(图 1-6)。

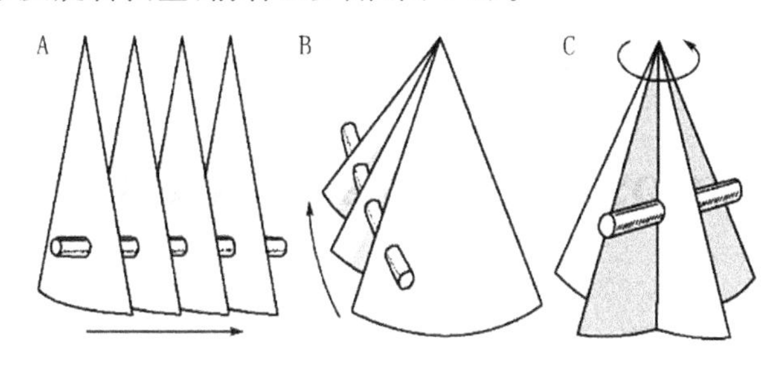

图 1-6 机械驱动扫查方式示意图

A.平行扫描法,在某一方向平行移动扫描,等距离采集二维切面图像,此法现已基本废弃;B.扇形扫描法,探头位置固定,在某一方向上改变探头扫查角度,使声束以一定夹角间隔进行扇形扫描;C.旋转扫描法,探头固定在某一位置,声束方向以一定的角度间隔在 360°的范围进行扫描

(1)扇形扫查:探头固定,远场沿 Z 轴做扇形运动,采集一系列等夹角呈扇形分布的二维图像,建立金字塔形的数据库,而后插补三维像素,该法主要用于静态三维重建,但远场空间分辨力降低,影响图像质量。

(2)旋转扫查:探头前端换能器晶片围绕某一中轴自动旋转 180°,获得一系列等夹角、轴心恒定的锥形分布二维图像。该法采集速度较快,图像非常清晰。如行静态成像,每一旋转方位上只需采图一幅;如欲显示动态三维心脏结构,在每一方位上需采集一个完整心动周期的二维图像,再按心电图所示时序选取 10～20 帧图像,由此建立动态三维锥体形数据库。

2.自由臂扫查

该法利用声学、光学或者电磁遥控装置探测扫查探头的位置与角度,从而确定所获二维图像的空间坐标及方位信息并贮存之,供三维重建用。最常用的自由臂装置为电磁位置感受器和微型磁场接收器。此法扫查范围和角度可调,适合做一次性较大范围复合形式的扫查取样,但易受周围环境磁铁材料和磁场的影响(图 1-7)。

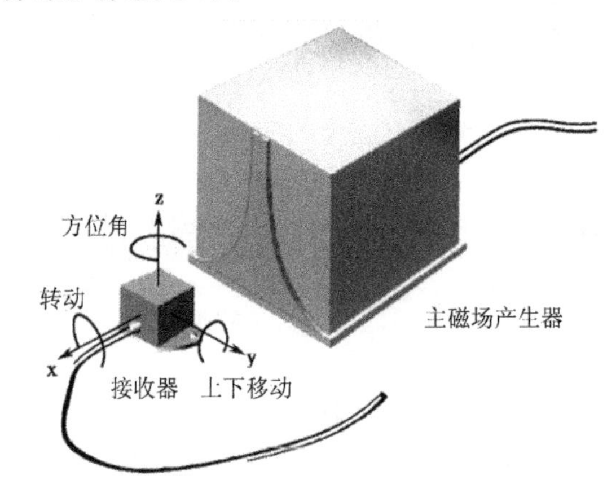

图 1-7　自由臂扫查示意图

主磁场产生器置于检查床的旁侧;微型磁场接收器贴附于探头的侧面。探头沿 X、Y、Z 三轴进退、上下或旋转时,主机能探知扫描平面的位置、方向与动态变化

(二)三维探头的实时图像采集

随着探头工艺及计算机技术的发展,目前的三维超声多采用专用三维超声探头获取图像,它无须摆动或移动探头即可获取三维数据,成像速度快,可实时获取并显示三维图像。三维超声探头大体上分为两种。

1.机械驱动容积探头

它将超声探头和机械驱动装置组合成完整的组件,机械马达驱动晶片做扇形或旋转扫查获得三维立体数据库。成像方式同上述需重建的三维超声,但由于成像及三维重建处理速度快,可达到实时显示三维超声图像,多用于腹部及妇产科三维超声检查。

2.实时三维矩阵探头

21 世纪初由美国 Duke 大学提出,经 Philips 和 GE 等公司精心研发而成。换能器晶片被纵向、横向多线均匀切割为矩阵排列的多达 60×60＝3 600(或 80×80＝6 400)个微小阵元。后者由计算机控制,发射声束沿 X 轴前进,并按相控阵方式沿 Y 轴进行方位转向形成二维图像,再使二维图像沿 Z 轴方向扇形移动进行立体仰角转向,瞬时之间形成一个立体结构的金字塔形三维图像数据库。因三维扫描速度极快,免除了呼吸和位移的干扰,每秒能建立 20 帧以上的三维图像，故能实时观察运动中的心脏，主要用于经胸或经食管的心脏三维超声检查。

三、三维图像的显示

（一）静态三维超声图像的建立

目前，静态结构的三维超声成像在临床应用中可采用多种显示模式，并可根据需要通过平移、旋转、切割等方式显示局部感兴趣结构。

1.表面成像模式

三维表面成像是利用灰阶差异的变化或灰阶阈值法自动勾画出感兴趣区组织结构的表面轮廓。此法已广泛地应用于含液性结构及被液体环绕结构的三维成像，如胆囊、膀胱、胎儿面部等（图 1-8）。由于组织结构与液体灰阶反差大，因此，三维表面成像清晰，可显示感兴趣结构的立体形态、表面特征和空间关系，并可单独提取和显示感兴趣结构，精确测量其面积或体积等。

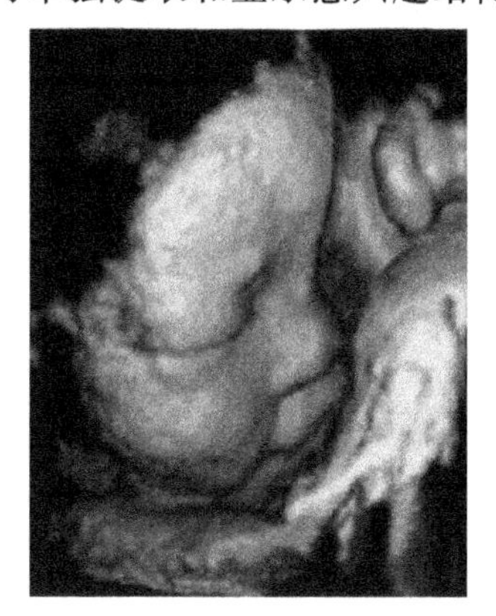

图 1-8 静态三维超声表面成像

静态三维超声表面成像模式清晰显示羊水包围下的胎儿颜面部立体形态，可清晰显示胎儿的额头、眼睛、鼻梁、鼻子及上下唇

2.透明成像模式

这种模式是用透明算法实现三维重建，淡化周围组织结构的灰阶信息，使之呈透明状态，而着重显示感兴趣区域的结构，同时保留部分周围组织的灰阶信息，使重建结构具有透明感和立体感，从而显示实质性脏器内部感兴趣区的结构及其空间关系。按照不同的计算方法，透明成像又可分为最小回声模式、反转模式、最大回声模式、X 线模式及混合模式。

（1）最小回声模式：仅接收容积数据库中声束方向上最小回声信息，适用于观察血管、扩张的胆管等无回声或低回声病灶结构。

（2）反转模式：在最小回声模式的基础上，反转低回声与高回声的显示（类似于胶片的正片和负片），使低（无）回声结构的显示及测量更加清晰和准确。

（3）最大回声模式：仅接收声束方向的最大回声信息，适用于观察实质性脏器内强回声结构，譬如肝内强回声的肝癌或血管瘤，胎儿的骨性结构（包括颅骨、脊柱、胸廓、四肢骨骼等），子宫腔内高回声的子宫内膜层、宫内节育器等。

（4）X 线模式：接收声束方向上所有灰阶信息总和的平均值，其成像效果类似于X 线平片的效果。

（5）混合模式：为以上模式的混合，有利于观察病变组织与周围结构的空间毗邻关系，譬如肝内占位病变与周围血管的空间毗邻关系。

3.多平面显示

多平面显示通常可获得互相垂直的 A、B、C 三平面，A 平面为直接扫查所获纵切面，B、C 平面为重建的横切面和冠状面，其中 A 平面图像质量最好，C 平面常规超声无法扫查到。三个平面可任意平移和旋转，对病灶及周围结构关系行细致观察。也可采取类似 CT 逐层扫描的断层超声成像(tomographic ultrasound imaging，TUI)，采集到全部三维超声图像数据库后，可自定义断层成像的间隔宽度及数目，同时获得多个平行切面的超声图像(图 1-9)。

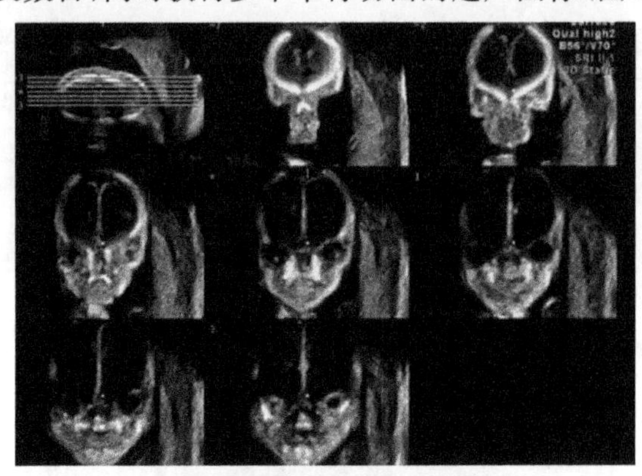

图 1-9　超声断层显像显示胎儿颅脑

采集三维超声图像数据库后，选取断层显像的间隔宽度及数目，瞬间可获得多个相互平行的颅脑横切面超声图像

4.彩色多普勒血流显示

彩色多普勒血流显示通过将能量(彩色)多普勒信号及组织信号的复合使用，对组织结构内血管行三维成像，明确其分布、走行、方向及与周围组织关系。

(二)动态三维超声图像的建立

1.三维锥体数据库的建立

动态三维超声图像重建时采用总体显示法，信息量显著增多，其图像质量有很大改进。成像时使用三维图像重建系统将各个方向扫查时所获的数以千计的二维图像上的全部信息尽皆收集，数字化后予以储存，再根据心电图提取心动周期中同一时相各方位上的二维图像重建，并插补立体方位像素，形成单帧静态三维图像，而后汇总各个时相点的图像信息，建立起心脏某一扫查区域内的可以动态连续显示的三维锥体数据库。

2.切割剖析与动态显示

三维锥体数据库建成之后，并不能在荧光屏上直接观察到心脏的立体图像，而仅显示为几个新组成的二维切面。利用平行切割或任意方向切割功能，根据所需观察方位选出基准参考平面，调出其前或其后各层结构的数据，恰当调节阈值、透明度、切面数和旋转角度等三维图像重建参数，并依次累加，建成多层次、多结构、具有灰阶的心脏立体图像，按照各时相的先后顺序依次显示各帧三维图像，此即“动态三维超声心动图”(图 1-10)。

此外，二维图像上的彩色多普勒血流信号也可按原来的彩色编码转入三维成像系统，实现动态三维彩色多普勒血流显示。直接观察心内分流与反流的位置、时相、轮廓、范围、周径、行程、长度等，并可准确显示间隔缺损、瓣膜关闭不全及狭窄处血流束的横断面大小与剖面形态。另外，彩色组织多普勒图像也可转入三维成像系统，显示心肌活动的规律、心肌兴奋的起搏点、心电传导的顺序与方向，称为动态三维组织多普勒显示。

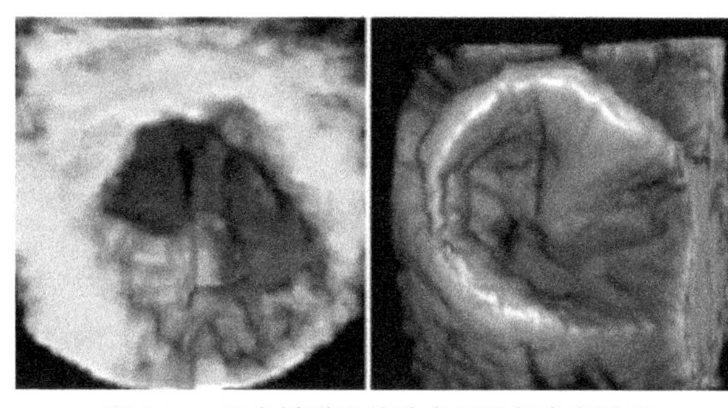

图 1-10 二尖瓣脱垂的动态三维超声鸟瞰图

二尖瓣前叶脱垂患者，经胸检查二尖瓣口，左图是从左室侧向左房侧观察，显示部分二尖瓣前叶(AMV)向左房凹陷，其部位、范围及程度显示非常清楚，二尖瓣后叶(PMV)形态正常；右图是从左房侧向左室侧观察，见脱垂的二尖瓣前叶向左房膨出

(三)实时三维超声图像的建立

1.实时三维金字塔数据库的建立

矩阵探头顶端的换能器由计算机以相控阵方式控制声束的发射和接收。调节各脉冲发射延迟时间，可改变波阵面方向，从而改变声束的倾斜角度及焦距深浅，实现声束的自动转向。当发射的声束沿预定方向 X 轴前进时，可形成一条扫描线(即一维显示)；随即沿 Y 轴进行方位转向形成二维图像；再使二维图像沿 Z 轴方向扇形移动进行立体仰角转向，由于声束在互相垂直的三个方向进行扫描，故最后形成一个覆盖靶区各个部位立体结构的金字塔形三维图像数据库。

与此同时，设计者采用全新的 16∶1 并行处理方式获得图像，16 条声束并行扫描，能够在较大容积内提供相当于二维图像扫描线密度的三维心脏图像，同时发射声束的脉冲重复频率大幅度提高，三维图像的帧频亦随之增加。

2.实时三维图像的显示方式

根据实时三维超声心动图的不同扫描方式，可有多种图像显示模式，在每种显示模式下均可通过旋转和切割图像，从多方位实时观察心脏结构(图 1-11)。

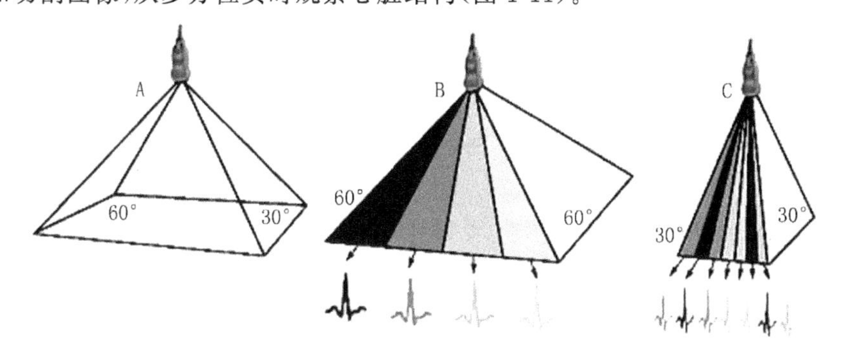

图 1-11 实时三维超声心动图的三种显像方式原理

A.实时窄角成像，直接多方位转向扫描获取 60°×30°的实时三维容积数据库；B.全容积宽角成像，由四个 15°×60°实时窄角图组合相加，形成 60°×60°的“金字塔形”数据库；C.三维彩色多普勒血流显像，由 7 个紧邻的 30°×4.3°的实时窄角数据库组合形成 30°×30°的“方锥形”数据库

(1)实时窄角成像：声束扫描线在Y轴上做60°方位转向、Z轴上做30°仰角转向扫描，获取结构大小为60°×30°的立体数据库及三维超声心动图。这种方法为真正的实时三维成像，快速清晰，图像直观，伪像很少。缺点是图像显示范围偏小，观察范围较大的结构会出现图像缺失。部分超声仪器中，也可根据需要调整该显示模式的宽度与深度，但保持立体数据库的总体大小不变。

(2)全容积宽角成像：由紧邻的四个15°×60°实时窄角图组合相加，形成Y轴与Z轴方向转向均为60°，即60°×60°的“金字塔形”数据库。这种成像方式获取的数据范围大，能包含较大范围的结构，对观测心搏量、心肌质量、心壁动态、心肌灌注造影等有很大帮助。缺点是图像由先后4个心动周期的实时三维图像组合，属于“准实时显示”，受检者心脏移动及呼吸动度大、心律不齐时可出现衔接错位。

最近，有超声厂家采用瞬间四维容积采集法，实时三维图像采集速度快，一个心动周期即可收集20幅以上90°×90°心脏动态数据。因无须多幅组合，故无缝隙与错位现象，观察时不受心律失常的影响。

(3)三维彩色多普勒血流窄角成像：三维彩色多普勒窄角显示方法与“全容积”成像类似。采图时在连续心动周期中选取相间的7个紧邻的纵宽30°、厚度约4.3°的实时窄角数据库，组合成大小为30°×30°的“方锥形”数据库。此种准实时显示方式能在三维空间中同时显示彩色多普勒血流信号及周围组织灰阶信息，反映心内异常血流的位置、时相、方向、长度、宽度、面积、流量、起止点和严重程度，并能用三维图像处理软件对反流和分流进行比较精确的定量。但此成像方式成像范围亦小，且可出现衔接错位。三维彩色多普勒血流也可采用瞬间四维容积法成像，一个心动周期即可采集一幅宽角三维彩色多普勒血流图像。

(4)实时三平面成像：该成像方式使用矩阵型换能器实时采集并显示心脏相互交叉的三个切面，获得同一周期、同一时相、不同切面上的心脏解剖信息，而后在夹角之间插补数据，建立三维超声图像数据库。三平面之间可以相互调整角度，以获得操作者理想的结构显示。该成像法虽含有众多插补信息，精确度有所降低，但因能实时成像，在较大范围内快速显示心脏整体形态及心壁运动，在检测心脏功能和室壁活动方面具有重要意义，尤其在存在心律失常的情况下。实时三平面成像还可以在彩色多普勒模式下实现，多平面观察心内异常血流。结合组织多普勒、组织同步化成像、组织应变(应变率)、组织追踪成像模式还可多参数评价心脏室壁运动状态及激动顺序。

(5)立体三维成像：该成像方式参照立体电影的原理，使用单个矩阵型换能器获取单幅实时窄角或全容积宽角三维图像，同时复制出另一稍有视角差异的三维图，并模拟人双眼视差叠加两个三维图，形成一全新的立体视觉超声图像。裸眼视之，觉图像模糊，双影重叠，但配上左红右绿滤色眼镜观察，将会在观察者头脑中形成一组轮廓结构清晰、远近层次分明、立体感极强的新型三维超声图像。

其他的实时三维成像方式还包括三维超声与其他超声技术的结合，如三维室壁运动斑点追踪成像、心肌声学造影的实时三平面成像等。

四、三维超声的临床应用

三维超声成像提出之后，已经在诊断上发挥了良好的作用，现就此法在临床上的主要应用对象、诊断价值及潜在功能予以说明。

(一)静态脏器的检查

1.静态脏器的三维超声定性诊断价值

(1)脑部疾病:婴幼儿及胎儿囟门开放,透声良好,三维超声可显示大脑镰、大脑、小脑与脑室的形态、对称性、径线等参数,在诊断脑积水、实质病变方面有重要作用。彩色多普勒三维检查时对 Willis 动脉环的构成、血管分布、血流走向与缺血部位等均能清晰显示。

(2)眼球:眼球内含液体,使三维成像效果非常理想。临床业已证明三维超声对眼内外肿物与异物、晶状体浑浊与脱位、玻璃体病变,特别是对视网膜脱离诊断准确,而且有助于对手术效果的判定,受到临床的重视。清晰显示眼动脉及视网膜动脉立体彩色三维血流,将可精细地确定缺血与出血的部位与范围。

(3)胃:为空腔脏器,充盈液体后超声易于探测。将胃腔黏膜的鸟瞰图和胃壁断面图相结合,不仅能观察黏膜表面溃疡的大小、深度、边缘形态,而且可以了解病变厚度、浸润的范围和层次,这些数据在诊断上有重要意义。三维彩色血流成像对溃疡出血和静脉曲张也可能有所帮助。

(4)胆囊:亦为充满液体的空腔结构,故用三维超声检查囊壁厚度、黏膜表面状况,囊腔是否萎缩或扩张,其内有无结石、息肉、肿瘤等有较大作用。以三维图像观察增粗的胆管树,能更容易地识别扩张分支的归属,判断阻塞的部位。

(5)肝脏:肝囊肿与脓肿超声诊断早已成熟,而对肝癌等占位性病变的超声诊断有时仍感困难。三维超声能从不同方位观察肝脏表面和边界轮廓,肿物的立体形态、径线、数目和邻近关系。彩色三维多普勒成像可显示的肝内血管分支或属支较灰阶方式显示的肝内血管级别更高,同时可观察血管的粗细、分布及其对邻近动静脉的压迫,为诊断提供重要的参考意见。

(6)肾脏:探测肾脏的整体大小形态,观察实质内有无肿物,特别在显示珊瑚树样肾盂积水时,三维超声能清晰显示扩张肾盂的轮廓、鹿角状外突的肾盏,并有可能显示结石的部位。

(7)膀胱:充盈的膀胱呈椭圆形,内壁平滑,当出现占位性病变时能清晰显示肿物的位置、轮廓、形态、大小、数目、内部结构、浸润的层次与深度,对了解肿瘤性质有较大帮助。

(8)子宫与附件:对于子宫实质性肿瘤的诊断,三维超声有一定辅助作用。三维超声宫腔造影还可直观显示子宫内膜息肉、黏膜下肌瘤的形态。对早期妊娠可根据三维图像上宫腔大小、羊水多少、胚胎形状作出诊断。卵巢和输卵管病变(特别是存在液体时)可显示其立体外形、内部结构、肿物分隔、囊壁突起和液体浑浊度等。三维超声显示子宫冠状面能更清晰地描述子宫及内膜形状,明确双角子宫、纵隔子宫等子宫先天畸形,显示宫内节育器的形状及位置。

(9)胎儿及其附属物:胎儿与脐带浮游于羊水之中,形成良好的超声界面,故三维超声能清晰显示其头部轮廓(有无脑积水或是否无脑儿)、面部形态(有无眼、耳、鼻、唇、上腭畸形);用透明显示法可观察脊柱与脊髓有无畸形、弯曲或膨出。可全面立体地检查胎盘的大小、厚度、钙化程度、血管分布与供血情况,另外对前置胎盘或胎盘剥离的诊断也有价值。

三维彩色多普勒及能量多普勒成像可清晰显示脐带在羊水内的空间结构与形状,观察脐带有无过长过短,有无项链样的彩色脐带绕颈现象,并可显示胎儿的 Willis 环和颅内循环情况。

(10)血管:利用三维彩色多普勒技术,可以扫查全身血管的形态、走行及与周围组织的空间关系。如显示夹层动脉瘤的立体形态、波及范围、程度,分辨真假腔,判断血流是否通畅;显示门静脉、肝静脉两组血管树的分布与相互关系,有无受压现象,对诊断占位病变、门静脉高压、指导 TIPPS 手术的进行可能有所裨益;观察大静脉腔内有无血栓形成及占位肿物,其效果优于二维图像;检查肿瘤区域血管网的形态、分布、供血量,了解肿瘤的部位、大小及其血流循环状况。

2.静态脏器的三维超声定量分析

三维超声不仅能够多方位全面扫查静态脏器的形态结构，还能够结合相应的在线或脱机分析软件进行定量分析，如使用容积测量技术，能够测量感兴趣区的体积，如移植肾、肿块及监测发育中的卵泡体积等。使用能量多普勒模式的三维彩色直方图可以显示正常和新生血管的血管形成指数(VI)、血流指数(FI)及血管-血流指数(VFI)，使组织内的血管及血流得以量化。

(二)心脏的三维超声检查

1.三维超声心动图的定性诊断

(1)观察心脏形态：采集到心脏的三维容积数据库后，可结合图像的切割与旋转，从不同方位了解心脏各个结构的形态、位置、大小、腔室内径、走向、空间关系、立体方位与活动状态，观察心壁、间隔与大血管的连续状态。

(2)瓣膜疾病诊断：三维超声心动图中能动态观察瓣膜装置的立体结构及与周围组织的关系，同时还可适当转动图像方位，观察二维超声无法显示的瓣口沙盘样立体活动图。宛如将摄像机置于瓣口上侧或下侧观察其瓣膜的整体立体结构，显示瓣膜的形态、厚度及关闭和开放时的活动情况。如风湿性心脏病患者可直观显示狭窄二尖瓣口的形态及动态变化。可准确显示瓣膜畸形，如二尖瓣裂、双孔二尖瓣等。也可区分瓣膜置换术后的反流起于人工瓣环内还是瓣周漏。

(3)先天性心脏病诊断：可多方位显示房、室间隔缺损的有无、位置、形状、直径、周长、面积、类型及与邻近结构的空间关系。如沿间隔附近平行切割，从与之垂直的方向观察，可获得相应部位的房间隔或室间隔的平面图。对于复杂先天性心脏畸形患者，三维超声检查通过剖切，对多个非标准切面观察，能完整显示出病变的复杂空间关系和异常血流走向。

(4)心脏占位病变诊断：对心腔内黏液瘤、附壁血栓、Valsalva窦瘤及其他肿物，三维超声空间分辨力高，可更准确地检测其位置、形态、大小，确定与心壁结构的关系。

(5)冠心病诊断：实时三维超声心动图结合负荷超声心动图，能够获取同一心动周期内室壁各节段的运动图像，更全面、准确评价心肌缺血和梗死。实时三维超声心动图结合心肌声学造影，能在造影剂注射后短期内获取三维数据库，完成全部心肌灌注区的声学造影成像，从而可全面评价及定量分析各节段心肌的造影灌注情况。三维超声心动图结合组织多普勒技术可形象立体地观察室壁异常活动的部位、幅度、方向和范围。

(6)心脏血流的显示：应用三维彩色多普勒成像可显示瓣膜反流、心内异常分流的起源、时相、方向、长度、宽度、面积、流程、起止点及与周围结构的关系。观察冠状动脉主干、前降支、回旋支、左缘支、右缘支、间隔支及心肌内血管的立体走向，帮助了解冠状动脉血供情况。

(7)胎儿超声心动图：三维超声能够多角度立体观察心脏各结构及空间位置关系，使用空间-时间相关技术(spatial and temporal image correlation，STIC)获得容积数据后，可对胎儿心脏进行多平面观察和三维重建，可获得较常规二维胎儿超声心动图检查更多的切面及信息，且较少依赖于胎儿位置或检查者经验(图1-12)。

(8)心脏手术和介入治疗的监测：最近，随着探头工艺的改进，经食管实时三维矩阵探头已投入市场使用，可近距离、高质量地采集心脏形态和血流的三维图像。用于监测房、室间隔缺损封堵及修补术、二尖瓣整形术及置换术等。

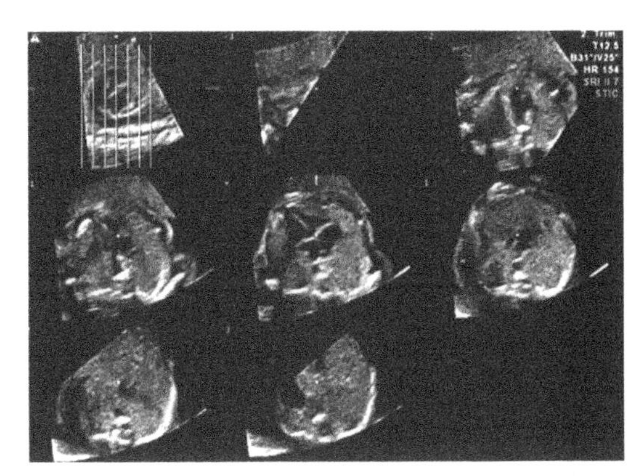

图 1-12 STIC 技术显示胎儿心脏的多个切面

使用空间-时间相关技术(STIC)获得容积数据后,可对胎儿心脏进行多平面观察

2.三维超声心动图的定量诊断

三维超声技术采集全部左室容积数据后,使用三维图像脱机分析软件,可无须几何假设直接测量心腔容积和收缩功能,尤其是对于形态不规则的右室与变形的左室腔容积的测量,较常规二维超声心动图更具优势。同时还可结合左室 16 或 17 节段的观察,得出各左室节段的容积及容积-时间变化曲线,进一步评价节段左室收缩功能及左室机械同步性。容积计算法同样可用于计算心肌肥厚时和心脏占位时病变的体积与重量。对于风湿性二尖瓣狭窄的患者,还可在三维数据库中调整、寻找真正的二尖瓣口图像,准确测量狭窄的二尖瓣口面积。对于存在瓣膜反流和心内异常分流的患者,可通过计算三维彩色多普勒血流信号的容积,了解心内异常血流量。

(李修菊)

第三节 血管内超声成像

血管内超声技术是无创性的超声技术和有创性的心导管技术结合诊断心血管病变的新方法,通过心导管将微型化的超声换能器置入心血管腔内,显示心血管断面的形态和/或血流图形,主要包括超声显像技术和多普勒血流测定两方面。前者主要有血管内超声显像(intravascular ultrasound imaging,IVUS)和心腔内超声显像(intracardiac ultrasound imaging,ICUS),而后者主要为冠状动脉(冠脉)内多普勒血流速度描记。超声显像技术能反映血管和心脏内膜下各层的解剖形态,而多普勒血流描记技术则记录血管内的血流速度,并通过不同情况下血流速度的改变情况反映冠脉循环的病理生理功能。由于血管腔内超声技术将换能器直接置于血管腔内探测,声能衰减小,因此换能器的频率可达到 9～40 MHz,分辨力明显提高。

一、血管内和心腔内超声显像

(一)仪器和成像原理

IVUS 仪器由超声导管和图像处理系统两个主要部分组成,根据设计的不同,IVUS 导管分为两种主要类型:机械旋转型和相控阵型,前者又分为换能器旋转型和反射镜旋转型,两种类型

IVUS 的图像质量无显著的差别。血管腔内超声导管的直径从 2.6～9.0F(0.86～2.97 mm)，可适用于冠脉或周围血管(如腹主动脉)的成像需要。用于冠脉内的超声导管直径多为 2.6～3.5F (0.96～1.17 mm)，一般来说，换能器发放的超声频率越高，其分辨率越高，但穿透力就降低。用于冠脉成像的超声探头频率较高(20～40 MHz)，适用于近距离成像，轴向和侧向的分辨率分别为 0.08～0.10 mm 和 0.20～0.25 mm。用于周围血管和心腔内成像的超声导管频率多为 9 MHz。

换能器旋转型的轴心顶端安置微型超声换能器，末端与驱动器连接，其外面包围有保护鞘管，工作时驱动器带动换能器以一定的速度(通常为 1 800 rpm)做 360°旋转，可以每秒 30 帧的速度成像。反射镜旋转型的结构与换能器旋转型超声导管相似，只是换能器固定于导管上，旋转轴心的顶端带有倾斜 45°的反射镜。目前所应用的机械旋转型超声仪器主要为美国波士顿科学公司(Boston Scientific)的 ClearView 和 Galaxy 2 系统，新型的有 iLAB 系统。

相控阵型导管顶端环行安置有 32～64 个换能器，其优点是稳定性很好，没有旋转伪像和导丝伪像，导引导丝的轨道作用较好，导管的推送能力较优。目前由美国 Valcano 公司生产。该型导管没有活动的部分，易于与其他的一些介入器械如支架、定向旋切等结合在一起。

图像处理系统将接收到的超声信号经处理后在荧光屏上实时显示图像，新型的 IVUS 图像处理系统可以进行血管图像的实时三维重建，须采用经马达控制的自动回撤系统，以一定的速度匀速回撤导管以采集系列的图像。图像处理系统还提供定量分析功能，可配合专用的 IVUS 分析软件，一般均配备打印设备。

目前大多 IVUS 图像处理系统提供的是黑白图像，不同回声的组织以不同灰阶表示，可根据回声强弱的不同判断病变的性质。VALCANO 公司开发的虚拟组织学血管内超声成像(VH-IVUS)采用新的后处理技术，利用反向散射的超声射频信号，通过功率频谱的处理进行比较分析，把不同性质的斑块标注成不同的颜色，把原来的黑白图像以彩色显示，并进行定量分析。

(二)操作方法

在血管造影检查的基础上，选定所需检查的血管和病变部位，以冠脉为例，采用 6F 及以上的指引导管放置到冠脉口，0.014 英寸的指引导丝送至靶血管的远端，将 IVUS 导管沿指引导丝送至需要进行检查的病变部位的远端，一般采用从靶血管的远端往近端以一定的速度连续回撤(手动或自动)的方法进行检查，然后对感兴趣的部位再进行重点检查，自动回撤是进行三维重建所必需的。冠脉内注射 200 μg 硝酸甘油可减少导管刺激可能诱发的血管痉挛，加用3 000 U肝素可预防血栓的形成。周围血管和心腔内超声显像检查方法与冠脉相似。

(三)图像判断

1.正常冠脉

正常的冠脉管腔呈圆形，管腔内的血液呈低回声或无回声，采用较高频率的换能器时(30～40 MHz)可表现为弱而纤细、无特定结构的回声，能随血流移动和蠕动。管壁由具有不同回声特性的层状结构组成，正常血管壁有时可表现为三层结构：①内层，代表内膜和内弹力膜，此层与中层和管腔比，相对回声较强；②中层，为中间无回声层，代表中膜；③外层，有特征性的“洋葱皮”样表现，代表外膜和外膜周围的组织，在 IVUS 图像上，外膜和血管周围组织之间没有明确的界限。大约 50%的正常冠脉表现为单层结构(图 1-13)。须指出：IVUS 图像上的三层结构并不等同于组织学上的内膜、中膜和外膜，而是由不同的声学界面所致。

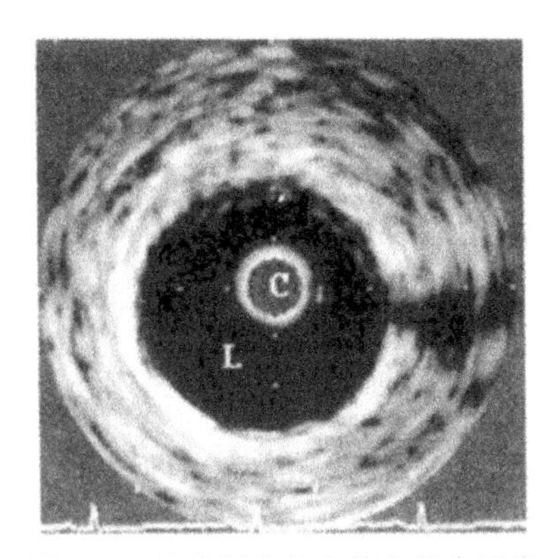

图 1-13 正常冠脉的血管内超声图像

管腔呈圆形，无回声。从 11 点至 3 点部位，管壁呈现“三层结构”，其余部分为单层结构。导管周围的白色晕圈即为环晕伪像（L：管腔，C：血管内超声导管）

2.冠脉粥样硬化病变

冠脉粥样硬化病变的 IVUS 表现为管壁上不同程度的斑块形成，可见到内膜和内膜下组织明显增厚，占据部分管腔，IVUS 可评价粥样硬化病变的分布范围、严重程度和病变的组成成分。

(1)IVUS 图像的定性分析：IVUS 图像根据所显像组织的回声特性进行定性判断。回声的特性与纤维组织的含量有关，纤维组织含量越多，斑块的回声越强，钙化病变的回声最强。

IVUS 图像上通常将斑块内的回声与血管周围代表外膜或外膜周围组织的回声比较来确定斑块的“软硬”程度。“软”斑块指斑块的回声较其周围的外膜组织要低，通常软斑块内脂质含量较多（图 1-14A），然而斑块内的坏死带、斑块内容物溢出后留下的空腔、壁内出血、血肿或血栓等也可表现为低回声，应结合临床情况进行判断。“纤维化”斑块的回声强度中等，与外膜相似（图 1-14B），回声密度介于软斑块和钙化斑块之间。“钙化”病变回声更强，并伴有下方的声影（图 1-14C），钙化病变可分表浅和深部钙化。一般将纤维性斑块和钙化斑块均称为硬斑块。混合性斑块指的是斑块含有一种以上回声特性的组织，也有将其描述为纤维钙化斑块或纤维脂质斑块。血栓性病变在 IVUS 上常表现为管腔内的团块，可表现为分层、分叶，回声较弱，通常不均匀，有斑点状或闪烁状回声，血栓组织与原有的斑块组织可呈分层现象，两者的回声密度可有明显的差异（图 1-15）。

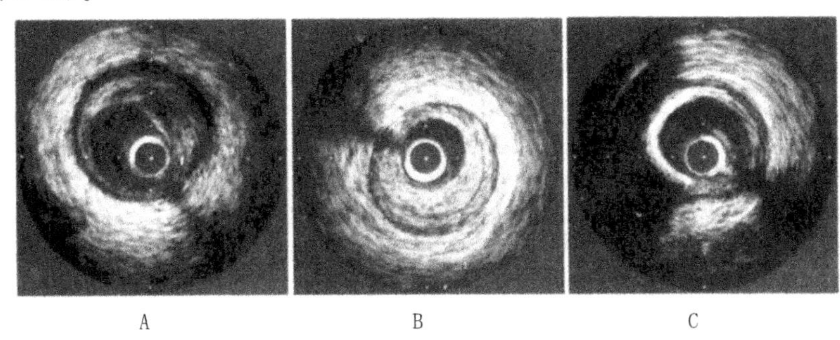

图 1-14 不同类型的斑块的血管内超声图像

图 A 为软斑块，病变内 2 点部位为低回声区，回声密度低于外膜及周围组织；图 B 为纤维性斑块，回声密度和外膜及周围组织相似；图 C 为钙化病变，从 6 点到 12 点强回声伴有后方的声影，钙化病变后方血管壁无法显示，往往影响血管的精确测定

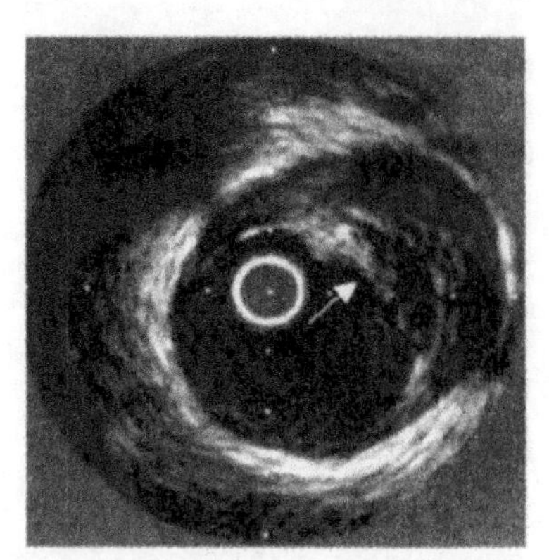

图 1-15　斑块破裂后继发血栓形成的血管内超声图像

图中从 10 点至 5 点之间为一偏心性软斑块。实线箭头所指为斑块破裂后形成的血栓，可见血栓的回声密度与原斑块回声密度不同，且不均匀

IVUS 图像上还根据斑块在管壁上的分布将病变分为偏心性和向心性，如斑块最厚部分的厚度超过最薄部分的 2 倍，或存在无斑块的管壁，则视为偏心性斑块，否则就为向心性斑块。

VH-IVUS 采用四种颜色代表四种不同性质的病变：深绿色代表纤维性病变，浅绿色代表纤维-脂质性病变，白色代表钙化性病变，红色代表坏死组织。与病理研究比较，有良好的相关性。VH-IVUS在帮助识别不同性质的病变方面更直接，且可定量，尤其在不稳定性斑块的识别和研究中有特殊的应用价值。

(2)IVUS 图像的定量测定：IVUS 图像上有两个非常清晰的声学界面，一是内膜和管腔之间，二是中层和外膜之间，代表外弹力膜(EEM)，这两个分界线是进行测量的主要参考。IVUS 上将内膜表面所包含的面积定义为管腔面积，而外弹力膜内包含的面积(EEM CSA)定义为血管面积。由于 IVUS 图像上很难确定内弹力膜的位置，因此无法测定组织学上斑块的面积(即以内膜表面和内弹力膜为边界的面积)，常利用 EEM CSA 和管腔 CSA 计算得到的面积(斑块＋中膜)来替代斑块面积，由于中膜面积在其中占的比例很小，因此很少影响对实际斑块面积的测定。最小和最大管腔直径分别指经管腔中心测定的直径的最小值和最大值，同样方法测定最小和最大血管直径(以 EEM 为界)。

斑块负荷与管腔的面积狭窄率有所不同，前者指同一截面上斑块在血管面积(EEM CSA)中占的比例，而后者指与参照节段比较得出的管腔狭窄程度。当病变部位发生明显的正性重构，即血管发生代偿性扩张时，通过 IVUS 测定得到的斑块负荷要大于面积狭窄率。评价血管重构的 IVUS 参数为重构指数(remodeling index，RI)，RI 的定义为病变处 EEM CSA 与参照血管平均面积之比。一般将病变处近端和远端 10 mm 内最接近正常的部位(管腔面积最大处)作为近端和远端参照血管，病变处和参照血管之间无大的血管分支汇入，参照血管平均面积为近端参照血管 EEM CSA 和远端参照血管 EEM CSA 之和的平均数。RI＞1 为正性重构，RI＜1 为负性重构。

对钙化病变可依据钙化组织在周长上占的象限进行半定量测定(图 1-16)。钙化分度：0 度为无钙化；Ⅰ度为 1°～90°范围；Ⅱ度为 91°～180°范围；Ⅲ度为 181°～270°范围；Ⅳ度为 271°～360°范围。

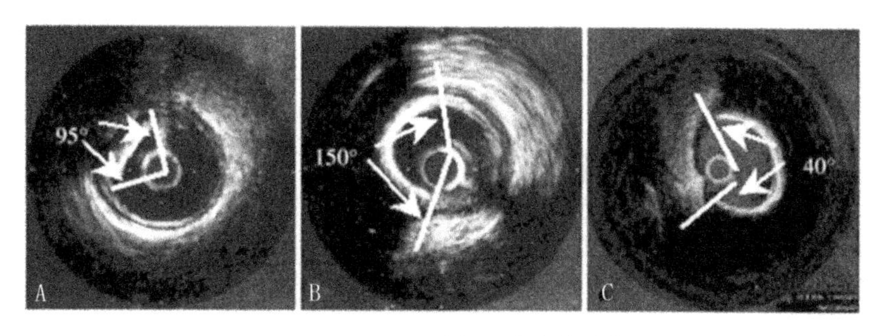

图 1-16 不同程度钙化病变的测定

(3)心肌桥的 IVUS 图像:心肌桥是比较常见的先天性冠脉解剖变异,它是冠脉或其分支的某个节段走行于室壁心肌纤维之间,在心脏收缩时出现暂时性管腔狭窄甚至闭塞,舒张时冠脉管腔的受压减轻,造影上呈现挤奶现象。走行于心肌下的冠脉称为壁冠状动脉,行走于其上方的心肌为心肌桥。有学者报道了心肌桥的 IVUS 特征,壁冠状动脉收缩期管腔缩小,舒张期增加,且发现心肌桥在 IVUS 图像上均有特征性的围绕壁冠状动脉一侧的半月形低回声或无回声区,该无回声区具有高度特异性和敏感性,存在于几乎所有的心肌桥部位,称为半月现象(图 1-17)。

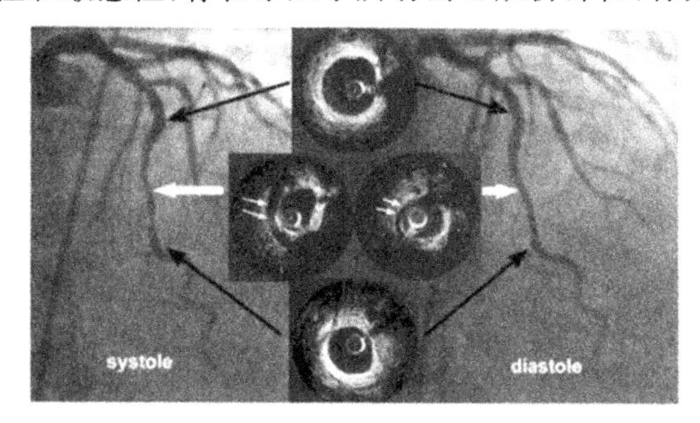

图 1-17 前降支心肌桥的冠脉造影和血管内超声图像

黑色箭头所指分别为近端和远端参照节段的血管内超声图像;白色箭头所指为收缩期和舒张期心肌桥节段壁冠状动脉的血管内超声图像;白色双箭头为围绕壁冠脉一侧的半月形低回声区

(4)IVUS 图像的伪像:IVUS 图像上可因导管本身或冠脉的特殊解剖特征等因素引起一些伪像。常见的伪像包括:①环晕伪像,表现为围绕超声导管的较亮回声,有不同的厚度,使图像上导管的大小大于其实际的大小。②导丝伪像,只见于单轨很短的机械旋转型 IVUS 导管,表现为超声导管周围的管腔内强回声的点状影,后方可出现声影。③不均匀旋转伪像(NURD),会引起图像的"伸展"或压缩(图 1-18)。④血液回声,血液的回声密度随超声换能器频率的增加和血流速度的降低而增加,须与一些回声较低的组织如软斑块、新生的内膜和血栓鉴别。当病变高度狭窄,或发生夹层分离或壁内血肿,血液发生淤滞或形成"缗线"状时此现象更显著。⑤图像的几何扭曲,当超声导管在血管内呈倾斜的角度,超声束不垂直于血管壁时,圆形的管腔可成像为椭圆形,在实际应用中,应尽可能将导管放于同轴的位置。进行实时三维重建时,往往将弯曲的血管重建成直的血管,在进行图像分析时须注意。

(四)临床应用

1.诊断方面的应用

血管内超声显像可提供通过精确的定性和定量诊断。

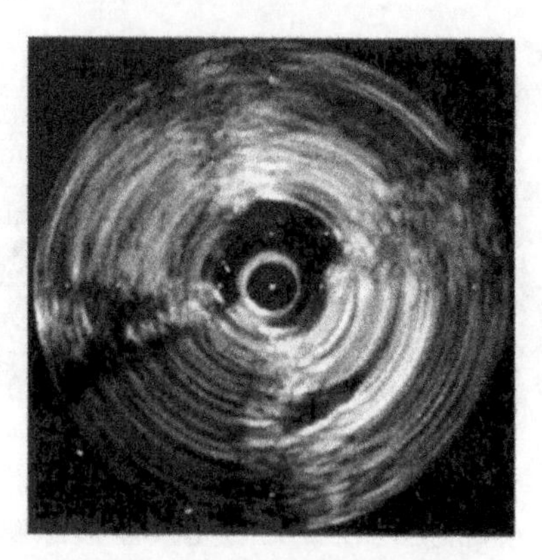

图 1-18　不均匀旋转伪像

(1)造影未能检出的病变：由于大部分冠脉在发生粥样硬化病变时出现正性重构代偿管腔的丢失，导致病变早期管腔可无明显狭窄。因此，冠脉造影检出早期病变的能力有限，而 IVUS 能在看似正常的部位检出早期的内膜增厚和斑块形成。

当造影结果不能解释临床症状时，如造影无明显狭窄的急性冠脉综合征等，应对临床怀疑的病变血管进行 IVUS 检查，常能识别发病原因，避免误诊和漏诊。IVUS 也可用于鉴别血管的痉挛和斑块，尤其对造影显像不满意的部位如血管的开口处等。病变的偏心性和正性重构是导致造影无法识别或低估病变狭窄程度的主要原因。

(2)严重程度不明确的病变：IVUS 不受投照位置的影响，能检出造影无法作出明确判断的病变，如某些特殊部位如开口、分叉处等的病变，并可阐明造影上所见的临界性病变的性质和狭窄程度。对左主干病变而言，一般认为最小管腔面积界限值为 6.0 mm^2，最小管腔直径的界限值为3.0 mm，小于此测值时可认为狭窄有临床意义，而其他主要分支近端血管的最小管腔面积界限值为4.0 mm^2。分叉病变的处理方案可因分支血管累及程度不同而不同，造影常不能充分暴露分叉部位的病变，IVUS 导管可分别送入不同的分支血管，以确定分叉病变的程度和累及范围。

(3)不稳定性(易损性)斑块的检出：由于斑块发生破裂并引发严重的临床事件前其管腔的狭窄程度常并不严重，因此人们期待能有新的技术提高对易损性斑块的识别能力。一般认为病理上，易损性斑块的主要特征包括：①薄的纤维帽；②斑块内含有丰富的脂质；③巨噬细胞的含量丰富，代表病变内炎症反应过程。

血管内超声不稳定的斑块多为偏心性软斑块，一般有薄的纤维帽，斑块内有面积较大的低回声或无回声暗区，代表脂核。纤维帽可完整，发生破裂者则纤维帽不完整，表面可出现溃疡或糜烂，一旦发生破裂，则可继发血栓的形成。血管内超声上判断易损性斑块的定量特征包括斑块内脂核的面积＞1 mm^2，或脂核占斑块的面积比＞20％，且斑块的纤维帽厚度＜0.7 mm。

(4)斑块进展、消退的研究：IVUS 的三维重建图像可用于进行斑块容积的定量测定，并根据与邻近结构如分支血管等的关系进行定位，从而可用于对病变进行进展和消退的定量研究。有报道经 IVUS 研究证实，采用他汀类药物进行强化降脂治疗后，粥样硬化斑块可能发生消退。

(5)移植心脏血管病：移植心脏的血管病变进展可能与慢性排异有关，影响患者的预后。对这些患者进行导管检查时常规进行 IVUS 检查，可以检出病变并确定其严重程度，指导临床预后的判断和治疗。

(6)主动脉疾病：评估主动脉夹层情况(图 1-19)和破口位置，定量分析主动脉缩窄的部位和程度。

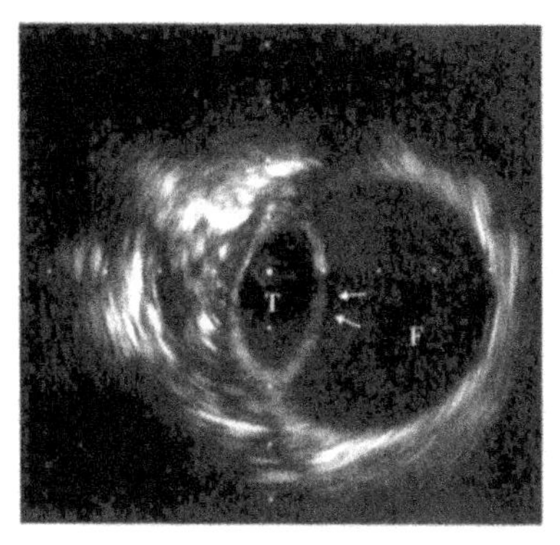

图 1-19　主动脉夹层的血管内超声图像

箭头所指处为剥离的内膜。T：真腔；F：假腔

(7)评估慢性肺栓塞病变。

2.在介入治疗中的应用

IVUS 通过对病变程度、性质、累及范围的精确判断，可用于指导介入治疗的过程，帮助监测并发症。

(1)确定斑块性质和范围以帮助治疗方法的选择：IVUS 对病变性质的判断对治疗方案的选择是非常重要的，如严重的表浅钙化病变用球囊扩张不仅效果不佳，且可能发生严重的夹层分离，而高频旋磨是治疗表浅钙化病变最佳的治疗方法。对开口部位的软斑块，较适合定向旋切治疗，且 IVUS 可指导手术的进行。对分叉病变主支和分支血管病变累及范围的精确判断可用于指导手术方案的确定。

精确定量血管直径是 IVUS 指导介入治疗的重要依据。IVUS 可对管腔直径、狭窄程度、“正常”参考血管的直径和介入后管腔直径能增加的程度作出正确的判断，选择更合适的器械。尤其是在目前药物洗脱支架(DES)应用越来越多的年代，未完全覆盖病变被认为是 DES 植入术后支架两端边缘发生病变内再狭窄的重要原因，使用 IVUS 指导显然对病变累及范围的判断明显优于冠脉造影，因此可能改善介入术的效果。然而，还没有前瞻性的研究结果显示须采用 IVUS 指导选择介入器械的大小以提高安全性和减少远期心脏事件。

(2)研究介入治疗扩大管腔的机制：IVUS 可以直接观察到病变在介入治疗后形态所发生的改变，可用于研究介入治疗后管腔扩大的机制，如对大多数患者来说，球囊扩张所引起的夹层分离是其扩大管腔最主要或唯一的机制，而斑块的“挤压”或再分布所引起的管腔扩大并不常见，定向旋切和高频旋磨扩大管腔的主要机制是斑块的消除，支架植入术后管腔扩大最显著。

(3)指导介入治疗的过程：支架植入术是目前临床应用最多的介入治疗技术。由于造影剂可充填入支架和管壁之间存在的间隙，因此，造影无法识别支架的贴壁不良(图 1-20)，扩张不对称的支架在造影上也可表现为良好的结果。研究显示，如果 IVUS 证实支架放置非常理想，则可安全地降低全身抗凝的水平。这些 IVUS 研究结果推动了临床上支架植入术方法的改进，即常规使用高压球囊扩张以使支架完全扩张和贴壁。支架植入理想的 IVUS 标准包括：①支架贴壁良好；②支架最小的横截面积(CSA)与正常参照血管 CSA(支架近端与远端 CSA 的平均值)之比＞0.8；③对称指数(支架最小直径与最大直径之比)＞0.7。IVUS 也可用于指导定向旋切过程，避免过度切割导致血管穿孔等并发症的发生，IVUS对定向旋切后效果的评价也用于指导是否需进一步采用其他的介入治疗手段(如是否须植入支架)。

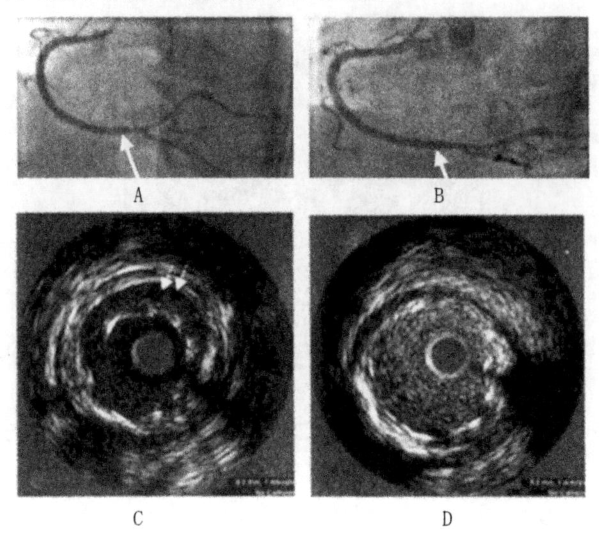

图 1-20　支架贴壁不良的血管内超声和造影图像

图A为14 atm扩张释放支架后的右冠脉造影图像；图C为白色实线箭头所指部位的血管内超声图像，可见支架和管壁之间存在明显的间歇(白虚线箭头)；图B为经20 atm高压扩张后的造影图像，与A图像无明显差异；图D相应部位的血管内超声图像，示支架与管壁之间贴壁良好

IVUS也可用于指导主动脉疾病的介入治疗，心腔内超声显像可用于指导先天性心脏病的经导管封堵术、房间隔穿刺术，并可指导房颤的射频消融过程。

(4)并发症的监测：IVUS证实成功的球囊扩张术后，40%～80%的病变存在夹层分离，通常发生在软、硬斑块交界处。IVUS对夹层分离深度和范围的判断有助于指导下一步治疗方案的选择，指导支架植入的时机，以及植入的位置。IVUS也可识别壁内血肿，指导采取进一步的治疗措施。

(5)晚期贴壁不良：如果支架的金属丝和管壁分离则称为支架贴壁不良，IVUS是检出支架贴壁不良的最有价值的方法。随访过程中发现的支架贴壁不良有些可能是植入后即刻就存在的，往往发生于支架直径小于血管，或病变节段邻近血管局部存在瘤样扩张，这种贴壁不良容易发生在支架的近端。晚期获得的支架贴壁不良(late acquired incomplete stent apposition，LAISA或late stent malapposition，LSM)则指在随访过程中新发生的(图1-21)。

LSM的主要发生机制是由于血管EEM CSA的增加值超过支架周围"斑块＋内膜"面积的增加值，裸金属支架(BMS)术后LSM的发生率为4%～5%，而DES植入术后LSM的发生率明显高于BMS。SIRIUS研究中，LSM的发生率在Cypher组为8.7%。发生LSM的部位支架内皮化不完全，可能与DES术后迟发晚期支架内血栓的增加有关。

(6)支架内再狭窄的评价：IVUS研究结果显示，支架植入术后发生再狭窄的主要机制是支架内的内膜增生。目前所用的支架很少发生弹性回缩，事实上，采用抑制平滑肌增生的DES在临床上取得了很好地预防再狭窄发生的效果。

IVUS测定的晚期管腔丢失明显较造影评价更有说服力。支架放置不理想尤其是扩张不充分是 DES 术后发生支架内再狭窄的重要原因，DES 术后支架内最小管腔面积＜5.0 mm^2 者发生再狭窄的可能增加。IVUS 研究结果显示，支架内内膜增生的形式在 DES 和 BMS 是不同的，BMS 的内膜增生在整个支架节段是均匀的，但 DES 对内膜增生的抑制在支架中间较两端边缘要强，不过均显著强于 BMS。须指出的是，目前所使用的 IVUS 的分辨率还不足以用于评价 DES 术后支架表面的内皮化程度。

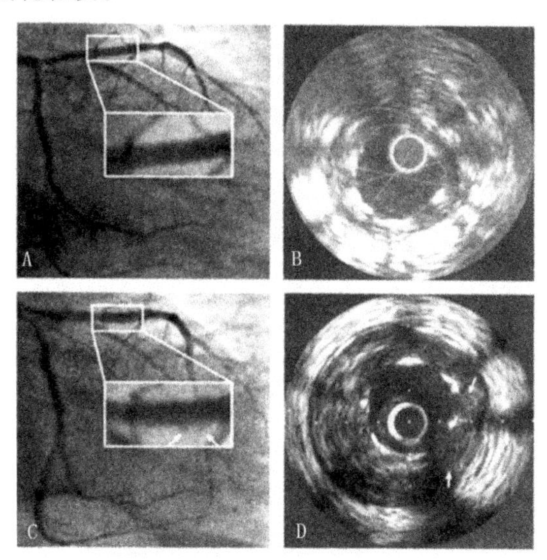

图 1-21　药物洗脱支架晚期贴壁不良的冠脉造影和血管内超声图像

图中 A 和 B 分别为左前降支植入支架后即刻的冠脉造影和血管内超声图像，造影所见支架植入处管壁光滑，血管内超声提示支架贴壁良好。图 C 和 D 分别为 9 个月随访时的冠脉造影和血管内超声图像，可见植入支架处血管壁不规则，呈锯齿样改变（白色箭头），相应部位的血管内超声图像（D）示支架面积与术前相似，但支架和管壁之间存在间隙（白色箭头），该间隙可被造影剂充填形成造影图像上的锯齿样改变

（五）血管内超声显像的局限性

IVUS 对图像判断依赖于相邻组织间声阻抗的差别，图像的重建是基于来自组织的声反射，而不是真正的组织，不同组织的声学特性（回声密度）可能相同，如低密度的病变可能代表冠脉内血栓，但也可能为富含脂质的软斑块。IVUS 不能可靠地识别血栓，不如血管镜。IVUS 的分辨率有时不足以分辨较小的斑块纤维帽的破裂、支架的内皮化情况等，而新型成像技术如光学相干断层扫描（OCT）的分辨率是目前所用的 IVUS 导管分辨率的近 10 倍，达到 10 μm，对检出细微的斑块破裂有重要价值。但行 OCT 检查时须暂时阻断血流，可能加重或诱发心肌缺血，且不能用于开口病变的检出，另外，OCT 的穿透力有限，有时无法观察到整个血管的形态。

二、冠脉内多普勒血流速度描记

（一）仪器和原理

多普勒血流测定仪器由两部分组成。一部分为信号处理仪器，发射和接收来自多普勒探头的信号并经处理得到血流速度和其他的参数，配备有显示、存储和打印设备。另一部分为送入冠脉的多普勒导管或导丝。早期曾采用 3F（1 mm）多普勒导管，目前已经成功地被多普勒导丝取代。多普勒血流描记仪器主要为 VALCANO 公司生产的 FloMap，多普勒导丝 FloWire（r）顶端的换能器发射并接收反射回的多普勒超声信号，传到仪器中，经快速傅立叶转换，以频谱的方式将血流速度显示在监视器上，可提供的参数包括平均峰值血流速度(APV)、舒张期和收缩期流速之比(DSVR)、近远端流速比(PDR)和血流储备(CFR)。新一代的ComboMap仪器，同时兼有血流测定和压力测定的功能，分别采用多普勒导丝和压力导丝进行测定；可同时测定血流速度和压力的导丝也已问世。

多普勒导丝FloWire(r)为柔软、容易操作的导引导丝，顶端安装有压电晶体，频率为12～15 MHz，直径为0.018英寸或0.014英寸，顶端可为直型或预塑成J型。取样容积位于导丝顶端前方5.2 mm处，能精确测定高达4 m/s的血流速度。

冠脉内多普勒血流速度测定的原理是多普勒效应。根据多普勒效应，当多普勒信号到达移动的靶物质(如冠脉内的红细胞)后，探头接收到的反射频率与探头的发射频率之间会产生差异，即多普勒频移，从多普勒频移可根据多普勒方程计算血流移动的速度。

随心肌需氧量的增加(如运动等)，冠脉扩张而血管阻力下降，血流量增加。冠脉阻力血管最大限度扩张情况下血流增加的能力即为冠脉血流储备(coronary flow reserve，CFR)。理论上，在冠脉血管的横截面积保持恒定的情况下，冠脉血流速度的变化程度和血流量的变化程度是相同的，因此，测定阻力血管最大限度扩张状态(即充血状态)下血流速度的储备可以反映血流量的储备，此时CFR的定义为充血状态与基础状态下的血流速度之比。当心外膜血管存在限制血流的狭窄病变时，远端的微血管扩张以维持静息状态下的基础血流，然而，最大充血状态下的血流会受到狭窄的影响，因而CFR会降低。同样，微血管功能障碍也可导致冠脉循环血流增加能力的受限，CFR同样会降低。因此，CFR可反映冠脉循环的功能和心肌的血流情况。

(二)检查方法

冠脉造影后，将指引导管放置到冠脉口，一般在冠脉内注射硝酸甘油后，将多普勒导丝送至冠脉内，注意多普勒探测的范围(取样容积的位置)是其前方5 mm左右。一般检查血管狭窄病变的远端、狭窄部位和近端的血流情况，加以对比分析。须将导丝顶端放在病变远端至少2 cm的位置，以尽量减少狭窄后的血流涡流或跨狭窄射流的影响，且避免将导丝放在冠脉的分叉部位和开口位置。理想的多普勒血流频谱信号在每个心动周期中呈较致密的、易重复的、规则的频谱包络线(见图1-22)，同时可清晰听到多普勒声音。

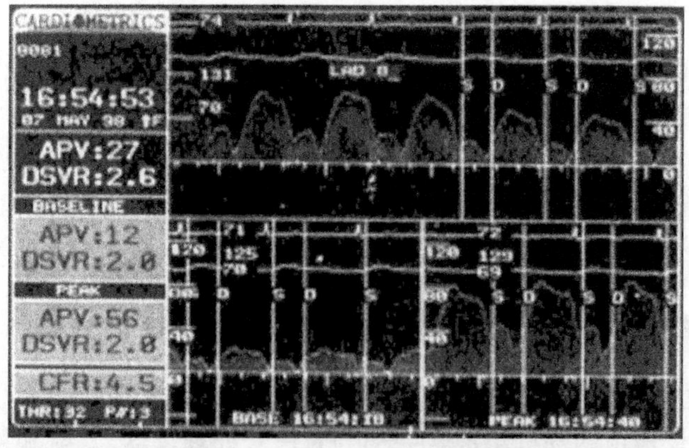

图1-22　左前降支(LAD)的多普勒血流速度和血流储备图像

同时记录并显示血压和心率(APV：平均峰值血流速度；CFR：冠状动脉血流储备；DSVR：舒张期与收缩期血流之比；S：收缩期；D：舒张期)

在测定 CFR 时,先记录基础状态的血流参数,然后给予冠脉阻力血管扩张药物(最常用腺苷),待阻力血管达到最大限度扩张后,记录充血状态的血流参数,仪器可自动得出 CFR。在重复测定时,可采用趋势显示的模式,待观察到冠脉血流速度恢复到基础状态时可再次重复进行血流储备的测定。

(三)临床应用

冠脉血流储备可用于在导管室内评价冠脉循环的生理功能,在临床诊断和介入治疗过程中均有应用价值。

1.诊断方面应用

(1)冠脉微循环功能的评价:X 综合征的定义并不统一,传统上指有胸痛和心肌缺血的客观证据(运动试验阳性)但冠脉造影正常,且除外冠脉痉挛。越来越多的研究者认为 X 综合征的主要机制为冠脉微循环功能受损而导致的心肌缺血,也被称为"微血管性心绞痛",因此诊断 X 综合征的"金标准"应是冠脉造影心外膜血管"正常"的情况下,发现 CFR 降低。

(2)心肌梗死:急性心肌梗死直接介入治疗术后,尽管心外膜血流可恢复 TIMI 3 级,但仍可能存在微血管功能的障碍。有研究显示,心肌梗死后急性期和恢复期梗死相关冠脉的血流速度、血流形式和 CFR 的变化与心肌灌注和 ST 段的恢复有关,能预测微循环和收缩功能的恢复情况。

(3)旁路搭桥术:成功的旁路搭桥术可使冠脉的血流储备恢复正常。静脉桥和动脉桥血管静息状态下血流的形式存在差异,这可能是两者远期通畅性不同的影响因素。

(4)心脏移植:移植心脏冠脉 CFR 的改变可能有助于识别排异和弥漫性的冠脉粥样硬化(即移植动脉病,transplant arteriopathy),用于指导这些患者的干预性治疗。

(5)研究血管活性药物、体液因素等对冠脉血流的影响:联合应用冠脉内超声和多普勒血流测定的研究显示,硝酸甘油和麦角新碱主要影响心外膜冠脉,腺苷主要影响阻力血管。

(6)研究心肌桥对冠脉血流和储备功能的影响:心肌桥近端冠脉内血流频谱可出现特异性的指尖现象和收缩期逆向血流,硝酸甘油可激发收缩期逆向血流,心肌桥远端 CFR 可降低。

2.介入治疗中的应用

(1)评价临界病变:临界病变的处理是临床上的难题,须结合患者的临床症状、病变的性质(是否稳定)和功能(是否导致心肌缺血)综合考虑。CFR 是评价中等度狭窄或临界狭窄病变生理意义的可靠方法。CFR 能识别"罪犯"血管,指导临床进行有针对性的介入治疗。跨狭窄速度阶差和/或 CFR 正常提示狭窄病变对血流无限制作用,对这样的病变推迟介入治疗是安全的。由于微血管功能障碍可能和冠脉狭窄病变同时存在,加重 CFR 的降低,因此相对 rCFR(rCFR,病变血管狭窄远端 CFR 与同侧正常冠脉 CFR 之比)可能较 CFR 能更准确反映狭窄病变对血流影响的程度,rCFR 的正常值为 1,一般取 0.75 作为界限值,rCFR<0.75 时和负荷心电图、超声心动图或放射性核素检出的心肌缺血相关性良好,可作为临界病变须干预的参考。

(2)评价介入治疗效果:冠脉血流速度可用于评价介入治疗的结果,有报道在成功的球囊扩张、定向旋切、高频旋磨术后,APV 和 DSVR 能恢复正常。但 CFR 的恢复正常并不常见,而植入支架后,CFR 能得到进一步的提高。

介入治疗术后即刻 CFR 不能恢复正常的原因很多,同时存在的微血管功能障碍是原因之一,另外在介入治疗过程中可能诱发远端血管的微栓塞,或反应性充血状态,使基础状态下的血流速度增加,从而降低 CFR,这种情况下,随访过程中 CFR 可能有进一步的增加。

(3)并发症监测：冠脉内多普勒血流测定技术还可用于并发症的监测。FloMap 可设置为“趋势模式”以连续记录冠脉血流随时间的变化，用于在介入治疗后及时发现由夹层分离、血管痉挛、血小板聚集或血管张力变化所引起的造影上不明显的血流受损，对血流不稳定的患者采用放置支架或强化抗血小板治疗可能改善其预后。可采用多普勒血流监测存在“无复流”高危者的介入治疗过程，并评价冠脉内注射维拉帕米等治疗措施对血流恢复的作用。

(四)局限性

多普勒的局限性是其测定冠脉血流速度的变化而不是血流量的变化，血流速度的储备反映血流量储备的前提是基础和充血状态下冠脉的横截面积维持恒定。CFR 的影响因素较多，所有影响基础 APV 和充血 APV 的因素均可以影响 CFR，除了狭窄病变限制血流引起 CFR 降低外，微循环功能障碍也导致 CFR 的降低，同时存在微血管功能障碍和狭窄病变时，影响 CFR 对病变狭窄程度的判断。CFR 也可能对血流动力学条件的变化比较敏感，如心率、血压和心肌收缩力均可能影响 CFR。rCFR 则不受微血管功能的影响，可用于更精确评价狭窄病变的生理意义。另外 CFR 还缺乏公认的明确的正常值。在急性心肌梗死的患者行介入治疗中，CFR 在评价残余狭窄的功能意义方面的价值较小，因为这些患者梗死相关冠脉的 CFR 是受损的。

此外，冠脉内多普勒血流测定容易受技术因素的影响，如导丝头端的位置，冠脉的扭曲及信号的稳定性等，且不能用于同一血管多处病变的评价。处于研究阶段的冠脉阻抗指标应较 CFR 更能反映微循环功能。

(杨智芳)

第二章

甲状腺超声诊断

第一节　增生性疾病

一、毒性弥漫性甲状腺肿

(一)临床概述

毒性弥漫性甲状腺肿即突眼性甲状腺肿(exophthalmic goiter,EG),又称 Graves 病(简称 GD),或 Basedow 甲状腺肿(Basedow 病),是一种伴甲状腺激素分泌增多的器官特异性自身免疫性疾病。

1.流行病学

发病率仅次于单纯性结节居第二位,约为 31/10 万。多数甲亢起病缓慢,亦有急性发病,其流行病学与不同的因素相关,如每天碘摄取量和遗传背景等。女性多见,男女之比为 1∶4~1∶6。各年龄组均可发病,以 30~40 岁多见。

2.病因

免疫学说认为 Graves 病是一种自身免疫性疾病,近代研究证明:本病是在遗传的基础上,因感染、精神创伤等应激因素而诱发,属于抑制性 T 淋巴细胞功能缺陷所致的一种器官特异性自身免疫性疾病。其发病机制尚未完全阐明。

3.病理解剖

甲状腺常呈弥漫性、对称性肿大,或伴峡部肿大,其大小一般不超过正常甲状腺的 3 倍,重量增加。质软至韧,包膜表面光滑、透亮,也可不平或呈分叶状,红褐色,结构致密而均匀,质实如肌肉。镜下显示滤泡细胞呈弥漫性增生,滤泡数增多、上皮呈高柱状,排列紧密,细胞大小、形态略有不同。滤泡间质血管丰富、充血和弥漫性淋巴细胞浸润,且伴有淋巴滤泡形成。

4.临床表现

免疫功能障碍可以引起体内产生多种淋巴因子和甲状腺自身抗体,致使甲状腺肿大、甲状腺激素分泌亢进,随之出现一系列甲亢的症状和体征。本病的主要临床表现为心慌、怕热、多汗、食欲亢进、大便次数增加、消瘦、情绪激动等。绝大多数患者有甲状腺肿大,为双侧弥漫性肿大,质地较软,表面光滑,少数伴有结节。少数患者无甲状腺肿大。除以上甲状腺肿大和高代谢综合征外,尚有突眼以及较少见的胫前黏液性水肿或指端粗厚等上述表现可序贯出现或单独出现。

5.实验室检查

血清 T_3、T_4水平增高，血清促甲状腺素降低，甲状腺^{131}I 吸收率增高，血清甲状腺刺激性抗体阳性。

(二)超声表现

1.灰阶超声

(1)甲状腺大小：甲状腺多有不同程度肿大，因甲状腺滤泡细胞呈弥漫性增生，滤泡数增多，滤泡间质血管丰富、充血和弥漫性淋巴细胞浸润。肿大程度与细胞增生，以及淋巴细胞浸润程度相关，与甲亢轻重无明显关系。肿大严重的可压迫颈动脉鞘，使血管移位。肿大可均匀，也可呈不均匀。

(2)甲状腺包膜和边界：甲状腺边缘往往相对不规则，可呈分叶状，包膜欠平滑，边界欠清晰，与周围无粘连。因广泛的淋巴细胞浸润，实质内有大量较大的血管引起。

(3)甲状腺内部回声：与周围肌肉组织比较，65%～80%的甲状腺实质呈弥漫性低回声，多见于年轻患者，因广泛的淋巴细胞浸润，甲状腺实质细胞的增加、胶质的减少、细胞-胶质界面的减少，以及内部血管数目的增加所致。低回声表现多样，因以上病理改变程度而异，或是均匀性减低，或是局限性不规则斑片状减低，或是弥漫性细小减低回声，构成“筛孔状”结构。低回声和血清 TSH 高水平之间存在相关性，TSH 水平越高，回声减低越明显，其原因可能为 TSH 水平越高，细胞增多和淋巴细胞浸润越明显。即使甲亢治愈后，部分患者甲状腺可能仍为低回声。也有部分表现为中等回声，内部回声分布均匀或不均匀，可以伴有弥漫性细小回声减低区，甲亢治愈后回声可逐渐减低或高低相间，分布不均。部分病例因形成纤维分隔而伴有细线状、线状中高回声，乃至表现为“网状”结构(图 2-1，图 2-2)。

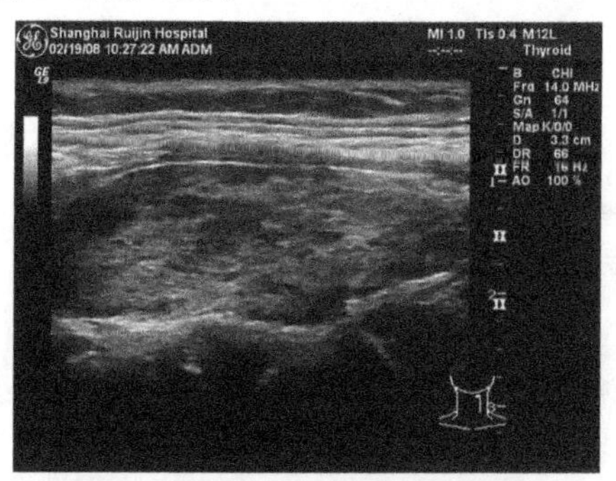

图 2-1　甲状腺功能亢进灰阶超声

显示甲状腺实质内线条状高回声

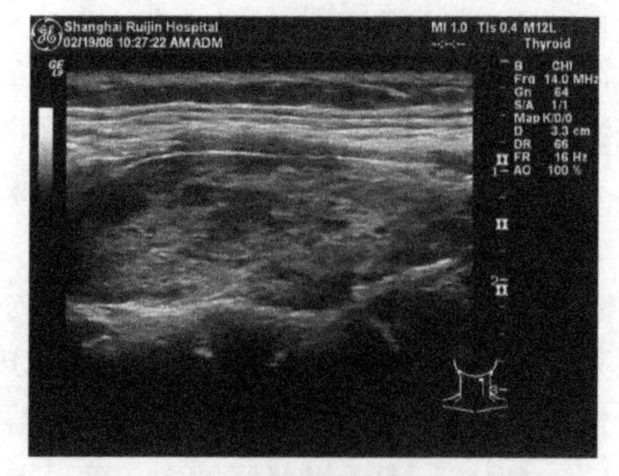

图 2-2　甲状腺功能亢进灰阶超声

显示甲状腺实质略呈网格状，网格内部呈低回声

(4)甲状腺内部结节：甲状腺功能亢进的小部分病例可见结节样回声，Zakarija 等报道超声检测到约 16%Graves 病患者伴发实质性结节，而据某医院超声科对 1889 例 Graves 病患者统计，结节的发病率仅为 5.93%，其中单发结节为 3.18%，多发结节为 2.75%。结节的回声可为实质性、囊实混合性和囊性(图 2-3，图 2-4)。可因实质局部的出血、囊变而出现低弱回声、无回声结节，结节境界多较模糊，内回声稍显不均，此类结节超声随访，可发现结节逐渐吸收消失。

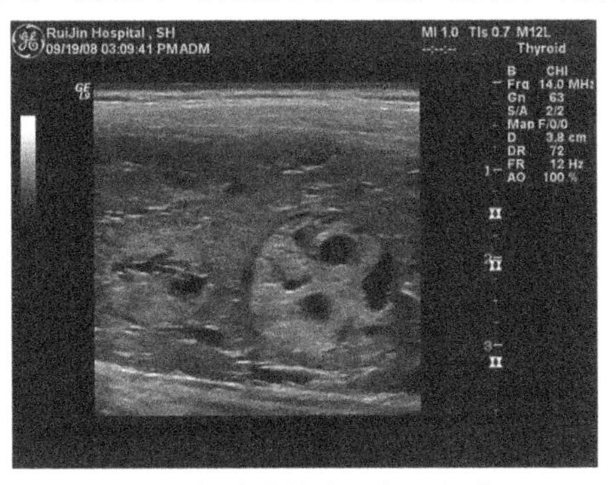

图 2-3　甲状腺功能亢进灰阶超声显示

甲状腺实质内多发结节形成，部分结节伴囊性变

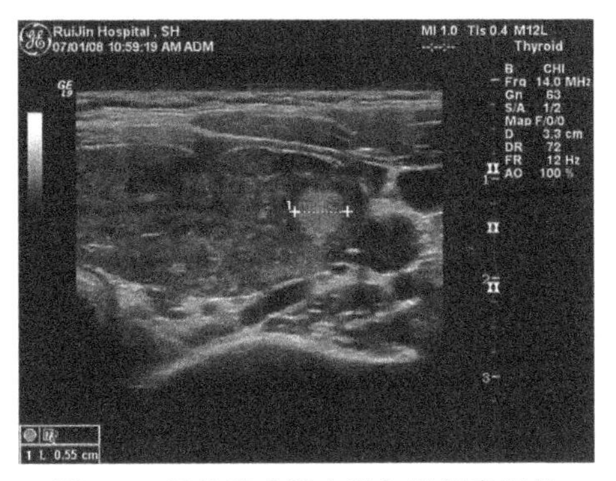

图 2-4　甲状腺功能亢进灰阶超声显示

甲状腺实质内高回声结节

甲状腺弥漫性肿大的基础上反复增生和不均匀的复原反应，形成增生性结节，类似于结节性甲状腺肿的表现，部分结节可出现钙化。结节可发生恶变，但非常少见，发病率 1.65%～3.5%。

(5)甲状腺上动脉：由于甲状腺激素分泌增多，其直接作用于外周血管，使甲状腺血管扩张，因而甲状腺上动脉内径增宽，部分走行迂曲，内径一般≥2 mm。

2.多普勒超声

(1)彩色/能量多普勒超声。

实质内血流信号：甲状腺内彩色/能量血流显像血流模式的分级各种意见不一，尚无统一的标准。上海交通大学附属瑞金医院超声对 454 例未治疗的 Graves 病患者进行统计，将甲状腺内彩色血流显像血流模式分为以下几种表现：①血流信号呈火海样，占 40.97%；②血流信号呈网络样，占 46.70%；③血流信号呈树枝状，占 9.03%；④血流信号呈短棒状，占 3.29%；⑤血流信号呈点状，占 0.01%。在大多数未治疗的 Graves 病患者中多见的超声表现为甲状腺周边和实质内弥漫性分布点状、分支状和斑片状血流信号，呈搏动性闪烁，Ralls 等称之为甲状腺“火海征”。“火海征”为 Graves 病典型表现，但非其所特有，也可见于其他甲状腺疾病，如亚甲状腺功能减退症，桥本甲状腺炎甲亢期等。“火海征”的产生机制是由于甲状腺激素直接作用于外周血管，使甲状腺血管扩张，甲状腺充血，甲状腺内血管出现动静脉短路，引起湍流或引起甲状腺组织的震颤所致，其组织学基础可能是甲状腺实质可出现明显的毛细血管化，实质内出现纤维分隔，分隔内小动脉增生。部分可表现为实质内见斑片状、条束状以及斑点状彩色血流信号，血流间有一定未充填空间。如血流信号增多的分布范围较局限，称为“海岛征”。部分血流信号亦明显增多，呈棒状或枝状，但尚未达到“火海征”或“海岛征”的程度。极少见的病例甲状腺血流信号可完全正常，见散在稀疏的星点或斑点状血流信号，时隐时现，甚至部分实质内无血流信号。

结节内血流信号：当结节因实质局部的出血、囊变形成或是伴发增生性结节时，结节内未见明显血流信号。当结节发生恶变时，因新生小血管的形成，结节内可有少量血流信号或丰富血流信号，依血管增生程度而异。甲状腺上、下动脉：甲状腺激素 TH 直接作用于外周血管，使甲状腺上、下动脉扩张，流速加快，血流量明显增加，因而甲状腺上、下动脉血流可呈喷火样。治疗后可恢复正常血流信号。

(2)频谱多普勒超声。①实质内动脉频谱：实质内动脉为低阻抗的高速动脉频谱，血流峰值速度可达 50～120 cm/s，还可见较高速的静脉宽带频谱。Graves 病患者甲状腺实质内动脉和周边动脉的 PSV 高于桥本甲状腺炎和结节性甲状腺肿患者，可以鉴别部分彩色血流显像表现重叠的 Graves 病和桥本甲状腺炎患者。②甲状腺上动脉频谱：甲状腺上动脉v_{max}增高反映甲状腺血流量增多，是高代谢的表现。甲状腺上动脉的v_{min}能反映甲状腺组织的血流灌注状态，故在甲状腺处于高血流动力状态时，可呈现较高水平。甲状腺上动脉呈高速血流频谱，PSV、EDV、V_{mean}都较正常明显增高，舒张期波幅明显增高。甲状腺上动脉的流速不仅对其诊断较为敏感，而且对治疗效果的评定也具有重要意义。RI 是血液循环阻力的指标之一。据相关统计资料显示，RI 为0.58 ± 0.07，支持甲亢时甲状腺上动脉低阻的观点。③甲状腺下动脉频谱：甲状腺下动脉频谱准确性较甲状腺上动脉高。治愈后常可发现甲状腺下动脉血流速度的明显下降，这通常和游离甲状腺素水平的下降直接成比例。有学者认为甲状腺下动脉的峰值流速是预测甲亢复发的最佳指标，其流速＞40 cm/s 往往预示复发。

(三)并发症

1.甲状腺相关性眼病

(1)临床概述：甲状腺相关性眼病(thyroid associated ophthalmopathy，TAO)又称恶性突眼病、Graves 眼病、内分泌眼病或 Graves 眼病等，是一种器官特异性自身免疫性疾病，为细胞免疫和体液免疫在遗传因素、环境因素条件下共同作用的结果。

甲状腺相关性眼病的主要临床表现有眼睑退缩、上睑迟落、睑裂增大、瞬目反射减少，球结膜充血、水肿、眼球突出、视神经病变(thyroid optic neuropathy，TON)、色觉减弱、传入性瞳孔阻滞等。

甲状腺相关性眼病时眼外肌增粗，僵硬如橡皮样，体积可为正常的 2～3 倍。

(2)灰阶超声：超声检查甲亢突眼有特征性表现，其中以眼直肌的改变最为明显。单眼或双眼的眼直肌呈对称性肥大、增厚、增粗，厚度＞4 mm，以下直肌最多见，其次为上直肌和内直肌，外直肌侵犯比较少见。球后组织饱满，肌圆锥增宽增长，回声强。这是因为球后组织发生水肿，脂肪堆积，细胞浸润，纤维组织增生，球后组织体积增大，同时由于甲状腺的毒性作用，眼外肌中毒变性，肌细胞水肿增大，眼外肌无力，使得眼球向前突出的张力更加增大。甲亢伴突眼症的患者眼轴长度与正常人对比并没有变长，所以说，甲亢患者的眼球突出并非眼轴长度的增加，而是由于球后软组织体积增大和眼外肌的无力共同作用的结果。急性期球结膜囊高度水肿时，球后筋膜囊积液，出现球后弧形暗区。

(3)多普勒超声：眶内彩色血流丰富，动脉收缩期峰值流速均明显增高，舒张期流速减低，阻力指数增高，动脉搏动速度快。其影响因素可能由于过多的甲状腺激素影响心肌，兴奋交感神经、肾上腺系统而引起心动过速，心搏增强，循环加速，收缩压增高而舒张压正常或稍低，脉压增大，循环时间缩短。正常人眼动脉血流频谱特点是收缩期呈三峰二谷型，舒张期呈低速血流，多数男性波峰较女性明显，随着年龄增长，波峰有减低趋势。甲亢突眼水肿斑块；③弥漫坚实非凹陷性水肿斑块，如橡皮样，同时伴有结节。部分患者在甲亢控制后此病自然缓解，但部分患者只能好转。局部无特殊有效的治疗。

(4)超声表现：表现为局限性的皮肤和皮下组织明显增厚，较周围组织回声增强，可能与黏多糖及黏蛋白浸润，胶原增多有关，但与周围正常组织的分界较明显。内部结构紊乱呈分布不均带状回声，其内另见散在的条状低回声区与皮肤相垂直，部分后方伴轻度声衰减，可能与水肿引起的局部组织炎性改变有关。另外由于后期皮肤粗厚，皱褶形成，若明显时，可以看到许多深沟样结构，超声检查时表现为V形的图像。

所有患者同时行甲状腺检查都可得到甲亢的甲状腺超声表现，具体表现见甲亢。舒张末期流速，与正常组比较较低，其机制可能是由于软组织肿胀对血管的压迫，眼压升高，眼动脉血管弹性降低等因素所致。

2.胫前黏液水肿

胫前黏液性水肿(PTM)是Graves病的一种皮肤损害，约占Graves病的5%。

目前认为胫前黏液性水肿是自身免疫性疾病的一种表现，发病机制和浸润性突眼相似，引起突眼的一组抗体或因子参与激活淋巴细胞和刺激成纤维细胞，产生过多黏多糖，后者沉积于真皮层形成病变。

胫前黏液性水肿多发生在胫骨前下1/3部位，临床上总结为3型：①胫前和足背大小不等、边界清晰之结节和肿瘤；②胫前和足背弥漫坚硬非凹陷性。

(四)治疗原则

甲亢初期宜适当休息。低碘、高热量、高蛋白、高糖、高维生素饮食。在药物治疗方面，主要药物有甲巯咪唑(MM)和丙硫氧嘧啶(PTU)，但有粒细胞减少或缺乏和药疹等不良反应。对于符合条件的患者，可行^{131}I治疗。甲状腺大部切除术对中度以上的甲亢仍是目前有效的疗法，能使90%～95%的患者获得痊愈，手术死亡率低于1%。手术治疗的缺点是有一定的并发症和4%～5%的患者术后甲亢复发，也有少数患者术后发生甲状腺功能减退。

二、甲状腺功能减退症

(一)临床概述

甲状腺功能减退症(简称甲减)是由于多种原因引起的甲状腺素合成、分泌或生物效应不足所致的一组内分泌疾病。

按发病年龄甲状腺功能减退症可分为三型：起病于胎儿或新生儿者，称呆小病、克汀病或先天性甲减，可分为地方性和散发性；起病于儿童者，称幼年型甲减；起病于成年者为成年型甲减。按临床表现和实验室检查分为临床型甲减和亚临床型甲减(简称亚甲减)。按发病原因有两种分类方法，分别为先天性甲减和后天性甲减以及原发性甲减和继发性甲减。

1.流行病学

幼年型甲减和成年型甲减占甲减的90%以上。其中又以成年型甲减多见。成年型甲减多见于中年女性,男女之比1∶5～1∶10。幼年型甲减一般于3岁发病,6岁后增多,青春期达到高峰,女孩多于男孩。国内呆小病发病率仅为1/7 000,国外资料显示其发病率为1/3 800～1/3 500。继发性甲减发病率为1/8 500。研究发现高碘地区和低碘地区的发病率无明显差别。

2.病因和发病机制

(1)先天性原因:①甲状腺不发育或发育不良;②合成甲状腺激素的一些酶的缺乏;③组织的甲状腺激素受体缺陷。

(2)后天性原因:①长期缺碘;②手术时甲状腺全部切除,或切除的甲状腺组织过多;③放射性^{131}I治疗时,甲状腺组织破坏过多;④各种甲状腺炎造成甲状腺组织的破坏;⑤抑制甲状腺激素生成的药物;⑥下丘脑-垂体病变,促甲状腺激素不足。

3.病理解剖

(1)原发性甲减:炎症引起者如慢性淋巴细胞性甲状腺炎、亚急性甲状腺炎、产后甲状腺炎等,早期腺体有大量淋巴细胞、浆细胞浸润,久之滤泡破坏代以纤维组织,残余滤泡上皮细胞矮小,滤泡内胶质减少,也可伴有结节。放射性^{131}I、手术引起者,因甲状腺素合成或分泌不足,垂体分泌TSH增多,在它的刺激下,早期腺体增生和肥大,血管增多,管腔扩张充血,后期TH分泌不足以代偿,因而甲状腺也明显萎缩。缺碘或药物所致者,因甲状腺素合成或分泌不足,垂体分泌TSH增多,甲状腺呈代偿性弥漫性肿大,缺碘所致者还可伴大小不等结节;先天性原因引起者除由于激素合成障碍导致滤泡增生肥大外,一般均呈萎缩性改变,甚至发育不全或缺如。

(2)继发性甲减:因TSH分泌不足,TH分泌减少,腺体缩小,滤泡萎缩,上皮细胞扁平,但滤泡腔充满胶质。

4.临床表现

一般取决于起病年龄。成年型甲减主要影响代谢及脏器功能,多数起病隐匿,发展缓慢,有时长达10余年后始有典型表现,表现为一系列低代谢的表现。呆小病初生时体重较重,不活泼,不主动吸奶,逐渐发展为典型呆小病,起病越早病情越重。患儿体格、智力发育迟缓。幼年型甲状腺功能减退症介于成人型与呆小病之间,幼儿多表现为呆小病,较大儿童则与成年型相似。

5.实验室检查

原发性甲减T_3、T_4降低,TSH增高,促甲状腺激素释放激素(TRH)刺激试验呈过度反应。亚甲减T_4正常或降低,T_3正常,TSH增高。继发性甲减TSH水平低下,T_3、T_4降低,病变在下丘脑者TRH刺激试验呈延迟反应,病变在垂体者TRH刺激试验无反应。

(二)超声表现

1.二维灰阶图

(1)甲状腺大小和体积:甲状腺大小随不同的病因及方法有所不同。甲状腺发育不良者甲状腺体积明显缩小;缺碘或药物所致者,因甲状腺素合成或分泌不足,垂体分泌TSH增多,甲状腺呈代偿性弥漫性肿大;炎症引起者如桥本甲状腺炎引起者,早期因淋巴细胞浸润,可有甲状腺肿大,后期滤泡破坏,代替以纤维组织,体积减小,表面凹凸不平。^{131}I治疗或继发性甲减因腺体破坏,或TH分泌减少,腺体缩小,滤泡萎缩,上皮细胞扁平,体积也可减小。手术后因部分或全部切除可见残留腺体,左右叶体积不同。亚急性甲状腺炎急性期后6个月有5%～9%发生甲减,急性期甲状腺体积增加,随访可减少72%。

(2)甲状腺位置或结构：一般来说甲状腺的位置正常。64%的呆小病患儿有异位甲状腺，超声仅能显示所有异位甲状腺的21%，敏感性明显比核素扫描低。但也有学者报道灰阶超声探测异位甲状显示甲状腺体积明显缩小腺的敏感性可达70%。超声发现的异位甲状腺可位于舌、舌下或舌骨与甲状软骨之间的喉前。异位甲状腺组织可能不止一处，也可为两处。15%的病例为无甲状腺。在甲状腺异位或甲状腺缺如的病例，在气管两侧有所谓的“甲状腺空缺区”。部分患儿甲状腺空缺区可见囊肿，大小2～8 mm，长条形或圆形，单发或多发，内部为无回声或低回声。囊肿在甲状腺空缺区靠近中线分布。这些囊肿可能是胚胎发育过程中后腮体的存留。

(3)边界和包膜：表面包膜欠清晰，不光滑，规则，边界欠清，因腺体内有大量淋巴细胞、浆细胞等炎症细胞浸润，滤泡腔内充满胶质，血管增生所致。

(4)内部回声：如果甲减是由桥本甲状腺炎引起，甲状腺实质内部回声有不同程度的减低，较甲亢减低更为明显，多数低于周围肌肉组织回声，部分可呈网络状改变，其产生的病理基础是晚期腺体内出现不同程度的纤维组织增生所致。后期因纤维组织增生也可伴有结节。碘缺乏者个别有单发或散发少数小结节，大者8～12 mm。多数结节边界清晰，形态规则。

2.多普勒超声

(1)彩色/能量多普勒超声：甲减和亚甲减的多普勒超声表现有很多不同之处。

甲减：Schulz SL 等将甲状腺内血流丰富程度分为0～Ⅲ级，①0级：甲状腺实质内无血流信号，仅较大血管分支可见彩色血流显示；②Ⅰ级：甲状腺实质内散布点状、条状和小斑片状彩色信号，多无融合，彩色面积＜1/3；③Ⅱ级：甲状腺实质内散布斑片状血流信号，部分融合成大片彩色镶嵌状，彩色面积为1/3～2/3；④Ⅲ级：甲状腺内布满彩色血流信号，成大片融合五彩镶嵌状，彩色面积＞2/3，包括“火海征”。他们报道甲减有63%表现为0级血供。18%表现为Ⅰ级血供，12%表现为Ⅱ级血供，7%表现为Ⅲ级血供。

彩色血流信号的多少和患者TGAb和TPOAb水平呈密切相关，随着抗体水平的增加，血流密度也逐渐增加。彩色血流信号的多少还与TSH值和甲状腺体积正相关，与甲减的持续时间负相关，例如，Schulz SL 等报道0级血供者TSH 3.1 mE/mL，体积9.2 mL，甲减持续时间43个月，而Ⅲ级血供者TSH 38.2 mE/mL，体积34.3 mL，甲减持续时间10个月。在新发病例、未经治疗的病例和刚经过短期治疗的病例彩色血流信号较多。可能是与此类患者TSH水平较高，甲减持续时间不长有关。

在异位甲状腺的患儿，彩色血流显像可在病灶的内部或边缘或是舌的内部和边缘或周围探及血流信号(正常新生儿舌不能探及血流信号)，其机制尚不明了，可能是在TSH刺激下，异位甲状腺呈高功能状态(尽管全身仍呈甲状腺功能减退状态)而刺激局部血供增加。经替代治疗后，血流信号将减少。这种征象也见于甲状腺激素生成障碍和抗甲状腺治疗后甲状腺功能减退的患儿。

亚甲减：甲状腺内部血流分布较丰富，血流束增粗，并呈搏动性闪烁，部分可片状融合，重者可融合成大片五彩镶嵌状，几乎布满整个腺体，部分病例亦可呈“甲状腺火海征”。

(2)频谱多普勒。

实质内动脉：Schulz SL 等报道甲状腺实质内动脉的峰值流速，0级血供者为22 cm/s，Ⅰ级血供者为39 cm/s，Ⅱ级血供者为58 cm/s，Ⅲ级血供者为68 cm/s。

甲状腺上动脉频谱：①收缩期峰值流速v_{max}、最低流速v_{min}。甲状腺上动脉的v_{max}与v_{min}与正常组相比均增高，但没有甲亢明显。瑞金医院超声科对115例甲减患者进行研究，分别以v_{max}

<40 cm/s对甲减进行判断后发现，以 PSV<40 cm/s 判断的灵敏度、特异性、符合率和约登指数较高，分别为 58.54%、82.99%、80.00%和 0.41。Lagalla 等报道亚甲减甲状腺上动脉峰值流速(v_{max})为 65 cm/s，甲状腺上动脉流速加快可能是由于亚甲减时血液中 TSH 增加。②阻力指数RI：亚甲减阻力指数范围较大，RI 介于0.61±0.19，部分患者舒张期血流速度较快，下降缓慢，阻力指数较低，但与正常甲状腺和甲亢之间没有明显差别。

(三)治疗原则

无论何种甲减，均须用甲状腺素(TH)替代治疗，永久性甲减则须终身服用。临床上常用的有干甲状腺片、左甲状腺素(L-T_4)。治疗宜从小剂量开始，逐渐加量，长期维持量一般为每天60～120 mg 干甲状腺片。原发性甲低的疗效可用血 TSH 水平来衡量。黏液性水肿昏迷者可用 T_3 或 T_4 鼻饲或静脉注射来治疗。

有病因可去除者应进行病因治疗。如缺碘性甲减给予补碘；高碘化物引起的甲减应停用碘化物；药物导致的甲减，减量或停用后，甲减可自行消失；锂盐治疗精神病有 3%～4%发生甲减，停药可好转；下丘脑或垂体有大肿瘤，行肿瘤切除术后，甲减有可能得到不同程度的改善；亚甲炎、无痛性甲状腺炎、一过性甲减，随原发病治愈后，甲减也会消失。

三、单纯性甲状腺肿

(一)临床概述

单纯性甲状腺肿(simple goiter，SG)又称胶样甲状腺肿(colloid goiter，CG)，是由非炎症和非肿瘤因素阻碍甲状腺激素合成而导致的甲状腺代偿性肿大。一般不伴有明显的甲状腺功能改变。病变早期，甲状腺为单纯弥漫性肿大，至后期呈多结节性肿大。

1.流行病学

单纯性甲状腺肿可呈地方性分布，也可散发分布。根据 1994 年世界卫生组织/联合国儿童基金会/国际控制碘缺乏性疾病委员会(WHO/UNICEF/ICCIDD)的定义，发病率超过 5%时，称为地方性甲状腺肿，发病率低于这个标准则为散发性甲状腺肿。甲状腺肿患病率随年龄增长而直线上升，在流行地区，甲状腺肿的尸检率近 100%。女性发病率高于男性，为男性的3～5 倍。

2.病因及发病机制

单纯性甲状腺肿的病因多样复杂，有些患者找不出确切的原因。碘缺乏是单纯性甲状腺肿的主要原因。但碘摄入量过高也会引起甲状腺肿。除了碘可致甲状腺肿，环境和食物中的一些其他物质也可以引起单纯性甲状腺肿，如某些食物中含有氰葡萄糖苷，在人体内经消化、吸收，可转化为硫氰酸盐，如黄豆、白菜、萝卜类、坚果、木薯、玉米、竹笋、甜薯、白扁豆等。药物中的硫脲类、磺胺类、硫氰酸盐、秋水仙碱、锂盐、钴盐及高氯酸盐等，可抑制碘离子的浓缩或碘离子的有机化。微量元素过多，如饮用水中含氟过多或含钙过多(如牛奶)或微量元素缺乏，如缺乏锌、硒等都可诱发地方性甲状腺肿。甲状腺激素合成中酶的遗传性缺乏是造成家族性甲状腺肿的原因。另外自身免疫反应也可能引起甲状腺肿。基因调控失常也是导致甲状腺肿的原因。

3.病理过程

单纯性甲状腺肿的发生发展有呈多中心序贯发生和治疗复旧导致病理过程反复的特点，其过程大致分为 3 个阶段。

(1)滤泡上皮增生期(弥漫性增生性甲状腺肿)：甲状腺呈Ⅰ度以上弥漫性肿大，两叶对称、质软略有饱满感，表面光滑。镜下见滤泡内胶质稀少。

(2)滤泡内胶质储积期(弥漫性胶样甲状腺肿)：甲状腺对称性弥漫性肿大达Ⅱ度以上，触诊饱满有弹性。大体颜色较深，呈琥珀色或半透明胶胨样。镜下见滤泡普遍扩大，腔内富含胶质。

(3)结节状增生期(结节性甲状腺肿)：单纯性甲状腺肿的晚期阶段，甲状腺肿大呈非对称性，表面凹凸不平，触诊质硬或局部软硬不一。镜下见大小不一的结节状结构，各结节滤泡密度及胶质含量不一。发病时间长的患者，结节可发生出血囊性变或形成钙化等退行性变。

4.临床表现

单纯弥漫性甲状腺肿一般是整个甲状腺无痛性弥漫性增大，患者常因脖颈变粗或衣领发紧而就诊，触诊甲状腺质软，表面光滑，吞咽时可随喉上下活动，局部无血管杂音及震颤。

结节性甲状腺肿甲状腺两侧叶不对称的肿大，患者自感颈部增粗，因发现颈部肿块，或因结节压迫出现症状而就诊，较单纯弥漫性甲状腺肿更易出现压迫症状。甲状腺肿一般无疼痛，结节内出血则可出现疼痛。触诊可及甲状腺表面凹凸不平，有结节感。结节一般质韧，活动度好，可随吞咽上下活动。

5.实验室检查

实验室检查 T_3、T_4、TSH 在正常范围。尿碘中位数可能过高(＞300 UI/L)，也可能降低(＜100 UI/L)，因为缺碘与高碘都是甲状腺肿的病因。

(二)超声表现

1.单纯性弥漫性甲状腺肿

单纯性弥漫性甲状腺肿是单纯性甲状腺肿的早期阶段，甲状腺两叶呈对称性弥漫性肿大，重量可达 40 g 以上。轻者只有触诊或超声检查才能发现，重者可见颈前突出甚至出现压迫症状。

正常甲状腺每叶长 3～6 cm、宽 1～2 cm、厚 1～2 cm。峡部通常厚约 2 mm。单纯弥漫性甲状腺肿早期仅表现为滤泡上皮的增生肥大，从而导致甲状腺弥漫性均匀性增大，腺体内无结节样结构，超声最主要的征象是甲状腺不同程度的增大，呈对称性、均匀弥漫性肿大，常较甲亢增大为明显，甚至 3～5 倍至10 倍以上。一般临床工作中常用甲状腺前后径线来简易评估甲状腺的大小，因为这个径线和甲状腺的体积相关性最佳。

单纯弥漫性甲状腺肿的早期内部回声可类似正常，无明显变化。随着甲状腺肿的增大，则回声较正常甲状腺回声高，其内部结构粗糙，实质回声变得很不均匀。这是因为在甲状腺，声界主要由细胞和胶质反射形成。正常甲状腺含胶质量较多，含细胞成分相应较少，显示为均质的超声图像，回声较周围的肌肉组织为低。当细胞成分占优势，胶质较少时，超声波显示弥散的减低回声，提示声波反射少。

单纯弥漫性甲状腺肿继续发展呈弥漫性胶样甲状腺肿的改变，大多数声波遇上细胞-胶质分界面时成直角声波反射而无任何分散，显示回声较高。进一步可使滤泡内充满胶质而高度扩张，形成多个薄壁的液性暗区，正常甲状腺组织显示不清，甲状腺后方边界变得不清楚。缺碘和高碘引起甲状腺肿大两者有一定的差别：高碘甲状腺肿边缘清晰，有不均匀的回声，低碘甲状腺肿边缘模糊，有均匀的回声。

彩色多普勒超声示腺体内可见散在性点状和少许分支状血流信号(因仪器不同而已)，较正常甲状腺血流信号无明显增多。甲状腺上动脉内径正常或稍增宽，频谱多普勒示甲状腺上动脉血流可以表现为增加，但与甲状腺增生的程度无相关性。脉冲多普勒 PWD，频谱参数与正常组接近，频带稍增宽，收缩期峰值后为一平缓斜坡，与甲亢的表现有明显的不同。也有学者对碘缺乏地区甲状腺肿患儿的甲状腺血流进行了定量及半定量研究，发现患儿甲状腺血管峰值流速SPV增高，阻力指数RI降低。

2.单纯性结节性甲状腺肿

结节性甲状腺肿(nodular goiter，NG)是单纯性甲状腺肿发展至后期的表现。甲状腺在弥漫性肿大的基础上，不同部位的滤泡上皮细胞反复增生和不均匀的复旧，形成增生性结节，亦称腺瘤样甲状腺肿，其结节并非真正腺瘤。结节一般多发，巨大的结节形成，可使甲状腺变形而更为肿大，可达数百克，甚至数千克以上，又称多发性结节性甲状腺肿。

(1)灰阶超声。结节外的甲状腺：①甲状腺形态及大小，以往认为结节性甲状腺肿的典型声像图表现是甲状腺两叶不规则增大伴多发性结节。甲状腺呈不同程度增大，多为非对称性肿大，表面凹凸不光整。但随着高分辨率彩色多普勒超声普遍用于甲状腺检查，不少病例的甲状腺大小在正常范围，仅发现甲状腺结节。根据某医院2007—2008年间由外科手术且病理证实为结节性甲状腺肿的186例患者(排除非首次手术患者36例)的150例患者的术前超声检查，其中甲状腺左右两侧叶呈对称性肿大的仅占7.3%(11例)，而左、右叶单侧肿大呈不对称性的占31.3%(47例)，还有61.3%(92例)甲状腺大小在正常范围内。而且，在平时的工作中也发现，甲状腺大小在正常范围内的患者占很大比例，正因如此，这部分患者并不会出现压迫症状而甚少进行外科手术，大多采取超声随访，但这些其实都是结节性甲状腺肿。这都表明了以往认为结节性甲状腺肿的诊断标准由体积增大和结节形成的观点随着人群甲状腺普查率的增高也应有所改进，体积是否增大已不能作为判别结节性甲状腺肿的必要条件，即结节性甲状腺肿的体积不一定增大。这样，结节形成就成为诊断的标志。另外，150例结节性甲状腺肿患者中，峡部正常的有48例，占50.7%，峡部饱满的有74例，占49.3%，峡部增厚的有28例，占18.7%，增厚的峡部平均厚约6.47 mm，最厚的约18.8 mm。②甲状腺回声：甲状腺实质的腺体回声通常稍增粗，回声增高，分布尚均匀或均匀的，有时可不均匀，并可见散在点状或条状回声，这种实质回声的表现是由于甲状腺组织在弥漫性增生基础上的不均匀修复，反复的增生复旧致结节形成，而结节间组织的纤维化所致。根据瑞金医院对上述186例病理证实为结节性甲状腺肿患者的分析，大部分甲状腺实质呈中等回声，约占86%，回声减低的占14%；回声不均匀的占了88.2%，这可能与接受手术的患者一般病程较长，增生复旧明显有关，但在实际的临床工作中，甲状腺回声不均匀的比例并没有这么高。而结节布满甲状腺时，则无正常甲状腺组织。

甲状腺结节。①结节大小及形态：结节形态一般规则，多呈圆形或椭圆形，也有的欠规则。大小不一，几毫米的微小结节至数十毫米的巨大结节均有报道，巨大的结节重达数千克。超声对1 cm以下的结节敏感性较CT和核素扫描高，但对胸骨后甲状腺肿的结节扫查受限。根据我们的经验表明，现今的超声诊断仪分辨率足以显示5 mm以下的微小结节，对1～2 mm的结节也很敏感。②结节边界：边界清晰或欠清晰，当结节布满整个甲状腺时，各结节间界限变得模糊不清。绝大多数无晕环回声，文献报道有11.76%的结节性甲状腺肿患者可出现晕环。时间长的结节或比较大的结节由于挤压周围组织而形成包膜，这并非结节自身真正的包膜，故一般不完整，较粗糙。我们的研究也表明，结节性甲状腺肿的结节边界一般欠清，占82.3%，结节边界不清的也占15.6%，有时需与甲状腺癌作鉴别。③结节数目：结节性甲状腺肿的增生结节占甲状腺所有结节的80%～85%。多发结节占大多数，其数目变化很大，可为一侧叶多个结节或两侧叶多个结节，甚至可以布满整个甲状腺。文献报道的单发结节绝不鲜见，可占22%～30%，需与腺瘤和癌作鉴别。根据结节数目可将结节性甲状腺肿分为3型，即孤立性结节型、多发性结节型及弥漫性结节型。孤立性结节型:超声检查甲状腺内见单发性的结节,大小不等,呈圆形或椭圆形。体积较大者见其内有多个结节组成,局部甲状腺组织增大、隆起。大部分结节边界清晰,也有的欠清晰。结节性甲状腺肿是一个慢性的病理发展过程,所谓的孤立性结节,只是一个超声上的分类,甲状腺实质内可能还存在其他微小结节,只是超声分辨率不足以将其显示。多发性结节型:占绝大多数,甲状腺内出现两个以上结节,大小不等。本组占96.2%。可以是一侧叶多个结节或两侧叶多个结节,实性、囊性、囊实混合性结节均可见,回声多为中等偏强也可呈低回声,结节形态特征与孤立性结节型相同,结节内可出现不同性质的退行性变。结节有多形性和多源性的特点,所以同一甲状腺内不同结节的大小、形态、内部回声等可呈不同表现。弥漫性结节型:甲状腺体积明显不对称肿大,表面凹凸不平,内布满大小不等的结节,结节间界限不清,结节内、外回声相似,看不到正常甲状腺回声,此型更容易出现退行性变,如散在不规则液化区和钙化斑。有的结节融合呈大片状钙化,结节边界不清,无完整包膜。本组中有5例为弥漫性结节型,其声像图表现非常有特点,甲状腺包膜不光整,实质内满布大小不等的结节,看不到正常的腺体回声,结节间有的以低回声分隔,有的以高回声分隔,有的没有明显边界,呈现"结中结"的现象。这种弥漫性结节型的甲状腺肿,要与甲状腺弥漫性病变区分。④结节内部回声:与病理改变的不同阶段有联系,多为无回声或混合性回声,低回声、等回声以及高回声也均可见。病变早期,以"海绵"样的低回声多见,此期结节内滤泡增大,胶质聚集。此期患者多采取内科治疗,故手术送检病理较少,占3.8%~7%。病变发展程度不一时,则表现为由低回声、无回声及强回声共同形成的混合性回声。无回声和混合性回声结节是病变发展过程中结节继发出血,囊性变和钙化等变性的表现。实性结节或混合性结节中的实性部分多为中等偏高回声,占53.8%,回声大多欠均匀或不均匀,亦可比较均匀。

甲状腺肿结节的钙化表现为典型的弧线状、环状或斑块状,较粗糙,声像图上表现为大而致密的钙化区后伴声影。这与甲状腺乳头状癌的微钙化不同。根据超声表现的内部回声大致分为实性结节、实性为主结节、囊性为主结节三类。

囊性变结节按液体的成分不同可分为三种类型:胶质性囊肿、浆液性囊肿和出血性囊肿。胶质性囊性变多见于胶质结节,主要由于甲状腺滤泡过度复旧,破裂融合所致。结节内可见典型的"彗星尾"伪像。浆液性囊性变多由于间质水肿,液体聚集,扩张膨胀形成,结节呈一致性无回声。出血性囊性变是由于动脉管壁变性,导致滤泡内和间质内的出血所致,无回声内可出现细小点状回声或液平面。

(2)多普勒超声:CDFI显示腺体内散在点状和分支状血流信号,与正常甲状腺血流信号相比,无明显增多。腺体血流信号也可增多,此时可见粗大的囊性结节,边界清,结节内部可见细小点状回声漂浮,结节内通常表现为常无血供或少血供(但是年轻患者生长迅速的增生结节除外),结节内无明显的中央血流,原因可能是增生的结节压迫结节间血管、结节内小动脉壁增厚及管腔闭锁,结节供血不足所致。液化的结节也无血流可见。有学者认为直径大于10 cm的实性结节当多切面扫查,内部仍无血流信号时,结节可能性大。然而,由于现代能量彩色多普勒技术的进展,对低速血流的敏感性提高,大量的甲状腺结节同样可见病灶内血流信号,因而将"单独的病灶周边血流信号"作为良性病变的特征已经不再合适。结节周边可有也可无环形血流。

(三)治疗原则

1.单纯性甲状腺肿的治疗原则

缺碘是弥漫性甲状腺肿大的主要原因,全球实行食用盐加碘(USI)措施后,发病率较以往大大下降，防治作用显著。但同时也出现了碘过量而造成甲状腺肿的情况。故补碘不能一概而论，应当结合地方实际情况实施并对人群尿碘及甲状腺肿情况进行随访。青春期的弥漫性甲状腺肿是甲状腺激素需要量激增的结果，多数在青春期过后自行缩小，无须治疗。对于早期轻中度甲状腺肿无须外科手术，服用碘化钾或甲状腺素片即可。高碘甲状腺肿与缺碘甲状腺肿发病机制不同，补充甲状腺素无效。

当弥漫性甲状腺肿出现呼吸困难、声音嘶哑等压迫症状应手术治疗，若无症状但 X 线检查气管有变形或移位或喉镜检查已确定一侧声带麻痹，也应采取手术治疗。胸骨后的甲状腺肿也应手术治疗。巨大的单纯性甲状腺肿，虽未引起压迫症状，但影响生活和劳动，也应予以手术切除。

2.结节性甲状腺肿的治疗原则

以预防为主，因结节性甲状腺肿是病变的晚期表现，可能出现自主性高功能病灶，在排除高功能结节可能后，可采用甲状腺素治疗，剂量亦偏小，但其疗效不大，只有 20%～40%的结节可缩小，且不能治愈。^{131}I 核素治疗剂量难以控制，且有发生结节突然增大的可能，故一般不采取。由于结节性甲状腺肿以多发结节为主，手术摘除甲状腺后需长期服甲状腺素以维持甲状腺功能，剂量常难以调节，故手术的指征是甲状腺内有直径大于 2 cm 的结节，出现压迫症状或结节性甲状腺肿继发功能亢进或结节疑有恶变。

（郑瑞琦）

第二节　结节性疾病

一、甲状腺腺瘤

（一）流行病学、病因及病理

甲状腺腺瘤（thyroid adenoma，TA）起源于甲状腺滤泡（上皮）组织，是甲状腺最常见的良性肿瘤。甲状腺腺瘤的确切病因尚不清楚，可能与放射性有关，并发现在地方性甲状腺肿的流行地区甲状腺腺瘤的发病率明显增高。临床上难以确定甲状腺结节的性质，即使病理活检，有时甲状腺腺瘤与结节性甲状腺肿、滤泡性腺瘤与滤泡性甲状腺癌也不易明确辨认。因此，甲状腺腺瘤确切的发病率难以精确统计。

根据甲状腺腺瘤的组织形态可分成滤泡性腺瘤和非滤泡性腺瘤两大类，其中滤泡性腺瘤最常见，又可分成以下亚型，胶样腺瘤、单纯性腺瘤、胎儿型腺瘤、胚胎型腺瘤、嗜酸细胞腺瘤（又称 Hürthle 细胞腺瘤）、非典型腺瘤、毒性（功能亢进）腺瘤等。

（二）临床表现

病程缓慢，病变早期临床表现往往不明显，一般无自觉症状，多数在数月到数年甚至更长时间，因稍有不适或肿块达到 1 cm 以上甚至更大而发现。多为单发，少数为多发性，可发生于正常甲状腺和异位甲状腺，呈圆形或椭圆形，表面光滑，边界清楚，质地坚实，与周围组织无粘连，无压痛，可随吞咽上下移动。巨大瘤体可产生邻近器官受压征象，但不侵犯这些器官，如压迫气管，使器官移位。有少数患者因瘤内出血可引起颈部局部不适或疼痛，出现颈部肿块或原有肿块近期增大。病史较长者，往往因钙化而使瘤体坚硬；毒性(功能亢进)甲状腺腺瘤患者往往有长期甲状腺结节的病史，早期多无症状或仅有轻度的心慌、消瘦、乏力，随病情发展，患者表现为不同程度的甲状腺功能亢进症状，个别可以发生甲亢危象。

(三)实验室检查或其他检查

除毒性(功能亢进)腺瘤外，甲状腺各项功能、甲状腺吸^{131}I率多为正常，功能自主性甲状腺腺瘤可以偏高。在核素显像中，甲状腺腺瘤有不同的功能，甲状腺腺瘤可表现为“热结节”“温结节”或“凉、冷结节”，其中以“凉、冷结节”为主。

(四)超声表现

Hegedus等认为超声声像图特征的综合分析比单一声像图作为诊断依据的准确性高，但是，良恶性特征交叉明显。造成以上问题的因素包括超声仪器不同、影像医师或内科医师的经验和超声诊断良恶性结节的标准不同等。为避免超声检查过程中不同观察者间不必要的误差，必须不断完善甲状腺结节特征的非标准化问题。以下我们结合文献和经验分析甲状腺腺瘤灰阶超声和彩色多普勒超声等各项特征，希望对临床的诊断工作提供一定的指导意义。

1.灰阶超声

(1)结节位置和大小：甲状腺腺瘤多为单发，多见于女性，左、右侧叶的发生率无明显差异，发生于峡部者及双侧叶少见，极少部分可以异位。后方回声不衰减，随吞咽上下活动度好，甲状腺腺瘤不伴周围浸润及颈部淋巴结肿大。Deveci等依据超声测量将肿块大小分为五组：A组为1 cm以下，B组为1.1～2 cm，C组为2.1～3 cm，D组为3.1～5 cm，E组为5 cm以上，大多数甲状腺腺瘤的大小为B组和C组，并认为除了大小≤1 cm的肿块测量一致性为78.5%，超声对良恶性甲状腺结节的测量与术后大体标本的一致性≤50%。

(2)结节形状：甲状腺腺瘤瘤体呈圆形、卵圆形或椭圆形，瘤体的形状与肿瘤所处位置及大小有关，位于峡部及较大的肿块多呈椭圆形；较小，而位于两侧叶的结节则多呈圆球形。另外，瘤内出血的肿块也多趋圆球形。Moon等的研究发现大多数腺瘤的A/T小于1，证明了良性结节平行于正常组织平面生长的事实。这里所讲的横径并不单纯指横断面上的内外径，其也可指纵断面上的上下径。

(3)结节边界、边缘和声晕：一般认为甲状腺腺瘤边界清楚，绝大部分有包膜，较完整，边缘可见特征性的声晕，等回声的腺瘤可通过声晕发现之。典型的声晕薄而光滑。声晕的检出率各家报道差别非常大，可能与对声晕的判定标准不一有关。Solbiati等发现结节周围无回声声晕可见于36%的甲状腺结节内，且在良性病灶中出现的频率远多于恶性(86%vs 14%)；等回声病灶伴声晕很容易判断为良性病灶，据Solbiati等报道恶性肿瘤伴有声晕的比率也很高(53%)，因此虽然声晕的检出对腺瘤的诊断有较大意义，但发现声晕并不一定就能确诊腺瘤，已发现甲状腺乳头状癌也可出现声晕，少数结节性甲状腺肿的结节亦可有声晕。目前认为声晕是由于小血管围绕或周边水肿、黏液性变等原因所致。有学者认为声晕在不同病例可有不同的病理改变。除血管外，包膜外甲状腺组织的受压萎缩，周围组织的炎性渗出，间质水肿，黏液性变，包膜与周围甲状腺组织的粘连及包膜本身等病理变化均与晕环的产生有关，这可解释临床上部分晕环检测不到环形血流信号的现象。

(4)结节内部回声：从超声声像图上，甲状腺腺瘤可分为三个类型：实性、囊实性及囊性；相对于周围正常甲状腺实质和肌肉回声可将实质回声分成极低回声、低回声、等回声和高回声。文献报道甲状腺腺瘤以实质性等回声和实质性高回声为主，并认为等回声图像对诊断很重要，73%的等回声结节被手术和病理证实是腺瘤或腺癌。回声图像和病理表现间的关系可以解释它与正常的腺体非常相似的原因，不同病理类型腺瘤的声像图差异性主要表现在内部回声，有研究指出腺瘤回声的强弱、均匀程度与其病理组织学特征有关：细胞和滤泡较大、胞质较丰富、排列疏松的腺瘤，其回声较低；细胞和滤泡较小、排列紧密者，其回声较高；间质含较丰富的血管和纤维组织者，回声较高。

较大腺瘤可发生退行性变，包括囊性变、出血、坏死、钙化或乳头状增生。当发生囊性变或出血时，内部出现不规则无回声，呈混合性。囊性变区域范围不一，囊性变区域较小时表现为腺瘤内小片状无回声区，囊性变区域较大时囊腔可占据整个肿瘤，部分形成分隔状或囊壁处残存少量实性回声，部分囊壁可见乳头状或团块形突起。囊内出血常导致结节内无回声区透声较差，囊腔内见悬浮状态的细小斑片状或片絮状增强回声。

(5)结节钙化：12%～27%滤泡状腺瘤可出现钙化，甲状腺良性病变内的钙化为血肿吸收后在结节的壁上出现粗糙钙化或者少数患者出现血肿内部纤维充填。文献报道显示钙化在男女之间无明显差异，说明不同性别的钙化发生机制是相同的。而且，Kakkos 等以 40 岁为界，小于 40 岁的患者甲状腺内钙化的发生率明显高于 40 岁以上的患者。由于样本不同、仪器不同、对钙化的分类方法不同以及不同观察者对同一钙化类型认识和理解的不同，甲状腺腺瘤的超声钙化发现率各家报道不一。目前还没有统一的钙化大小的标准，2008 年 Moon 等将甲状腺内的钙化分为微钙化、粗钙化和边缘钙化三种类型，其中强回声＞1 mm称为粗钙化，并将沿结节周围呈弧形或蛋壳样钙化称为边缘钙化(图 2-5)。而这种粗钙化和边缘钙化多见于良性结节。虽然多数学者同意微钙化在甲状腺癌中的发生率明显高于腺瘤等良性结节，但是粗钙化也同样可见于恶性结节中。

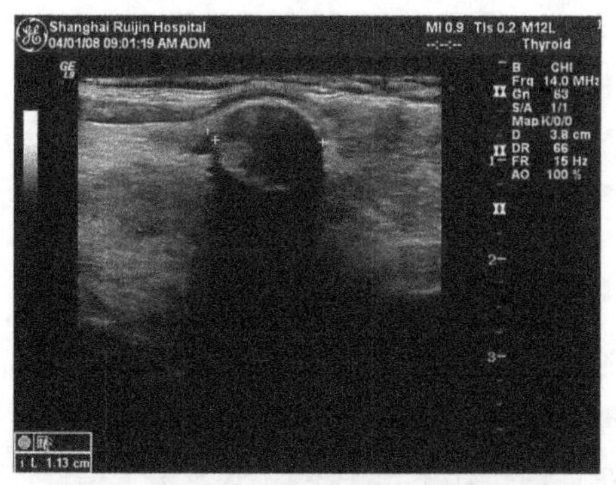

图 2-5　结节性甲状腺肿灰阶超声显示

纵断面显示结节边缘蛋壳样钙化

2.多普勒超声

甲状腺是血供丰富的内分泌腺体，甲状腺上皮细胞能产生血管生成因子如血管内皮生长因子(VEGF)、胎盘生长因子或成纤维生长因子，这些因子在炎症和肿瘤状态下可引起相应的血流改变，利用彩色多普勒及能量多普勒超声能清晰反映甲状腺结节的血流变化。Fukunari 等利用彩色多普勒超声将甲状腺结节的血流情况分成Ⅰ、Ⅱ、Ⅲ、Ⅳ级。①Ⅰ级：结节内没有血流；②Ⅱ级：彩色血流仅可见于结节的周边；③Ⅲ级：血流穿入肿瘤，血供中等；④Ⅳ级：多支血流穿入肿瘤，血流供应丰富。并将Ⅰ级和Ⅱ级认为是良性的，Ⅲ级和Ⅳ级认为是恶性的，其敏感性为 88.9%，特异性为 74.2%，准确率 81%。Varverakis 等发现对于有血流信号的结节来说，周边血流常见于良性结节($P<0.01$,特异性=0.77,敏感性=0.46),并认为结节无血流信号不能排除恶性的可能性,因为血流信号主要取决于结节的大小而不是组织学特征。而Foschini等利用彩色多普勒超声将甲状腺结节的血流情况分成结节内没有血流信号、结节周围见血流信号以及结节内见血流信号等三种类型,并发现正常甲状腺、胶样甲状腺肿、甲状腺滤泡性肿瘤、甲状腺乳头状癌等具有各自不同的血流分布特点,发现彩色多普勒超声结合三维立体显微镜检查可以反映各种不同病理状态下的甲状腺血流变化,虽然滤泡性肿瘤内部多见粗大血管,但是没有发现彩色多普勒超声血流类型上滤泡性腺瘤和滤泡状癌之间有何差异。

Fukunari 等发现腺瘤样增生和滤泡性腺瘤、滤泡状癌的搏动指数存在显著差异($P<0.01$)。De Nicola等认为以甲状腺结节内血流信号阻力指数(RI)0.75 为临界值,准确性、特异性和阴性预测值很高,分别是 91%、97%、92%,而敏感性和阳性预测值较低,分别是 40%和 67%,腺瘤样增生结节内 RI 为0.588、腺瘤为 0.662 和恶性结节为 0.763($P<0.001$),但是 Yazici 等分析 123 位7～17 岁健康儿童甲状腺上动脉的 PI、PSV 与年龄、身高及体重等因素正相关,而 RI 与年龄、身高及体重等因素负相关,因此甲状腺结节内的血流信号包括血流速度及阻力指数等脉冲多普勒参数对鉴别诊断的意义有待进一步大样本研究。

(五)治疗原则

长期以来,甲状腺腺瘤的治疗以开放性外科手术为主,包括单纯腺瘤摘除、甲状腺叶次全切除术、甲状腺叶全切术和甲状腺全切术或亚全切术。但是近年来,内镜手术法也成为一种被患者普遍接受的新型的甲状腺腺瘤手术方法。而超声引导穿刺注入硬化剂治疗甲状腺腺瘤方法简便,可重复治疗,术中创伤小,痛苦少,患者易接受,是一种安全有效的治疗方法,其机制是无水酒精可使细胞脱水,蛋白质发生凝固性坏死,进一步纤维化钙化。

毒性(功能亢进)腺瘤治疗方面要根据患者是否有甲亢,若患者血中 T_3、T_4 均正常又无甲亢症状,且腺瘤又无压迫症状,可以留待观察;当患者有甲亢症状,血中 T_3、T_4 升高或患者因腺瘤较大有压迫症状和体征时可考虑外科手术摘除或服^{131}I 治疗。患者若甲亢症状明显,术前应认真准备,手术操作中应避免过多挤压腺瘤,使血液循环中甲状腺激素浓度突然升高,引起甲亢危象,或原有心脏病者引起心律失常。

二、甲状腺癌

甲状腺癌是最常见的内分泌系统恶性肿瘤,按细胞来源可分为滤泡上皮细胞源性甲状腺癌和 C 细胞源性甲状腺癌两类。滤泡上皮细胞来源甲状腺癌又有分化型甲状腺癌和未分化型甲状腺癌之分,前者包括乳头状癌和滤泡状癌。发生于神经内分泌 C 细胞的称髓样癌。

(一)临床概述

甲状腺癌占所有恶性肿瘤的 1%,占男性癌症的 0.5%,女性癌症的 1.5%。94%为分化型甲状腺癌,5%为甲状腺髓样癌,属神经内分泌肿瘤,其余的 1%为未分化型甲状腺癌,通常由分化型癌去分化而形成。

甲状腺癌的发病机制至今尚未完全明了,缺碘、辐射、家族因素、遗传和基因缺陷皆是甲状腺癌的发病因素。其他甲状腺病变,如结节性甲状腺肿、甲状腺功能亢进、桥本甲状腺炎也可能和甲状腺癌有关。另外,家族性腺瘤性息肉病、乳腺癌、Cowden 病和甲状腺癌也有密切关系。

不同类型甲状腺癌的病理特点、人群分布、临床表现、恶性程度、转移规律及预后有较大差别。同一类型甲状腺癌在不同人群的表现也不尽相同。

1.乳头状癌

(1)流行病学:乳头状癌占甲状腺癌的75.5%～87.3%,女性多于男性,2.6∶1～4∶1,发病年龄10～88岁,平均41.3岁,在30～40岁女性比例明显增加。

(2)病理:肿瘤切面呈灰白色,实性,中心部分可见纤维化,大肿瘤可见囊性结构。光镜下可见复杂分支状乳头,含纤维血管轴心。40%～50%的乳头状癌可见砂粒体。根据不同的组织学特点,乳头状癌可分为几种亚型,包括滤泡型、弥漫硬化型、柱状细胞癌、高细胞癌、嗜酸性细胞乳头状癌、Warthin瘤样肿瘤、伴有结节性筋膜炎样间质的乳头状癌、筛状乳头状癌及辐射引起的儿童甲状腺癌。

(3)临床表现:临床上大多数乳头状癌首先表现为甲状腺结节,常在体检时或由他人发现。首先发现颈部淋巴结肿大的患者也不在少数。肿大淋巴结常出现在病变甲状腺的同侧颈部,也可出现在上纵隔。还可出现对侧颈部淋巴结转移。据Carcangiu等报道(1985年),乳头状癌98.7%首先表现为颈部异常,67.2%位于甲状腺内,13%为甲状腺和颈部淋巴结异常,19.7%仅出现颈部淋巴结异常。

2.滤泡状癌

(1)流行病学:滤泡状癌的发病率居甲状腺癌的第二位,占9.9%～16.9%,女性发病率高于男性,2.3∶1～4.7∶1,从青春期到45～49岁,滤泡状癌的发病率稳定上升,60～70岁出现发病率再次上升。本病好发于地方性甲状腺肿患者,碘缺乏或继发性TSH刺激可能和肿瘤的发病有关。

(2)病理:滤泡状癌恶性程度较乳头状癌高,血行转移率高,淋巴结转移少。可分为包裹性血管浸润型和浸润型,前者肉眼观类似甲状腺滤泡性腺瘤,后者可侵占大部分甲状腺组织,并蔓延至包膜外,与周围组织粘连。两型皆可有出血、坏死、囊性变、纤维化和钙化。镜下变化较大,从分化极好如正常甲状腺滤泡到明显恶性的癌,其间有过渡型。

(3)临床表现:临床上大多数滤泡状癌表现为单发的无痛性甲状腺结节,仅极少数患者出现声嘶、吞咽困难或颈部压迫感。颈部淋巴结累及少见,但有10%～20%的患者首先表现为肺或骨转移。

3.髓样癌

(1)流行病学:占甲状腺癌的2.8%～3.3%,女性稍多于男性,随年龄增大,发病率缓慢上升,在70～74岁达高峰。

(2)病理:由于髓样癌源于滤泡旁C细胞,故多数位于甲状腺上半部,包膜可有可无,切面灰白,质地实性,可因钙化而有沙砾感。镜下肿瘤可呈典型内分泌肿瘤样结构,或形成实性片状、细胞巢、乳头或滤泡样结构。间质常有淀粉样物质沉着。

(3)临床表现:约80%为散发性,其余约20%为遗传性肿瘤,见于3种类型:多发性内分泌肿瘤综合征MEN-ⅡA型、MEN-ⅡB型及家族性甲状腺髓样癌。51.8%在初诊时肿瘤局限于甲状腺,31%出现局部淋巴结转移,13.6%出现远处转移。少数患者出现吞咽困难、淋巴结转移或喉返神经侵犯表现,还可出现和降钙素、促肾上腺皮质激素、肠血管活性多肽或5-羟色胺释放相关的临床效应。

4.未分化癌

(1)流行病学:未分化癌占甲状腺癌的1.6%,女性男性比例1.5∶1,50～60岁之后发病率上升,并随年龄增大呈不断增加,平均年龄67岁。

(2)病理:未分化癌肿块巨大,呈广泛浸润性生长,浸润至周围软组织,无包膜,质硬而实,灰红或暗红,出血坏死常见。镜下肿瘤的一部分或全部由未分化细胞组成,可找到分化较好的甲状腺癌如滤泡状或乳头状癌成分。

(3)临床表现:未分化癌约75%首先表现为颈部迅速增大肿块,常出现颈部和纵隔淋巴结肿大,导致上呼吸消化道压迫或阻塞症状,36%出现呼吸困难,30%出现吞咽困难,28%出现声嘶,26%出现咳嗽,17%出现颈部疼痛。初诊时即有15%~20%出现远处转移,常见转移部位是肺和胸膜。

(二)超声表现

1.甲状腺乳头状癌

(1)单纯乳头状癌:根据不同的组织学特点,乳头状癌可分为多种亚型,这里所讲的单纯乳头状癌特指弥漫硬化型之外的其他类型乳头状癌。

甲状腺乳头状癌可以是单灶性也可以是多灶性,根据手术发现,多灶性乳头状癌的患病率为28.7%~46%,多灶性微小乳头状癌的患病率为20%~28.7%。超声上A/T≥1是诊断单纯乳头状癌较具特异度的指标,特异度可达92.5%,敏感度为15%~74.1%。51%~79.2%癌灶边界模糊,21.5%乳头状微小癌边界模糊。边界模糊是生物学上具侵袭性乳头状癌的重要超声特征,超声显示边界模糊诊断肿瘤侵犯的敏感度为84%,特异度31%,对于这些病例需仔细随访。边界模糊的乳头状微小癌41.9%超声可探及颈侧区淋巴结转移,而边界清晰者仅3.7%。边缘不规则可能也代表了肿瘤的侵袭性,63%~92.9%乳头状癌边缘不规则,但Chan等报道有高达93%的乳头状癌边缘规则,这可能是由于在定义边缘规则或不规则时标准不一、评判时有较大主观性所导致。7%~26%的病灶可发现低回声声晕,声晕常不完整,厚度不均,据Jeh等的数据,乳头状癌近半数的声晕为厚声晕。声晕的形成和肿瘤的包膜有关,超声显示声晕诊断肿瘤具备包膜的敏感度为42%,特异度为88%。根据我院资料,乳头状癌29.8%A/T≥1,51.2%边界模糊,85.1%边缘不规则,23.8%出现声晕,这些声晕的85%不完整,85%厚度不均匀。

85%~98.4%的乳头状癌表现为实性结节,0.8%~10%为实性为主结节,0~6%为囊性为主结节。病理上乳头状癌约1/3可出现囊性变,但超声显示的数量明显要少,这可能和囊性变区域太小超声无法显示有关。乳头状癌结节中超声仅检出3.7%的结节伴有囊性变。文献报道超声显示的囊性变诊断病理上囊性变的敏感度为42%,特异度79%。部分囊性为主的乳头状癌表现为不规则实性成分凸向囊腔,在实性部分有点状钙化强回声,此即"囊内钙化结节"征,这一征象是诊断囊性乳头状癌非常特异的指标。

和邻近甲状腺组织回声相比,单纯乳头状癌86%~89%表现为低回声,如果和颈长肌相比较,则12%的乳头状癌表现为极低回声,高回声甲状腺乳头状癌罕见,仅占0~2%。52%~100%结节回声不均匀。

在显微镜下评估乳头状癌时,常可发现钙的沉积,这可能是因为砂粒体或粗糙的颗粒状不规则钙化沉积所致。超声上点状强回声诊断微钙化敏感度为50%,特异度52%。乳头状癌30%~42%显示微钙化,4%~28%显示粗钙化,1.6%~2%显示边缘钙化。乳头状微小癌的微钙化发生率小于较大的乳头状癌,超声上20.8%~25.2%乳头状微小癌出现微钙化,38.7%出现粗钙化。超声上甲状腺乳头状癌80.4%出现钙化,76.2%的结节出现微钙化,20.2%的结节出现粗钙化,和文献报道不同,我们的研究显示乳头状微小癌结节的钙化发生率高于乳头状临床癌(指直径大于1 cm的乳头状癌)。

甲状腺乳头状癌中的滤泡型亚型的超声表现须引起关注，部分滤泡型乳头状癌具备甲状腺乳头状癌的典型超声表现，但也有部分滤泡型乳头状癌和滤泡状腺瘤或腺瘤样结节性甲状腺肿的超声表现相似，Komatsu 等认为当术前 FNA 提示乳头状癌而超声提示滤泡状肿瘤时，要考虑滤泡型乳头状癌的可能。

Chan 等发现 78%的乳头状癌在彩色多普勒超声显示为中央血管为主型血管模式，22%表现为边缘血管为主型血管模式，Cerbone 等的研究证实乳头状癌 95%出现中央血管，而 Yuan 等的研究发现 84%的乳头状癌呈中央血管和边缘血管同时出现的混合型血供。从以上研究者的结果似乎可得出这么一种结论，即中央血管是乳头状癌的重要血供特点。然而根据对乳头状癌结节的分析，甲状腺乳头状癌 50.6%呈单纯边缘型血管，12.5%呈边缘为主型血管，33.9%呈边缘血管和中央血管丰富程度相似的混合型血管。

(2)弥漫硬化型乳头状癌：弥漫硬化型乳头状癌是甲状腺乳头状癌的一种罕见变型，约占甲状腺乳头状癌的 1.8%。在组织学上，特征性地表现为甲状腺被弥漫性累及，出现广泛纤维化、鳞状上皮化生、严重淋巴细胞浸润和多发砂粒体。43.4%弥漫硬化型甲状腺乳头状癌合并甲状腺炎，而单纯性甲状腺乳头状癌仅 10.7%。年龄 10～57 岁，平均 27～29 岁，60%小于 30 岁，好发于女性。患者颈部常可触及肿块，可出现声嘶、压迫感，80%～100%出现颈部淋巴结转移。行甲状腺全切治疗，术后放射碘治疗，术后复发率较高，但预后和单纯乳头状癌相似。

超声上表现为甲状腺弥漫性散在微钙化，并大多可见边界模糊可疑肿块，但也可无肿块形成，仅出现微钙化。也可表现为甲状腺内多发可疑低回声或混合回声团块，团块内出现微钙化。超声上的微钙化及不均匀低回声和病理上的砂粒体、广泛纤维化和淋巴细胞浸润相对应。多数患者甲状腺实质表现为不均匀低回声，这可能是由于合并甲状腺炎所致。

由于弥漫硬化型乳头状癌有非常高的颈部淋巴结转移发生率，故对该类患者应行颈部淋巴结超声检查。

当甲状腺呈弥漫性不均匀低回声，散在微钙化，应考虑到弥漫硬化型乳头状癌的可能。但并不是所有这种表现的病变皆为弥漫硬化型乳头状癌，单纯乳头状癌也可出现这种超声征象。

2.甲状腺滤泡状癌

有关滤泡状癌的超声特征研究目前尚不充分，一方面可能是由于滤泡状癌的数量相对较少，另一方面可能是由于滤泡状癌和滤泡状腺瘤的超声特征基本相似，且 FNA 也无法作出鉴别，从而对研究造成了诸多障碍。根据韩国学者的报道，和乳头状癌相比较，滤泡状癌在形态方面更趋向于呈扁平状，73.9%A/T＜1，26.1%A/T≥1。由于不均匀浸润型生长，60.9%滤泡状癌边缘呈微小分叶状或不规则。大部分的肿瘤 A/T＜1，说明其平行于组织平面生长，这种生长方式对正常组织会产生压迫，因而 86.6%滤泡状癌出现声晕(薄声晕 39.1%，厚声晕 47.8%)。82.6%滤泡状癌呈实质性，17.4%呈实性为主，17.4%呈囊性为主。在回声方面，滤泡状癌 69.6%回声不均；和颈长肌相比较，65.2%滤泡状癌为等回声或高回声，另 34.8%为低回声。滤泡状肿瘤形成多个小滤泡巢，和正常甲状腺相似，滤泡内含有不同数量的胶样物质，肿瘤的回声可能取决于肿瘤内胶质的数量。滤泡状癌 17%出现钙化，但未发现微钙化，这是由于滤泡状癌无砂粒体，这点和乳头状癌有明显差异。

显然，滤泡状癌的超声表现和其他甲状腺恶性肿瘤的超声表现不同，许多滤泡状癌可能被当成非恶性病灶。最可能和滤泡状癌混淆的是滤泡状腺瘤，两者的超声表现相似，在声像图上的表现皆可类似于正常睾丸。有报道认为滤泡状癌可在短期内增大，而滤泡状腺瘤则常出现结节内囊性变，这在滤泡状癌罕见，然而，鉴别诊断微小浸润型滤泡状癌和滤泡状腺瘤非常困难，需要组织学发现包膜和血管侵犯来诊断滤泡状腺癌。

但彩色/能量多普勒超声可能会对滤泡状癌和腺瘤的鉴别提供有益的信息。Miyakawa 等观察到 80%滤泡状癌表现为结节中央血管为主型血供，而 84%的滤泡状腺瘤显示为肿瘤边缘血管为主型血供，能量多普勒超声鉴别两者的敏感度为 87.5%，特异度为 92%。Fukunari 等报道滤泡状癌无血管型，13.6%为边缘血管为主型血供，45.5%显示血流穿入肿瘤，40.9%高速血流穿入肿瘤，而滤泡状腺瘤相应的百分比为 16.9%、49.4%、30.3%和 3.4%。将无血管及边缘血管判断为良性，将穿入肿瘤血管判断为恶性，则诊断的敏感度为 88.9%，特异度为 74.2%，准确性为 81%，有学者认为高速搏动血流穿入肿瘤可作为滤泡状甲状腺癌的新诊断标准。

在频谱多普勒方面，可通过测量肿瘤的收缩期峰值流速 PSV、舒张期末流速 EDV 及 PI、RI 对两者进行鉴别。滤泡状癌的 PSV(41.3±18.5)cm/s，PSV/ EDV 5.1±2.5，滤泡状腺瘤分别为(24.7±16.5)cm/s、2.7±0.9，两者差异有显著统计学意义；滤泡状癌 PI 1.7±0.6，滤泡状腺瘤为 0.9±0.5，两者差异有显著统计学意义；滤泡状癌 RI 0.8±0.1，滤泡状腺瘤为 0.6±0.2，两者差异有显著统计学意义。PI＞1.35，RI＞0.78，PSV/EDV ＞3.79 可达到最好的鉴别诊断滤泡状癌和滤泡状腺瘤效果。

然而，我们通过对 7 例滤泡状甲状腺癌结节血供特征的观察，未能观察到上述文献报道的彩色/能量多普勒血流信号特征，我们观察到 6/7 的结节呈混合型血管模式，结节血流 RI 和 PI 也低于文献报道的测量值，仅 2/7 个结节的 PI＞1.3，RI＞0.7。对于导致这种结果的原因，尚有待进一步探讨。

3.甲状腺髓样癌

甲状腺髓样癌是源于滤泡旁细胞的恶性肿瘤，较为罕见。由于其是 C 细胞来源，故多数位于甲状腺上半部，肿瘤多为单发，也可多发。超声上肿瘤边界相对清晰，边缘不规则，所有的肿瘤皆未出现声晕，且皆表现为低回声，0～5.3%结节出现囊性变，83%～95%肿瘤内可见钙化强回声。这些钙化强回声中44.4%属于微钙化，55.5%属于粗钙化，粗钙化中的一半呈多发致密粗钙化。和乳头状癌相比较，髓样癌钙化更趋向于位于肿块中心位置。低回声结节，结节内钙化，结节无声晕这三项特征相结合对诊断髓样癌的敏感度为 89%，将髓样癌和良性结节鉴别的特异度大于 90%。髓样癌 79%表现为结节内高血供，50%出现边缘血供，但肿瘤过小时可不显示血流信号。根据我们的经验，髓样癌也可不出现钙化，也可出现明显的声晕，彩色/能量多普勒上常表现为混合型高血供。甲状腺髓样癌淋巴结转移的发生率很高，75%患者的转移性淋巴结内可见点状钙化强回声。

由于分化型甲状腺癌的超声特征和髓样癌有较多相似之处，故超声常难以鉴别髓样癌和非髓样甲状腺癌。如果出现髓样癌的可疑超声特征，应进行降钙素测量。超声可明确甲状腺内病灶，在术前可应用于髓样癌的分期，对于术后颈部复发，超声是最有效的检查手段，可显示 97%的颈部复发，优于 CT 的 72%，PET 的 55%。

4.甲状腺未分化癌

未分化癌占甲状腺癌的 1.6%，对于这种罕见的甲状腺恶性肿瘤，目前尚没有系统的超声研究报道。超声上表现为边界不清的不均匀团块，常累及整个腺叶或腺体，78%出现坏死区，33%的患者出现包膜外和血管侵犯，80%出现淋巴结或远处转移，累及的淋巴结 50%出现坏死。

(三)治疗和预后

1.甲状腺癌的治疗

对于分化型甲状腺癌,目前的治疗主要依据患者相关因子和肿瘤相关因子的危险分层,其中包括肿瘤大小、肿瘤组织学、淋巴结转移和远处转移以及患者的性别和年龄。

低危患者和低危肿瘤通常进行甲状腺叶切除术,随后终生使用甲状腺素替代治疗,以抑制甲状腺刺激素 TSH 的分泌。抑制 TSH 可以显著降低复发,降低远处转移。发生高危肿瘤的高危患者最好的治疗是甲状腺全切术加中央组淋巴结清扫。外科手术后使用^{131}I 消融治疗,清除残余的甲状腺组织,发现和治疗转移灶,随后终生使用甲状腺素抑制甲状腺刺激素 TSH。对于低危患者出现的高危肿瘤,或是高危患者出现的低危肿瘤,目前在治疗上尚有争论。

甲状腺未分化癌尚没有有效的治疗方法。通常行着眼于减轻症状的姑息治疗,但也有建议对无颈部以外侵犯或肿瘤尚能切除者行手术切除,辅以放疗。18%~24%肿瘤局限于颈部可完整切除者,彻底的手术切除辅以放化疗 2 年生存率可达到 75%~80%。

2.甲状腺癌的预后

分化型甲状腺癌预后颇佳,髓样癌也有较好的预后,但未分化癌预后凶险,多在确诊后数月死亡。根据美国资料,经过年龄和性别校正后,甲状腺乳头状癌 10 年生存率为 98%,滤泡状癌为 92%,髓样癌 80%,未分化癌 13%。

三、甲状腺转移性肿瘤

甲状腺转移性肿瘤是指原发于甲状腺外的恶性肿瘤,通过血行、淋巴等途径转移至甲状腺继续生长形成的肿瘤。甲状腺转移性肿瘤较为罕见,其占甲状腺所有恶性肿瘤的 2%~3%。

(一)临床概况

在非选择性尸检研究中,甲状腺转移性肿瘤总的发病率为 1.25%,在广泛扩散恶性肿瘤人群尸检中,则其发病率可达 24%。和原发性甲状腺癌相似,转移性甲状腺肿瘤也是女性多见,女性男性之比为4.25∶1,发病年龄 12~94 岁,平均 55~66 岁,半数 50~70 岁,10%小于 40 岁。甲状腺转移性肿瘤 81%为癌,通常是广泛转移性病变的组成部分之一。肾脏、肺、乳腺、消化道和子宫是常见的原发肿瘤部位,但对于何种肿瘤最容易转移至甲状腺尚有争论。

病理上常表现为甲状腺实质性团块,转移病灶常为单发,或为多发,也可弥漫性。肿瘤甲状腺球蛋白免疫组化染色阴性。临床上转移性甲状腺肿瘤和原发性甲状腺癌相似,大多数患者无症状,少数患者病情发展迅速,可出现局部肿瘤生长表现,如声嘶、喘鸣、吞咽或呼吸困难,颈部可触及肿块。在一些患者,甲状腺转移是原发肿瘤的始发表现。从发现原发肿瘤到甲状腺出现转移的间隔时间不同报道相差较大,平均潜伏期 9 个月至 8.9 年,但也有长达 26 年的。

在有明确肿瘤病史的患者,如出现甲状腺肿块应考虑到甲状腺转移性肿瘤的可能。超声是一种有效的初步检查工具,有助于病变的评估,显示邻近的淋巴结转移和血管累及,监测肿瘤的生长,并可引导进行活检。超声引导 FNA 是有效的诊断手段,但最后的诊断有赖于手术活检。

(二)超声表现

尽管甲状腺转移性肿瘤占甲状腺所有恶性肿瘤的 2%~3%,然而根据我们检索,有关甲状腺转移性肿瘤超声表现的英文文献非常匮乏,且多为小样本或个例报道。综合文献报道,我们拟从甲状腺的改变,肿瘤的位置、数目、大小、边界清晰度、内部回声及血供特征,周围淋巴结和血管的改变等方面对甲状腺转移性肿瘤的超声表现进行总结和分析。

1.甲状腺的超声改变

超声上常出现单侧或双侧甲状腺肿大。由于在甲状腺肿、腺瘤或甲状腺炎等甲状腺病变时原发肿瘤较易转移至甲状腺，故超声常可显示转移瘤之外的甲状腺组织出现各种病理性回声改变，如桥本甲状腺炎时出现回声减低、分布不均匀，血供增加；在结节型甲状腺肿时出现相应的回声改变。也可能因出现转移导致的低回声区，导致甲状腺回声弥漫性不均匀。无上述改变时则甲状腺实质回声正常。

2.甲状腺转移性肿瘤的超声表现

(1)肿瘤位置：肿瘤可累及整个腺叶或主要累及下极。肿瘤易于出现在甲状腺下极的机制文献未予阐明。

(2)肿瘤数目：肿瘤多为单发，也可多发，这和甲状腺原发性肿瘤相似。

(3)肿瘤大小：根据 Ahuja 等 1994 年的一组资料，75%的肿瘤大于 6 cm。相信随着超声在甲状腺应用的日益广泛，可以发现较小的转移瘤。

(4)肿瘤边界：Chung 等报道 8/10 的肿瘤结节边界模糊，但其余文献基本认为肿瘤边界清晰。这可能是由于边界清晰与否的判定标准不一，判定时主观性较强所致。

(5)肿瘤回声：肿瘤皆表现为低回声或极低回声，分布均匀或不均匀。肿瘤边缘无声晕，囊性变和钙化少见。仅 Chung 等报道了 2 个结节出现囊性变，另有 1 例肺燕麦细胞癌转移、1 例肾细胞癌转移出现钙化灶。

(6)肿瘤血供：肿瘤内部呈混乱血流信号，和甲状腺实质相比，肿瘤可表现为高血供，也可表现为低血供。

3.周围淋巴结和血管改变

甲状腺转移性肿瘤患者可在双侧颈部探及多发转移性淋巴结，这些淋巴结在超声上可出现转移性淋巴结的相应特征。罕见情况下，肿瘤可通过扩张的甲状腺静脉，蔓延至颈内静脉，在颈内静脉形成肿块，出现相应的超声表现。

通过以上超声特征分析，可以发现甲状腺转移性结节的超声表现无特异性。和甲状腺原发性恶性肿瘤相比，转移性肿瘤有一个最显著的特点，即肿瘤内钙化少见，发生率仅 8.3%。转移瘤囊性变少见(8.3%)的特征则和原发性甲状腺恶性肿瘤相似。有明确非甲状腺原发恶性肿瘤患者，当出现单侧或双侧单发或多发可疑结节而无钙化时，应考虑转移性肿瘤可能。

(三)治疗和预后

出现甲状腺转移往往提示病变进展，患者常随之死亡，大多数病例在诊断明确后 9 个月内死亡。尽管预后不良，但对一些患者行积极的手术和药物治疗可能行之有效。手术治疗可行单侧腺叶切除术或甲状腺全切术，手术可能减轻或缓和颈部复发可能造成的致残，延长患者生存期。

四、甲状腺淋巴瘤

甲状腺淋巴瘤有原发性和继发性之分，原发性甲状腺淋巴瘤是原发于甲状腺的淋巴瘤，较为罕见，约占甲状腺恶性肿瘤的 1%～5%，在结外淋巴瘤中所占比例不到 2%。继发性甲状腺淋巴瘤是指播散性淋巴瘤累及甲状腺者，约 20%的全身淋巴系统恶性肿瘤可发生甲状腺累及。

(一)临床概述

原发性甲状腺淋巴瘤好发于女性，女∶男为 3∶1～4∶1，大多发生于 60～70 岁，少数患者小于40 岁，部分患者年龄可达 90 余岁。桥本甲状腺炎是已知的唯一危险因子，甲状腺淋巴瘤患者 90%伴有桥本甲状腺炎，桥本甲状腺炎患者发生甲状腺淋巴瘤的危险是普通人群的 60 倍。目前提出两种假设来试图说明两者的联系：一种假说认为慢性甲状腺炎出现的浸润淋巴细胞提供了发展成淋巴瘤的细胞来源，另一种假说指出甲状腺炎的慢性刺激诱发了淋巴细胞的恶性转化。

大部分原发性甲状腺淋巴瘤为 B 细胞来源的非霍奇金淋巴瘤，霍奇金和 T 细胞甲状腺淋巴瘤罕见。根据一项大样本研究，甲状腺淋巴瘤最大径 0.5～19.5 cm，平均 6.9 cm，46.2%累及双叶，31.7%累及右叶，22.1%累及左叶。切面上常可见出血和坏死。38%为不伴有边缘区 B 细胞淋巴瘤的弥漫性大 B 细胞淋巴瘤，33%为伴有边缘区 B 细胞淋巴瘤的弥漫性大 B 细胞淋巴瘤（混合型），28%为黏膜相关淋巴组织结外边缘区 B 细胞淋巴瘤（mucosaassociated lymphoid tissue，MALT），滤泡性淋巴瘤则不到 1%。

临床上原发性甲状腺淋巴瘤表现为迅速增大的颈部肿块，30%～50%的患者有压迫导致的症状，包括吞咽困难、喘鸣、声嘶和颈部压迫感。10%的甲状腺 B 细胞淋巴瘤患者出现典型的B 细胞症状，包括发热、盗汗和体重减轻。大多数患者甲状腺功能正常，但 10%出现甲状腺功能减退。

细针抽吸活检（fine needle biopsy，FNB）联合细胞形态学、免疫表型和分子技术有较高的诊断准确性，但需要细胞病理学的专业知识。虽然 FNB 技术不断取得进展，开放外科活检依然在甲状腺淋巴瘤发挥作用，特别是须根据不同组织学亚型确定治疗策略或诊断不明确时。影像学手段，如 CT 和超声可用于甲状腺淋巴瘤的初步评估和分期，CT 在探测淋巴瘤胸内和喉部累及方面较有优势，而超声则可在甲状腺淋巴瘤的非手术治疗随访中发挥更大作用。

（二）超声表现

1.灰阶超声

根据甲状腺淋巴瘤的内部回声和边界状况可将肿瘤分为 3 型：结节型、弥漫型和混合型。

（1）结节型：甲状腺淋巴瘤 47%～90%超声上表现为结节型，该类型中 73%～86%为单结节。甲状腺肿大常局限于一侧叶，但肿瘤也可越过峡部累及对侧甲状腺。临床触诊和滤泡状腺瘤及腺瘤样结节相似。肿瘤和周围甲状腺组织常分界清晰，仅 3%边界模糊。90%边缘不规则，可呈椰菜样或海岸线样。6%的结节可出现声晕。内部为低回声，分布均匀或不均匀，可间有高回声带。尽管为实质性，但部分肿瘤回声极低可呈假囊肿样。残余的甲状腺实质常因桥本甲状腺炎而呈现不均匀低回声，但其回声水平还是高于肿瘤。但在少数情况下，可出现肿瘤和甲状腺的回声和内部结构相似的情况，此时超声可能无法将肿瘤从桥本甲状腺炎的甲状腺实质识别出来。少数甲状腺淋巴瘤超声可发现钙化，发生率为 6%～10%。肿瘤后方出现回声增强。结节型的超声阳性预测值为 64.9%。

（2）弥漫型：10%～40%表现为弥漫型。超声常表现为双侧甲状腺肿大，内部回声极低，和结节型不同，该型肿瘤和甲状腺组织的分界无法识别。部分肿瘤内部呈细网状结构。弥漫型淋巴瘤和严重慢性甲状腺炎在超声上常较难鉴别，尽管可凭是否出现后方回声增强作为最重要的鉴别点，但弥漫型的超声阳性预测值仍只有 33.7%。

（3）混合型：混合型超声表现的淋巴瘤较少，约占 15%。混合型淋巴瘤表现为多个低回声病灶，不均匀分布在甲状腺内，这些病灶可能是结节型也可能是弥漫型淋巴瘤。尽管混合型淋巴瘤和腺瘤样甲状腺肿超声表现相似，但淋巴瘤后方出现回声增强可成为诊断的关键点。混合型的超声阳性预测值为 63.2%。

甲状腺淋巴瘤上述 3 型有两个共同特点，即和残余甲状腺组织相比，肿瘤呈显著低回声；肿瘤后方出现回声增强。这是由淋巴瘤的病理学特点所决定的。淋巴瘤时淋巴细胞分布密集，呈均匀增殖，而反射和吸收超声波的纤维结构罕见，因而，肿瘤的回声信号较弱，易于透过超声而导致后方回声增强。

除了甲状腺本身的表现外，甲状腺淋巴瘤尚可累及颈部淋巴结，发生率12%～44%，受累淋巴结表现为极低回声。

2.彩色/能量多普勒超声

有关甲状腺淋巴瘤的血供特征文献尚鲜有报道。根据我们的观察，和周围甲状腺实质相比较，彩色/能量多普勒上甲状腺淋巴瘤既可表现为高血供，也可表现为中等血供或低血供。

尽管桥本甲状腺炎和淋巴瘤的病原学关系已经得到证实，但尚没有满意的影像学手段能有助于识别从桥本甲状腺炎到淋巴瘤的早期转变。当桥本甲状腺炎患者出现甲状腺迅速增大，超声上呈显著低回声时要警惕淋巴瘤。所有超声怀疑淋巴瘤的患者应仔细随访，即便FNA为阴性结果，这是由于FNA有较高的假阴性结果。因此，如果超声上有典型淋巴瘤表现或临床上出现甲状腺短期内增大等可疑淋巴瘤征象，但FNA为阴性结果时，应进行手术探查，手术获取的细胞数量要明显大于FNA。

(三)治疗和预后

手术治疗曾经在原发性甲状腺淋巴瘤的治疗中扮演重要角色，但现在仅起较次要作用。目前的治疗包括化疗和外线束照射。和单纯化疗或放疗患者相比，接受联合治疗的患者复发率显著降低。ⅠE期的5年生存率为80%，ⅡE期为50%，ⅢE和ⅣE期小于36%。

和弥漫性大B细胞型或混合型相比，单纯MALT淋巴瘤表现出较明显的惰性过程，预后较好，这种亚型当局限于甲状腺时(ⅠE期)，对甲状腺全切或放疗反应良好，可获90%以上完全有效率，一些学者由此推荐手术治疗局限性MALT淋巴瘤，手术可完全切除，致残率较低。但最常见的类型(达70%)是弥漫性大B细胞淋巴瘤，该亚类临床侵袭性较强，约60%呈弥漫性。这类肿瘤的治疗包括化疗和放疗，5年生存率小于50%。

尽管手术的角色已经发生改变，但仍发挥重要作用，特别是在明确诊断时常需手术切开活检。在淋巴瘤惰性亚型，手术可起局部控制作用。在淋巴瘤引起梗阻症状时手术可缓和症状，但也有观点不推荐为解决气道梗阻而行外科姑息性手术。

(郑瑞琦)

第三节　炎症性疾病

一、急性化脓性甲状腺炎

急性化脓性甲状腺炎是由细菌或真菌感染引起的甲状腺急性化脓性炎症，在无抗生素时期，急性化脓性甲状腺炎的发病率在外科疾病中占0.1%，随着抗生素的使用，急性化脓性甲状腺炎变得较为罕见。

(一)临床概述

1.病因、易感因素、感染途径及病理

(1)病因、易感因素、感染途径：甲状腺的急性细菌感染较为罕见，这是由于甲状腺有包膜包裹，且甲状腺细胞内容物的过氧化氢和碘含量很高，使之对感染具有抵抗力。但是当患者存在基础疾病如甲状舌管未闭、甲状腺结节、腮腺囊肿以及存在某些解剖学异常时更容易发生急性化脓性甲状腺炎。机体免疫功能不全是急性化脓性甲状腺炎的一个重要发病因素。

在20岁以下的年轻患者中，梨状隐窝窦道是导致急性化脓性甲状腺炎的主要原因，通常认为梨状隐窝窦道是第三或第四咽囊发育异常所致，表现为发自梨状隐窝的异常管道，其走行具特征性，发自梨状隐窝的顶(尖)部，向前下走行，穿过肌层，经过或是从甲状腺旁通过，进入甲状腺周围区域，这种先天性异常通常发生于小儿，90%位于左侧，因而梨状隐窝窦道引起的急性化脓性甲状腺炎多发生于左侧。

引起急性化脓性甲状腺炎的细菌多为革兰阳性菌，如葡萄球菌、肺炎链球菌；革兰阴性菌也可见到。急性化脓性甲状腺炎的感染途径包括：①由口腔、呼吸道等附近组织通过梨状隐窝窦道直接蔓延而来；②血源性播散；③淋巴道感染；④直接创伤途径。

(2)病理：甲状腺组织呈现急性炎症特征性改变。病变可为局限性或广泛性分布。初期大量多形核细胞和淋巴细胞浸润，伴组织坏死和脓肿形成。脓液可以渗入深部组织。后期可见到大量纤维组织增生。脓肿以外的正常甲状腺组织的结构和功能是正常的。

2.临床表现

急性化脓性甲状腺炎一般表现为甲状腺肿大和颈前部剧烈疼痛，触痛，畏寒，发热，心动过速，吞咽困难和吞咽时颈痛加重。

3.实验室检查或其他检查

化脓性甲状腺炎时，血清甲状腺素水平正常，极少情况下可出现暂时性的甲状腺毒血症。外周血的涂片提示：白细胞计数升高，以中性粒细胞及多形核白细胞为主；血培养可能为阳性；红细胞沉降率加快。

(二)超声表现

根据梨状隐窝窦道的走行不同，可造成甲状腺脓肿或颈部脓肿，而甲状腺脓肿和颈部脓肿又可以相互影响。因此，可以从三个方面对急性化脓性甲状腺炎的超声表现进行评估，即分别评估甲状腺的超声改变、颈部软组织的超声改变和梨状隐窝窦道的超声表现。不过需指出的是，三方面的超声表现可以同时出现而不是相互孤立的。

1.甲状腺的超声改变

(1)发生部位及大小：急性化脓性甲状腺炎的发生部位通常与梨状隐窝窦道的走行有关，病变多发生在甲状腺中上部近颈前肌的包膜下区域。发病早期二维超声上的甲状腺仅表现为甲状腺单侧或双侧不对称性肿大，是由于甲状腺组织严重的充血水肿引起的。疾病后期随着甲状腺充血水肿的减轻以及大量纤维组织增生，甲状腺形态亦发生改变，即腺体体积回缩，可恢复至原来大小。

(2)边界和形态：由于急性甲状腺炎早期的甲状腺组织多有充血、水肿，故超声表现为病灶边缘不规则，边界不清晰。脓肿形成时，甲状腺内可见边缘不规则，边界模糊的混合型回声或无回声区，壁可增厚(图2-6)。当急性甲状腺炎症状较重并向周围软组织蔓延或由于急性颈部感染蔓延至甲状腺时，炎症可延伸至包膜或突破包膜蔓延至周围软组织，超声表现为与周围甲状腺组织分界不清，甚至分界消失。

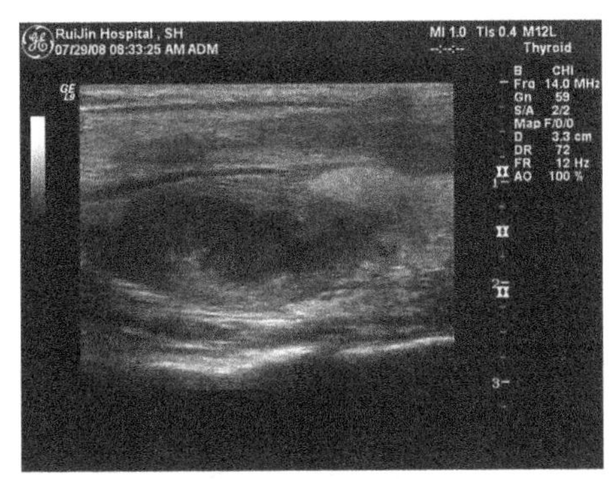

图 2-6　急性化脓性甲状腺炎脓肿形成期灰阶超声

显示脓肿位于甲状腺上极包膜下，壁厚，内部为弱回声

(3)内部回声：发病期间甲状腺内部回声不均匀，有局灶性或弥漫性低回声区，大小不一，低回声与炎症严重程度有关，随着病程的进展低回声区逐步增多(图 2-7)。严重时甲状腺内可呈大片低回声区，若有脓肿形成则可有局限性无回声区，其内透声多较差可见多少不一的点状回声，以及出现类似气体的强回声且伴彗尾征。病程后期由于炎症的减轻以及大量纤维组织的增生，超声可显示甲状腺内部回声增粗、分布不均，低回声区以及无回声区缩小甚至消失，恢复为正常甲状腺组织的中等回声，但仍可残留不规则低回声区。无论病变轻还是重，残余的甲状腺实质回声可保持正常。

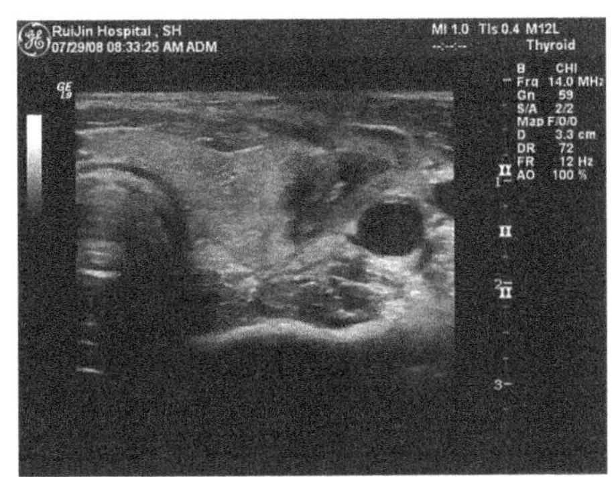

图 2-7　急性化脓性甲状腺炎早期灰阶超声

显示甲状腺上极包膜下低回声区，边缘不规则，边界模糊

彩色多普勒超声可显示甲状腺化脓性炎症的动态病理过程中血供状况的改变。在炎症早期，由于炎性充血可导致甲状腺炎症区域血供增加；脓肿形成后，脓肿内部血管受破坏，彩色多普勒超声可显示脓肿内部血供基本消失，而脓肿周围组织因炎症充血血供增加；恢复期，由于病变甲状腺修复过程中纤维组织的增生，病变区域依然血供稀少。

2.颈部软组织的超声改变

梨状隐窝窦道感染累及颈部时，由于颈部软组织较为疏松，炎症将导致颈部肿胀明显。患侧颈部皮下脂肪层、肌层和甲状腺周围区域软组织明显增厚，回声减低，层次不清。受累区域皮下脂肪层除了增厚外，尚可见回声增强现象。脂肪层和肌层失去清晰分界。肌肉累及可发生于舌骨下肌群和胸锁乳突肌，表现为肌肉增厚，回声减低，肌纹理模糊(图 2-8)。

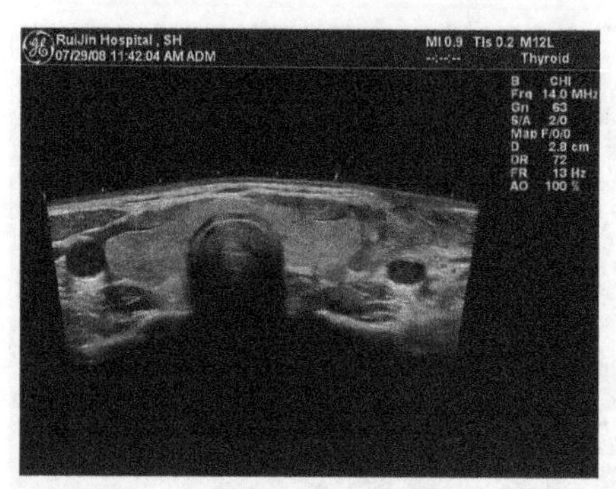

图 2-8 颈部软组织肿胀灰阶超声

显示左颈部舌骨下肌群和胸锁乳突肌肿胀，层次不清

脓肿常紧邻甲状腺而形成，脓肿除压迫甲状腺外，还可压迫颈部其他解剖结构，如颈动脉、气管或食管发生移位。脓肿边缘不规则，与周围软组织分界模糊。脓肿液化后可出现液性无回声区，内伴絮片状坏死物高回声，探头挤压后可见流动感。

恢复期，随着炎症消退，肿胀的颈部软组织、肌层可逐步恢复正常，但由于炎症破坏，各组织层次结构依然不清。

彩色多普勒超声可显示肿胀的颈部软组织和肌层血供增加，而脓肿内部血供基本消失，脓肿周围组织血供增加。恢复期，软组织和肌层的血供减少。

3.梨状隐窝窦道的超声表现

梨状隐窝窦道是急性化脓性甲状腺炎的重要发病因素，发现梨状隐窝窦道的存在对于明确病因和制订治疗方案具有非常重要的意义。CT 在探测窦道或窦道内的气体、在显示甲状腺受累方面优于 MRI 和超声，是评估窦道及其并发症的最佳手段。

梨状隐窝窦道的超声探测有相当的难度，可通过以下方法改善超声显示的效果：①嘱患者吹喇叭式鼓气（改良 Valsalva 呼吸）：嘱患者深吸气后屏住呼吸，再用力做呼气动作以扩张梨状隐窝；②在检查前嘱患者喝碳酸饮料，当患者仰卧位时，咽部气体进入窦道，从梨状隐窝顶（尖）部向前下走行，进入甲状腺，此时行超声检查可见气体勾画出窦道的存在。在进行上述检查前应进行抗生素治疗以消除炎症，否则由于炎症水肿导致的窦道关闭影响检查结果。

在取得患者配合后，超声就有可能直接观察到气体通过梨状隐窝进入颈部软组织或甲状腺病灶，这是由于其与梨状隐窝相交通所致；超声亦可显示窦道存在的间接征象，表现为原来没有气体的病灶内出现气体的强回声（图 2-9）。

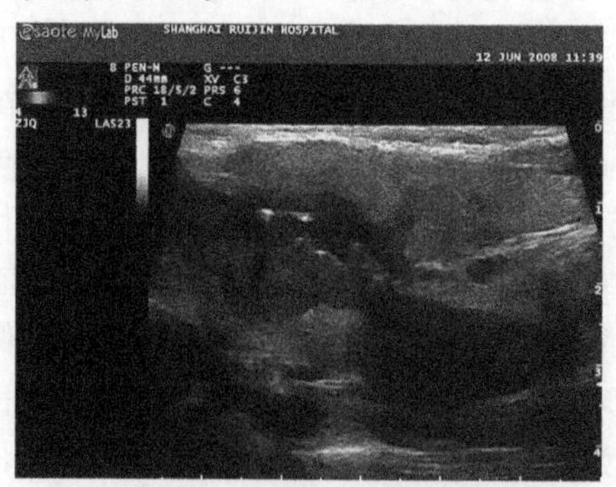

图 2-9 急性化脓性甲状腺炎灰阶超声

显示脓肿病灶内气体强回声，后伴"彗星尾"征

（三）治疗原则

急性甲状腺炎的治疗包括脓液引流以及抗生素的联合应用，应根据致病菌的种类不同选择各自敏感的抗生素。急性甲状腺炎的易发因素为梨状隐窝窦道的存在，因此一些研究者建议行窦道完全切除术。

二、亚急性甲状腺炎

（一）临床概述

亚急性甲状腺炎（subacute thyroiditis，SAT）是一种自限性甲状腺炎，因不同于病程较短的急性甲状腺炎，也不同于病程较长的桥本甲状腺炎，故称亚急性甲状腺炎。

1.流行病学、病因及病理

（1）流行病学：亚急性甲状腺炎是甲状腺疾病中较为少见的一种，发病率3%～5%，多见于20～60岁的女性，男女发病比例1∶2～1∶6。

（2）病因：到目前为止亚急性甲状腺炎的病因仍未知，其可能的发病原因主要归纳为以下几点。①病毒感染，感染的病毒种类大多为腮腺炎病毒，柯萨奇病毒，流行性感冒病毒、麻疹病毒以及腺病毒等。②季节因素，有报道认为夏季为多发季节，原因在于一些肠道病毒在夏季活动较频繁。③遗传与免疫，目前对亚急性甲状腺炎是否为自身免疫性疾病意见不一，一般认为不属于自身免疫性疾病。④基因调控失常，HLA-B35阳性的人易患亚急性甲状腺炎。

（3）病理：在疾病早期阶段表现为滤泡上皮的变性和退化，以及胶质的流失。紧接着发生炎症反应，甚至形成小脓肿。继而甲状腺滤泡大量破坏，形成肉芽肿性炎，周边有纤维组织细胞增生。病变后期异物巨细胞围绕滤泡破裂残留的类胶质，形成肉芽肿。病变进一步发展，炎性细胞减少，纤维组织增生，滤泡破坏处可见纤维瘢痕形成。

2.临床表现

起病急，临床发病初期表现为咽痛，常有乏力，全身不适，不同程度的发热等上呼吸道感染的表现，可有声音嘶哑及吞咽困难。甲状腺肿块和局部疼痛是特征性的临床表现。本病大多仅持续数周或数月，可自行缓解，但可复发，少数患者可迁延1～2年，大多数均能完全恢复。

3.实验室检查

本病实验室检查结果可随疾病的阶段而异。早期，红细胞沉降率明显增快，甲状腺摄^{131}I率明显降低，白细胞上升，血清T_3、T_4、AST、ALT、CRP、TSH、γ球蛋白等指标均有不同程度的增高，随后出现TSH降低。

（二）超声表现

1.灰阶超声

病变区大小及部位：疾病早期炎症细胞的浸润可使甲状腺内出现低回声区或偏低回声区；疾病进展过程中，部分低回声区可互相融合成片状，范围进一步扩大；而在疾病的恢复期或后期，由于淋巴细胞、巨噬细胞、浆细胞浸润，纤维组织细胞增生，使得病变区减小甚至消失。亚急性甲状腺炎的病变区一般位于甲状腺中上部腹侧近包膜处（图2-10），故病情严重时常可累及颈前肌。

病变区边缘及边界：病变区大部分边缘不规则，表现为地图样或泼墨样，在疾病早期，病灶边界模糊，但病灶和颈前肌尚无明显粘连，嘱患者进行吞咽动作可发现甲状腺与颈前肌之间存在相对运动。随着病变发展，低回声区的边界可变得较为清晰，但在恢复期炎症逐步消退后，病灶可逐步缩小，和周围组织回声趋于一致。

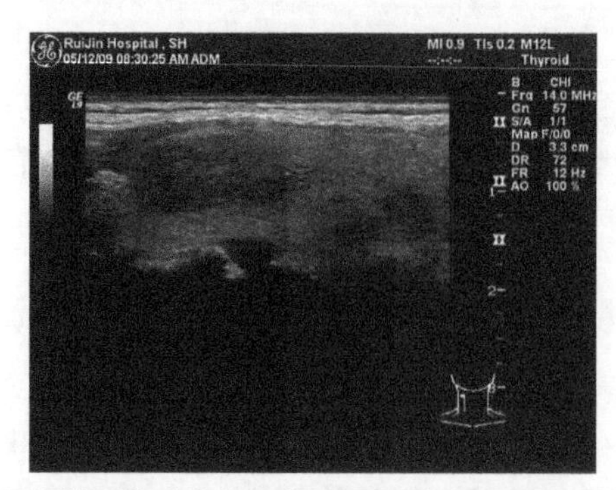

图 2-10　亚急性甲状腺炎灰阶超声显示病变位于甲状腺近包膜处

在疾病的发展过程中，由于炎症的进一步发展，炎性细胞可突破甲状腺的包膜侵犯颈前肌群，出现甲状腺与其接近的颈前肌二者之间间隙消失的现象，表现为不同于癌性粘连的弥漫性轻度粘连。嘱患者进行吞咽动作可发现颈前肌与甲状腺的相对运动消失。

病变区内部回声：疾病早期甲状腺实质内可出现单发或多发、散在的异常回声区，超声表现为回声明显低于正常甲状腺组织的区域，部分低回声区可相互融合形成低回声带。在疾病发展过程中甲状腺的低回声还可以出现不均质改变，即呈从外向内逐渐降低的表现(图 2-11)。部分病例的甲状腺甚至会出现疑似囊肿的低回声或无回声区。

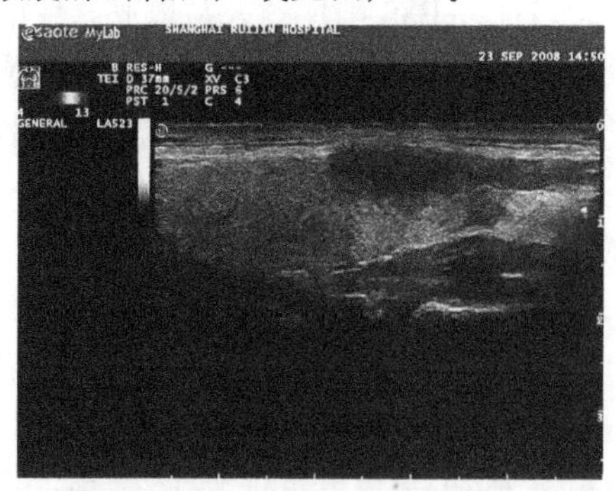

图 2-11　亚急性甲状腺炎灰阶超声显示甲状腺病灶从外向内回声逐渐降低

有研究者提出假性囊肿的出现可能与甲状腺的炎症、水肿及由炎症引起的小脓肿有关。

随着病情的好转，纤维组织的增生使得甲状腺内部出现一定程度的纤维化增生，故超声可显示甲状腺内部回声增粗、分布不均，低回声区缩小甚至消失，恢复为正常甲状腺组织的中等回声。但也有部分亚急性甲状腺炎患者在疾病康复若干年后的超声复查中仍可探测到局灶性片状低回声区或无回声区，原因可能是亚急性甲状腺炎的后遗症，表明亚急性甲状腺炎康复患者的超声检查并非都表现为甲状腺的正常图像。另外坏死的甲状腺组织钙化可表现为局灶性强回声和后方衰减现象。

病变区外的甲状腺：对亚急性甲状腺炎患者的甲状腺大小，普遍认为呈对称性或非对称性肿大。有文献报道甲状腺的体积甚至可达原体积的两倍大小。这种肿大是早期由于大量滤泡的破坏水肿、胶质释放引起甲状腺体积增大。疾病后期腺体体积明显回缩，可恢复至原来大小。病变外的甲状腺由于未受到炎症侵袭，故仍可表现为正常的甲状腺回声。

2.多普勒超声

疾病的急性期由于滤泡破坏，大量甲状腺素释放入血，出现 T_3、T_4 的增高，引起甲状腺功能亢进，彩色/能量多普勒显像时可探及病灶周边丰富血流信号，而病灶区域内常呈低血供或无血供，原因在于病灶区域的滤泡破坏了而正常甲状腺组织的滤泡未发生多大改变。在恢复期甲状腺功能减退时，因 T_3、T_4 降低，TSH 持续增高而刺激甲状腺组织增生，引起甲状腺腺内血流增加。

(三)治疗原则

亚急性甲状腺炎的治疗方法尚未达成一致，轻症病例无须特殊处理，可适当休息，并给予非甾体抗炎药(阿司匹林、吲哚美辛等)，对全身症状较重，持续高热，甲状腺肿大，压痛明显等病情严重者，可给予糖皮质激素治疗，首选泼尼松。

三、桥本甲状腺炎

(一)临床概述

桥本甲状腺炎是自身抗体针对特异靶器官产生损害而导致的疾病，病理上呈甲状腺弥漫性淋巴细胞浸润，滤泡上皮细胞嗜酸性变，因这类疾病血中自身抗体明显升高，所以归属于自身免疫性甲状腺炎。

1.流行病学、病因及病理

(1)流行病学：桥本甲状腺炎好发于青中年女性，据文献报道男女比例 1∶8～1∶20。常见于30～50 岁年龄段。

(2)病因：桥本甲状腺炎通常是遗传因素与环境因素共同作用的结果，因此常在同一家族的几代人中发生。发病机制为以自身甲状腺组织为抗原的自身免疫性疾病。

(3)病理：桥本甲状腺炎的病理改变以广泛淋巴细胞或浆细胞浸润，形成淋巴滤泡为主要特征，后期伴有部分甲状腺上皮细胞增生及不同程度的结缔组织浸润与纤维化，导致甲状腺功能减退。由于桥本甲状腺炎是一个长期的缓慢发展的过程，因此随着病程不同，其淋巴细胞浸润程度、结缔组织浸润程度、纤维化程度都会有所变化。

2.临床表现

桥本甲状腺炎患者起病隐匿，初期大多没有自觉症状，早期病例的甲状腺功能尚能维持在正常范围内。当伴有甲状腺肿大时可有颈部不适感，极少数病例因腺体肿大明显而出现压迫症状，如呼吸或吞咽困难等。部分患者因抗体刺激导致的激素过量释放，可出现甲状腺功能亢进症状，但程度一般较轻。

3.实验室检查或其他检查

桥本甲状腺炎患者血清甲状腺微粒体(过氧化物酶)抗体(TPOAb)和血清甲状腺球蛋白抗体(TGAb)常明显增加，对本病有诊断意义。在病程早期，血清 T_3、T_4 常在正常范围内。但血清 TSH 可升高。病程后期甲状腺摄碘率可降低，注射 TSH 后也不能使之升高，说明甲状腺储备功能已明显下降。血清 T_4 降低，血清 T_3 尚保持在正常范围内，但最后降低，伴随临床甲状腺功能减退症状。

为了明确诊断，如能进行细针抽吸活检，在涂片镜下见到大量淋巴细胞时，是诊断本病的有力依据。

(二)超声表现

桥本甲状腺炎的超声表现较为复杂，均因淋巴细胞浸润范围、分布不同和纤维组织增生的程度不同而致声像图表现有所不同。桥本甲状腺炎合并其他疾病也很常见，经常需要与合并疾病相鉴别。

1.灰阶超声

(1)形态和大小:典型的桥本甲状腺炎常累及整个甲状腺,腺体增大明显,呈弥漫性非均匀性肿大,多为前后径增大,有时呈分叶状。病变侵及范围广泛,可伴有峡部明显增厚(图 2-12)。病程后期可出现萎缩性改变,即表现为甲状腺缩小,边界清楚,由于逐步的纤维化进程而出现回声不均。

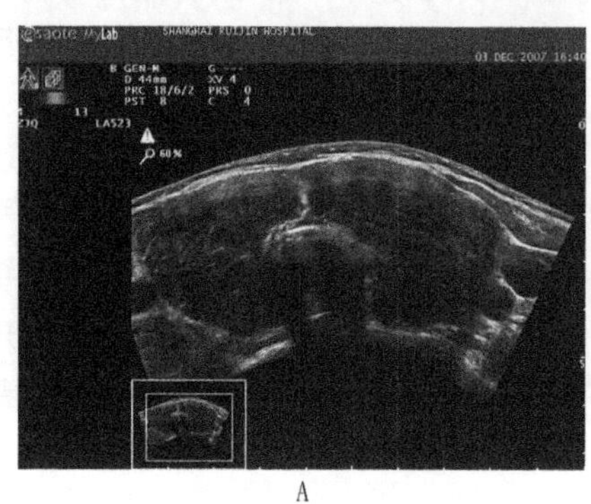

A

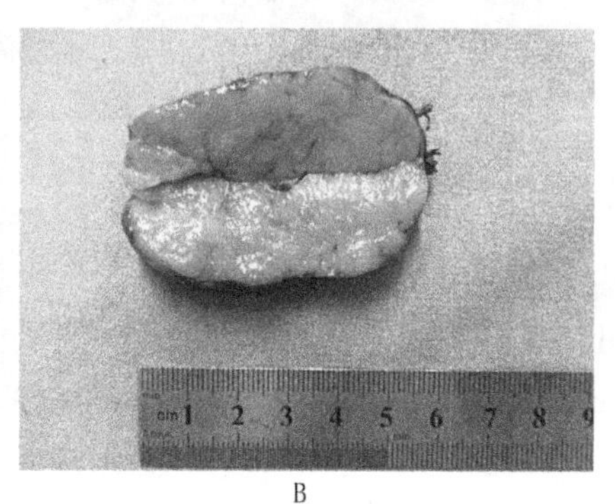

B

图 2-12　桥本甲状腺炎

A.灰阶超声显示甲状腺呈弥漫性非均匀增大,峡部增厚,内部回声减低,不均,但未见明显结节;B.手术标本切面示甲状腺质地较均匀,未见明显结节

(2)内部回声:桥本甲状腺炎的腺体内部异常回声改变以低回声为主,其病理基础是腺体内弥漫性炎性细胞(淋巴细胞为主)浸润,甲状腺滤泡破坏萎缩,淋巴滤泡大量增生,甚至形成生发中心。另一特征性超声改变是腺体内出现广泛分布条状高回声分隔,使腺体内呈不规则网格样改变。

根据我们的经验并结合文献,我们目前倾向于把桥本甲状腺炎分为 3 种类型,即弥漫型、局限型和结节形成型。主要分型依据包括甲状腺内低回声的范围、分布以及结节形成状况。但病程发展过程中各型图像互相转化,各型难以截然区分。①弥漫型:弥漫型是桥本甲状腺炎最常见的类型,以腺体弥漫性肿大伴淋巴细胞浸润的低回声图像为主。回声减低程度与促甲状腺素(TSH)水平负相关,提示甲状腺滤泡萎缩及淋巴细胞浸润严重。HT 病程中,甲状腺腺体弥漫性病变时,可出现广泛分布的纤维组织增生,超声显示实质内出现线状高回声。增生的纤维组织可相互分隔,超声上腺体内见不规则网格样改变,是桥本甲状腺炎的特征性表现。其病理基础是小叶间隔不同程度的纤维组织增生,伴有玻璃样变,甲状腺滤泡大量消失。②局限型:局限型病理上表现为甲状腺局部区域淋巴细胞浸润,也可能是相对于其他区域甲状腺某一部分的淋巴细胞浸润较为严重,超声上表现甲状腺局限性不均匀低回声区,形态不规则,呈“地图样”。如果两侧叶淋巴细胞浸润的程度不一,则可出现左右侧叶回声水平不一致的现象。局灶性浸润可能代表病情轻微,或是在疾病的早期阶段。③结节形成型:桥本甲状腺炎在发展过程中,由于甲状腺实质内纤维组织增生,将病变甲状腺分隔,形成结节。结节可呈单结节,但更多表现为多结节,明显者表现为双侧甲状腺可布满多个大小不等的结节样回声区,以低回声多见,结节可伴钙化或囊性变。结节形成型桥本甲状腺炎结节外甲状腺组织仍呈弥漫型或局限型改变,即甲状腺实质回声呈不均匀减低。

(3)边界。①腺体的边界:桥本甲状腺炎包括局灶性病变和累及整个腺体的弥漫性改变,但病变局限于腺体内,甲状腺边缘不规则,边界清晰。这一点与同是局灶性或弥漫性低回声表现的慢性侵袭性(纤维性)甲状腺炎有很大区别,后者往往突破包膜呈浸润性生长,与周围组织分界不清。②腺体内异常回声的边界:如上所述,典型的桥本甲状腺炎表现为腺体内广泛减低回声区,呈斑片状或小结节状居多。病理上这类病变并没有真正的包膜,而是以淋巴细胞为主的浸润性分布,因此不一定有清晰的边界。局灶性病变如果表现为边界欠清的低回声灶,仅仅凭形态学观察很难与恶性病变相鉴别。

然而,纤维组织增生是桥本甲状腺炎常见的病理变化,是甲状腺滤泡萎缩、结构破坏以后的修复反应而形成的。由于广泛的高回声纤维条索(或者说是纤维分隔)形成,使腺体实质呈现网状结构,同时构成了低回声"结节"的清晰边界。

2.多普勒超声

(1)彩色/能量多普勒:桥本甲状腺炎的腺体实质内血流信号表现各异,多呈轻度或中等程度增多,部分患者血供呈明显增多,但也可以是正常范围,如果甲状腺伴有明显纤维化,则血供甚至减少。病程早期可合并甲亢表现,甲状腺弥漫性对称性肿大,腺体内部血流信号明显增多。这和甲亢时出现的甲状腺火海没有明显区别,但是其血流速度较慢,无论是在治疗前还是在治疗后。流速增加的程度一般低于原发性甲亢。腺体血流丰富程度与甲状腺的治疗状况(如自身抗体水平)及功能状态(血清激素水平)无相关,与 TSH 及甲状腺大小有正相关。后期则呈现甲状腺功能减退表现,甲状腺萎缩后血流信号可减少甚至完全消失。

在局灶性病变时,结节的血供模式多变,可以是结节的边缘和中央皆见血流信号,也可以是以边缘血流信号为主。

(2)频谱多普勒:血流多为平坦、持续的静脉血流和低阻抗的动脉血流频谱,伴甲亢时流速偏高,随着病程发展、腺体组织破坏而流速逐渐减慢,伴甲减时更低,但收缩期峰值流速(PSV)仍高于正常人。甲状腺动脉的流速明显低于甲亢为其特点,有学者报道甲状腺下动脉的峰值血流速度在甲亢患者常超过 150 cm/s,而桥本甲状腺炎通常不超过 65 cm/s。

也有研究观察到自身免疫性甲状腺炎的甲状腺上动脉 RI 显著增高,对本病的诊断有意义,并可能有助于判断甲减预后,但尚未有定论。

(三)治疗原则

临床上,甲状腺较小又无明显压迫症状者一般不需要特别治疗。当甲状腺肿大明显并伴有压迫症状者,用左甲状腺素治疗可使甲状腺肿缩小。发生甲减时,应给予甲状腺素替代治疗。桥本甲亢可用抗甲状腺药物控制症状,一般不用^{131}I 治疗及手术治疗。由于桥本甲状腺炎归属于自身免疫性疾病,因此也有尝试免疫制剂治疗的,但目前尚未有定论。

四、侵袭性甲状腺炎

(一)临床概述

侵袭性甲状腺炎又称纤维性甲状腺炎,是一种少见的甲状腺慢性炎性疾病。它是甲状腺的炎性纤维组织增殖病变,病变组织替代了正常甲状腺组织,并且常穿透甲状腺包膜向周围组织侵犯。早在 1883 年由 Bernard Riedel 首先描述并于 1896 年详细报道了两例该病,因此得名 Riedel 甲状腺炎(Riedel's thyroiditis,RT)。病变甲状腺触感坚硬如木,甚至硬如石头,故又称"木样甲状腺炎"。

1.流行病学、病因及病理

(1)流行病学、病因:Riedel 甲状腺炎是一种少见疾病。据国外文献报道,根据手术结果估算的发病率在0.05%~0.4%。男女发病率比例1∶3~1∶4,年龄以30~50岁好发。病程较长,约数月至数年。预后取决于病变侵犯的范围、并发症状,或其他身体部位类似纤维病变的情况。Riedel甲状腺炎本身罕见致死病例,但合并的其他部位的纤维性病变(纵隔,肺)或严重的压迫症状可能导致死亡。

Riedel甲状腺炎病因和发病机制仍不明确,可能和自身免疫机制异常,感染或肿瘤(特别是甲状腺本身的病变)等有关。

(2)病理:病灶切面灰白色,与周围组织广泛粘连,触之坚硬如木,甚至硬如石块。甲状腺滤泡萎缩或破坏,被广泛玻璃样变的纤维组织替代,同时浸润到包膜外甚至与邻近骨骼肌粘连。纤维化结节主要由淋巴细胞、胚芽中心、浆细胞、嗜酸性转化的滤泡上皮细胞构成。无巨细胞存在。有时可见成纤维细胞和小血管。Riedel甲状腺炎的纤维变性区域还有一种比较特征性的改变,即大小静脉血管常有炎性表现,随着病变发展逐渐呈浸润、栓塞甚至硬化表现,管腔逐渐消失。

2.临床表现

Riedel甲状腺炎可以没有自觉症状,多数患者因发生炎性甲状腺肿、颈前质硬肿块,或肿大明显造成压迫症状而就诊,如窒息感、呼吸困难(压迫气管)、吞咽困难(压迫食管)、声音嘶哑(侵犯喉返神经)等,甚至可由于小血管阻塞性炎症导致无菌性脓肿形成。

由于Riedel甲状腺炎常伴有全身性多灶纤维病变,因此同时具有伴发部位症状。临床可触及坚硬的甲状腺,如有结节则位置固定,边界不清,通常无压痛。

3.实验室检查或其他检查

实验室检查无特异。甲状腺功能可以是正常或减低,少数亢进。约67%的患者可出现自身抗体(TG-Ab和TPO-Ab),但自身抗体水平比桥本甲状腺炎低。细针穿刺活检(FNAB)对治疗前的明确诊断有一定意义,细胞学发现纤维组织片段中含有梭状细胞为其特征性改变,可为与另一些类型的甲状腺炎,包括桥本的纤维化病程、亚甲炎、肉芽肿性炎等的鉴别提供线索。最终的诊断还是要依靠手术病理。

(二)超声表现

1.灰阶超声

(1)形态和大小:由于Riedel甲状腺炎有类似恶性的侵袭性生长特性,病变腺体往往体积明显增大,不但前后径和左右径增大,更由于突破包膜的浸润性生长而呈各种形态。甲状腺肿大可对周围器官产生压迫,如气管、食管等,但压迫症状与肿大的程度不成比例。

(2)边界:病变腺体轮廓模糊,表面不光滑。如为局灶性病变,则界限不清。病变通常突破甲状腺包膜向周围组织侵袭性生长,最常侵犯周围肌肉组织,以及气管、食管等,并进一步产生相应的压迫症状(图2-13)。

(3)内部回声:Riedel甲状腺炎病变区域回声明显减低,不均匀,或间以网格状中等回声。但低回声不能作为Riedel甲状腺炎的特征性表现,因为其他甲状腺炎性疾病普遍呈减低回声表现,与淋巴细胞的出现有关。因此仅凭腺体内部回声水平也很难将它与其他甲状腺炎症相鉴别。

(4)其他:由于病变腺体的纤维化改变,常导致结节性病灶形成。结节性表现伴类似恶性的浸润表现,与恶性肿瘤难以鉴别。但Riedel甲状腺炎虽然病灶肿块体积巨大,却没有明确的淋巴结病变,而恶性肿瘤常伴有淋巴结累及,这一点有所区别(图2-14)。

2.多普勒超声

彩色多普勒成像(color Doppler flow imaging,CDFI)显示病变部分实质内血流信号稀少,甚至完全没有血供。主要原因是大量纤维组织完全替代了正常腺体组织。

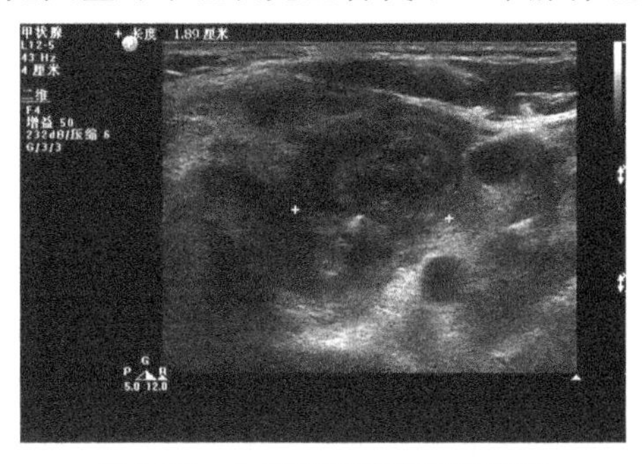

图 2-13 木样甲状腺炎超声表现

木样甲状腺炎甲状腺左叶下极病变，轮廓模糊，边界不清，病理证实为木样甲状腺炎（局部纤维组织增生伴胶原化，滤泡萎缩、消失），并浸润至邻近横纹肌组织

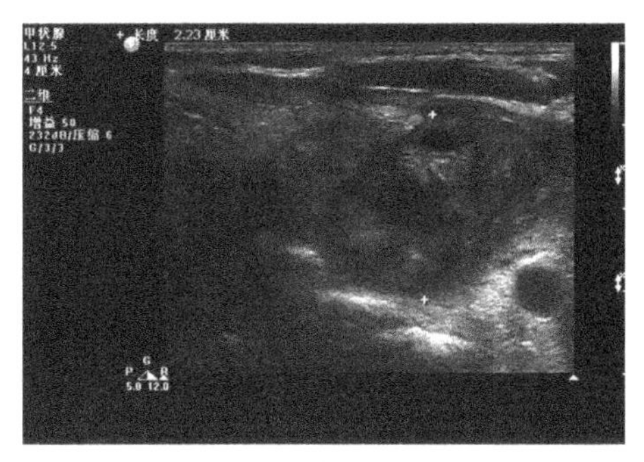

图 2-14 木样甲状腺炎结节性病灶超声表现

木样甲状腺炎病变腺体呈结节性甲状腺肿图像，回声减低，不均质

由于 Riedel 甲状腺炎血供稀少甚至没有血供，且病变范围广泛、呈侵袭性生长并浸润周围组织，正常解剖结构完全破坏，因此频谱多普勒（pulse wave，PW）超声鲜有报道，无明显特异表现。

（三）治疗原则

Riedel 甲状腺炎是一种自限性疾病，如能明确诊断，非手术治疗应为首选。临床常用药物为糖皮质激素和他莫昔芬。他莫昔芬能够抑制 Riedel 甲状腺炎特征性的成纤维细胞的增殖，缓解患者的主观症状和客观体征。糖皮质激素主要用于术前有明显呼吸道压迫的病例，以及手术后减少组织水肿和纤维增生，但不宜长期使用。

当出现明显压迫症状时则需要手术干预。

五、甲状腺结核

（一）临床概述

甲状腺结核又称结核性甲状腺炎，是一种罕见的非特异性甲状腺疾病，多因体内其他部位的结核分枝杆菌经血行播散至甲状腺所致，为全身性结核的一部分。多数伴有肺结核，单独出现甲状腺结核更为少见。

1.流行病学、病因及病理

（1）流行病学、病因：甲状腺结核非常罕见，分原发与继发两种，发病率仅 0.1%～1%。尸检得到的疾病发生率相对更高，2%～7%。女性多见，男女比例约1∶3。在诊断上受临床诊断的困难性限制。

甲状腺结核多数是全身性结核的一部分，但结核侵犯甲状腺很少见，即使是患有肺结核的患者，也不如侵犯其他器官多见。结核感染甲状腺的途径一般有两种：之一为血行感染，原发灶多为粟粒性结核；另一为淋巴途径感染。或者直接由喉或颈部结核性淋巴结炎直接累及。

(2)病理：结核侵犯甲状腺可有如下表现。①粟粒型播散：作为全身播散的一部分，甲状腺不大，病灶大小、密度不一，局部症状不明显；②局灶性干酪样坏死：病程较长，表现为局部肿大，多为孤立性，与甲状腺癌表现相似。可以仅表现为结节性改变或结节伴囊性成分，也可发展为冷脓肿，偶见急性脓肿形成。甲状腺组织纤维化形成脓肿壁，且与周围组织多有粘连。③纤维增生型：甲状腺肿大明显，表面不光滑，呈结节状，质地较硬，由结核肉芽肿组成，周围纤维组织增生。

2.临床表现

通常多无结核病的临床症状，术前诊断困难，多以甲状腺包块就诊，容易被误诊为甲状腺癌、结节性甲状腺肿、桥本甲状腺炎、甲状腺腺瘤等而行手术治疗。

3.实验室检查或其他检查

诊断甲状腺结核的辅助检查(如核素扫描、吸碘率、B超检查)缺乏特异性表现，甲状腺功能一般无异常。具有重要诊断价值的是穿刺细胞学检查。细针穿刺细胞学检查如能找到朗汉斯巨细胞、干酪样物质及间质细胞可确诊，脓液抗酸染色如能找到抗酸杆菌亦可确诊。此外，有时可出现红细胞沉降率加快等结核中毒症状。

(二)超声表现

1.二维灰阶图

(1)形态和大小：甲状腺结核因病理分型的不同或病程发展的时期而表现略有差异。可表现为甲状腺单个结节(伴有或不伴甲状腺肿大)或弥漫性结节性肿大。结节性病灶早期与腺瘤图像很相似，多为局灶性包块样改变，体积大小不等，平均可达3～4 cm。随着病变发展，如引起周围组织水肿粘连，则病变区域扩大，形态不规则。粟粒型病变时，可能没有任何特异性表现，甲状腺不肿大，局部变化也不明显，只有依靠病理方可明确诊断。

(2)边界：以甲状腺结节为表现的病变类型中，早期与腺瘤图像相似，边界较清晰。随着病变发展，表面结节形成，质地变硬，边界可变得模糊，如炎性改变引起周围组织水肿粘连，则表现为边界不清的弥漫性团块。急性期冷脓肿形成时，由于病灶边缘纤维组织增生而形成较厚的脓肿壁，为其特征性的表现。

而在粟粒型病变中，甲状腺不大，局部也没有明显表现，病变区域难以界定边界，很难得出确切的诊断。

(3)内部回声：主要表现为不均质团块，内部回声不均匀，有时有后方增强效应。超声能分辨囊性或实质性，但不能确定肿块的性质。

当病程发展为冷脓肿时，可表现为类似急性化脓性炎症的表现，呈现有厚壁的类圆形囊实性不均质回声区，周边厚壁回声增强，内部回声较囊肿略高，其内有时可见散在的絮状、点状回声，容易与急性化脓性甲状腺炎相混淆(图2-15)。但与急性甲状腺炎不同的是，结核性冷脓肿内可出现钙化灶，较有特异性，两者的病史也有明显差异，结合临床有助于鉴别。

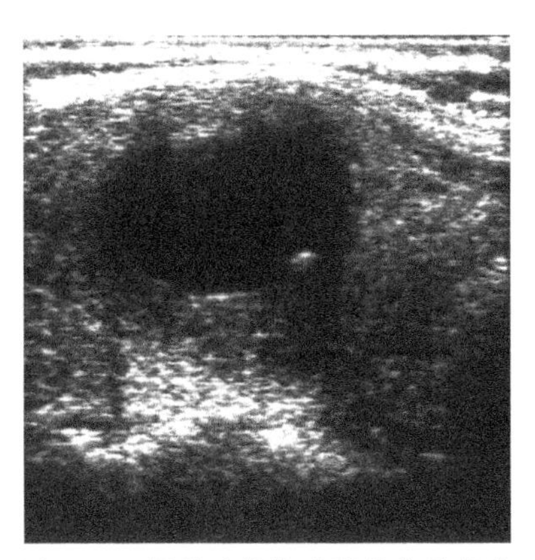

图 2-15　甲状腺结核冷脓肿灰阶超声

可见周边厚壁回声及内部钙化灶强回声

粟粒型结核病变中，甲状腺内部回声缺乏特异性表现。由于结核病变容易出现钙化灶，推测部分患者在结核病变控制或轻微炎症自愈以后可能会在甲状腺实质中残留散在钙化灶。但非发作性疾病很少在病理检查中留下证据，因此仅仅是猜测而已。

2.多普勒超声

甲状腺结核是一种少见病，文献以病例报道多见。据观测病变区域血供多不丰富。考虑到结核病变以干酪样坏死多见，可伴纤维组织增生、坏死液化的脓肿、瘢痕愈合的肉芽肿，缺乏血管结构和正常甲状腺实质。血供减少这一现象与病理基础相符合。

(三)治疗原则

如能确诊，甲状腺结核的治疗原则是全身抗结核治疗，同时以外科切除受累的部分甲状腺组织，必要时进行病变部位引流。

1.药物治疗

对诊断明确的甲状腺结核，应进行正规的抗结核治疗，并加强全身营养支持治疗，严格随访。

2.外科治疗

甲状腺组织血供丰富，抗结核药物容易到达。药物对肺外结核治疗的有效性也使手术指征明显减少。极少数弥漫性肿大造成局部压迫症状者可进行峡部切除以缓解症状。如果甲状腺冷脓肿形成，也可考虑局部抽脓并注入药物，有一定治疗效果。

(郑瑞琦)

第三章

乳腺超声诊断

第一节 乳腺增生症

乳腺增生症是女性最常见的乳房疾病，在临床上约有50%女性有乳腺增生的表现，多见于20～50岁的女性；其基本病理表现为乳腺上皮和纤维组织增生，乳腺组织导管和乳腺小叶在结构上的退行性病变及进行性结缔组织生长的非炎症、非肿瘤性病变；其发病原因主要是内分泌激素失调。

由于乳腺增生症的组织形态复杂，所以其组织学分类方法也多种多样。如有学者依乳腺结构在数量和形态上的异常将其分为乳腺组织增生、乳腺腺病（又分为小叶增生期、纤维腺病期及纤维化期）、乳腺囊肿病三大类；也有的学者依乳腺增生的基本组织改变将其分为小叶增生、纤维化、炎性、囊肿、上皮增生、腺病6种类型。也正是由于其组织形态学上的复杂性，所以才造成了本病命名上的混乱，目前最多见的病理分类为乳腺小叶增生、乳腺囊性增生症、乳腺腺病等。

乳腺增生症按导管上皮增生的形态可将其分为四级。①Ⅰ级：不伴有导管上皮增生，此级发生率为70%；②Ⅱ级：伴有导管上皮增生，但上皮细胞不呈异型性，其发生率为20%；③Ⅲa级：伴有导管上皮增生，上皮细胞呈轻度异型性，发生率为5%；④Ⅲb级：伴有导管上皮增生，上皮细胞呈重度异型性，发生率为5%，此级恶变率最高，可能恶变率为75%～100%。

一、乳腺囊性增生症

（一）临床概述

乳腺囊性增生症是乳腺增生症中的一种，又名乳腺结构不良症、纤维囊性乳腺病等；多发生于30～50岁的女性，占乳腺专科门诊患者的50%～70%。发病原因与卵巢功能失调有关，主要是黄体素与雌激素比例失调，即黄体素分泌减少、雌激素相对增加，雌激素刺激了乳管上皮增生，促使导管形成囊肿。临床表现为乳腺内肿块，一侧或两侧乳腺，单发或多发，边界可清楚或不清楚，可有乳房疼痛，且与月经周期关系不密切，患者在忧虑、心情不畅时，肿块变大变硬，疼痛加重；月经来潮后或情绪好转后，肿块变软变小。乳腺可有黄绿色、棕色或淡血性乳头溢液。

该病是女性乳腺常见的一类非肿瘤、非炎症性疾病，包括了病因和临床经过均不相同的多种病变。病理改变除了有乳管上皮及腺泡上皮增生，乳腺中、小导管或末梢导管上皮不同程度的增生和乳腺导管管腔不同程度的扩张，还常伴发结缔组织改变的多种形态变化的综合病变。

囊性增生病与乳腺癌的关系尚不明确。流行病学研究提示囊性增生病患者以后发生乳腺癌的机会为正常人群的2～4倍。囊性增生病本身是否会恶变与其导管上皮增生程度有关。单纯性的囊性增生病很少有恶变，如果伴有上皮不典型增生，特别是重度者，则恶变的可能较大，属于癌前期病变。

（二）超声表现

囊性增生病的声像图特点具有多样性。

（1）腺体回声增强，结构紊乱，腺体内散在分布多个囊性肿块，可为圆形、椭圆形、长条形，内部回声可为无回声、中等回声、混合回声等，囊壁上可有乳头状突起（图3-1、图3-2）。囊壁上有乳头状突起的常被认为是癌前病变，应注意观察或取病理活检。

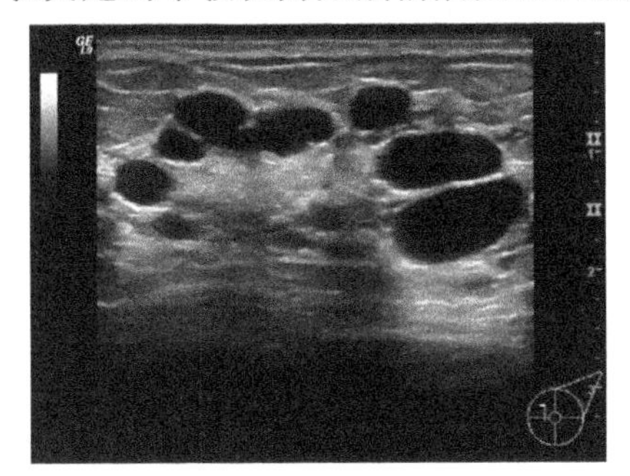

图3-1　乳腺囊性增生症

腺体内多个囊肿，囊肿内呈无回声，后方回声增强

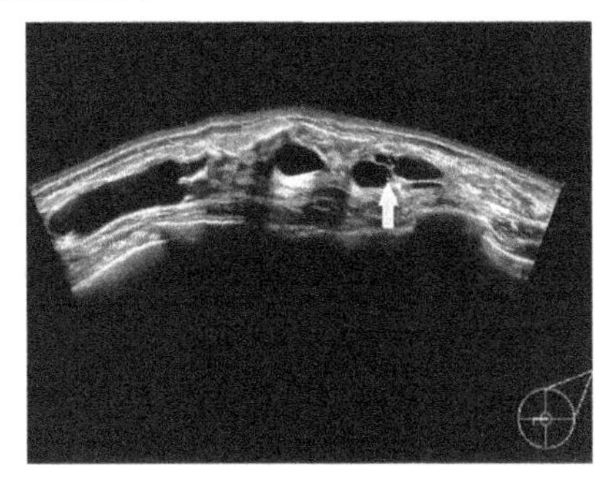

图3-2　乳腺囊性增生症

腺体内囊肿内呈无回声，箭头指示部分囊壁可见点状突起

（2）多发性囊肿与实质性低回声小肿块并存，应与纤维腺病相鉴别。

（3）极少数囊性增生病表现为实质低回声肿块，边界不清，形态不规则（图3-3），甚至可见钙化点。上述表现应注意与乳腺癌鉴别，超声检查需注意肿块内有无血流及高阻频谱改变，观察腋窝有无肿大的淋巴结等；声像图上不能鉴别时建议病理活检。

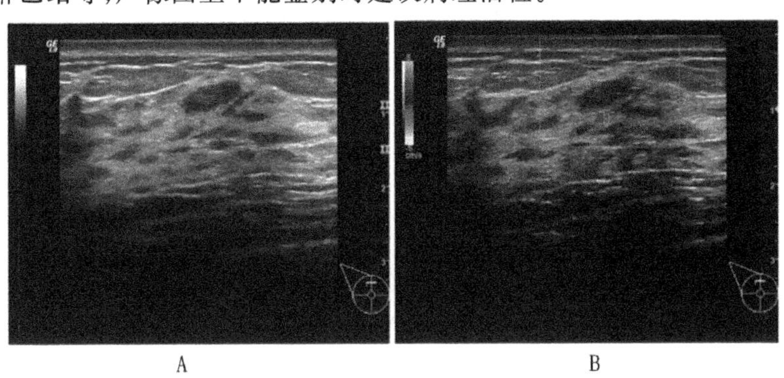

A　　B

图3-3　乳腺囊性增生症

A.乳腺实质低回声结节，边界不清，形态不规则；B.CDFI示肿块内及其周边未见明显彩流信号。病理：乳腺囊性增生症

（4）表现为实质低回声肿块的囊性增生病，85%的肿块内部无明显血流信号，少数肿块内可见少量血流信号，极少数肿块内可测得低速、高阻血流信号。

（5）本病常与其他乳腺疾病并发（图3-4）。

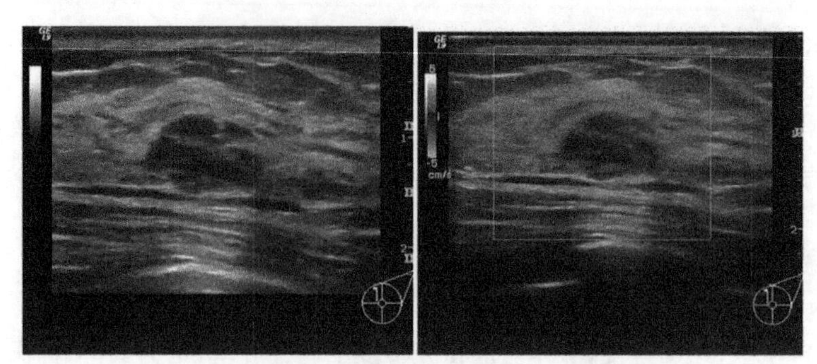

图 3-4　乳腺囊性增生症并导管内乳头状瘤形成

乳腺内实质低回声结节，边界不清，形态不规则，CDFI 示结节内未见明显彩流信号。术后病理提示为乳腺囊性增生症并导管内乳头状瘤形成

(三)鉴别诊断及比较影像分析

乳腺囊性增生症最需要鉴别的就是单纯性乳腺上皮增生病，临床上最易混淆。单纯性乳腺上皮增生病女性年龄在 25 岁左右，突出的症状是乳腺的间歇性疼痛，疼痛具有明显的周期性，一般在月经前开始加重，乳腺腺体也随之肿胀，而在月经来潮过后即减轻或消失。

本病囊壁上有乳头状突起时应与导管内乳头状瘤鉴别。

乳腺囊性增生症患者若临床表现不典型或没有明显的经前乳房胀痛，仅表现为乳房肿块者，特别是单侧单个、质硬的肿块，应与乳腺纤维腺瘤及乳腺癌相鉴别。

1.与乳腺纤维腺瘤相鉴别

两者均可见到乳房肿块，单发或多发，质地韧实。乳腺囊性增生症的乳房肿块大多为双侧多发，肿块大小不一，呈结节状、片块状或颗粒状，质地一般较软，亦可呈硬韧，偶有单侧单发者，但多伴有经前乳房胀痛，触之亦感疼痛，且乳房肿块的大小性状可随月经而发生周期性的变化，发病年龄以中青年为多。乳腺纤维腺瘤的乳房肿块大多为单侧单发，肿块多为圆形或卵圆形，边界清楚，活动度大，质地一般韧实，亦有多发者，但一般无乳房胀痛，或仅有轻度经期乳房不适感，无触痛，乳房肿块的大小性状不因月经周期而发生变化，患者年龄多在 30 岁以下，以 20～25 岁最多见。乳腺囊性增生症与乳腺纤维腺瘤的彩色多普勒超声也有所不同，乳腺增生结节常无血流信号，而乳腺纤维腺瘤肿块内可有较丰富、低阻力血流信号。此外，在乳房的钼靶 X 线片上，乳腺纤维腺瘤常表现为圆形或卵圆形密度均匀的阴影及其特有的环形透明晕，亦可作为鉴别诊断的一个重要依据。

2.与乳腺癌相鉴别

两者均可见到乳房肿块。但乳腺囊性增生症的乳房肿块质地一般较软，或中等硬度，肿块多为双侧多发，大小不一，可为结节状、片块状或颗粒状，活动，与皮肤及周围组织无粘连，肿块的大小性状常随月经周期及情绪变化而发生变化，且肿块生长缓慢，好发于中青年女性；乳腺癌的乳房肿块质地一般较硬，有的坚硬如石，肿块大多为单侧单发，肿块可呈圆形、卵圆形或不规则形，可长到很大，活动度差，易与皮肤及周围组织发生粘连，肿块与月经周期及情绪变化无关，可在短时间内迅速增大，好发于中老年女性。乳腺增生结节彩色多普勒一般无血供，而乳腺癌常血供丰富，呈高阻力型血流频谱。此外，在乳房的钼靶 X 线片上，乳腺癌常表现为肿块影、细小钙化点、异常血管影及毛刺等，也可以帮助诊断。最终诊断需以组织病理检查结果为准。

二、乳腺腺病

(一)临床概述

乳腺腺病属于乳腺增生症,本病占全部乳腺疾病的2%。乳腺腺病是乳腺小叶内末梢导管或腺泡数目增多伴小叶内间质纤维组织增生而形成的一种良性增生性病变,可单独发生,亦可与囊性增生病伴发;与囊性增生病一样均在乳腺小叶增生的基础上发生。

乳腺腺病多见于30～40岁女性,发生病因不明确,一般认为与卵巢内分泌紊乱有关,即孕激素减少、雌激素水平过高,或二者比例失调,作用于乳腺组织使其增生而形成,可与乳腺其他上皮性肿瘤混合存在。临床表现常有乳腺局限性肿块或与月经周期相关的乳房疼痛等。

依其不同的发展阶段,病理可分为两期。①腺泡型腺病期:即腺病的早期阶段,乳腺小叶内末梢导管数目明显增多,乳腺小叶扩大、融合成片,边界模糊。末梢导管上皮细胞可正常或增生,但排列规则,无异型,肌上皮存在。乳腺小叶内间质纤维组织增生,失去原有疏松状态。增生的纤维组织围绕末梢导管分布。②纤维化期(硬化性腺病):是腺病的晚期表现,一般是由上期发展而来;间质内纤维组织过度增生,管泡萎缩以致消失,小叶体积缩小,甚至轮廓消失,残留少量萎缩的导管,纤维组织可围绕萎缩的导管形成瘤样肿块。WHO乳腺肿瘤组织学分类(2003年版)中将乳腺腺病分为硬化腺病、大汗腺腺病、盲管腺病、微腺病及腺肌上皮腺病5型。

(二)超声表现

乳腺腺病的声像图依其不同的病理阶段各异,超声表现为:①发病早期通常表现为低回声,边界不规则、与周围正常高回声的乳腺组织界限分明,无包膜。随着纤维组织不断增生及硬化,回声逐渐增强,此时与周围乳腺组织的界限多欠清晰,如有纤维组织的围绕可致边界逐渐清晰,甚或形成有包膜样回声的椭圆形肿块,类似乳腺纤维腺瘤声像图,少数病例后期可形成钙化。②肿块体积通常较小,随着病理分期的进展并无明显增大,直径多小于2 cm。③肿块后方回声可有轻度增强。④单发或多发。⑤肿块纵横比多小于1。⑥肿块好发于乳腺的外上象限。⑦CDFI:结节内常无血流信号。见图3-5、图3-6。

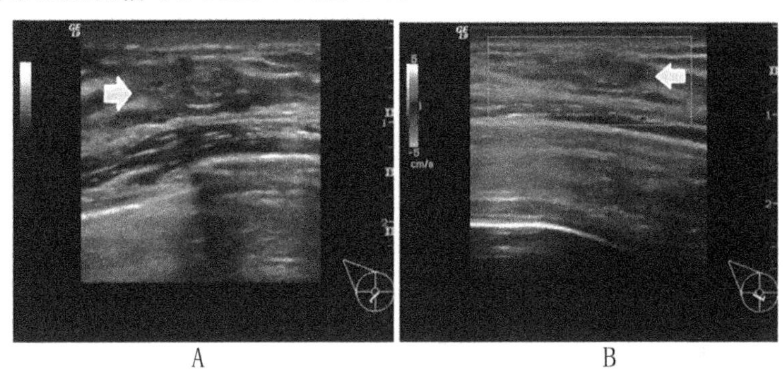

A　　B

图3-5　乳腺腺病

乳腺内低回声结节(A指示部分),边界不规则、与周围组织界限分明,无包膜,肿块后方回声增强。CDFI其内及其周边未见明显彩流信号

(三)鉴别诊断及比较影像分析

该部分病例由于病变较大,X线及二维超声缺乏特异性表现,该病主要应与乳腺癌作鉴别,特别是在硬化性腺病型时,乳腺出现质硬、边缘不清的无痛性肿块时容易误诊为乳腺癌,彩色多

普勒及超声弹性成像在鉴别诊断中具有一定的价值。但与纤维腺瘤、叶状瘤、特殊类型乳腺癌(如髓样癌、黏液腺癌)等鉴别诊断存在较大困难,特别是上述疾病肿块内无明显彩流信号显示且弹性系数与上述疾病相近时,诊断更加困难。对于难以鉴别的结节,组织病理学活检是必要的检查和鉴别手段。

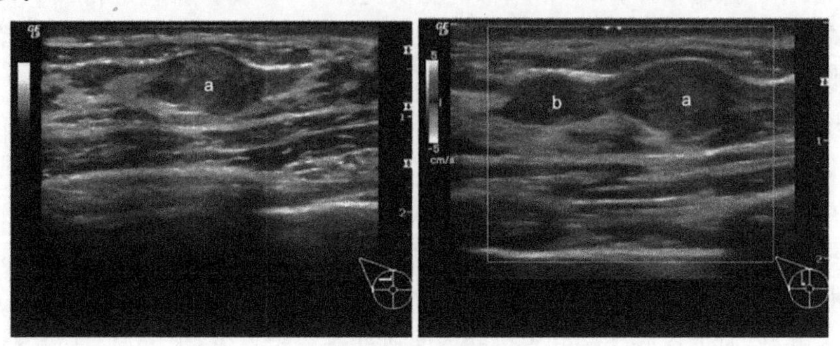

图 3-6 硬化性腺病

乳腺内相连的两个低回声肿块,为边界欠清的实性低回声肿块,与周围组织界限分明,CDFI 示肿块内及其周边未见明显彩流信号。术后病理:硬化性腺病(肿块 b),硬化性腺病并纤维腺瘤(肿块 a)

三、放射状瘢痕

(一)临床概述

乳腺放射状瘢痕(radial scar,RS)是指女性乳腺组织中,由于放射状增生的导管系统围绕弹力纤维组织核心而形成的一种独特性病变;是一种少见的上皮增生性病变,因硬化性病变使小叶的结构扭曲,导致影像学上、病理诊断中极易与乳腺癌混淆;多以腺病为主,并伴其他良性病变,肉眼观察呈不规则硬块,可见由弹性纤维构成的黄色条索样间质。镜下观察病变呈星芒状,中心区可见透明变性的致密胶原纤维,有时存在明显的弹力纤维变性及小而不规则的导管,其细胞无异型、导管周围基底膜完整,间质中缺乏反应性成纤维细胞增生。

(二)超声表现

部分学者的研究发现超声可以发现 68%的乳腺放射状瘢痕,多表现为低回声的肿物或团块,约22%表现为结构不良。

病变部边界不清,形态不规则,边缘部不规则,呈毛刺状,类似乳腺浸润性癌超声改变;多数病变直径较小,超声短期随访病变体积变化不明显。彩色多普勒超声病变内常无明显血流信号显示,病变周边可检出彩流信号。

(三)鉴别诊断及比较影像分析

本病常与乳腺癌难以鉴别,均表现为边界不清、形态不规则的低回声肿块,钼靶 X 线及 MRI 对本病鉴别困难,常需病理学检查方可进行鉴别诊断。

本病需与乳腺术后瘢痕及纤维瘤病相鉴别。

(李修菊)

第二节　乳腺炎性病变与乳腺脓肿

一、急性乳腺炎与乳腺脓肿

(一)临床概述

急性乳腺炎是乳腺的急性化脓性病症，一般为金黄色葡萄球菌感染所致，多见于初产妇的哺乳期。细菌可自乳头破损或皲裂处侵入，亦可直接侵入乳管，进而扩散至乳腺实质。一般来讲，急性乳腺炎病程较短，预后良好，但若治疗不当，也会使病程迁延，甚至可并发全身性化脓性感染。

急性哺乳期乳腺炎的病程主要分为三个阶段。①初起阶段：患侧乳房胀满、疼痛，哺乳时尤甚，乳汁分泌不畅，乳房结块或有或无，全身症状可不明显，或伴有全身不适，食欲欠佳，胸闷烦躁等。②成脓阶段：局部乳房变硬，肿块逐渐增大，此时可伴明显的全身症状，如高热、寒战、全身无力、大便干结等。常可在4～5天形成脓肿，可出现乳房搏动性疼痛，局部皮肤红肿、透亮。成脓时肿块中央变软，按之有波动感。若为乳房深部脓肿，可出现全乳房肿胀、疼痛、高热，但局部皮肤红肿及波动不明显，需经穿刺方可明确诊断。有时脓肿可有数个，或先后不同时期形成，可穿破皮肤，或穿入乳管，使脓液从乳头溢出。③溃后阶段：当急性脓肿成熟时，可自行破溃出脓，或手术切开排脓。破溃出脓后，脓液引流通畅，可肿消痛减而愈。若治疗不善，失时失当，脓肿就有可能穿破胸大肌筋膜前疏松结缔组织，形成乳房后脓肿；或乳汁自创口处溢出而形成乳漏；严重者可发生脓毒败血症。急性乳腺炎常伴有患侧腋窝淋巴结肿大，有触痛；白细胞总数和中性粒细胞数增加。

哺乳期乳腺炎常见的主要有两种类型。①急性单纯乳腺炎：初期主要是乳房的胀痛，局部皮温高、压痛，出现边界不清的硬结，有触痛。②急性化脓性乳腺炎：局部皮肤红、肿、热、痛，出现较明显的硬结，触痛加重，同时患者可出现寒战、高热、头痛、无力、脉快等全身症状。此时腋下可出现肿大的淋巴结，有触痛，血白细胞升高，严重时可合并败血症。

少数病例出现乳汁大量淤积并脓肿形成时，短期内可出现单侧或局部乳房明显增大，局部乳房变硬，皮肤红肿、透亮。

非哺乳期乳腺炎发病高峰年龄在20～40岁，依据临床表现，可分为三种临床类型。①急性乳腺脓肿型：患者突然出现乳腺的红、热、痛及脓肿形成。体检常可扪及有波动感的痛性肿块，部分脓肿可自行穿破、溃出。虽局部表现剧烈，但全身炎症反应较轻，中度发热或不发热，白细胞增高不明显。②乳腺肿块型：逐渐出现乳腺肿块，微痛或无痛，皮肤无明显红肿，肿块边界可能比较清楚，无发热史，此型常被误诊为乳腺癌。③慢性瘘管型：常有乳腺反复炎症及疼痛史，部分患者可有乳腺脓肿手术引流史，且多为乳晕附近脓肿，瘘管多与乳头下大导管相通，经久不息反复流脓。瘘管周围皮肤轻度发红，其下可扪及界限不清的肿块，严重者可形成多发性瘘管并致乳房变形。

(二)超声表现

(1)急性乳腺炎病程的不同阶段超声表现。①初起阶段：病变区乳腺组织增厚，边界不清，内部回声一般较正常为低，分布不均匀，探头挤压局部有压痛；少部分病例呈轮廓不规则的较高回声区，内点状回声分布不均；CDFI 示肿块周边及内部呈点状散在血流信号(图 3-7A)。②成脓及溃后阶段：脓肿期边界较清楚，壁厚不光滑，内部为液性暗区，其间有散在或密集点状回声，可见分隔条带状回声，液化不完全时，呈部分囊性、部分实性改变；彩色多普勒血流显像示肿块周边及内部呈点状散在血流信号，液化坏死区无彩色多普勒血流显示(图 3-7B)；患侧腋窝淋巴结具有良性肿大特征：淋巴结呈椭圆形，包膜完整，轮廓规则，淋巴门显示清晰(图 3-7C)。③乳腺炎超声弹性成像表现为病灶质地较软，组织弹性系数较低，受压可变形；定量弹性成像如病变内发生液化坏死时，因液体为非弹性体而无弹性信息显示(图 3-7D)。

(2)少数病例出现乳汁大量淤积并脓肿形成时，可见单侧或局部乳房明显增大，肿大乳房内检出局限大量的液性暗区，呈混浊回声，因局限液性暗区内张力较高而表现为暗区周边部较光滑(图 3-7E)；正常乳腺组织因张力增高，乳腺内血流信号显示减少。

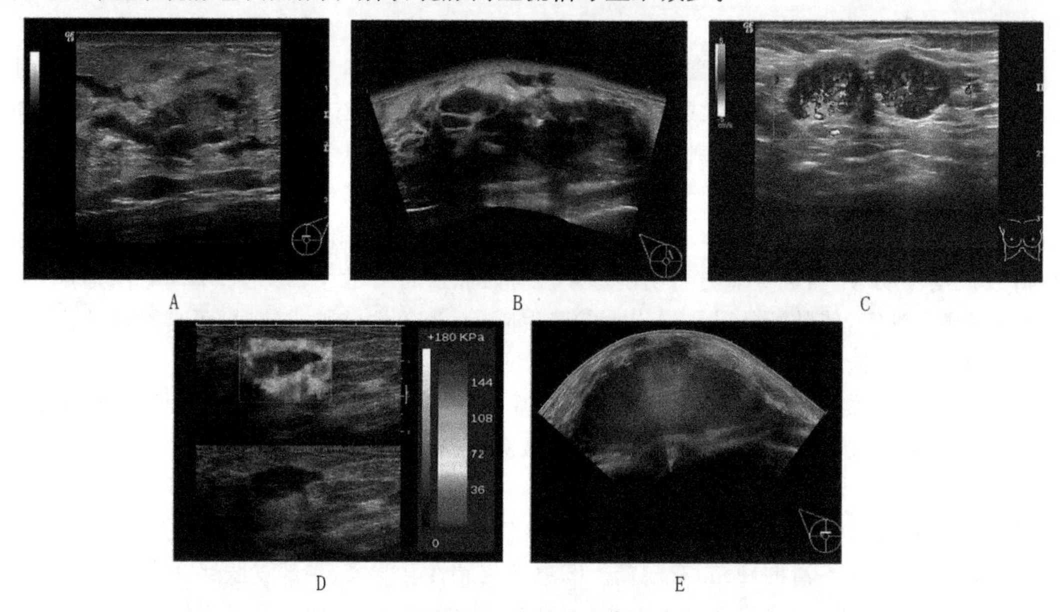

图 3-7　急性乳腺炎

A.产后哺乳 5 个月，乳腺导管明显扩张，局部可见片状低回声区，边界不清；B.右乳片状低无混合回声区，边界不清，形态不规则，穿刺引流可见大量脓汁；C.腋下淋巴结体积增大，内血流信号增多、丰富；D.病灶质地较软，组织弹性系数较低，受压可变形；病变内伴液化坏死，因液体为非弹性体故无弹性信息显示；E.肿大乳房内检出大量的液性暗区，呈混浊回声

(3)非哺乳型乳腺炎超声表现与相应的急性乳腺炎超声表现类似。

(三)鉴别诊断及比较影像分析

在乳腺炎性病变的诊断过程中，超声是最常用的检查方法；在超声检查和诊断急性乳腺炎和乳腺脓肿的过程中，必须密切结合临床，包括结合病史以及患者症状和体征、相关实验室指标；一般易于诊断，但必须注意与其他相类似临床表现疾病的鉴别诊断，如炎性乳腺癌和乳腺导管扩张症(浆细胞性乳腺炎型)的急性期。

1.与炎性乳腺癌鉴别

(1)急性乳腺炎初起多发生在乳腺某一区段，而炎性乳腺癌细胞广泛浸润皮肤网状淋巴管，所以病变累及大部分乳房，皮肤呈橘皮样外观。

(2)炎性乳腺癌乳房内可触及巨大肿块,皮肤红肿范围甚广,但局部压痛及全身中毒症状均较轻,穿刺细胞学检查,可找到癌细胞确定诊断。

(3)急性乳腺炎超声弹性成像表现为病灶质地较软,有助于对乳腺炎病灶与炎性乳腺癌的鉴别。

2.与浆细胞性乳腺炎的鉴别

浆细胞性乳腺炎是一种比较复杂的乳腺炎症,是乳腺导管扩张综合征的一个发展阶段,因其炎症周围组织里有大量浆细胞浸润而得名。

3.与哺乳期乳汁淤积相鉴别

哺乳期乳汁淤积是乳腺炎的主要诱因之一。在哺乳期,由于浓稠的乳汁堵住乳腺导管,而致乳汁在乳房某一部分停止流动时,形成体表触及的乳房内块状物,并有疼痛感,超声可检出局部淤积乳汁的异常回声。

哺乳期乳汁淤积如果部分乳房出现灼热、肿胀,并且疼痛,且伴有发热症状,很可能已经导致乳腺炎的发生。因此,哺乳期出现乳汁淤积一定要及时治疗,使乳腺管畅通,才能避免乳导管内细菌滋生,防止乳汁淤积导致乳腺炎的形成。

通常情况下,通过疏通乳腺管、尽可能多休息这些方式,哺乳期乳汁淤积所导致的乳腺炎在24小时之内就可以好转。如果发热超过24小时,建议及时到专业的乳腺病医院接受治疗,不要再自行处理,以免处理不当加重病情,在治疗的同时,还应继续使奶水流动,用手法或吸奶器将奶排出。对于大量乳汁淤积合并脓肿形成时,无法通过乳腺管排出的,可进行穿刺引流排出淤积的乳汁及积脓。

二、慢性乳腺炎

(一)临床概述

慢性乳腺炎的成因有两个:一是急性乳腺炎失治误治;二是发病开始即是慢性炎症过程。慢性乳腺炎的特点是起病慢,病程长,不易痊愈,经久难消;以乳房内肿块为主要表现,肿块质地较硬,边界不清,有压痛,可以与皮肤粘连,肿块不破溃,不易成脓也不易消散;乳房局部没有典型的红、肿、热、痛现象,发热、寒战、乏力等全身症状不明显。

临床上分为残余性乳腺炎、慢性纤维性乳腺炎、浆细胞性乳腺炎及肉芽肿性乳腺炎。其临床表现如下。

(1)残余性乳腺炎:即断奶后数月或数年,乳腺仍有残留乳汁分泌而引起感染,临床经过较长,很少有脓肿形成,仅表现为局部疼痛及硬结,当机体抵抗力降低时出现,易反复,有的误认为炎性癌,病理诊断最有价值。

(2)慢性纤维性乳腺炎:是急性化脓性乳腺炎后,乳腺或乳管内残留一个或两三个硬韧的炎性结节,或由于炎性脓肿阻塞乳腺管,使乳管积液潴留而出现肿块。初期稍有压痛,后渐缩小,全身抵抗力降低时,此肿物可再度肿大、疼痛。易误诊为恶性肿瘤,需结合病史或病理诊断。

(3)浆细胞性乳腺炎及肉芽肿性乳腺炎详见本节下面的相关内容。

(二)超声表现

慢性乳腺炎病灶较局限,多发生于乳腺外上象限及乳晕区,超声表现为:①局部腺体结构较紊乱,边界不清,病灶内部呈紊乱不均的实性低回声(图3-8)。②多呈扁平不规则形,纵/横比值小于1。③小脓肿形成时,肿块内可显示低回声中有不规则无或低回声(图3-9)。④部分病灶内显示散在点状强回声，这通常需与乳腺癌的点状钙化鉴别。⑤慢性乳腺炎病灶质地较软，受压可变形，其内点状强回声受压可移动，周围无中强回声晕带。⑥彩色多普勒显示无或低回声内部无血流信号，低回声区可检出少许彩色血流信号（图 3-10）。

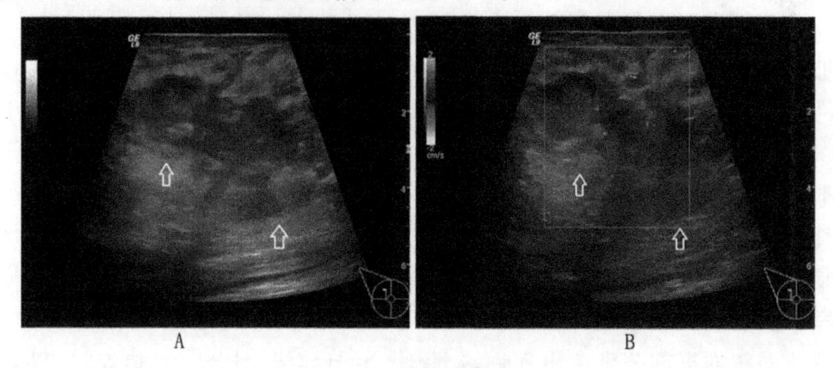

A　　B

图 3-8　慢性乳腺炎

患者女，31 岁，产后 2 年，反复发作 4 个月余，临床诊断为慢性乳腺炎。超声示右乳内片状低回声区（指示部分），边界不清，形态不规则，内部回声不均匀，CDFI 示其内及周边可见少许点状彩流信号

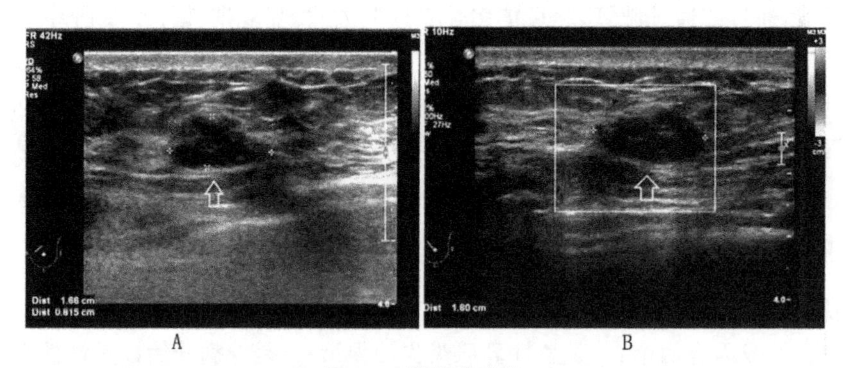

A　　B

图 3-9　慢性乳腺炎

超声示左乳内片状低回声区（指示部分），边界不清，形态不规则，内呈不规则的无回声及低回声，CDFI 示其内及其周边未见明显彩流信号

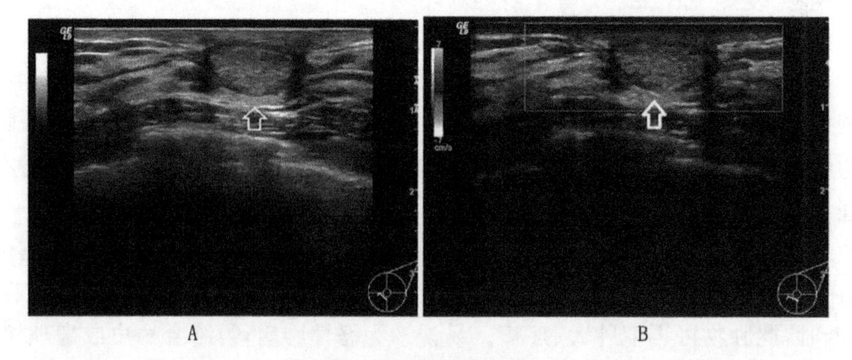

A　　B

图 3-10　慢性乳腺炎

患者女，20 岁，反复发作 7 年余，临床诊断为慢性乳腺炎。超声示左乳头内下的片状实性低回声区（指示部分），周边可见低回声带，CDFI 示其内仅见少许点状彩流信号

（三）鉴别诊断及比较影像分析

慢性乳腺炎肿块型须与良性肿块（如纤维瘤、囊肿）鉴别，纤维腺瘤与囊肿均表现为边界清楚

的肿块，纤维腺瘤内呈均匀低回声，常伴侧壁声影，后方回声增强，CDFI 肿块内常见少量彩流信号；囊肿内呈无回声，后方回声增强，CDFI 囊肿内无明显血流信号。

片状低回声结节型须与乳腺癌相鉴别，乳腺癌肿块质地较硬，受压不变形，周围可见明显中强回声晕带，内部血流丰富，走行紊乱。超声在慢性乳腺炎与上述疾病鉴别诊断时，必须结合临床病史及相关影像学表现。

三、乳腺导管扩张症

(一)临床概述

乳腺导管扩张症是乳腺的一根或数根乳导管因某些原因引起扩张，其中以主导管扩张为主，并累及该主导管所属的支导管、小导管及其周围乳腺组织的一系列疾病。初期表现为病变乳头周围主导管引流停滞。浆细胞性乳腺炎是乳腺导管扩张症的后期表现，当病变发展到一定时期，管周出现以浆细胞浸润为主的炎症时才称其为浆细胞性乳腺炎，因此浆细胞性乳腺炎并不是一种独立的疾病。

由于病变的原因、部位、范围等不同，乳腺导管扩张症在临床上可出现乳头溢液、乳晕下肿块、乳晕旁脓肿或瘘管等类型的临床表现。

(1)乳腺导管扩张症的早期是没有症状的。乳头溢液是乳腺导管扩张症常见症状，溢液的颜色可以是黄色的或棕绿色的，最终可成为血性的。溢液性质可以是水样的，或浆液性的，或乳酪状的。溢液是自发的，常常间断出现，并可持续相当长时间。

(2)当病情发展时，扩张的乳导管壁伴随炎性反应和淋巴增殖，由于纤维化而变得增厚，使得乳导管变短而引起乳头回缩，最早的乳头改变是中心性凹陷，乳头呈水平的唇样变，逐渐可发展为不全性凹陷和完全性凹陷。也有因原有的先天性乳头凹陷引起导管排泄不畅，最后导致乳导管扩张者。如果乳晕部出现水肿，就可见到假性橘皮样变。当导管扩张进一步发展时，在导管内容物的分解产物的刺激下，或在外伤(包括手术、撞击)后，不断萎缩的乳导管上皮连续发生破裂，管内分泌物通过导管壁，引起导管周围组织的炎症，形成了乳晕下或乳晕周围的肿块。

(3)随着炎症向四周扩散，肿块也迅速扩大，这一进程很快，肿块常可于 2～3 天占据大部分乳房。由于肿块的迅速增大、僵硬、边缘不清、与周围组织有粘连，局部皮肤有橘皮样变，乳头回缩，腋下淋巴结肿大，此时常被误诊为乳腺癌。细胞学检查或病理切片上可见到大量的淋巴细胞及浆细胞，有时还可见到肉芽肿组织及朗汉斯巨细胞。当脓肿形成时，乳房局部可出现不太明显的皮肤发红、发热、胀痛，全身症状可见低热、疲倦、头昏或头痛等，脓肿破溃后或形成瘘管，或暂时痊愈，以后反复发作，并常在一侧发病后，另一侧也出现同样的病变。有人把此期病变称作“乳晕导管瘘”。

此期临床分为两个类型。①乳晕旁脓肿或瘘管型：即慢性复发性乳晕旁脓肿或瘘管，又叫“导管炎”。多见于未婚少女或年轻女性，90％伴有乳头发育畸形，例如乳头分裂、乳头内翻或内陷或乳头过小或扁平。因为乳头发育不良，乳头内翻必然造成导管扭曲变形，内容物排出不畅。乳头内翻使自然脱落的表皮细胞积聚，局部潮湿而糜烂，引发输乳管出口的堵塞，大导管内脂肪类物质积聚、变性，刺激导管壁引发导管周围的炎性反应。因为类脂性物质是自体产生的，诱发的炎症属于变态反应或细胞免疫反应；而不是像哺乳期急性乳腺炎那样由细菌感染引发的化脓性炎症。故炎性反应缓慢，初起症状轻微，不发热，疼痛不剧烈。②肿块型：即慢性炎症包块，可有多处破溃。多见于中年女性，多伴有乳头内翻或分裂，但也有乳头正常者。发病可能与导管扩张有关。肿块距乳头较远,与皮肤粘连,很像乳腺癌。肿块呈慢性炎性改变,质地韧,边界不清,轻微压痛,可以突然增大,或时大时小。破溃后,形成多处复杂的瘘管或窦道,溃口总与乳头后的病灶相连。

根据乳腺导管扩张症的病理改变和病程经过,可分为3期。①急性期:临床上出现乳晕范围内皮肤红、肿、发热、触痛。腋下可触及肿大的淋巴结并有压痛。全身可有寒战、高热等表现;常无血象增高,一般抗生素治疗无效。②亚急性期:此期急性炎症已消退,在原有炎症改变的基础上,发生反应性纤维组织增生。表现为炎性肿块,边缘不清,似乳腺脓肿,经久不愈,或愈合后又有新的小脓肿形成,使炎症持续发展。③慢性期:当病情反复发作后,可出现1个或多个边界不清的硬结,多位于乳晕范围内,扪之质地坚实,与周围组织粘连固着,与皮肤粘连则局部皮肤呈橘皮样改变,乳头回缩,重者乳腺变形,可见粉渣样分泌物或血性溢液。腋窝淋巴结可扪及。临床上有时很难与乳腺癌相鉴别。

以上临床表现不是所有患者都按其发展规律而出现,即其首发症状不一定是先出现乳头溢液或急性炎症表现,也可能是先出现乳晕下肿块,在慢性期中可能出现经久不愈的乳晕旁瘘管。

乳腺导管扩张症多发生于绝经期前后或妊娠后,多数患者有授乳困难病史,发病率占乳腺良性病变的4%~5%;其自然病程长短不一,有的只有几天或几周,有的则可长达数年、数十年。可以一侧单发,也有双侧同时发病,或一侧发病之后,经过若干时间后另一侧也发病,亦有一侧先后多处发病者。乳腺导管扩张症的治疗,国内外西医历来都主张以手术为主,但采用中西医结合治疗的方法尚有保留乳房的可能。

(二)超声表现

根据乳腺导管扩张症的声像图特征,可分为以下四种类型。

1.Ⅰ型

乳腺腺体层内单纯扩张的乳腺导管,导管壁光滑,无明显增厚,导管内可见点状弱回声,导管腔内未见实性回声充填(图3-11)。

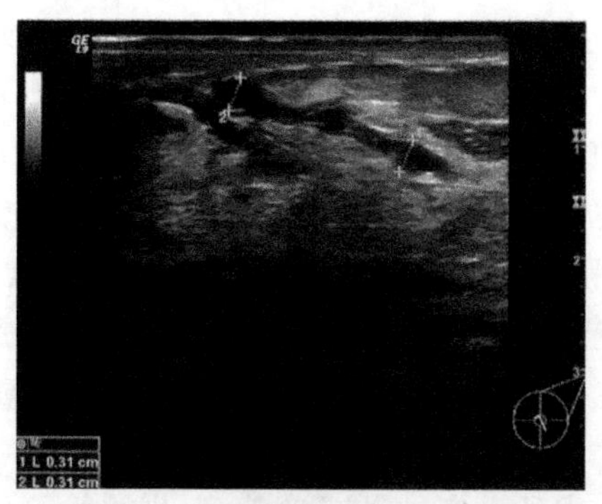

图3-11 乳腺导管扩张症Ⅰ型

乳腺导管不均匀扩张,管壁光滑,无明显增厚,导管内可见点状弱回声,导管腔内未见实性回声充填

2.Ⅱ型(浆块型)

腺体层内出现囊实性团块,实性成分位于导管内和/或导管周围(图3-12A)。彩色多普勒超声显示团块内可检出动脉血流信号,多位于中心部位,血流信号丰富或不丰富(图3-12B);血流速度一般较低,有学者报道峰值血流速度:(17.2±8.57)cm/s,RI:0.60±0.07。

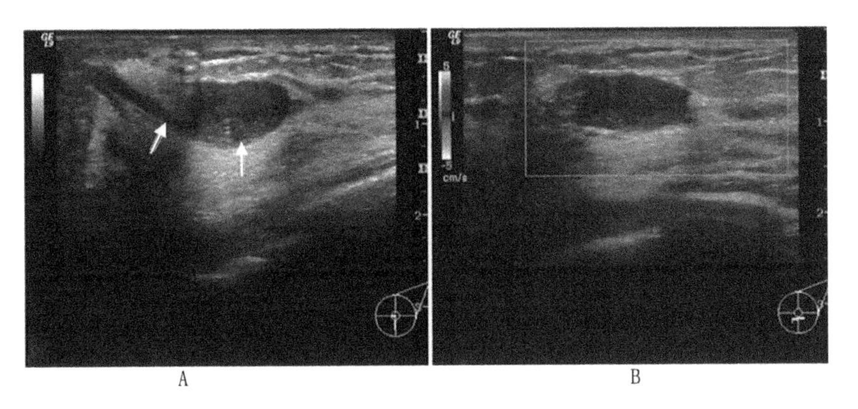

A　　B

图 3-12　乳腺导管扩张症Ⅱ型

A.二维图像腺体层内出现囊实性团块，肿块位于导管旁(箭头示肿块及导管)；B.CDFI 示肿块内未见明显彩流信号

3.Ⅲ型

乳晕区或者周围带腺体层内有实性团块，团块周边可见弱回声带，内部回声为均匀稍强或者不均匀实性回声，彩色多普勒超声显示病灶内及周围未见明显彩流信号或仅见少许点状彩流信号(图 3-13)。

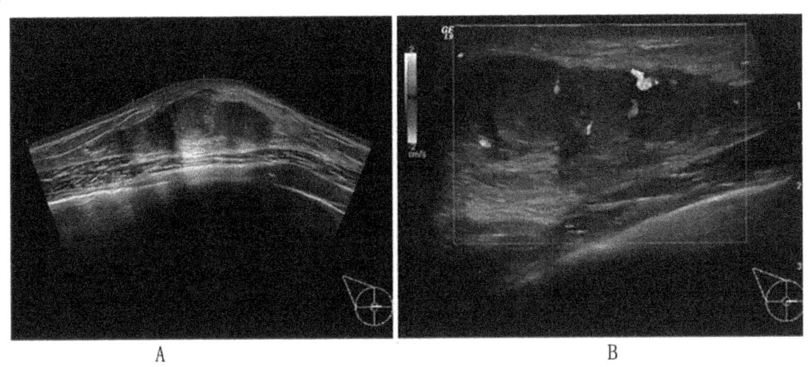

A　　B

图 3-13　乳腺导管扩张症Ⅲ型

A.乳晕区腺体层内有实性团块，团块周边可见弱回声带，内部回声为不均匀实性低回声；B.彩色多普勒超声显示病灶内及周围可见少许点状彩流信号

4.Ⅳ型

腺体层部分或者完全液化的脓肿样回声，边界不清楚，液化区可见细小运动点状回声，边缘血供较丰富，液化区无血流显示(图 3-14)。

以上表现既可单独存在，亦可同时出现。

(三)鉴别诊断及比较影像分析

在乳腺导管扩张症的诊断及鉴别诊断中，不同临床表现、不同进展阶段的乳腺导管扩张症表现均需与相应的疾病鉴别。如导管扩张型需与导管内乳头状瘤所引起的导管扩张相鉴别，脓肿型需与急性化脓性乳腺炎所形成的脓肿相鉴别，实性团块型需与乳腺结核及乳腺癌相鉴别。具体鉴别如下。

(1)导管扩张型与导管内乳头状瘤：二者均可表现为乳头溢液，但前者声像图为扩张乳管内点状弱回声，团块影少见；后者声像图表现为扩张乳管内边缘欠规则的实质性团块影，团块内部可见彩色血流信号。

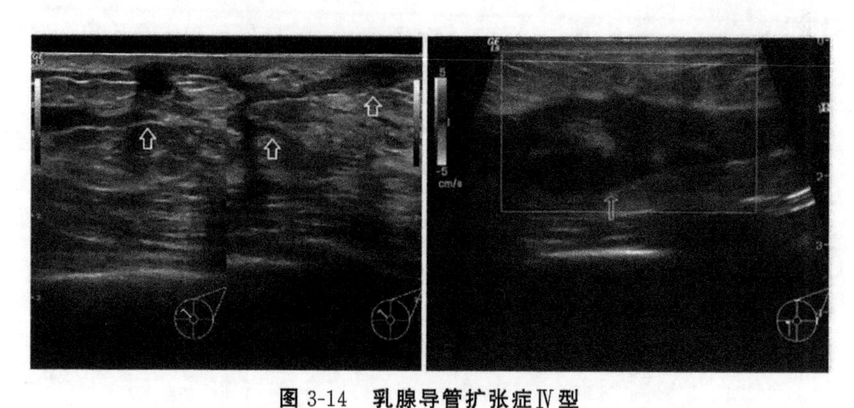

图 3-14　乳腺导管扩张症Ⅳ型

腺体层部分或者完全液化的脓肿样回声，边界不清楚，液化区可见细小运动点状回声，边缘可见少许血流，液化区无血流显示

(2)脓肿型与急性化脓性乳腺炎：二者从声像图上很难鉴别，需结合临床。前者发生于非哺乳期女性，病程较长，病灶多位于乳晕区，其临床症状较一般乳腺炎轻，且抗感染治疗效果差；后者中 90%发生于哺乳期女性，病灶多在乳腺的外下象限或乳腺后，血白细胞总数显著增高，抗感染治疗有效。

(3)实质团块型与乳腺结核及乳腺癌。①与乳腺结核的鉴别：部分导管扩张症病灶内可见扩张导管，而乳腺结核病灶内常无扩张导管，所以单从声像图上二者鉴别困难，原发性乳腺结核很少见，临床上所见的乳腺结核多合并其他部位的活动性结核病灶，病理检查可发现病灶内干酪状坏死区。②与乳腺癌的鉴别：乳腺癌肿瘤，声像图表现为前、侧方有厚薄不均的强回声带包绕的弱回声肿块，其边缘不齐，可见蟹足状突起，形态不规则，肿块纵横比大于 1，且多见沙砾样钙化，病灶后方回声衰减，团块内血流丰富，血流分布紊乱，RI 常大于 0.7。

(4)实质团块型与肉芽肿性乳腺炎结节/肿块型：单从二维声像图上两者鉴别困难，部分导管扩张症病灶内可见扩张导管，彩色多普勒血流显示肉芽肿性乳腺炎结节/肿块型常表现为较丰富血流且多位于周边，而实质团块型血流相对较少且多位于中心部位。

(5)乳腺导管扩张症早期与单纯性乳腺导管扩张鉴别困难，随着疾病的进展，当乳腺导管扩张症表现为浆细胞性乳腺炎时，则容易鉴别。

四、肉芽肿性乳腺炎

(一)临床概述

肉芽肿性乳腺炎(granulomatous mastitis，GLM)是一类以肉芽肿为主要病理特征的乳腺慢性炎症，包括多个临床病种，其中肉芽肿性乳腺炎较为多见，病因不明。肉芽肿性炎症以乳腺小叶为中心，故叫肉芽肿性小叶性乳腺炎，1972 年 Kessler 首先报道，病名得到多数学者的认可。以前有人叫特发性肉芽肿性乳腺炎、乳腺肉芽肿或肉芽肿性小叶炎，是指乳腺的非干酪样坏死局限于小叶的肉芽肿病变，查不到病原体，可能是自身免疫性疾病，像肉芽肿性甲状腺炎、肉芽肿性睾丸炎一样，易与结核性乳腺炎混淆，以前发病率不高，所以，临床和病理医师都对其观察研究不多。

其临床表现主要为乳腺肿块，疼痛，质地较硬，形态不规则，与正常组织界限不清，也可有同侧腋下淋巴结肿大。发病突然或肿块突然增大，几天后皮肤发红形成小脓肿，破溃后脓液不多，久不愈合，红肿破溃此起彼伏。

肉芽肿性乳腺炎病理表现为肿块无包膜，边界不清，质较硬韧，切面呈灰白间质淡棕黄色，弥漫分布着粟粒至黄豆大小不等的暗红色结节，部分结节中心可见小脓腔。镜下见病变以乳腺小叶为中心，呈多灶性分布；一般局限在乳腺小叶内，少数亦可累及乳腺小叶外。病变小叶的末梢导管或腺泡大部分消失，少数在边缘区尚有残存的乳腺小叶内导管。病变多呈结节状，大小不等，主要由淋巴细胞、上皮样细胞、多核巨细胞及少量中性粒细胞构成，偶见浆细胞。病变中常见中性粒细胞灶，无干酪样坏死及结核分枝杆菌，无真菌，无脂质结晶及明显的泡沫细胞、扩张的导管。

肉芽肿性小叶性乳腺炎一旦确诊，手术治疗效果较好，而关键在于明确诊断。手术是治疗本病的主要手段，既要彻底切除病变，防止复发，又要最大限度地保留正常组织，台上整形，尽量保持乳房的完美。术后中药治疗至少半年，以改变机体超敏状态，肃清残余病灶，减少复发。

(二)超声表现

根据肉芽肿性乳腺炎声像图表现与病理对照分析，可将其分为结节/肿块型、片状低回声型和弥散型，上述各型是疾病发展或转归的不同时期的表现，各分型间相互转化。

其二维超声及彩色多普勒表现分别如下。

1.结节/肿块型

常为本病初起改变，表现为边界模糊、不规则形态及不均匀的低回声或低无混合回声结节/肿块，结节/肿块内伴有或不伴有无回声区(图 3-15)。结节/肿块内呈中等血流信号，部分病变区内及病变边缘部常可见较丰富彩流信号，血管走行不规则，部分血流纤细，常无粗大、走行迂曲的血管。

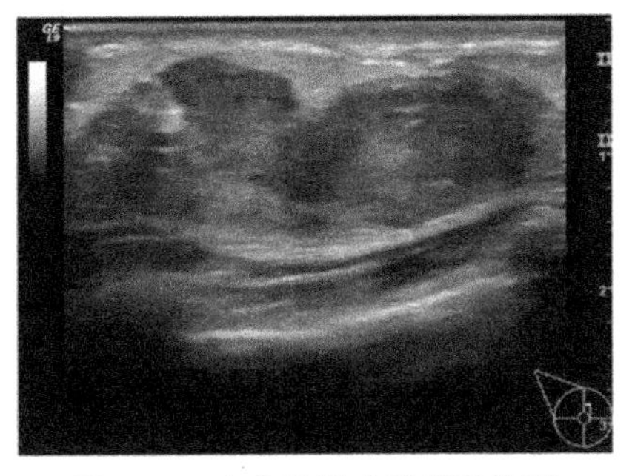

图 3-15　肉芽肿性乳腺炎肿块型

边界不清的低回声肿块，内回声不均匀

2.片状低回声型

边界不清的片状低回声(图 3-16A)。皮肤表面伴有或不伴有局部破溃，片状低回声位于腺体内，也可向皮下延伸，可伴有局部皮肤破溃；伴局灶坏死液化时，片状低回声区内可伴有细密点状回声，加压前后细密点状回声有运动感；片状低回声区呈中等丰富血流信号，部分病变区内及病变边缘部常可见较丰富彩流信号，血管走行不规则，部分血流纤细(图 3-16B)；病变无血流显示区常为肉芽肿性结节或坏死区域。片状低回声内合并大量脓肿时，可见大量的细密运动点状回声；片状低回声边缘部及周边仍可见较丰富彩流信号。

3.弥散型

局部未见明显肿块回声，仅为腺体发硬，为小叶内散在分布的肉芽肿性炎和微脓肿，常跨越多个象限存在，病变区域回声无正常腺体显示且回声明显低于正常腺体组织，部分弥漫低回声区内可见散在中等回声。并发脓肿形成时可在低回声区内细密点状回声，加压见前后细密点状回声有运动感(图 3-17)。病变区内及病变边缘部常可见较丰富彩流信号，血管走行不规则，部分血流纤细。

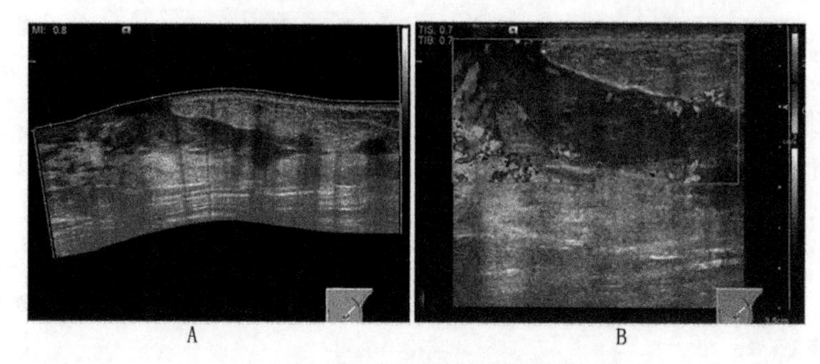

图 3-16　肉芽肿性乳腺炎片状低回声型

A.乳头旁边界不清的片状低回声，内回声不均匀，延伸至皮下，片状低回声区中央部可见细密点状回声，有运动感。B.CDFI 示其内大部分可见明显丰富彩流信号，中央部无彩流显示

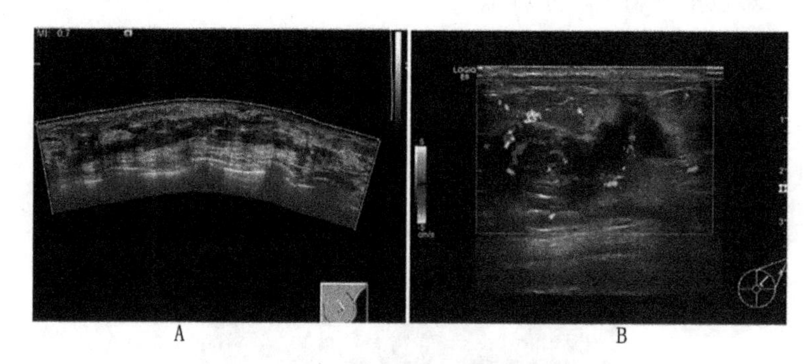

图 3-17　肉芽肿性乳腺炎弥散型

A.局部未见明显肿块回声，可见局部腺体内大片状低回声区，无明显边界，内部回声减低、不均匀，弥漫低回声区内间有部分中等回声；B.彩色多普勒显示片状低回声区内部分区域及周边血流信号明显增多、丰富，片状低回声区部分区域无彩流显示

频谱多普勒表现：肉芽肿性乳腺炎病变区域频谱常呈低阻血流频谱。

超声弹性成像示病变区质地较软。肉芽肿性乳腺炎超声诊断困难，必要时可穿刺活检。

(三)鉴别诊断及比较影像分析

本病结节/肿块型酷似乳腺癌，易造成误诊误治。肉芽肿性乳腺炎二维超声图像及钼靶片均表现为形态不规则、回声不均匀等恶性征象，加上多数患者伴有同侧腋下淋巴结肿大，因此极易考虑为乳腺癌，是误诊的主要原因之一。但经仔细观察，仍可发现两者之间的不同：①虽然形态均不规则，但乳腺癌肿块边缘的角状突起常常细而尖，可能与恶性肿瘤的侵蚀性生长特性有关，而本病角状边缘多较粗钝。②肉芽肿性乳腺炎肿块内散在分布的小囊状、管状无回声，而乳腺癌肿块内出现无回声区较少见。③典型的乳腺癌肿块内部多有微小的钙化斑点，而本病仅在伴有脓肿的病灶内可见细小点状回声，为黏稠脓液内的反射，亮度不如乳腺癌肿块内部的钙化斑点；肉芽肿性乳腺炎尤其与超声下钙化点呈阴性表现的乳腺癌肿块鉴别难度较大，此时应行 CDFI 检查。④肉芽肿性乳腺炎与乳腺癌血流信号检出率均较高，但肉芽肿性乳腺炎内血管走行自然，乳腺癌肿块内血管排列不规则、迂曲且粗细不一。⑤肉芽肿性乳腺炎内动脉 RI 常小于 0.70，而乳腺癌肿块内动脉 RI 常大于 0.70。

本病伴有红肿、化脓时，可误诊为乳腺导管扩张症、乳腺结核或一般细菌性脓肿，而行错误的切开引流。

肉芽肿性乳腺炎结节/肿块型与乳腺导管扩张症实质团块型相鉴别。

肉芽肿性乳腺炎结节/肿块型同时需与局限脂肪坏死相鉴别，但后者多见于 40 岁以上女性，特别是体型肥胖者；且为外伤引起的无菌性炎症。

片状低回声型易误诊为其他类型乳腺炎，本病声像图上类似乳腺脓肿，但脓肿囊壁往往较厚。当病变中心出现囊状、管状或簇状更低回声区，病变内透声差并见密集的点状弱回声，高度提示脓肿形成。CDFI 病变边缘部血流明显较其他类型乳腺炎丰富。

弥漫型肉芽肿性乳腺炎需与乳腺结核的混合型及窦道型相鉴别，乳腺结核常继发于其他部位的结核，病程缓慢，初期无触痛；而肉芽肿性乳腺炎伴疼痛，且发病突然，抗感染及抗结核治疗无效。

（李修菊）

第三节 乳腺恶性肿瘤

一、乳腺癌概述

（一）临床概述

乳腺癌是常见的乳腺疾病，在 2007 年天津召开的临床肿瘤学术会议上，卫生健康委员会正式宣布乳腺癌是中国女性肿瘤发病之首。目前正以每年 3%的速度增长，且近年来有年轻化趋势。本病高发于40～50 岁女性，临床工作中 30 岁以上发病率逐渐增多，20 岁以前女性发病稀少。

尽管绝大多数乳腺癌的病因尚未明确，但该病的许多危险因素已被确定，这些危险因素包括性别、年龄增大、家族中有年轻时患乳腺癌的情况、月经初潮早、绝经晚、生育第一胎的年龄过大、长期的激素替代治疗、既往接受过胸壁放疗、良性增生性乳腺疾病和诸如 BRCA1/2 等基因的突变。不过除了性别因素和年龄增大外，其余危险因素只与少数乳腺癌有关。对于有明确乳腺癌家族史的女性，应当根据《NCCN 遗传性/家族性高危评估指南》进行评估。对于乳腺癌患病风险增高的女性可考虑采用降低风险的措施。

乳腺的增生异常限于小叶和导管上皮。小叶或导管上皮的增生性病变包括多种形式，包括增生、非典型增生、原位癌和浸润癌；85%～90%的浸润性癌起源于导管。浸润性导管癌中包括几类不常见的乳腺癌类型，如黏液癌、腺样囊性癌和小管癌等，这些癌症具有较好的自然病程。

临床上多数就诊患者为自己无意中发现或者乳房体检时发现。乳房单发性无痛性结节是本病重要的临床表现。触诊肿物质地较硬，边界不清，多为单发，活动性差。癌灶逐渐长大时，可浸润浅筋膜或Cooper韧带，肿块处皮肤出现凹陷，继而皮肤有橘皮样改变及乳头凹陷。早期乳腺癌也可以侵犯同侧腋窝淋巴结及锁骨下淋巴结，通过血液循环转移，侵犯肝脏、肺及骨骼。

乳腺癌早期发现、早诊断、早期治疗是提高生存率和降低死亡率的关键。早期乳腺癌癌灶小，临床常触及不到肿块，因此早期乳腺癌诊断主要依靠仪器检查发现。国内超声仪器普及率远远超过钼靶及 MRI，且超声检查更适用于致密型乳腺，因此成为临床医师首选的乳腺检查方法。

（二）乳腺癌共有超声表现

1.大小

可由数毫米到侵及全部乳房。肿块大小与患者自己或体检发现乳房肿物而就医时间有关。

2.形态

多呈不规则形，表面凹凸不平，不同切面会呈现不同形态（图 3-18A）。极少数仅表现为临床触诊肿物处无明确边界团块，需通过彩色血流检查发现异常走行血管确诊。

3.内部回声

癌灶内部呈极低回声。当合并出血坏死时呈不规则无回声（图 3-18B）。

4.边缘

癌灶生长一般呈浸润性生长，其周围无包膜。直径＜10 mm，癌灶边缘可见毛刺样改变（图 3-18C）。直径＞10 mm，癌灶边缘多出现“恶性晕”，表现为癌灶与周围组织无明显区别，出现高回声过渡带（图 3-18C）。肿块周围“恶性晕”是乳腺癌肿块的超声特征。当癌灶浸润脂肪层时会出现上述结构连续性中断声像（图 3-18C）。

5.后方回声

多数无后方回声改变，少数出现弱声影。

6.方位（纵横比）

纵横比在小乳腺癌中有较高诊断价值，其理论依据是恶性肿瘤生长脱离正常组织平面而导致前后径增大，并有病灶愈小，比值愈大趋势（图 3-18D）。

7.钙化

癌灶内典型改变表现为微钙化，几乎 50％～55％的乳腺癌伴有微小钙化，微钙化直径多小于 1 mm，呈簇状分布，数目较多且相对集中。也可以表现为癌灶内稀疏、散在针尖样钙化或仅见钙化而无明显肿块（图 3-18E）。

8.周围组织改变

（1）皮肤改变：侵及皮肤时可出现皮肤弥漫性、局限性增厚（正常皮肤厚度＜2 mm）。

（2）压迫或浸润周围组织：癌灶可以超出腺体层，侵入脂肪层或者胸肌。

（3）结构扭曲：癌灶周围解剖平面破坏、消失。

（4）Cooper 韧带变直、增厚。

（5）癌灶周围出现乳管扩张。

9.淋巴结转移

因引流区域不同，淋巴结转移位置不同。可以出现同侧腋窝、锁骨上及胸廓内动脉旁。转移淋巴结多数增大，呈类圆形。淋巴结门偏心或者消失。彩色血流检查淋巴结内血流增多乃至丰富，动脉性为主，阻力指数可大于 0.7。

10.血流走行方式

随着超声仪器对血流探测敏感性提高，血流丰富与否对乳腺癌诊断缺乏特异性。因癌灶内血流速度常常大于 20 cm/s，其内血流呈红蓝色镶嵌“马赛克”现象具有一定特征性。此外，癌灶内血管增粗、走行扭曲、杂乱分布及直接插入癌灶等特点有别于良性肿瘤。癌灶内血流走行方式可表现为以下方式。

(1)中央型:血管走行癌灶中央。

(2)边缘型:血管走行癌灶周边。

(3)中央丰富杂乱型:血管位于癌灶中央,走行杂乱。

(4)中央边缘混合型:血管在癌灶中央及边缘均存在,表现为由边缘进入中央。

11.频谱多普勒

有学者认为 RI>0.7 有助于乳腺癌诊断与鉴别诊断,少部分癌灶内 RI 有时可达 1(图 3-18F);动脉收缩期最大流速 PSV>20 cm/s 是恶性肿瘤的特征。也有学者认为 RI 和 PSV 并非鉴别乳腺良恶性肿瘤的有效指标。

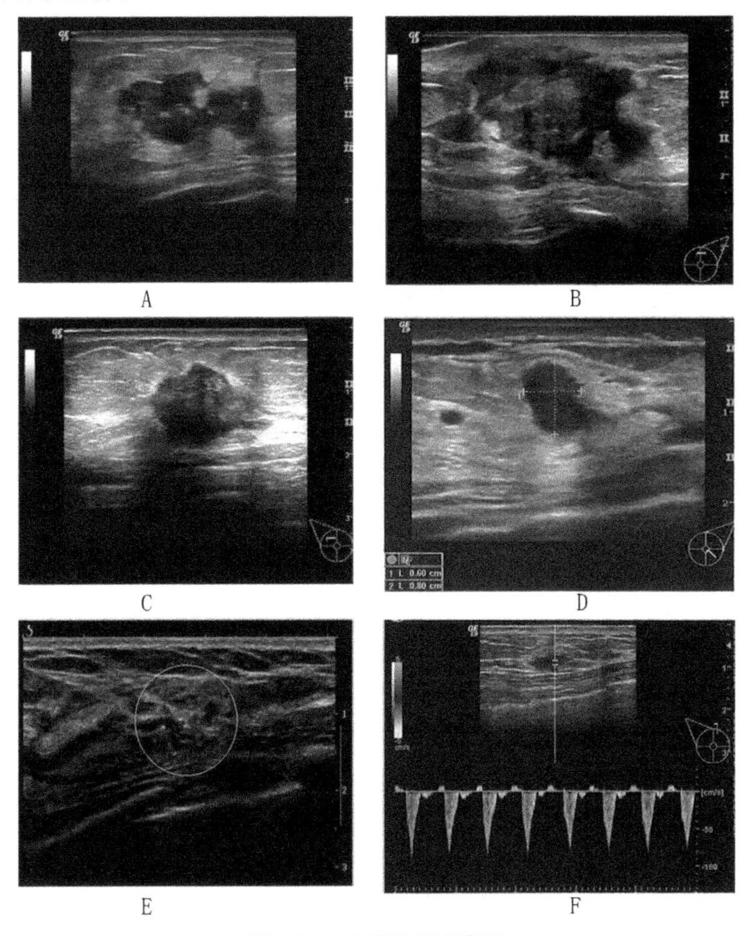

图 3-18 乳腺癌超声表现

A.乳腺内不规则形、表面凹凸不平肿块,肿块内部呈极低回声,病理:乳腺浸润性导管癌;B.肿块内出现坏死时可见不规则无回声(指示部分),病理:乳腺浸润性导管癌;C.肿块边缘部可见高回声晕,有毛刺感,后方回声衰减。箭头指示部分局部高回声晕连续性中断。病理:乳腺浸润性导管癌;D.肿块纵横比大于 1,病理:乳腺浸润性导管癌;E.病变处仅见点状高回声,无明显肿块(标识处),病理:乳腺导管内癌;F.肿块内动脉阻力指数明显增高,RI=1.0

12.生长速度

乳腺癌生长速度一般较快,而乳腺纤维瘤等良性肿瘤可存在多年无明显变化。

13.癌块的硬度

既往癌块硬度主要通过触诊进行检查。近年来乳腺超声弹性成像逐渐被应用,癌灶大都表现为高硬度。

14.肿块内微血管分布

近年来,超声造影的应用使超声观察乳腺癌肿块微血管分布成为可能。肿瘤血管生成是无序和不可控制的,部分学者研究显示乳腺癌的内部微血管多为不均匀分布,局部可见灌注缺损区,终末细小血管增多,分支紊乱,走行不规则,扭曲,并略增粗。病灶周围可见到毛刺样、放射状走行及多条扭曲、增粗的血管。有学者显示肿瘤血管存在着空间分布的不平衡,一般肿瘤周边的微血管密度大于中心,非坏死囊变区大于坏死囊变区。

(三)乳腺癌诊断中需注意的问题

乳腺癌的诊断需要对病灶进行多角度、多切面扫查,综合以上各个方面考虑;同时,必须与其影像学表现相似的良性病变相鉴别。在诊断过程中,如果能抓住任何一点特征性改变,诊断思维定向就能确立。

在乳腺癌诊断过程中,不同的影像检查具有各自的特点,综合参考多种影像检查可弥补各自的缺点,凸显各自的优点,有利于得出正确的结论。因此,超声诊断医师也需了解各自影像特点,取长补短进行综合分析。

疾病的发生发展是一个渐进的过程。在发生进展过程中,病变的病理学特征逐渐体现,同时也可能存在不同阶段同时并存的可能。病变组成成分的不同而具有不同的病理学特征,因此在分析超声图像时应全面,检查时应注意对细节的观察。

二、乳腺非浸润性癌及早期浸润性癌

(一)乳腺导管原位癌

1.临床概述

乳腺导管原位癌(ductal carcinoma in situ,DCIS)又称导管内癌,占乳腺癌的3.66%,预后极好,10年生存率达83.7%。DCIS是指病变累及乳腺导管,癌细胞局限于导管内,基底膜完整,无间质浸润。

DCIS具有各种不同的临床表现,可表现为伴有或不伴有肿块的病理性乳头溢液,或在为治疗或诊断其他方面异常而进行的乳腺活检中偶尔发现。乳房X线检查异常是DCIS最常见的表现,通常DCIS表现为簇状的微小钙化。在190例DCIS女性的连续回顾性分析中,62%病例具有钙化,22%病例具有软组织改变,15%病例无乳房X线异常发现。

在大多数患者中,DCIS累及乳腺为区域性分布,真正多中心病变并不常见。DCIS肿瘤在乳腺内的分布、是否浸润和发生腋淋巴结转移都是DCIS患者选择恰当治疗时需要考虑的重要问题。

DCIS可进一步发展为早期浸润癌,是浸润性癌的一个前驱病变,可较好地提示浸润性癌的发生,但不是必须出现的前驱病变。

2.超声表现

乳腺导管原位癌的超声声像图表现除微钙化征象外,76%的乳腺导管原位癌还表现为乳腺内低回声的肿块或导管增生性结节,一方面,该低回声病灶的形态、边界、包膜、后方回声等征象为我们进行良恶性判断提供了重要依据,另一方面,病灶的低回声背景也有助于显示其中的微小钙化。

根据其声像图表现可归纳为以下三型。①肿块型(伴或不伴微小钙化):声像图上有明显均匀或不均匀低回声肿块病灶(图 3-19)。②导管型(伴或不伴微小钙化):声像图上可见局部导管扩张,上皮增生形成的低回声结节,多呈扁平状(图 3-20)。③单纯微钙化型:声像图上仅见细小钙化点,局部腺体组织未见明显异常改变(图 3-21)。

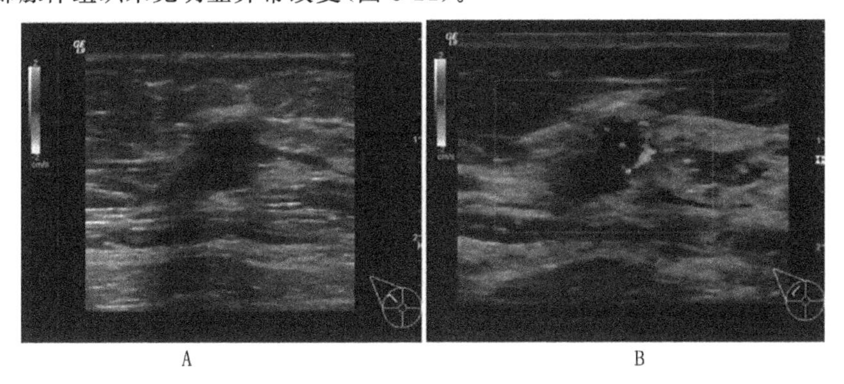

A B

图 3-19 乳腺导管原位癌肿块型

A.声像图上有明显均匀或不均匀低回声肿块病灶;B.肿块内及周边可见较丰富彩流信号。病理:导管内癌

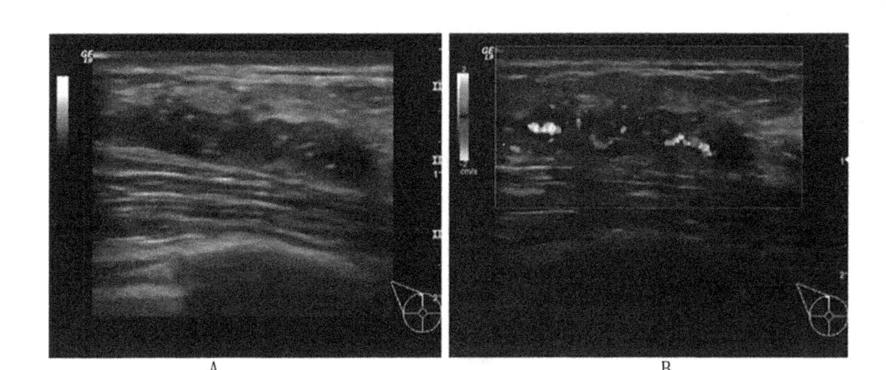

A B

图 3-20 乳腺导管原位癌导管型

A.声像图可见局部导管扩张,上皮增生形成的低回声结节,呈扁平状,内伴多个点状高回声;B.低回声结节内可见较丰富彩流信号。病理:导管内癌

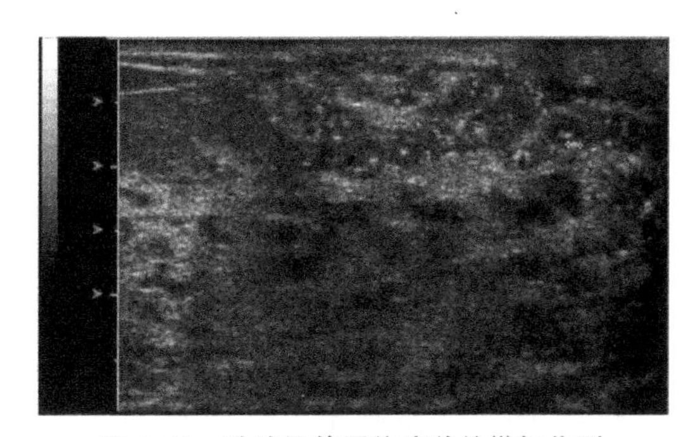

图 3-21 乳腺导管原位癌单纯微钙化型

声像图上仅见细小钙化点,局部腺体组织未见明显异常改变。病理:导管内癌

范围较大的病灶,彩色多普勒血流显像显示该区域有中等程度或丰富的血流信号,可有乳腺固有血管扩张,或有穿入血流;病灶区域可检出动脉血流频谱,血流速度常常大于 20 cm/s,阻力指数常大于 0.7。如果在超声扫查时未能正确认识该种征象,则往往容易漏诊。

结构紊乱型的DCIS往往是低分化的DCIS(粉刺癌)，因此对可疑患者应行X线检查以避免漏诊。

导管内癌病变内部的硬度分布有一定的特征，即DCIS病变内可见高硬度区域呈团状分布，其内间杂的质地较软的正常组织，该现象称为“沙滩鹅卵石征”。

3.鉴别诊断及比较影像分析

研究表明，70%左右的乳腺导管原位癌的检出归功于钼靶片上微钙化灶的发现，因此，钼靶检查被公认为乳腺导管原位癌的主要诊断方法，而超声检查由于对微小钙化灶的低敏感性，对乳腺导管原位癌的诊断意义颇有争议。超声检查的优势在于其对肿块或结节极高的敏感性。与超声相反，钼靶检查由于受乳腺致密或者病灶与周围组织密度相近等因素的影响，对肿块或结节不敏感，可能存在漏诊，尤其对50岁以下腺体相对较致密的女性。对于无微小钙化、以肿块为主的乳腺导管原位癌病例，超声检查具有重要的诊断价值，弥补了钼靶的不足。

虽然，微小钙化是乳腺导管原位癌的主要征象，但是并非所有的钼靶片上的微小钙化灶都是恶性的，文献报道其特异性低，仅29%～45.6%，因此，高频超声检查所显示的肿块或结节的征象为其良恶性判断提供了重要的信息，有助于提高钼靶诊断特异性，从而避免了一些不必要的手术。

(二)乳腺Paget病

1.临床概述

乳腺Paget病是乳腺癌的一种少见形式，占全部乳腺癌的1%～4.3%，表现为乳头乳晕复合体表皮出现肿瘤细胞，其最常见的症状为乳晕湿疹、出血、溃疡和乳头瘙痒，由于疾病罕见以及易与其他皮肤疾病混淆，诊断经常延误。

WHO(2003年)对乳腺Paget病的定义为乳头鳞状上皮内出现恶性腺上皮细胞，并和乳腺深处导管内癌相关，通常累及1条以上的输乳管以及若干节段导管，伴有或不伴有浸润性成分。80%～90%的患者伴有乳腺其他部位的肿瘤，伴发的肿瘤不一定发生在乳头乳晕复合体附近，可以是DCIS或浸润癌，伴有DCIS的Paget病属原位癌的范畴，伴浸润癌的Paget病已属于浸润性乳腺癌。

大体表现为乳头下导管和/或乳腺深部导管均有癌灶存在，并可追踪观察到乳腺实质的癌沿乳腺导管及乳头下导管向乳头表皮内蔓延的连续改变。组织学表现为乳头表皮内有散在、成巢或呈腺管样结构的Paget细胞。

2.超声表现

乳腺Paget病超声表现主要为：①乳头乳晕局部皮肤增厚，皮下层增厚、回声减低(图3-22A)，可出现线状液性暗区。②增厚皮肤层后方一般无明显的肿块回声。③增厚皮肤层后方结构紊乱，回声减低，边界不清，解剖层次不清；血流信号增多，可出现高速高阻动脉血流频谱。④增厚皮肤层内可见较丰富血流显示(图3-22B)。⑤乳头凹陷：部分可见伴有乳头后或深部乳腺内的实性低回声或混合回声肿块，肿块内可见丰富血流信号(图3-22C)；少部分病例乳头部可出现钙化灶。⑥大多伴有腋下淋巴结肿大。

3.鉴别诊断及比较影像分析

乳腺Paget病需与如下疾病相鉴别。

(1)与乳头皮肤湿疹鉴别：该病多见于中青年女性，有奇痒，皮肤损害较轻，边缘不硬，渗出黄色液体，病变皮肤与正常皮肤界限不清。

（2）与鳞状细胞癌鉴别：两者临床均无明显特点，鉴别主要靠病理检查。

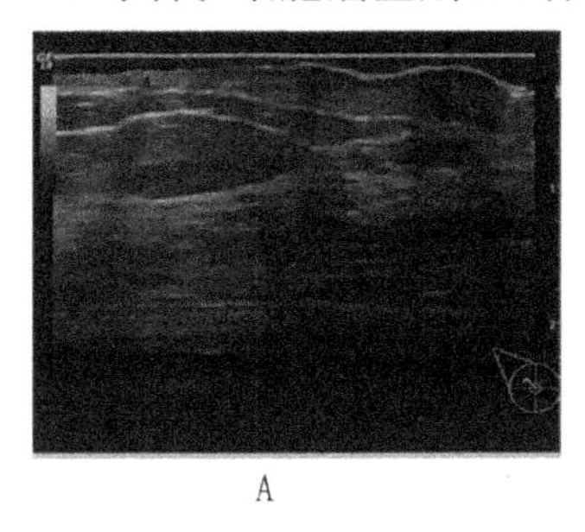
A

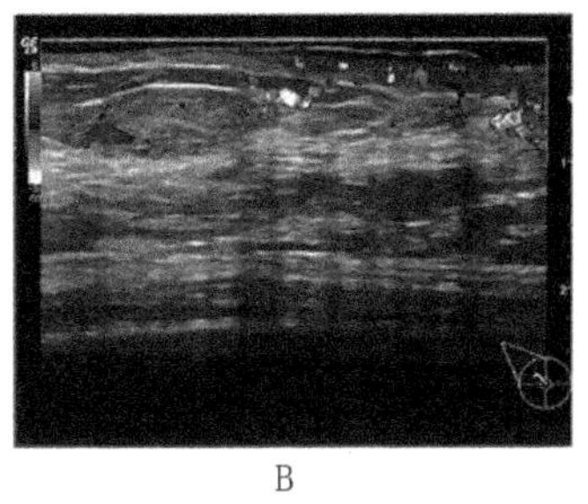
B

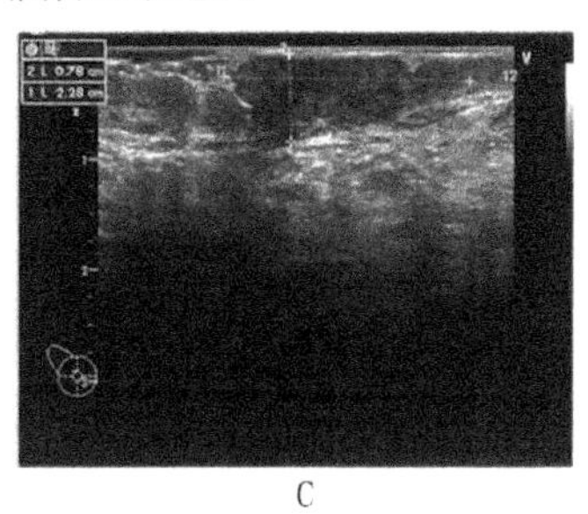
C

图 3-22 乳腺 Paget 病

A.乳头旁局部皮肤层明显增厚；B.彩色多普勒示增厚皮肤层内血流信号明显丰富；C.乳头后方可见明显实性低回声肿块

三、乳腺浸润性非特殊型癌

（一）乳腺浸润性导管癌（非特殊类型）

1.临床概述

浸润性导管癌（invasive ductal carcinoma，IDC）发病率随年龄增长而增加，多见于 40 岁以上女性，非特殊类型浸润性导管癌占浸润性乳腺癌的 40%～70%。直径大于 20 mm 的癌块容易被患者或临床医师查到。直径小于 10 mm（小乳腺癌）时，结合临床触诊及超声所见，诊断率明显提高。

浸润性导管癌代表着最大的一组浸润性乳腺癌，这类肿瘤常以单一的形式出现，少数混合其他组织类型。部分肿瘤主要由浸润性导管癌组成，伴有一种或多种其他组织类型为构成的次要成分。部分学者将其归为浸润性导管癌（非特殊型的浸润性癌）并简单注明其他类型的存在，其他学者则将其归为"混合癌"。

大体病理：IDC 没有明显特征，肿瘤大小不等，可以小于 5 mm，也可以大于 100 mm；外形不规则，常常有星状或者结节状边缘；质地较硬，有沙粒感；切面一般呈灰白、灰黄色。常见癌组织呈树根状侵入邻近组织内，大者可深达筋膜。如癌组织侵及乳头又伴有大量纤维组织增生时，由于癌周增生的纤维组织收缩，而导致乳头下陷。如癌组织阻塞真皮内淋巴管，可致皮肤水肿，而毛囊汗腺处皮肤相对下陷，呈橘皮样外观。晚期乳腺癌形成巨大肿块，肿瘤向癌周蔓延，形成多个卫星结节。如癌组织穿破皮肤，可形成溃疡。

组织病理：肿瘤细胞呈腺管状、巢状、条索状、大小不一的梁状或实性片状排列，部分病例伴有小管结构；核分裂象多少不一；间质增生不明显或略有，有些则显示出明显的间质纤维化。

2.超声表现

非特殊类型浸润性导管癌超声表现如下。

（1）浸润性导管癌典型表现：①腺体层内可清晰显示的肿块。②垂直性生长方式：肿块生长方向垂直乳腺平面，肿块越小越明显（图 3-23A）；当肿块超过 20 mm 时，一般形态趋于类圆形，而边缘成角改变（图 3-23B）。③极低内部回声：肿块内部几乎都表现为低回声，大多不均匀，有些肿瘤回声太低似无回声暗区，此时需要提高增益来鉴别（图 3-23B）。④不规则形态：肿块形态一般均不规则，呈分叶状、蟹足状、毛刺状等，为肿块浸润性生长侵蚀周边正常组织所致（图 3-23C）。⑤微钙化常见：低回声肿块内出现簇状针尖样钙化要高度警惕浸润性导管癌，有时微钙化是发现癌灶的唯一线索(图 3-23D)。⑥浸润性边缘:肿块边缘呈浸润性,无包膜;肿块可浸润脂肪层及后方胸肌,侵入其内部,导致组织结构连续性中断(图 3-23E)。⑦周围高回声晕:肿块周边常有高回声晕环绕;一般认为是癌细胞穿破导管向间质浸润引起结缔反应,炎性渗出或组织水肿及血管新生而形成边界模糊的浸润混合带(图 3-23F)。⑧后方回声减低:目前多认为肿块后方回声减低是因癌组织内间质含量高于实质,导致声能的吸收衰减(图 3-23G)。⑨特异性血流信号:肿块边缘、内部出现增粗、扭曲及“马赛克”血管走行(图 3-23G);PW 显示肿块内动脉收缩期最大流速 PSV＞20 cm/s 及 RI＞0.7 对肿块恶性诊断具有一定价值(图 3-23H)。⑩腋窝淋巴结转移:无论肿块大小,均可出现腋窝淋巴结转移;大多数转移性淋巴结表现为体积增大,呈类圆形,内部呈低回声,淋巴结门偏心或者消失;多发肿大时,淋巴结之间可见融合;彩色血流检查淋巴结内血供丰富。

(2)浸润性导管癌不典型表现。①小乳腺癌:一般指直径 6～10 mm 的乳腺癌,多为患者自己发现后就诊,临床触诊包块质地较硬,有如黄豆覆盖于皮革之后的触感。尽管病变有一定移动度但范围不大。其诊断要点为:触诊质硬结节是诊断的重要线索;二维可能出现典型浸润性导管癌声像特点,肿块内部极低回声,垂直性生长,跨越两个解剖平面,内部微钙化灶,多普勒检查中央性穿心型血供,高阻力血流频谱,具备上述特征诊断乳腺浸润性导管癌比较容易;类圆形或者不规则形癌灶者,毛刺状边缘是诊断的关键。②无明确边界类型乳腺癌:此型多为临床触诊发现质硬包块,乳房腺体层仅见片状极低回声,境界不清晰。彩色血流检查可见极低回声内粗大扭曲血管穿行,血流花彩样呈“马赛克”现象。频谱多普勒检查检出高速高阻力动脉性血流频谱,RI＞0.7,甚至 1。此型诊断主要依靠高敏感彩色血流及频谱多普勒检查。

非特殊类型浸润性导管癌的特殊检查。①超声弹性成像:非特殊类型浸润性导管癌肿块硬度常明显高于正常组织,肿块周边因肿瘤侵犯而硬度明显增高,肿块内部因肿瘤坏死等常表现为硬度分布不均匀,定量弹性成像可清晰显示弹性系数的这种不均匀分布(图 3-24)。②三维及全容积成像:肿瘤的三维成像可清晰显示肿瘤冠状面影像和空间状况,三维血流成像时可显示肿块内及其周边血管的空间分布。③超声造影:非特殊类型浸润性导管癌肿块内及周边常具有丰富血供,因肿瘤的生长,瘤内血管分布常不均匀。超声造影时,瘤内及周边常表现为明显不均匀强化(图 3-25)。

3.鉴别诊断及比较影像分析

需与浸润性小叶癌进行鉴别,同时也需与乳腺腺病或纤维腺瘤等相鉴别。

(二)乳腺浸润性小叶癌

1.临床概述

乳腺浸润性小叶癌(invasive lobular carcinoma,ILC)于 1941 年由 Foote 和 Stewart 首次提出,是一种具有特殊生长方式的浸润性乳腺癌。ILC 是乳腺癌的第二大常见类型。据文献报道 ILC 的发病率差别较大,占浸润性乳腺癌的 1%～20%。大多数研究显示,ILC 发病年龄高峰在 45～67 岁,75 岁以上患者多于 35 岁以下者。与其他浸润性乳腺癌相比,浸润性小叶癌以同侧多灶性为特征,且双侧乳腺发病较常见。淋巴结阳性的 ILC 比淋巴结阴性者更容易发展为对侧乳腺癌。

ILC 常表现为乳腺内可触及界限不清的肿块,一些病例仅能触到不确切的细小的或者弥漫的小结节,有的病例则感觉不到有异常改变。由于 ILC 钙化少见,常缺乏特征性影像学改变。

大体病理:典型病例可见不规则形肿块,常没有明显的界线,病变区质地硬,切面多呈灰色或白色，硬化区呈纤维性外观，通常无肉眼所能见到的囊性变、出血、坏死和钙化。部分病例没有明显肿物。

组织学上是由一致的、类似于小叶原位癌的细胞组成的浸润性癌，癌细胞常呈单行线状排列，浸润于乳腺小叶外的纤维间质中，围绕乳腺导管呈靶环状排列；亦可单个散在弥漫浸润于纤维间质中；有时可见残存的小叶原位癌成分。本型又称小细胞癌，预后极差，10 年生存率仅 34.7%。

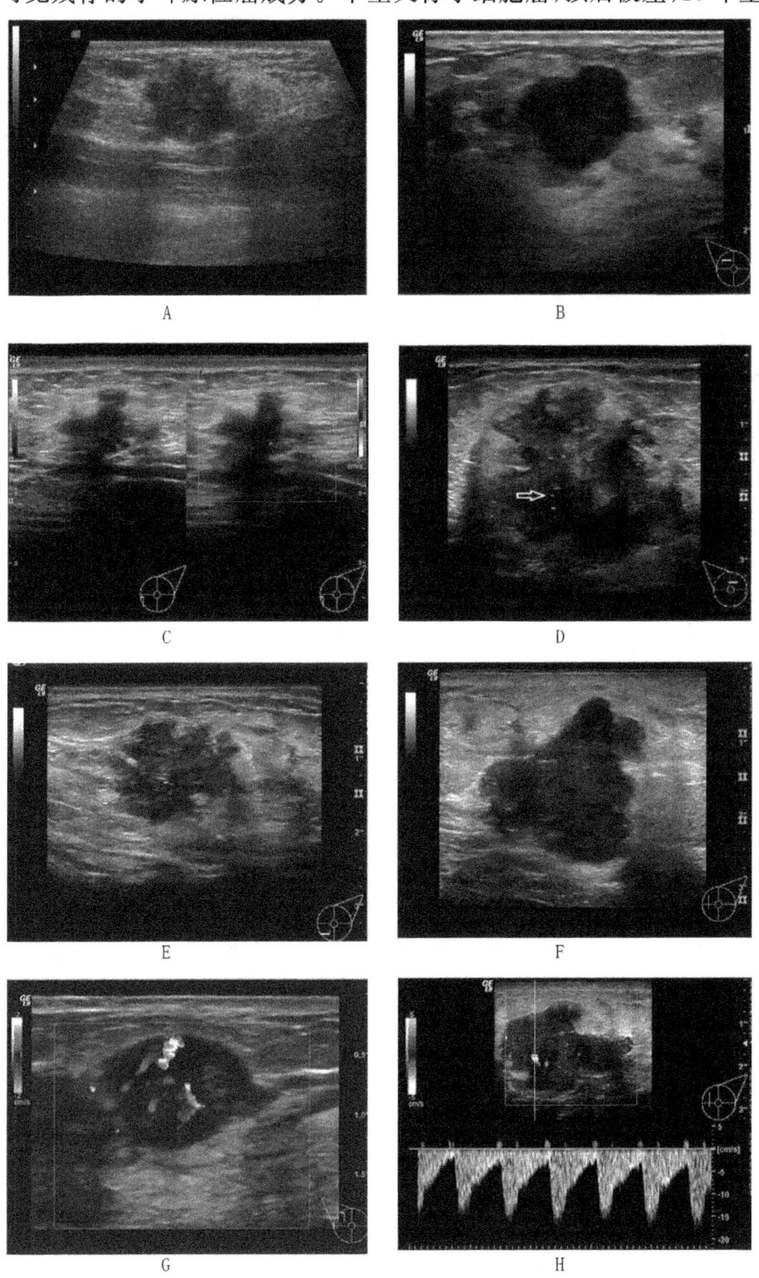

图 3-23　浸润性导管癌典型表现

A.肿块生长方向垂直乳腺平面及边缘呈蟹足样改变；B.二维表现：较大肿块形态趋于类圆形，边缘成角改变；C.肿块呈蟹足样生长，并肿块后方回声衰减；D.肿块内可见点状高回声（箭头指示部分）；E.肿块形态不规则，向周边浸润；F.肿块周边常有高回声晕环绕；G.浸润性导管癌彩色多普勒血流表现；H.浸润性导管癌频谱多普勒，RI 大于 0.7

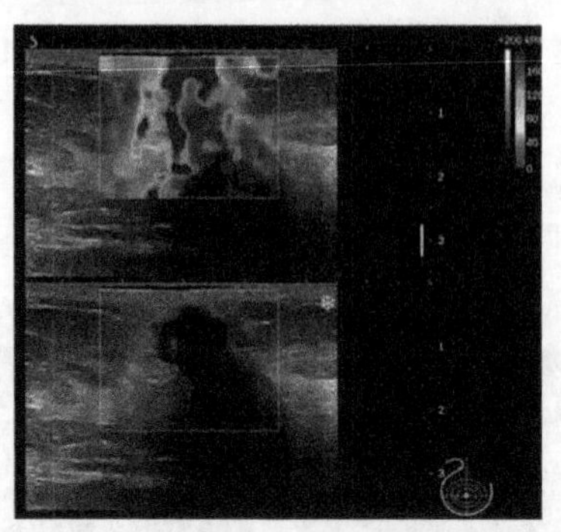

图 3-24　浸润性导管癌超声弹性成像

定量弹性成像可显示肿块内及周边弹性系数的不均匀分布

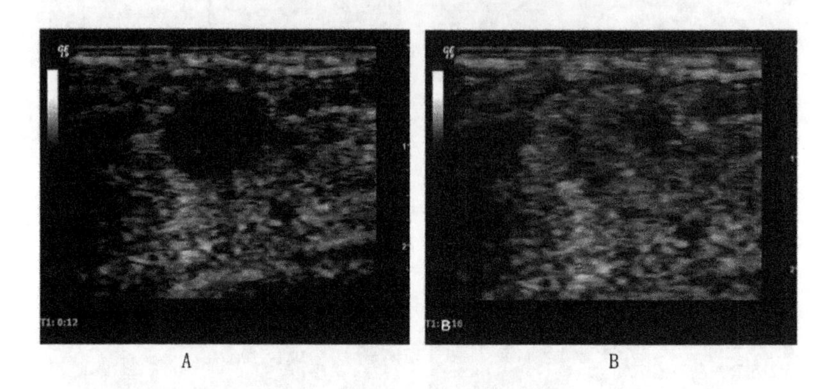

A　　B

图 3-25　浸润性导管癌超声造影

A.浸润性导管癌开始强化前；B.低回声肿块内无造影剂信号，强化后。肿块内明显不均匀强化，强化范围大于无增强时肿块范围

2.超声所见

ILC 组织学的特殊性是影响超声影像改变的根本原因，由于 ILC 的癌细胞之间散布着大量正常乳腺组织，因此形成影像中绝大多数肿物边界模糊不清，后方回声衰减多见，且肿物内大多为不均质低回声。文献报道超声诊断 ILC 的敏感度为 78%～95%。①二维超声：肿块内部呈极低回声，形态不规则，边界较浸润性导管癌模糊不清，周围组织结构扭曲常见，后方衰减明显；肿块内部微钙化少见(图 3-26A)。②彩色多普勒：多数肿块内部呈少血供，少数表现为血供丰富，RI>0.70，呈高阻力频谱(图 3-26B)。③少数病例呈现多中心病灶，表现为同一乳房见多个类似结节存在。

3.鉴别诊断及比较影像分析

(1)浸润性导管癌与浸润性小叶癌鉴别：通过超声对两者进行鉴别很困难。当同一乳腺出现多个癌灶时，提示浸润性小叶癌可能性大。

(2)乳腺病或纤维腺瘤与浸润性小叶癌鉴别：对于声像不典型的病例常鉴别困难，但超声依然是判断乳腺肿块良恶性的较好的影像学检查方法。

(三)乳腺髓样癌

1.临床概述

髓样癌是一种合体细胞生长方式，缺乏腺管结构，伴有明显淋巴细胞及浆细胞浸润，界限清楚的癌；占全部浸润性乳腺癌的 5%～7%。

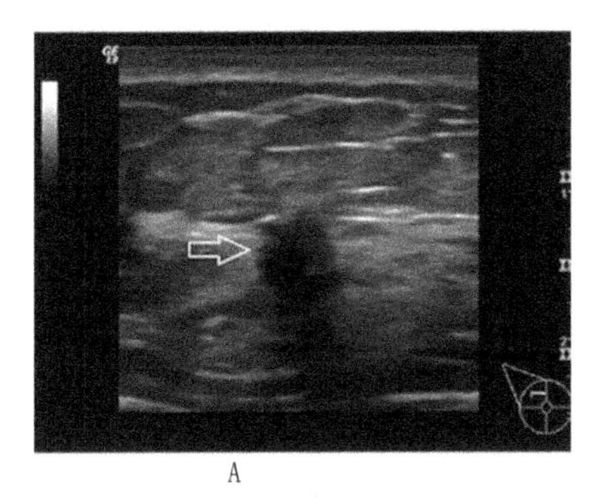

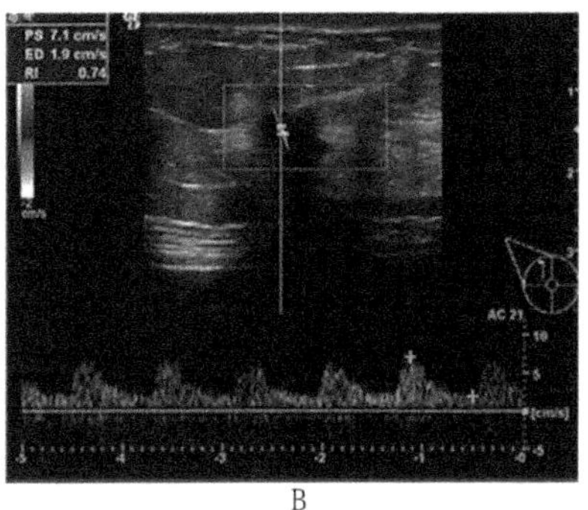

A　　　　　　　　B

图 3-26　乳腺浸润性小叶癌

A.肿块内呈极低回声(箭头指示部分),形态不规则,边界模糊不清,组织结构扭曲常见,后方衰减明显;B.肿块内 RI>0.70,呈高阻力频谱

发病年龄 21～95 岁,与浸润导管癌比较,其患者相对年轻,至少有 10%的患者在 35 岁以下,有40%～60%的患者小于 50 岁。老年患者不常见,男性则更罕见。通常在一侧乳腺触到肿物,一般为单个,界清质实,临床和影像学容易误诊为纤维腺瘤。

大体病理:肿物平均 2～3 cm,呈结节状,界限清楚。切面灰白、灰黄到红褐色,鼓胀饱满,与浸润性导管癌相比,其质地较软,肿瘤组织缺乏皱缩纠集感;尤其是较大肿瘤者,其内常见出血坏死,亦可出现囊性变。

组织学上癌实质成分占 2/3 以上,间质成分少。癌细胞较大,形状大小不一,异型性明显,核分裂较多见;常排列成密集的不规则片状或粗条索状,相互吻合,由少量纤维间质分隔,可见腺体结构和导管内癌成分;癌巢中央部常见成片状坏死,间质缺乏淋巴细胞浸润。

乳腺髓样癌在乳腺癌中被认为相对预后较好,其 10 年生存率远高于浸润性导管癌。

2.超声表现

髓样癌的主要超声表现为:①二维超声,肿物呈膨胀式生长,内部呈低或极低回声,边界清晰规则,无包膜;后方回声增强或无变化;内部一般微钙化极少见,可以出现同侧腋窝淋巴结肿大(图 3-27A)。②由于肿瘤内细胞数多,间质纤维少,故肿物大而质软,易发生坏死而发生破溃。③有时,肿块内部可见散在不均的强回声点伴无回声区,后方回声一般不减弱,如后方衰减,则恶性程度大(图 3-27A)。④彩色多普勒检查:肿物内部血供丰富,血管走行杂乱扭曲,以中央性血流为主,血流因流速低一般无"马赛克"现象;频谱多普勒检出高阻力血流频谱,RI>0.7(图 3-27B)。

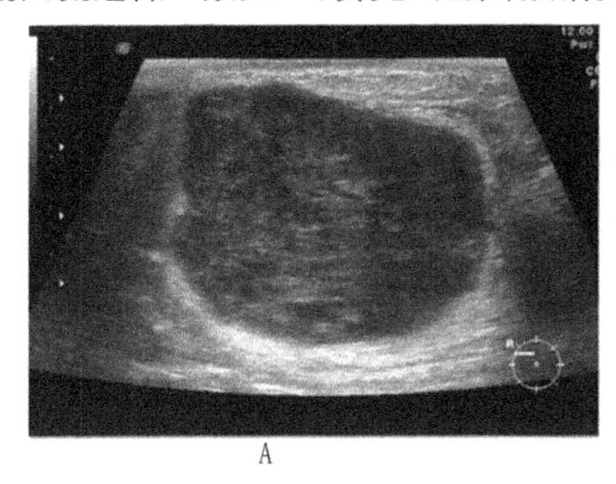

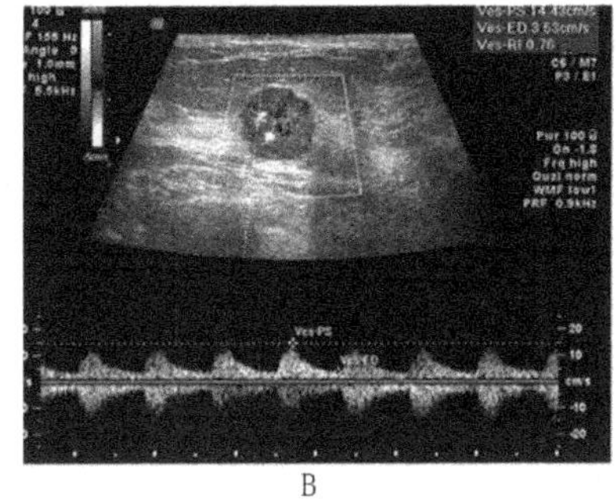

A　　　　　　　　B

图 3-27　乳腺髓样癌

A.肿块较大时边界依然清晰,肿块内伴无回声区;B.肿块内呈高阻血流频谱

3.鉴别诊断及比较影像分析

髓样癌在诊断中需与如下疾病相鉴别。

(1)与乳腺纤维腺瘤鉴别:①乳腺髓样癌呈膨胀性生长,虽然边界清楚,但无包膜;纤维瘤常有包膜。②乳腺髓样癌回声多低于纤维瘤,可为极低回声,大者内部可出现坏死、囊性变,肿物内钙化极少见。③乳腺髓样癌血供丰富,为中央性血流,多为Ⅱ级和Ⅲ级血流;而纤维瘤血供为边缘性,相对不丰富,多为0级。

(2)与浸润性导管癌鉴别:①浸润性导管癌呈垂直性生长,边缘浸润性改变;髓样癌呈膨胀式生长,边缘清晰规则。②浸润性导管癌内部微钙化常见,髓样癌则极少见。③浸润性导管癌内部血供以中央性粗大血管为主,血流呈典型"马赛克"现象;髓样癌内部血流丰富,血流为纯蓝或纯红。

(3)与浸润性小叶癌相鉴别:浸润性小叶癌为第二常见的原发乳腺癌,由于其病理上的特殊生长方式,而致临床及影像早期诊断困难,如X线片有显示,则其最常见征象为星芒状边缘肿块和结构扭曲。

(4)与黏液腺癌相鉴别:黏液腺癌X线片上最类似髓样癌表现,但其常见于绝经后老年女性;而髓样癌在年轻患者中有较高比例,年龄因素形成两者鉴别的基础。

(四)乳腺大汗腺癌

1.临床概述

大汗腺癌是一种90%以上的肿瘤细胞显示大汗腺细胞形态学特点和免疫表型的乳腺浸润癌,是乳腺癌浸润性特殊型癌中的一种,较少见,占乳腺癌的0.4%~4%,患者多为中老年人。常发生在乳腺外上象限,组织学结构特征为肿瘤由具有顶浆分泌特征的大汗腺样细胞组成,瘤细胞体积较大,胞质丰富;细胞核较小,呈圆形或椭圆形。肿瘤生长缓慢,预后较好,较晚发生淋巴结转移。

2.超声表现

超声图像上与其他类型乳腺癌不易区分,但有报道肿块内部见双线样管壁结构回声时,应高度怀疑大汗腺癌,可能是腺管阻塞所致(图3-28)。

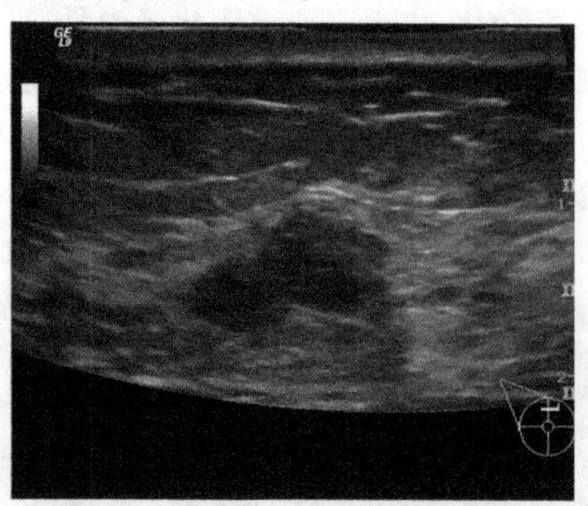

图3-28 乳腺大汗腺癌二维超声表现

四、乳腺浸润性特殊型癌

(一)乳腺黏液癌

1.临床概述

乳腺黏液腺癌也称黏液样癌或胶样癌,是原发于乳腺的一种很少见的特殊类型的乳腺癌,占所有乳腺癌的1%～4%。通常肿瘤生长缓慢，转移较少见，预后比其他类型乳腺癌好。患者的发病年龄分布广泛(21～94岁)，中位年龄为70岁，其平均年龄或中位年龄比浸润性导管癌偏大，以绝经后女性常见。75岁以上乳腺癌患者7%为黏液癌。

多数黏液癌患者的首发症状是发现可以推动的乳腺包块，触诊为软至中等硬度。由于黏稠液体被纤维分隔，触诊时可有捻发音。好发于外上象限，其次为外下象限。

大体病理：肿瘤直径从10 mm以下至200 mm，平均28 mm。典型黏液癌具有凝胶样外观，似胶冻状，伴有突出的、清楚的边界，可推动；肿瘤缺乏真正的包膜；囊性变在体积较大的病例出现。

乳腺黏液癌是由细胞学相对温和的肿瘤细胞团巢漂浮于细胞外黏液湖中形成的癌。可以分为单纯型和混合型。黏液腺癌病理表现为大量细胞外黏液中漂浮有实性团状、条索状、腺管状、筛状等结构癌组织灶，癌细胞大小相似，异型性明显，核分裂象易见；混合型还伴有浸润性导管癌等成分。黏液湖被纤维组织分隔，肿瘤周边也有纤维组织间隔，这可能是阻止癌细胞扩散的一个因素。黏液是癌细胞变性崩解产物，为酸性或中性黏液。黏液腺癌被认为来源于导管内癌或浸润性导管癌。乳腺肿瘤中出现黏液或黏液变性者较多，因此，黏液腺癌须与其他肿瘤进行鉴别：①印戒细胞癌具有印戒细胞，呈单个纵列或弥漫浸润于纤维组织中，癌细胞胞质内出现黏液空泡，将核挤向一侧呈“印戒状”等特征，其生长方式也呈弥漫性。②纤维腺瘤、乳头状瘤、导管增生等良性疾病均可伴有局灶性或广泛性黏液样变，但细胞缺乏异型性，纤维腺瘤有真正胞膜等可资鉴别。③转移性黏液腺癌应进行B超、X线、CT、纤维胃镜等检查，可排除消化道、生殖道等其他各部位肿瘤。

2.超声表现

乳腺黏液癌的超声特征与病理分型密切相关：①单纯性乳腺黏液癌表现为低回声肿块，有包膜，边界清楚，形态规则，内部回声均匀，后方回声增强，酷似纤维腺瘤。②混合型黏液腺癌表现为不均质回声的低回声肿块，肿块部分或全部边界不清，形态不规则；肿块内可伴等回声区、液性暗区或强回声钙化灶伴后方声影。③CDFI：肿块内可见少量血流信号，部分呈较丰富彩流信号，RI常大于0.7(图3-29～图3-31)。

3.鉴别诊断及比较影像分析

单纯型乳腺黏液癌超声表现为边缘光滑的较低回声肿块，因此常需与腺瘤等良性病变鉴别，但存在一定难度；可以从临床发病特征上考虑，腺瘤常有多发征象，且病史长，变化不显著。

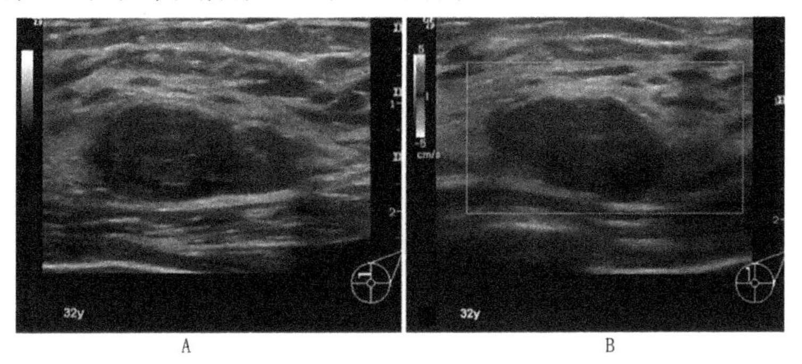

图3-29 单纯性乳腺黏液癌

A.低回声肿块，有包膜，边界清楚，形态规则，内部回声均匀，后方回声增强；B.CDFI：肿块内未见明显血流显示

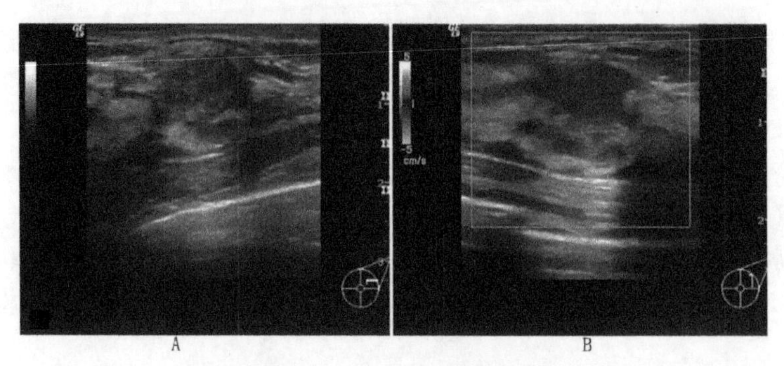

图 3-30 混合型乳腺黏液癌

不均质低回声肿块，肿块边界不清，形态不规则；肿块内未见明显血流显示

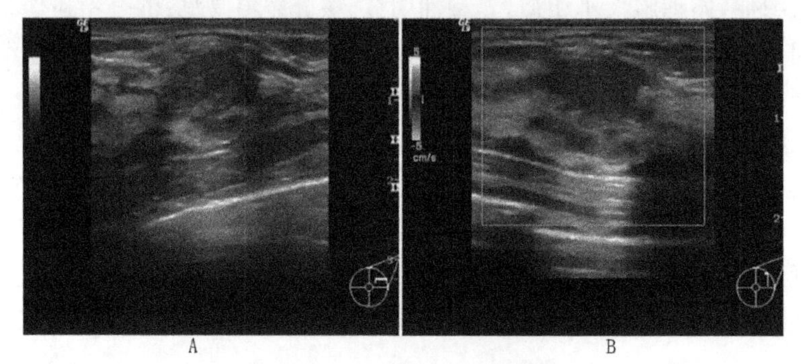

图 3-31 混合型乳腺黏液癌

肿块内呈混合回声，可见等回声区和液性暗区

混合型乳腺黏液癌超声表现常为一些典型的恶性征象，又与浸润性导管癌或浸润性小叶癌不易鉴别，但浸润性导管癌钼靶 X 线常表现为毛刺性肿块，其次为钙化；浸润性小叶癌常表现为腺体扭曲和不对称密度。

(二)导管内乳头状癌

1.临床概述

乳腺导管内乳头状癌为一种特殊型乳腺癌，占全部乳腺癌的 2%～8%，多发生于乳腺中央区的大导管，常有乳头出血，50 岁以上老人多见。肿块直径约 3 cm，预后较一般乳腺癌好，10 年存活率达 63.9%。

大体表现：肿瘤由管壁向腔内突出生长，形似乳头状，富于薄壁血管，极易出血。

病理检查：乳头状癌常见有纤维脉管束，乳头表面被覆异型癌细胞，细胞可单层或复层，排列极其紊乱，可见核分裂象，肌上皮消失，在乳头基底部与囊壁交界处可见癌组织浸润。

2.超声表现

超声表现为乳腺的中央导管扩张，内有实性中低回声团，形态不规则，呈“蟹足”样(图 3-32A)，内有微粒样钙化点，后壁常呈衰减暗区。CDFI 示肿瘤内血流信号增多(图 3-32B)。

3.鉴别诊断及比较影像分析

乳腺导管内乳头状癌需与如下疾病相鉴别。

(1)与导管内乳头状瘤鉴别：①两者均可见到自发的、无痛性乳头血性溢液；均可扪及乳晕部肿块，且按压该肿块时可自乳管开口处溢出血性液体；由于两者的临床表现及形态学特征都非常相似，故两者的鉴别诊断十分困难。一般认为，乳腺导管内乳头状瘤的溢液可为血性，亦可为浆液血性或浆液性；而乳头状癌的溢液则以血性者为多见，且多为单侧单孔。②乳头状瘤的肿块多位于乳晕区，质地较软，肿块一般不大于 1 cm，同侧腋窝淋巴结无肿大；而乳头状癌的肿块多位于乳晕区以外，质地硬，表面不光滑，活动度差，易与皮肤粘连，肿块一般大于 1 cm，同侧腋窝可见肿大的淋巴结。③乳腺导管造影显示导管突然中断，断端呈光滑杯口状，近侧导管显示明显扩张，有时为圆形或卵圆形充盈缺损，导管柔软、光整者，多为导管内乳头状瘤；若断端不整齐，近侧导管轻度扩张，扭曲，排列紊乱，充盈缺损或完全性阻塞，导管失去自然柔软度而变得僵硬等，则多为导管内乳头状癌。④溢液涂片细胞学检查乳头状癌可找到癌细胞；最终确诊则以病理诊断为准，而且应做石蜡切片，避免因冷冻切片的局限性造成假阴性或假阳性结果。

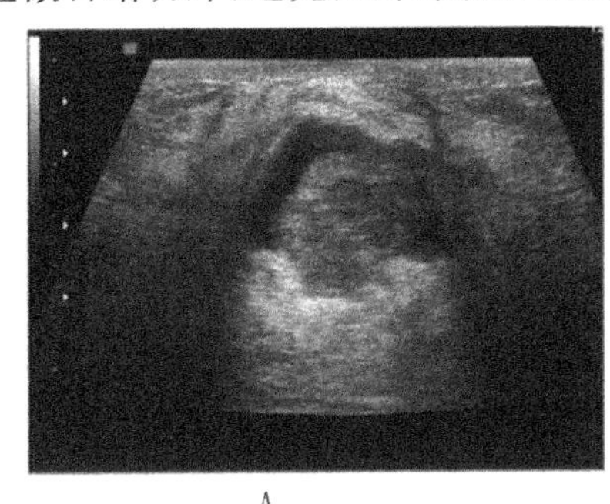

A

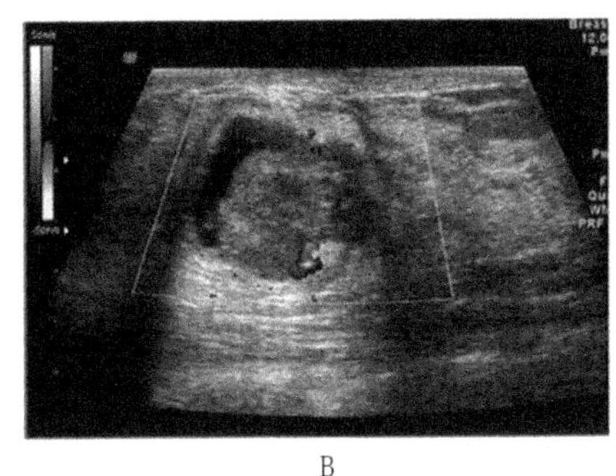

B

图 3-32　导管内乳头状癌

A.局部导管扩张，内见实性中低回声团块，形态不规则；B.肿块内血流信号增多

(2)与乳腺导管扩张症鉴别：①乳腺导管扩张症溢液期均可以乳头溢液为主要症状，常伴有先天性乳头凹陷，溢液多为双侧多孔，性状可呈水样、乳汁样、浆液样、脓血性或血性。②导管扩张症的肿块期可见到乳晕下肿块，肿块形状可不规则，质地硬韧，并可与皮肤粘连，常发生红肿疼痛，后期可发生溃破而流脓；还可见患侧腋窝淋巴结肿大、压痛。③若较大导管呈明显扩张，导管粗细不均匀，失去正常规则的树枝状外形者，而无明显充盈缺损者，则多为导管扩张。④必要时可行肿块针吸细胞学检查或活组织病理检查。

五、乳腺其他罕见癌

(一)乳腺化生性癌

1.临床概述

乳腺癌常伴有各种类型的化生，如鳞状上皮化生、梭形细胞化生、软骨化生或骨化生，故称其为化生性癌。

2.超声表现

声像图表现与黏液癌相似，单纯应用超声很难对乳腺癌的病理类型做出诊断(图 3-33)。

3.相关影像学表现

钼靶 X 线表现无特殊性。多数边界较清楚，无钙化，有些患者中表现为良性征象，一些患者同时表现为部分边界清楚，部分呈毛刺状。

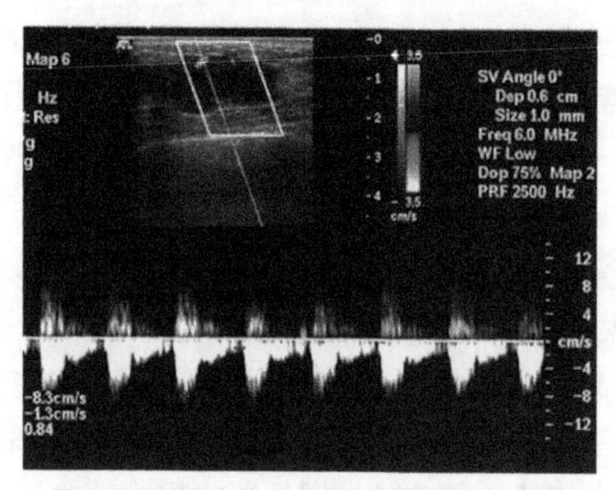

图 3-33 乳腺化生性癌多普勒频谱表现

(二)乳腺神经内分泌癌

1.临床概述

乳腺神经内分泌癌较罕见，占乳腺癌的 2%～5%，其肿瘤细胞中往往含有亲银和/或嗜银颗粒，神经内分泌指标呈阳性表达。1977 年，Cubilla 和 Woodruff 首先报道了发生于乳腺的神经内分泌癌。2003 年，世界卫生组织(WHO)乳腺及女性生殖器官肿瘤组织分类将乳腺神经内分泌癌正式命名，并将其分为实体型神经内分泌癌、小细胞/燕麦细胞癌及大细胞神经内分泌癌三个亚类。

本病多见于老年人，主要发生于 60～70 岁。但临床上多缺乏神经内分泌综合征的表现。

大体形态表现为浸润性或膨胀性生长的肿块，切面呈实性、灰粉或灰白，质硬，大部分边界清晰，部分与周围组织分界欠清。按细胞类型、分级、分化程度和产生黏液的情况可将其分为不同的亚型：实性神经内分泌癌、不典型类癌、小细胞/燕麦细胞癌和大细胞神经内分泌癌。神经内分泌癌癌组织由密集的细胞构成，形成孤立的、界限清楚的小叶状肿块，或呈实性巢状、片状、小梁状；亦可由密集富染色质、细胞质稀少的细胞或由密集的细胞质丰富的大细胞团块组成。

2.超声表现

乳腺神经内分泌癌的声像图表现多为不均质低回声实性肿块，形态不规则，边界清晰或部分边界不清(图 3-34A)。肿瘤内伴部分黏液癌成分时，瘤内可部分表现为低、无回声；伴浸润性导管癌时，超声表现与浸润性导管癌相似(图 3-34B)。

彩色多普勒血流显像显示大部分乳腺神经内分泌癌血流丰富(图 3-34C)，考虑与肿瘤细胞密集、实性癌巢中新生血管丰富有密切关系。少部分肿块内血流稀少。

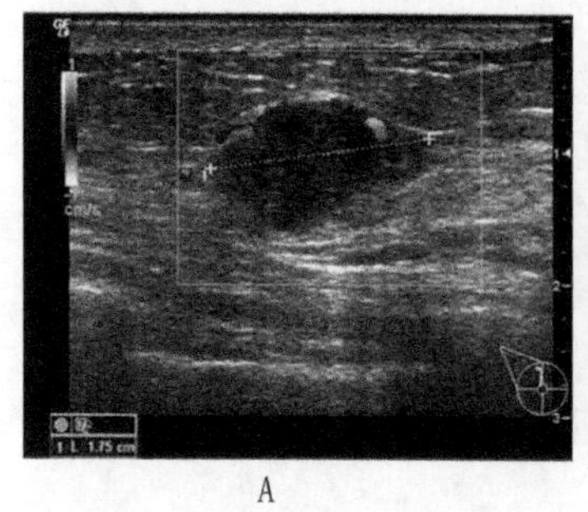

A

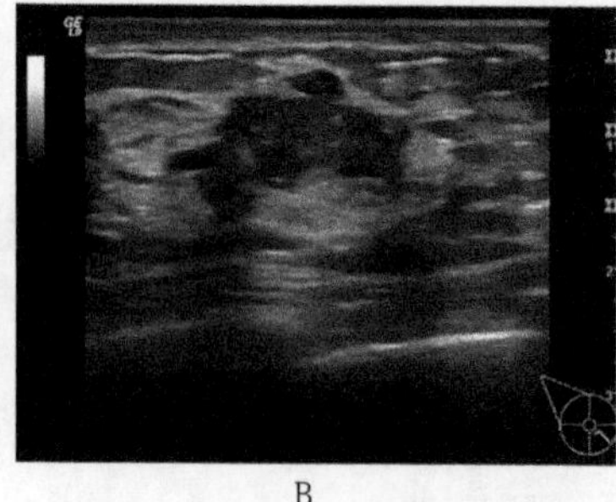

B

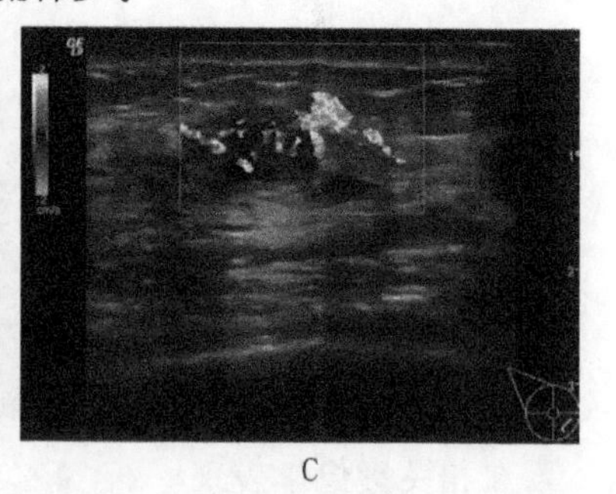

C

图 3-34 乳腺神经内分泌癌

A.不均质低回声实性肿块，形态不规则，部分边界不清。病理：乳腺实性神经内分泌癌；B.肿块边界不清，形态不规则，内部回声不均匀，局部呈低无回声。病理：乳腺实性神经内分泌癌，伴部分黏液癌成分及广泛性导管内癌成分(神经内分泌性导管内癌)；C.彩色多普勒示肿块内及边缘部可见明显丰富彩流信号

3.鉴别诊断及比较影像分析

(1)与常见的乳腺浸润性导管癌鉴别:乳腺神经内分泌癌的超声表现与其病理组织学特征有密切关系。乳腺神经内分泌癌的四个病理学亚型均由密集的细胞构成,可呈实性巢状、片状、小梁状,形成孤立的、界限清楚的肿块,使其在超声检查中可表现为边界清晰的实性肿块。乳腺浸润性导管癌实质向周围组织浸润明显,并伴有不同程度的间质反应,成纤维反应多,超声表现为毛刺及强回声晕。肿瘤间质的胶原纤维成分增多,排列紊乱形成后方回声衰减;而乳腺神经内分泌癌细胞成分丰富,间质成分少,以膨胀性生长为主,故多为实性肿块,边界清晰,无毛刺,后方回声无明显衰减,可据此加以鉴别。但乳腺神经内分泌癌呈浸润性生长时,则难以与乳腺浸润性导管癌相鉴别。

(2)与乳腺其他良性肿瘤相鉴别:乳腺神经内分泌癌呈膨胀性生长时,因其边界清楚而难以与其他乳腺良性肿瘤相鉴别,但肿块内血流丰富而提示恶性肿瘤可能。而肿块表现为部分边界不清,形态不规则并肿块内血流丰富,常提示乳腺恶性肿瘤。

(李修菊)

第四章

心血管超声诊断

第一节　先天性心脏病

先天性心脏病可分为发绀型和非发绀型两类，超声检测是诊断的必要手段，主要观测心脏方位、各房室有无增大、心内结构有无中断、房室连接及大动脉与心室连接是否异常，腔室有无异常结构、心脏内部血流是否异常。以下介绍最常见的几种先天性心脏病。

一、房间隔缺损

房间隔缺损是指房间隔组织的任一部位呈不连续状态，出现中断现象，引起心房水平分流。房间隔缺损是先天性心脏病中较常见的一种心脏畸形，根据缺损部位可分为多种类型。卵圆孔在成人中仍有20%～25%未完全闭合，因不引起两个心房间的显著血液分流而不易显示。

(一)分型

按缺损部位可分为原发孔型房间隔缺损(Ⅰ孔型房间隔缺损)、继发孔型房间隔缺损、静脉窦型房间隔缺损(Ⅱ孔型房间隔缺损，分为上腔型和下腔型)、冠状窦间隔缺损、混合型缺损。

1.原发孔型

占房间隔缺损的15%～20%，缺损位于房间隔下部近房室瓣处，常累及房室瓣，引起二尖瓣前叶裂，其本质属于部分型心内膜垫缺损范畴。

2.继发孔型

中央型，最多见，约占76%，缺损位于房间隔中央卵圆窝部位，四周有完整的房间隔结构。缺损多为单发，亦可有两个以上或多发呈筛孔状。

3.静脉窦型

静脉窦型包括上腔型和下腔型，仅占4%～11%。上腔型缺损位于房间隔后上方，上腔静脉入口处下方，没有上缘，与上腔静脉连通，部分该型患者可伴有右上肺静脉异位引流入右房或上腔静脉。下腔型缺损位于房间隔后下方，与下腔静脉的入口相延续，心房后壁构成缺损的后缘。

4.冠状静脉窦型

较罕见，又称为无顶冠状静脉窦综合征，由于胚胎时期冠状窦与左心房分隔不全或全无分隔，左房血能经冠状静脉窦流入右房，常伴有永存左上腔静脉。

5.混合型

两种或两种以上的缺损同时存在，常为巨大缺损，大者几乎完全缺如，约占 8.5%。

(二)血流动力学依据

正常左房压高于右房压约 0.7 kPa(5 mmHg)，当房间隔存在缺损时，早期房水平左向右分流。房间隔缺损的缺损越大则分流量越大，使右心容量负荷及肺循环血流量增加越明显，可逐步导致右心扩大，左心室偏小。严重病例分流量过大，超过肺循环血量限度时可出现动力型肺动脉高压。长期肺动脉高压可使肺小动脉病变导致肺血管阻力增加，出现阻力型肺动脉高压。随着肺动脉压升高，右室、右房压力随之升高，房水平可出现双向分流、右向左分流。

(三)超声表现

胸骨旁心底短轴观、胸骨旁四腔心观、剑突下四腔心观及剑突下腔静脉长轴观是诊断房间隔缺损的常用切面。

1.二维及 M 型超声心动图

(1)房间隔回声中断是诊断房间隔缺损的直接征象，表现为正常房间隔线状回声带不连续。继发孔型房间隔缺损回声失落位于房间隔中部，其四周见房间隔回声；原发孔型房间隔缺损回声中断位于房间隔下部靠近十字交叉，静脉窦型房间隔缺损在剑突下腔静脉长轴观显示最清晰，于上腔静脉或下腔静脉开口处房间隔回声中断。大多数缺损处断端回声增强(图 4-1)。在所有的观察切面中剑突下四腔心观对观察和判断房间隔回声中断最具可靠性。

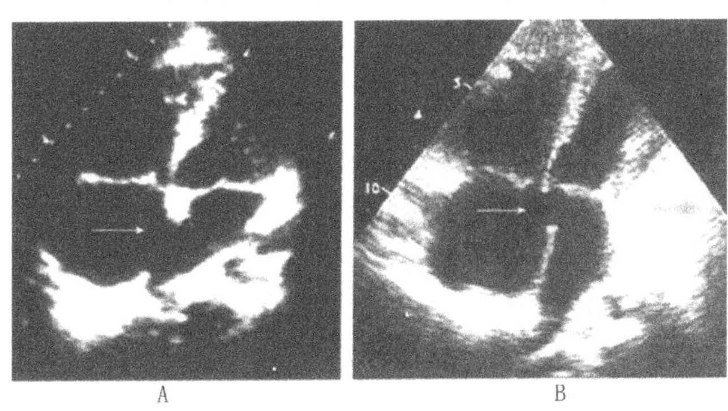

A　　　　B

图 4-1　房间隔缺损

A.继发孔缺损；B.原发孔缺损。→示缺损处

(2)右心房、右心室扩大，右心室流出道增宽，肺动脉内径增宽，室间隔与左心室后壁呈同向运动，这是诊断房间隔缺损的间接征象。

2.多普勒超声心动图

彩色多普勒显示房间隔中断处以红色为主的中央为亮黄色的穿隔血流。频谱多普勒于房间隔中断处右心房侧，显示来源于左心房的湍流频谱，其分流速度较低，占据收缩期和舒张期。当合并肺动脉高压时，若左、右心房压力相等则在房间隔中断处无分流。当右心房压力大于左心房压力时，缺损处显示从右向左的以蓝色为主的穿隔血流。此外声学造影和经食管超声检测对房间隔缺损诊断有重要意义。

(四)鉴别诊断

1.卵圆孔未闭或重开

出生后，左房压力升高将原发隔推向继发隔，原发隔与继发隔若未融合仍保持分离状态，当右房压力高于左房时该孔又重新开放。二维超声于剑突下方切面可见卵圆孔及原发隔随心动周期略有摆动，右房容量负荷加重时该隔偏向左房，两隔膜之间边缘出现错位，常伴有右向左分流，彩色多普勒血流成像显示蓝色分流束；行右心声学造影检查左心可出现微泡回声。必要时经食管超声检查可提高检出率。

2.房间隔膨凸瘤

房间隔的一部分呈瘤样扩张，菲薄的房间隔可随压力变化突入左房或右房，随心动周期在左、右房摆动。二维超声可显示房间隔多于卵圆窝部位有薄膜样结构膨入左房或右房，随心动周期在左、右房间有规律摆动。房间隔膨凸瘤易并发小房间隔缺损或多发房间隔缺损。

(五)探测要点

房间隔缺损超声图像上常常出现假阳性。心尖四腔心观房间隔因与声束平行而产生回声中断，可应用胸骨旁四腔心观或剑突下四腔心观扫查避免误诊。另外彩色多普勒血流显像心房水平见红色的穿隔血流，可能是切面中显示冠状静脉窦造成的假象，可多切面扫查是否在其他切面也出现，并观察右心是否扩大，上述两条都出现时才能确定房间隔缺损。

二、室间隔缺损

胚胎时期心脏室间隔发育异常导致缺损，形成两心室间异常分流，称为室间隔缺损。室间隔缺损是最常见的先天性心血管畸形，可单独存在，亦常为其他复杂心脏畸形的组成部分。

(一)分型

室间隔缺损根据缺损所在部位分为以下类型。

1.流出道型(漏斗部)室间隔缺损

(1)干下型室间隔缺损(缺损邻近肺动脉瓣环，缺损上缘无肌性组织)。

(2)嵴内型、嵴上型(位于室上嵴之内或之上，缺损四周为肌性组织)。

2.膜周型室间隔缺损单纯膜部(限于膜部室间隔的小缺损，四周为纤维组织)

(1)嵴下型(位于室上嵴之下)。

(2)隔瓣下型(缺损位于三尖瓣隔叶下方)。

3.肌部型室间隔缺损低位肌部室间隔缺损

可为多发，常合并其他畸形存在。

(二)血流动力学依据

存在室间隔缺损时，分流的速度和方向取决于左右心室之间的压力差。正常左室压明显高于右室，经室间隔缺损室水平出现高速左向右分流，因分流使肺循环血流量加大，左室前负荷加大，左室扩大。缺损较大者因分流量大，易导致动力性肺动脉高压，此时左右室间压差减小，左向右分流速度随之下降，如及时手术去除分流可逆转肺动脉高压。但当分流量超过肺循环的耐受量，使得肺小血管发生病变后，逐渐产生阻力型肺动脉高压，此时左右室间压差及分流量明显减小，室水平可出现双向分流，称为艾森曼格综合征。

(三)超声表现

室间隔缺损的常用切面有左心室长轴观、胸骨旁心底短轴观、心尖四腔心观、右心室流出道长轴观、左心室短轴观及心尖五腔心观等。

1.二维超声心动图及M型超声心动图

(1)典型的室间隔回声中断是诊断室间隔缺损的直接征象。膜周部缺损多在心尖五腔心观和胸骨旁心底短轴观显示。在胸骨旁心底短轴观，膜周部缺损室间隔缺损位于10～12点处，干下型缺损多位于肺动脉瓣下，相当于1点处；肌部室间隔缺损可应用心尖四腔心观及不同水平左心室短轴观显示，缺损位于室间隔中下段肌部；隔瓣下型室间隔缺损多于心尖四腔心观及右心室流出道长轴观显示，缺损多位于三尖瓣隔瓣下方（图4-2）。

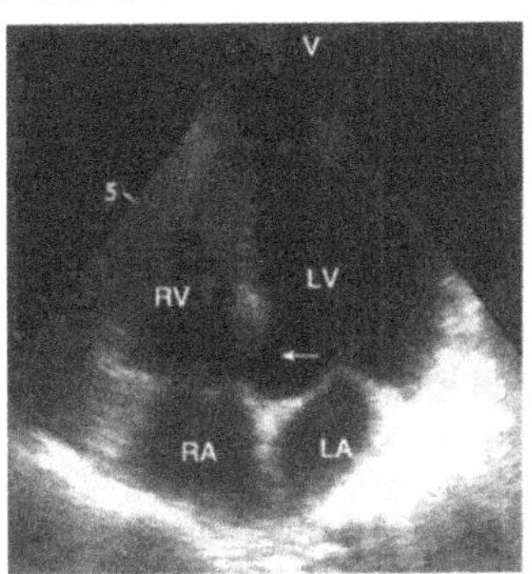

图4-2 膜周部室间隔缺损

←示缺损处

（2）左心室左心房扩大：缺损较小时左心室不扩大，中等以上的缺损左向右分流量多，出现左心室、左心房扩大，左心室壁搏动增强，二尖瓣活动幅度增大。

（3）右心室流出道增宽及肺动脉扩张，搏动增强。

（4）肺动脉高压：二维超声心动图显示肺动脉增宽，肺动脉瓣开放时间短及收缩期振动。M型显示肺动脉瓣曲线常表现为a波消失，EF段平坦，CD段见扑动波，呈W形。

2.多普勒超声心动图

（1）彩色多普勒：于室间隔缺损处显示一束红色为主的五彩镶嵌血流从左心室进入右心室（图4-3）。

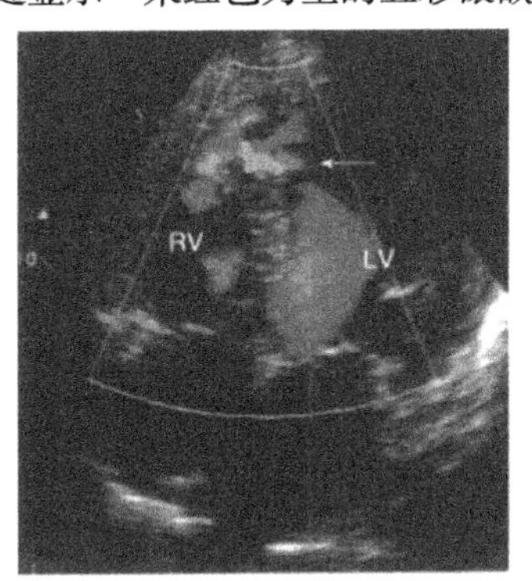

图4-3 肌部室间隔缺损的彩色多普勒

←示室间隔缺损

（2）频谱多普勒：将取样门置于室间隔缺损处的右心室侧，显示收缩期左向右分流频谱，呈单峰波型，速度较高；但缺损较小的肌部缺损、室间隔缺损合并肺动脉高压及室间隔缺损合并右心室流出道狭窄者，分流速度可较低。巨大室间隔缺损患者，两侧心室压力基本一致，分流速度很低，甚至无明显分流。分流量较大的室间隔缺损肺动脉压力明显增高，可显示收缩期心室水平右向左分流。

（四）鉴别诊断

（1）主动脉窦瘤破入右心室流出道在二维超声心动图上，若主动脉瓣显示不太理想时，有可能将窦瘤破裂误以为是室间隔缺损。此外,主动脉窦瘤破裂也常合并室间隔缺损。主要鉴别在于主动脉窦瘤破裂为持续整个心动周期的左向右分流,因此,用彩色多普勒和频谱多普勒很容易鉴别。

(2)右心室流出道狭窄:右心室流出道狭窄患者在彩色多普勒探查时显示右心室流出道内的收缩期高速五彩镶嵌的血流。应观察其起始部位,避免误诊。另外,室间隔缺损也可合并右心室流出道狭窄,由于室间隔的过隔血流掩盖了右心室流出道狭窄的血流,更易使右心室流出道狭窄漏诊。

(五)探测要点

较大的室间隔缺损通过二维超声及彩色多普勒血流显像较易于诊断,但较小的室间隔缺损二维超声不易发现,需配合彩色多普勒血流显像及多普勒频谱才能诊断,此时在室间隔处五彩血流上取频谱,可有收缩期高速的湍流频谱。

三、动脉导管未闭

动脉导管未闭是胎儿期开放的动脉导管于出生后 3 个月未能自然闭合,为常见的先天性心脏病,多见于早产儿和高原地区。本病可单独存在,也可与多种心脏畸形并存。

(一)分型

1.管型

最多见,占 80%以上,未闭的导管呈管状,降主动脉端与肺动脉端等粗。

2.漏斗型

较常见,未闭的导管呈漏斗状,导管的降主动脉端大于肺动脉端。

3.窗型

少见,未闭导管长度短,降主动脉与肺动脉紧贴呈窗式沟通。

4.动脉瘤型(哑铃型)

罕见,未闭动脉导管两端较细,中段明显膨大呈动脉瘤状。

(二)血流动力学依据

由于主动脉压力较肺动脉压力高,血流连续从主动脉经未闭的动脉导管进入肺动脉,造成肺动脉增宽,左心房左心室扩大。血流长期分流使肺动脉压力升高。当压力接近或超过主动脉压力时,产生双向或右向左分流(艾森曼格综合征)。患者胸骨左缘第 2 肋间外侧可闻及收缩期和舒张期连续性响亮、粗糙的杂音,伴有震颤,部分有水冲脉。

(三)超声表现

左心室长轴观、胸骨旁心底短轴观、胸骨上窝主动脉长轴观及心尖四腔心观为动脉导管未闭探测常用的切面。

1.二维超声心动图

(1)多切面显示降主动脉(左锁骨下动脉开口水平)与主肺动脉之间异常通道,呈管状、瘤状、漏斗状或降主动脉与肺动脉紧贴并中间回声中断。

(2)左心房、左心室扩大。

(3)肺动脉增宽。

2.M 型超声心动图

肺动脉高压肺动脉瓣曲线 a 波变浅甚至消失,收缩期提前关闭,CD 段有切迹,呈 V 形或 W 形。

3.多普勒超声心动图

(1)彩色多普勒:动脉导管较小时,从降主动脉向肺动脉的分流,呈红色为主的五彩血流,沿主肺动脉外侧壁走行，持续整个心动周期。舒张期因肺动脉瓣关闭，其高速分流可折返回主肺动脉的内侧缘，为蓝色，产生所谓舒张期前向血流。动脉导管较大时，分流束明显变宽，甚至充满整个主肺动脉。

(2)频谱多普勒：将取样门置于未闭的动脉导管口肺动脉侧，显示持续整个心动周期的连续性湍流频谱(图 4-4)。

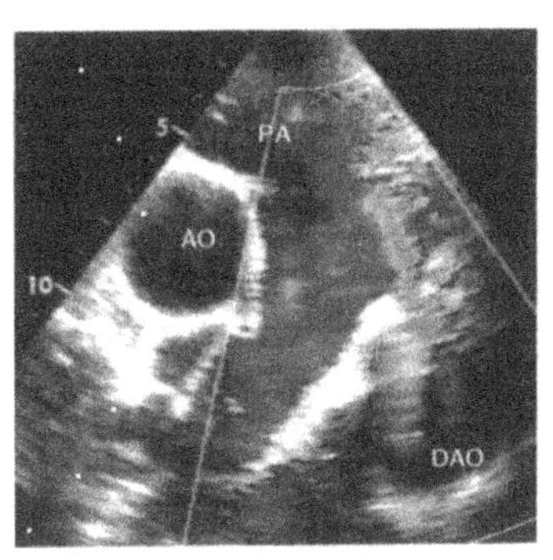

图 4-4 动脉导管未闭

大动脉短轴切面示动脉导管未闭(AO：主动脉，PA：肺动脉，DAO：降主动脉)

(四)鉴别诊断

1.主动脉-肺动脉间隔缺损

主动脉-肺动脉间隔缺损又称主动脉-肺动脉窗，为先天性升主动脉和主肺动脉之间管壁发育障碍，形成大血管之间的交通并产生左向右分流，在主-肺动脉内见一连续性分流，鉴别要点，见表 4-1。主动脉-肺动脉间隔缺损较罕见，患儿年龄小，因此青少年患者一般不考虑此病。

表 4-1 动脉导管未闭与主动脉-肺动脉间隔缺损的超声表现鉴别要点

项目	动脉导管未闭	主动脉-肺动脉间隔缺损
病变部位	降主动脉与主肺动脉分叉处或左肺动脉之间	升主动脉和主动脉间隔缺损
显示	易显示	不易显示
异常血流	朝向肺动脉瓣	几乎与主肺动脉垂直
频谱形态	为正向，分流速度较高，一般>4 m/s，高峰在收缩期，呈双梯形	分流速度在收缩期早期达到高峰，然后在整个心动周期逐渐下降

2.主动脉窦瘤破裂

主动脉右冠窦破入右心室流出道，临床表现有时很难与动脉导管未闭区别，超声鉴别在于清晰显示异常血流先进入右心室流出道，再进入主肺动脉。

3.冠状动脉-肺动脉瘘

冠状动脉(以左冠状动脉多见)开口于肺动脉时，可在肺动脉内探及连续性左向右分流，此时要注意与动脉导管未闭鉴别。冠状动脉多开口于肺动脉的侧壁。另外，冠状动脉本身可有异常。

(五)探测要点

于胸骨旁心底短轴观要注意显示主肺动脉长轴及其左右分支，此时降主动脉为横断面图，而未闭的动脉导管为降主动脉与肺动脉分叉处或左肺动脉之间短粗的管道回声。适当旋转探测角度以清楚显示动脉导管的全程。胸骨上窝观首先显示主动脉弓和降主动脉的长轴观，稍向逆时针方向旋转探头，即可显示肺动脉与降主动脉之间的导管回声。彩色血流显像显示从降主动脉流向肺动脉的五彩血流信号是确诊的重要步骤。同时显示双期分流频谱是必要的依据。

四、法洛四联症

(一)病变类型

1.肺动脉狭窄

胎心发育过程中，动脉干内主-肺动脉隔异常右移，导致肺动脉口狭窄和主动脉根部明显增宽。肺动脉狭窄好发部位依次为右心室流出道(漏斗部)、肺动脉瓣(膜部)、肺动脉干等。

2.室间隔缺损

由于主-肺动脉隔右移与室间隔不能连接，在主动脉口之下形成较大的室间隔缺损。如同时再伴有卵圆孔未闭或房间隔缺损者，则称法洛五联症。

3.主动脉骑跨

主动脉根部增宽，其右缘超越室间隔骑跨于左心室右心室之间，骑跨率为 30%～50%。

4.右心室肥厚

因肺动脉狭窄，右心室排血受阻，压力增高，故继发右心室肥厚。

(二)血流动力学依据

法洛四联症的血流动力学改变是主动脉增宽，肺动脉和/或右心室流出道狭窄；右心室增大，取决于肺动脉狭窄的程度，肺动脉狭窄越严重，肺循环阻力越大，肺循环气体交换的血流量越少，发绀越重。另外由于室间隔缺损及肺循环阻力增大，引起右向左分流，更加重了发绀。患者胸骨左缘可闻及响亮的收缩期杂音，第二心音亢进。多伴有发绀及杵状指。

(三)超声表现

左心室长轴观、胸骨旁心底短轴观、右心室流出道长轴观及心尖四腔心观为法洛四联症常用切面。

1.二维超声心动图

(1)肺动脉狭窄：胸骨旁心底短轴观可见漏斗部、肺动脉瓣环(膜部)和/或肺动脉主干有程度不等的狭窄或狭窄后扩张表现，肺动脉瓣叶位置正常。

(2)室间隔缺损：表现为主动脉根部前壁与室间隔连续中断。

(3)主动脉骑跨：主动脉增宽，主动脉前壁前移，后壁与二尖瓣前叶仍相连，形成特有的“骑跨”征象(见图 4-5)。

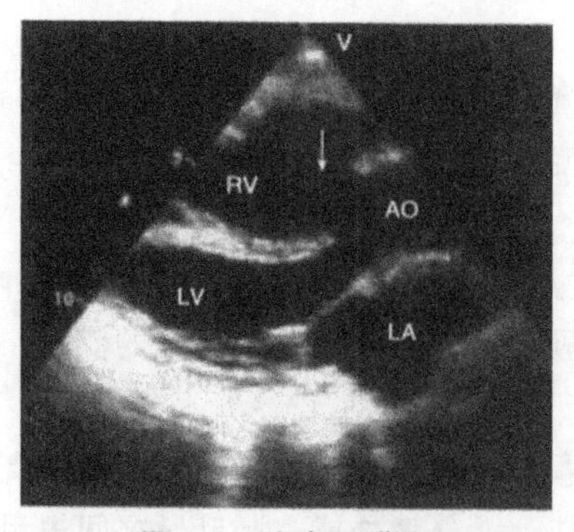

图 4-5　法洛四联症

↓示主动脉骑跨及室间隔缺损

(4)右心室前壁增厚,右心房右心室增大,左心房、左心室正常或略小。

2.多普勒超声心动图

(1)彩色多普勒:左心室长轴观,收缩期见一束红色血流信号从左心室流出道进入主动脉,同时右心室侧见一束蓝色分流经室间隔缺损处进入左心室及主动脉;舒张期见一束红色分流经室间隔缺损处从左心室进入右心室。心底短轴观,于收缩期在右心室流出道或肺动脉狭窄处见五彩镶嵌的湍流信号。

(2)频谱多普勒:左心室长轴观,取样门置于室间隔缺损处,见收缩期向下,舒张期向上的双向频谱;胸骨旁心底短轴观,取样门置于右心室流出道和/或肺动脉干内狭窄处可见全收缩期双向实填频谱。

(四)鉴别诊断

1.法洛三联症

其特点为肺动脉狭窄,右心室肥厚,房间隔缺损(多为卵圆孔未闭),但无室间隔缺损和主动脉骑跨。

2.法洛五联症

在法洛四联症的基础上合并房间隔缺损或卵圆孔未闭。

(五)探测要点

法洛四联症中右心室壁增厚通常测量左心室长轴观的右心室前壁厚度相对容易。主动脉骑跨是指主动脉前壁右移,右心室内血液可流入主动脉,也是通过左心室长轴观显示的。室间隔缺损多为膜周型室间隔缺损,二维超声可清晰显示。右心室流出道或肺动脉狭窄多通过右心室流出道长轴观或胸骨旁心底短轴观显示。

(杨智芳)

第二节　二尖瓣疾病

超声心动图检查已经成为诊断心脏瓣膜病最常用、最重要的无创性检查方法。其中二尖瓣是心脏四个瓣膜中最先得到超声心动图观测评估的瓣膜。这是因为在超声心动图技术出现早期风湿性心脏病发病率较高,二尖瓣瓣叶的运动幅度相对较大并且有特征性运动轨迹,最容易被早期使用的M型超声技术检测到。现在广泛使用的二维和多普勒超声心动图技术,以及正在发展完善之中的三维超声心动图极大提高了对瓣膜病变的诊断能力,可以对不同类型的二尖瓣病变做出诊断和定量评估。

一、二尖瓣狭窄

(一)病理解剖与血流动力学改变

在我国二尖瓣狭窄患者中,风湿热作为病因者高达90%。风湿热所导致的二尖瓣狭窄病理改变可分为三型。①隔膜型:二尖瓣前叶和后叶的边缘呈纤维性增厚、交界区粘连,偶有钙化点,使瓣孔狭窄。瓣膜的病变较轻,瓣体的活动一般不受限制。②隔膜漏斗型:除瓣孔狭窄外,前叶本身尤其后叶都有较严重病变,交界区粘连明显,同时腱索也发生粘连、缩短,使瓣膜边缘和部分组织受到牵拉，形成漏斗状。前叶的大部分仍可活动，但受到一定限制。③漏斗型：前叶和后叶的病变都发展为极严重的纤维化和/或钙化，腱索和乳头肌异常缩短使整片瓣膜僵硬而呈漏斗状狭窄。由于前叶失去弹性活动，无论在收缩期或舒张期，二尖瓣均为一漏斗状的通道，故此型除狭窄外均伴有明显关闭不全。

二尖瓣狭窄形成之后，舒张期左房血流排出受阻，左房血液凝滞，可形成血栓。左房压力增高，左房扩大。左房压力增高后，导致肺循环阻力增加，右室负荷加重，后期有右室扩大。如不合并二尖瓣关闭不全，左室一般不扩大。

(二)超声心动图表现

1.二尖瓣狭窄的定性诊断

(1)M型超声：二尖瓣运动曲线呈"城墙"样改变。其中包括二尖瓣前叶EF斜率减低、运动幅度(D-E或E-E′间距)减小，曲线增粗回声增强。后叶与前叶同向运动，同时伴左心房继发性增大(图4-6)。

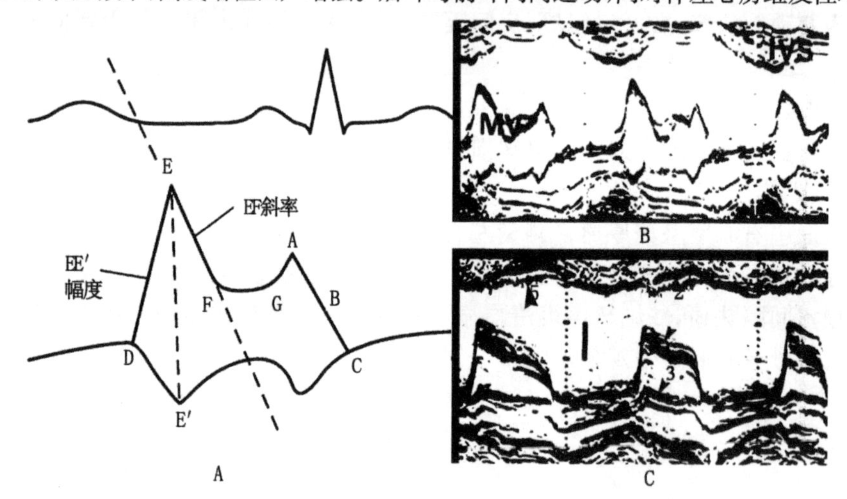

图4-6 风湿性心脏病二尖瓣狭窄M型超声表现

A. 二尖瓣M型运动曲线模式图；B.正常二尖瓣的运动曲线；C.风湿性心脏病二尖瓣狭窄的运动曲线

(2)二维超声：左室长轴可见二尖瓣瓣叶增厚，回声增强，瓣口开放活动减低，在风湿性心脏病患者呈"圆顶"征；左室短轴可见前后叶交界区粘连，瓣口开放面积减小呈"鱼口"征(图4-7)，瓣叶散在或弥漫性强点片或团块样强回声。同时伴有左心房增大，肺动脉增宽，右心腔增大等继发性改变。单纯性二尖瓣狭窄时，左心室较正常相对偏小。

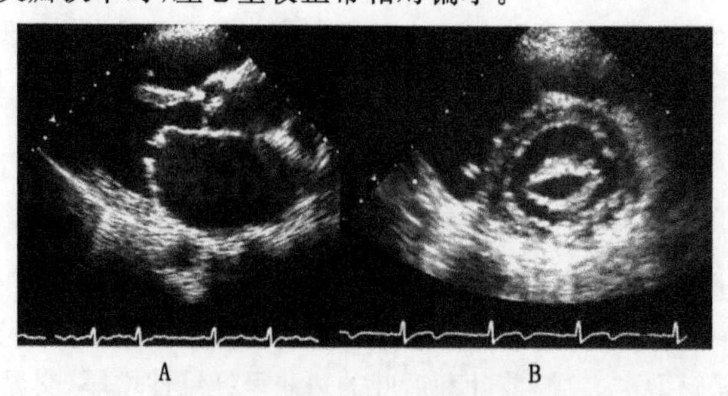

图4-7 风湿性心脏病二尖瓣狭窄二维超声表现

A.胸骨旁长轴二尖瓣开放呈"圆顶"征；B.胸骨旁短轴二尖瓣开放呈"鱼口"征

(3)多普勒超声:频谱多普勒显示过二尖瓣流速增快,E 峰减速时间延长,湍流导致的"空窗"充填。彩色多普勒显示瓣口左房侧有血流汇聚,左室侧有五色镶嵌的表现(图 4-8)。

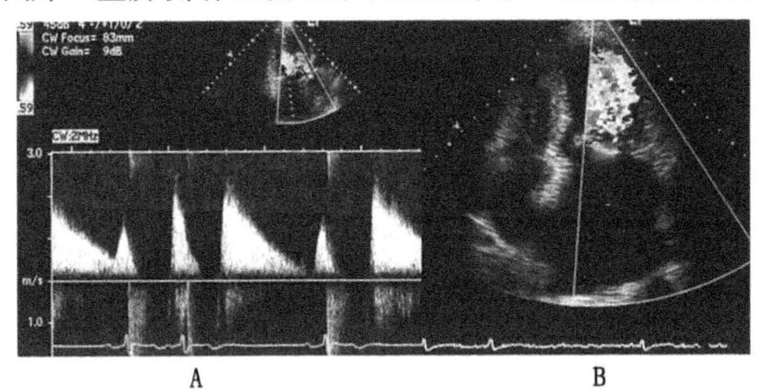

图 4-8 风湿性心脏病二尖瓣狭窄多普勒超声表现

A.频谱多普勒显示二尖瓣口流速加快,"空窗"充填;B.彩色多普勒显示二尖瓣口左房侧血流汇聚及左室侧湍流

2.二尖瓣狭窄的半定量和定量诊断

(1)M 型超声:①根据二尖瓣 EF 斜率半定量狭窄程度,EF 斜率越慢,狭窄程度越重,正常人 70～160 mm/s。轻度狭窄 35～55 mm/s;中度狭窄 10～35 mm/s;重度狭窄<10 mm/s。②根据 D-E 间距半定量狭窄程度,正常人 D-E 间距约 28 mm。轻度狭窄 13～20 mm;中度狭窄 9～12 mm;重度狭窄<8 mm。

(2)二维超声:根据瓣口面积定量狭窄程度:在左心室短轴二尖瓣口平面用仪器轨迹球沿瓣口回声内缘勾画瓣口面积,正常人为 3.5～6.0 cm^2,轻度狭窄>1.5 cm^2;中度狭窄 1.0～1.5 cm^2;重度<1.0 cm^2。此方法简便易行,在正确掌握操作要领的前提下准确性较高。本方法在操作时须注意几点:①声束方向须垂直通过前后叶瓣尖,即扫查到瓣口最狭小的平面。如果声束偏高通过的不是瓣尖而是瓣体部位,势必造成瓣口面积检测结果偏大。②采用电影回放功能,在舒张早期瓣口开放最大时进行检测,必要时以同步心电信号作为时间坐标。③当钙化明显,声影较重时,应适当减低仪器灵敏度和增益,避免回声增粗导致的测量误差。④以左室长轴瓣尖开放间距作为短轴瓣口开放间距的参考对照,沿瓣口内缘勾画面积。取多次检测平均值,特别是当心房纤颤或操作欠熟练时多次检测取平均值更为重要。

根据二尖瓣前后叶瓣尖开放间距半定量狭窄程度:正常人开放间距 25～30 mm。极轻度狭窄17～20 mm;轻度狭窄 12～16 mm;中度狭窄 8～11 mm;重度狭窄<8 mm。须注意二尖瓣开放间距的检测与瓣口面积检测相同,应该在舒张早期瓣口开放最大时进行,否则结果出入较大。

根据二尖瓣的运动性、瓣叶厚度、瓣下组织增厚程度及瓣叶钙化程度 4 个方面对二尖瓣狭窄进行综合评分。每个方面分为 1～4 级(表 4-2)。1 级记 1 分,随级别增加记分分数递增,4 级记 4 分。每个患者从四个方面打分,最低 4 分,最高 8 分。当得分≤8 分时可考虑采用介入性球囊扩张术治疗二尖瓣狭窄。

表 4-2 二尖瓣狭窄综合评分

记分	瓣膜活动度	瓣下装置	瓣叶厚度	瓣叶钙化
1 分	仅瓣尖活动受限,其余部分活动尚好	仅二尖瓣叶下的腱索局限性轻度增粗	瓣叶厚度接近正常(4～5 mm)	回声光点增强局限于瓣尖的一个区域内

续表

记分	瓣膜活动度	瓣下装置	瓣叶厚度	瓣叶钙化
2分	瓣叶下部活动受限，中部和基底部尚正常	腱索上1/3区域受累增粗	瓣叶中部正常，瓣尖明显增厚(5～8 mm)	回声光点增强弥散到整个瓣尖区域
3分	瓣叶中下部活动受限，基底部尚好	腱索增粗扩展到远端1/3处	整个瓣叶均有增厚(5～8 mm)	回声增强扩展到瓣叶中部
4分	舒张期瓣叶无或仅有微小前向运动	所有腱索广泛增粗缩短并累及到乳头肌	整个瓣叶明显增厚(>8 mm)	大部分瓣叶组织都有回声增强

(3)多普勒超声：①根据二尖瓣血流频谱的压力减半时间(PHT)半定量狭窄程度，正常人PHT<60毫秒，轻度90～150毫秒，中度150～220毫秒，重度>220毫秒。须注意本方法属于经验公式，适用于瓣口面积小于1.8 cm^2 的单纯性二尖瓣狭窄，当存在二尖瓣反流或主动脉瓣病变时可能导致对瓣口面积的过低或过高评估，准确性欠佳。②二尖瓣口瞬时最大压力阶差(PPG)和平均压力阶差(MPG)定量狭窄程度，正常人PPG<0.5 kPa(4 mmHg)；MPG≤0.1 kPa(1 mmHg)。轻度狭窄PPG 1.1～1.6 kPa(8～12 mmHg)，MPG 0.4～0.8 kPa(3～6 mmHg)；中度狭窄PPG 1.6～3.3 kPa(12～25 mmHg)，MPG 0.8～1.6 kPa(6～12 mmHg)；重度PPG>3.3 kPa(25 mmHg)，MPG>1.6 kPa(12 mmHg)。须注意当合并二尖瓣反流时可能高估瓣口面积，当合并左心室功能减低时可能低估瓣口面积。

(4)连续方程法测定二尖瓣口面积：根据流体力学的连续方程原理，在一个连续的管道内，不同截面处的流量相等，即 $A_1 \times V_1 = A_2 \times V_2 = A_3 \times V_3$。公式中A=截面的面积，V=截面处的血流速度。因为心血管系统内的血流为搏动性，所以公式中的流速(V)实际上要采用各截面的平均流速乘以射血时间，即血流速度时间积分。假设公式中的 A_2 为二尖瓣平面，只要知道了其上游或下游任一平面的流量，同时得到过二尖瓣的血流流速时间积分，就能求出二尖瓣口面积。即 $A_2 = (A_1 \times V_1)/V_2$ 或 $(A_3 \times V_3)/V_2$。换言之，只要把二维和多普勒超声在主动脉瓣平面或肺动脉瓣平面检测到的相关参数代入上述公式即可求出二尖瓣口面积。主动脉瓣或肺动脉瓣的面积可将相应瓣环的直径代入圆的面积公式($\pi D^2/4$)而求出。此方法涉及的测量参数较多，必须保证每一个参数检测的准确性，否则造成误差的机会和程度增大。另外，连续方程法不适用存在二尖瓣反流或其他瓣膜有功能异常的患者。

(5)血流会聚法测定二尖瓣口面积：应用血流会聚法评价二尖瓣狭窄严重程度，不受二维超声直接瓣口面积测量法和多普勒压力减半时间法许多影响因素的限制(如瓣口形状、增厚度、钙化度、合并反流、操作手法、仪器条件等)，经胸超声检查时可在心尖左心长轴切面、两腔切面或四腔切面上进行，经食管超声心动图检查时，由于左房内血流会聚区显示范围大而清晰，尤其适宜应用该法进行定量研究(图4-9)。

计算方法为：

$$MVA = Q/V$$

$$Q = 2 \times \pi \times R^2 \times AV \times \alpha/180$$

式中MVA为二尖瓣口面积(cm^2)，Q为经过二尖瓣口的最大瞬时流量(mL/s)，V为经过二尖瓣口的最大流速(cm/s)，R为心动周期中最大血流会聚区红蓝交错界面至二尖瓣口(两瓣尖连线)的距离，AV为Nyquist速度(cm/s)，α为二尖瓣前后叶瓣尖的夹角。

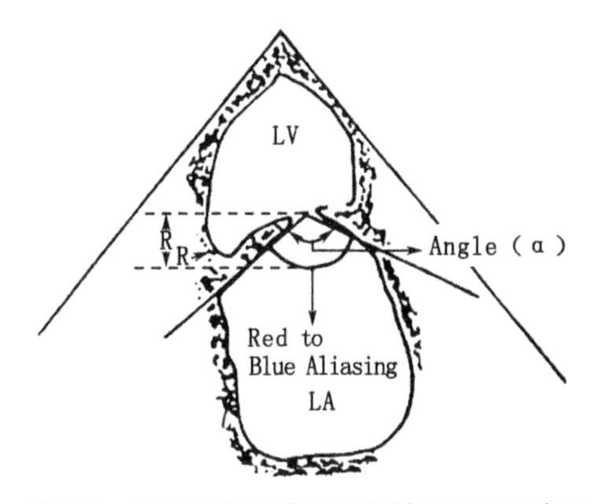

图 4-9 血流汇聚法检测二尖瓣口面积示意图

R 为会聚区的半径，Angle(α)为血流会聚区二尖瓣前后叶间夹角，Red to Blue Aliasing 为血流红色转为蓝色的 Nyquist 速度倒错线

(6)三维超声观测二尖瓣口面积：二尖瓣口的三维成像更直观形象，可以实现外科医师的手术切面观(图 4-10)。

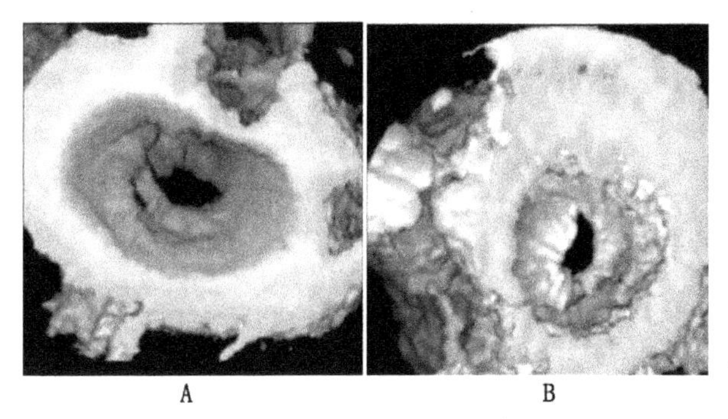

图 4-10 二尖瓣狭窄三维超声图像

A.从左房往左室方向观察；B.从左室往左房方向观察，均可见瓣口缩小

理论上在三维立体图像上配合相应软件检测瓣口面积更精确，特别是对于瓣口形态不规则，二维超声难以寻找与瓣尖平面真正平行的切面时用三维超声检测瓣口面积更具优势。但目前三维超声成像技术和相应的定量检测软件尚在研究发展成熟中，临床尚未普及应用。

3.二尖瓣狭窄并发症的超声所见

(1)心房纤颤：M 型二尖瓣运动曲线 E-E 间距或室壁运动曲线的收缩顶点间距绝对不等。二尖瓣血流频谱 A 峰消失，呈高低、宽窄、间距不等的单峰波。

(2)左房血栓：二维超声表现为轮廓清晰的回声团，形状不规则，边界不规整，基底部较宽与左房侧后壁或左心耳壁紧密相连，一般无活动性。少数随心房运动存在一定活动性，血栓内回声强度可不均匀，甚至存在钙化。左心耳的血栓经胸超声有时难以显示，需经食管超声检查明确诊断(图 4-11)。

(3)肺动脉高压：二维超声可见主肺动脉增宽，右心腔扩大。多普勒超声可见不同程度的肺动脉瓣和/或三尖瓣反流。肺动脉瓣反流速度增加≥2 m/s。三尖瓣反流速度增加≥3 m/s。肺动脉高压明显时还可伴有下腔静脉扩张，塌陷指数减低，肝大、淤血等表现。

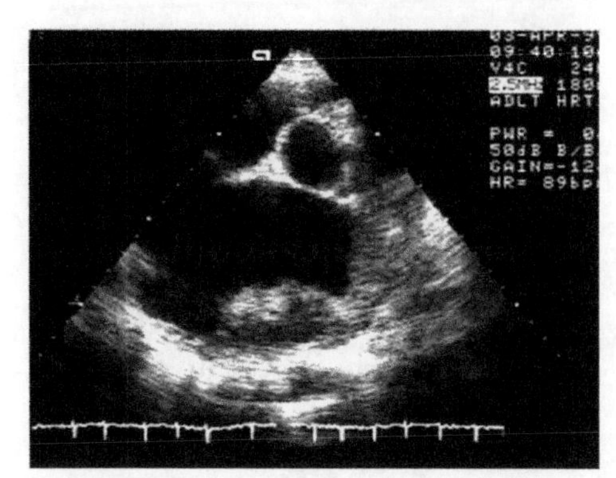

图 4-11 二尖瓣狭窄心底短轴切面

左心耳血栓延伸到左房侧后壁(箭头指向左心耳内血栓)

(三)鉴别诊断

1.左心房黏液瘤

左心房黏液瘤为最常见的心脏原发性肿瘤。临床症状和体征与二尖瓣狭窄相似,但存在间歇性,随体位而变更,心房颤动少见而易有反复的周围动脉栓塞现象等特征。超声心动图表现为二尖瓣后面收缩期和舒张期均可见一团云雾状团块样回声,多数有一窄蒂附着于房间隔上,活动度大,往往随心脏舒张运动甩到二尖瓣瓣口甚至进入左心室流入道,导致舒张期过二尖瓣血流受阻,流速加快。同时超声动态观察二尖瓣瓣叶本身的活动度、厚度及回声无明显异常。能造成类似血流动力学改变的左房内占位还有左房内活动性血栓。

2.主动脉瓣关闭不全

当存在中度以上特别是向二尖瓣前叶一侧偏心性的主动脉瓣反流时,二尖瓣在心室舒张期受主动脉反流血液的冲击,同时还有主动脉瓣反流致左室血容量增多,左室舒张压增高等因素,二尖瓣前叶开放受限表现为相对性二尖瓣狭窄,听诊在心尖区可闻及舒张期隆隆样杂音(Austin-Flint 杂音)。二维和 M 型超声心动图可见舒张期二尖瓣前叶开放受限,同时存在震颤现象,而二尖瓣后叶的结构形态及开放活动正常。同时明显主动脉瓣反流时往往存在左心室扩大,升主动脉增宽等超声表现。彩色多普勒在左心室长轴(包含主动脉瓣的五腔切面)可见舒张期来自主动脉瓣的反流束冲击二尖瓣前叶,但同时通过二尖瓣的血流也加速明亮,此时要特别注意如果仅在左室长轴四腔切面观察彩色多普勒可能把主动脉瓣的偏心性反流误认为过二尖瓣的高速血流。只要多角度进行全面的超声观察,抓住上述与典型二尖瓣狭窄的不同之处,两者的鉴别并不困难。

3.扩张型心肌病

当左心收缩功能明显减低,左室舒张压力明显增高时,二尖瓣开放活动幅度减小,特别是个别患者由于存在较长时间的二尖瓣关闭不全,瓣叶长时间受高速反流的冲击还存在轻度增厚回声增强。某些缺乏经验的超声工作者可能将其误诊为二尖瓣狭窄。鉴别的关键点在于扩张型心肌病舒张期过二尖瓣的血流速度在正常范围内。同时注意 M 型超声虽存在 D-E 或 E-E′间距减低,EF 斜率减低等表现,但前后叶运动始终呈镜像。而且超声存在着与“二尖瓣狭窄”明显不相称的左室扩大,收缩功能明显减低。

二、二尖瓣关闭不全

(一)二尖瓣关闭不全的病理分类

为了阐明二尖瓣关闭不全的机制,以便指导二尖瓣关闭不全的外科治疗,二尖瓣修复术的开创者,Dr.Alain Carpentier 根据二尖瓣瓣叶开放和关闭运动特征,将二尖瓣关闭不全分为三类,又称 Carpentier 分类。以后经过补充修改分为四类及相应亚型,后者又称为改良的 Carpentier 分类。

1.Ⅰ类

二尖瓣叶运动正常并二尖瓣关闭不全,进一步分为Ⅰa 和Ⅰb 两个亚型,Ⅰa 是由于瓣环扩大导致二尖瓣关闭不全,Ⅰb 是由于瓣叶穿孔导致二尖瓣关闭不全。

2.Ⅱ类

二尖瓣叶运动过度并二尖瓣关闭不全,即二尖瓣脱垂或连枷运动导致收缩期二尖瓣叶越过二尖瓣环平面,到了左心房一侧。进一步分为Ⅱa、Ⅱb、Ⅱc 和Ⅱd 四个亚型,Ⅱa 是由于瓣叶和/或腱索冗长所致;Ⅱb 是由于腱索断裂所致;Ⅱc 是由于乳头肌梗死或瘢痕所致;Ⅱd 是由于乳头肌断裂所致。

3.Ⅲ类

二尖瓣叶运动受限并二尖瓣关闭不全,进一步分为Ⅲa 和Ⅲb 两个亚型,Ⅲa 是由于风湿性瓣膜病变导致瓣叶(腱索)收缩期运动受限引起的关闭不全;Ⅲb 是由于心脏扩大、乳头肌移位导致瓣叶运动受限不能有效关闭。

4.Ⅳ类

二尖瓣叶运动状态不定并二尖瓣关闭不全,即由于动态乳头肌功能异常导致二尖瓣关闭活动呈动态变化并关闭不全。

(二)二尖瓣关闭不全的血流动力学变化

二尖瓣关闭不全的病理生理和临床表现取决于反流血量、左室功能状态和左房顺应性。多数慢性轻中度二尖瓣关闭不全患者可保持长期无症状。因为根据 LaPlace 定律,室壁张力与心室内压力和左室半径的乘积相关。而二尖瓣关闭不全患者在收缩早期就有血液反流入左房,从而左室壁张力显著降低,心肌纤维缩短较多,表现为总的心搏量增加,EF 通常增高,但需注意有效心搏量并未增大,因此,二尖瓣关闭不全患者 EF 在正常低值范围,意味着心肌收缩功能已有减退。而患者的 EF 轻度降低(40%～50%),意味着患者已有明显心肌损害和心功能减低。一般单纯慢性二尖瓣反流患者的左室压力低,左室腔无明显变化,左室和左房往往有一个较长时间功能代偿期,在相当长时间内无明显左房增大和肺淤血。然而,慢性中度以上反流,较多的血液在收缩期返回左心房,舒张期又进入左心室。这部分无效循环的反流血液导致左房和左心室的容量负荷增加,长期的容量负荷加大可导致左心房压力逐渐升高,并进一步出现肺淤血和肺动脉高压,甚至右心负担加重,右室肥大。同时导致左室逐渐扩大和左室功能失代偿,一旦出现左室功能失代偿,不仅心搏出量降低,而且加重反流,病情往往短期内急转直下表现为全心力衰竭。急性严重二尖瓣反流,早期阶段左房、左室扩大不明显,由于起病急骤,左心房未能适应突然增多的反流充盈量,左心房来不及增大,顺应性差,左房压力迅速升高,于是肺血管床压力升高,出现肺水肿、肺高压,有时肺动脉压力可接近体循环压力,但及时矫治二尖瓣关闭不全后仍可恢复正常。如未及时治疗,不长时间后左心室扩张,相对慢性二尖瓣关闭不全,左心室来不及产生代偿性肥厚，左心室心肌质量与舒张末期容积比值减小，左室心肌质量与左心室舒张末压不相称，同时加上左心房顺应性差，左室迅速衰竭。

(三)超声心动图表现

1.M 型超声心动图

由于超声心动图的飞速发展，彩色多普勒与二维超声已成为二尖瓣反流检测及反流病因诊断的主要手段，但 M 型超声在某些情况下，特别是对个别具有特征改变的疾病协助诊断方面仍有一定作用。

(1)二尖瓣波群：收缩期二尖瓣 CD 段明显下凹呈“吊床样”改变，提示二尖瓣脱垂，可能伴有反流(图 4-12)。腱索断裂时收缩期左房内可见高速扑动的二尖瓣叶。

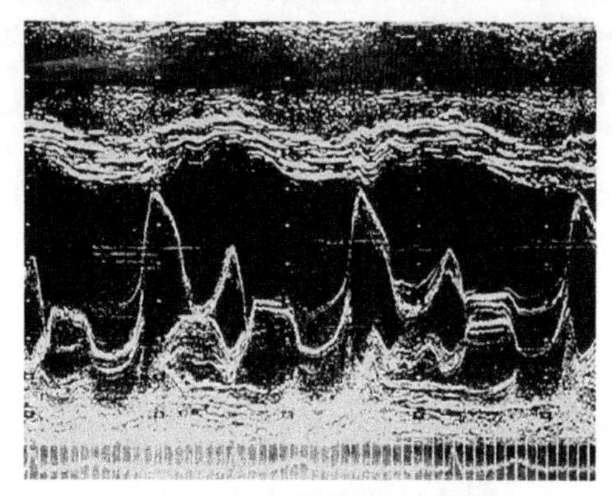

图 4-12　二尖瓣脱垂 M 型图像

(2)心室波群：表现为左室内径和室壁运动幅度增大。

2.二维超声心动图

二维超声可以观察心脏形态，腔室大小，在提供反流原因与机制方面有其独特的价值，对评判瓣膜形态学与功能学方面有其重要的临床意义。不同病变的二尖瓣形态结构往往有某些特征性改变，这些改变常常是病因诊断的重要依据。

(1)二尖瓣反流的病因诊断。

风湿性二尖瓣关闭不全：可单独存在或与狭窄合并存在。超声往往有前后叶瓣尖增厚，回声增强。重度关闭不全者，大部分或整个瓣叶、腱索及乳头肌明显增厚、增粗，边缘不规则，回声反射增强，腱索间互相粘连缩短，腱索与瓣叶间结合点常已无法分辨，局部呈杂乱征象。部分重度关闭不全者可见前后叶对合不良或其间有裂隙。

二尖瓣脱垂：胸骨旁左心长轴切面为诊断二尖瓣脱垂的标准切面。二尖瓣瓣环前缘与瓣环后缘两点相连为瓣环线。正常二尖瓣收缩期前后叶关闭时，瓣叶不超过瓣环的连线，前后叶与左房后壁的夹角均大于 90°。二尖瓣前叶或后叶脱垂收缩期瓣叶呈弧形弯曲进入左房，弯曲的最大处至少超过瓣环线上2 mm。二尖瓣前叶脱垂时，瓣叶活动幅度大，收缩期前叶与后叶的结合点后移，偏向左房侧，两叶对合点错位。前叶体部与主动脉后壁之间夹角变小成锐角。二尖瓣后叶脱垂时，瓣体部活动幅度大，瓣环向左房侧弯曲，前后瓣的结合点移向左房侧，可有错位，二尖瓣后叶与左房后壁间夹角亦变小(图 4-13)。此外收缩期左房内出现脱垂瓣膜，舒张期消失。

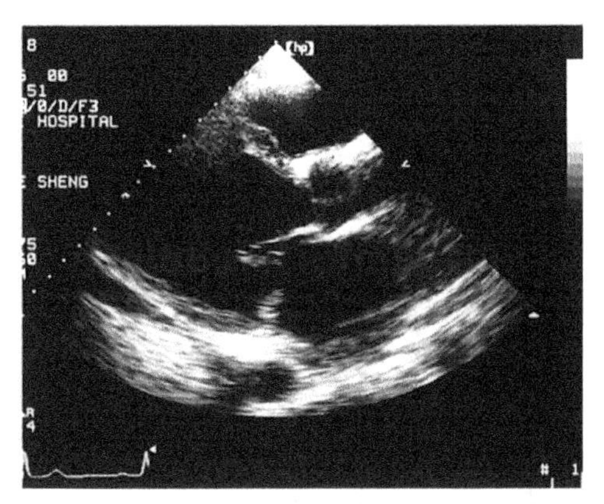

图 4-13　二尖瓣脱垂收缩期胸骨旁左心长轴切面

二尖瓣腱索或乳头肌断裂：其典型超声特征是受损瓣叶以瓣环附着处为支点呈 180°或更大幅度的挥鞭样运动，又称连枷样运动，此时的病变瓣膜称为连枷瓣。舒张期瓣尖进入左室腔，体部凹面朝向左室，收缩期则全部瓣叶脱入瓣环水平以上，瓣尖进入左房，体部凹面亦向着左房（这种特征与瓣膜脱垂刚好相反；后者体部凹面始终朝向左室），前后叶收缩期对合点消失（图 4-14）。由于连枷瓣常由腱索、乳头肌断裂引起，故瓣叶尖端或边缘常有断裂的腱索或乳头肌回声附着。

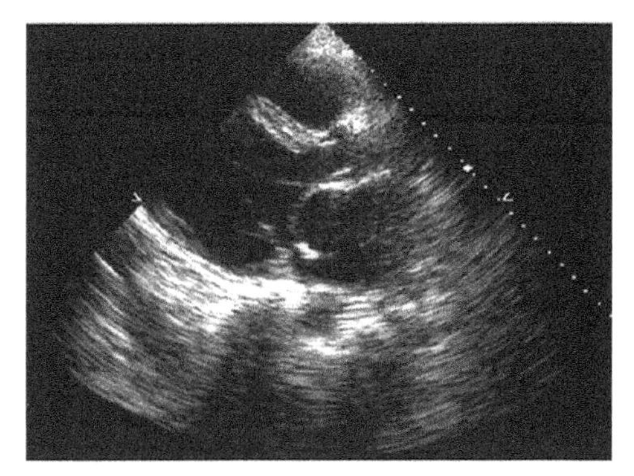

图 4-14　二尖瓣乳头肌断裂胸骨旁左心室长轴

收缩期二尖瓣前叶呈连枷样运动甩入左心房，顶端附着断裂的乳头肌残端，前后叶不能对合，前叶凹面朝向左心房

二尖瓣环钙化：是一种老年性退行性病变，随年龄增大发病率增高，糖尿病患者更易罹患，女性发病较男性多见，尤其在超过 90 岁的女性患者可高达 40%。二尖瓣环钙化可与钙化性主动脉瓣狭窄、肥厚型心肌病、高血压、二尖瓣脱垂等同时存在，但病理机制尚不明确。钙化通常局限于二尖瓣环，以后叶基底部钙化多见，病变可延伸到前叶，沿着纤维层或瓣叶的下面进行，但较少累及瓣叶体部。由于瓣叶基底部钙化使瓣叶正常活动受限，易出现二尖瓣反流。此外，钙化的瓣环在收缩期不能缩小，可能是引起瓣膜关闭不全的另一机制。直接征象为二尖瓣环后叶或前叶基底部（即二尖瓣后叶与左室后壁、前叶与室间隔之间）出现浓密的反射增强的新月形回声。

乳头肌功能不全：乳头肌功能不全指房室瓣腱索所附着的乳头肌由于缺血、坏死、纤维化或其他原因，发生收缩功能障碍或位置异常，导致对二尖瓣牵拉的力量改变而产生的二尖瓣反流。急性心肌梗死后的二尖瓣关闭不全发生率平均约为 39%，其中下后壁心肌梗死发生二尖瓣反流的比例高于前壁心肌梗死。对此类患者，在超声检查时除了注意二尖瓣对合运动和反流之外，还需注意观察室壁运动异常等相关改变。

先天性二尖瓣异常：可引发二尖瓣关闭不全的瓣膜畸形包括瓣叶裂、双孔型二尖瓣、二尖瓣下移畸形与瓣膜缺损；乳头肌发育不良包括拱形二尖瓣、乳头肌缺失、吊床形二尖瓣；腱索发育障碍包括腱索缩短、腱索缺失等。其中最常见引起二尖瓣关闭不全的先天性畸形是二尖瓣叶裂，多为心内膜垫发育异常的一部分，为二尖瓣某一部分发育不全形成完全或不完全的裂隙，多发生在二尖瓣前叶，常伴原发孔房间隔缺损或完全性房室通道。

感染性心内膜炎：以二尖瓣赘生物为主要表现，同时可能存在二尖瓣穿孔、膨出瘤、腱索断裂等瓣膜装置被破坏的表现，前叶受累多于后叶。往往同时存在主动脉瓣的赘生物。不少二尖瓣感染性心内膜炎原发部位为主动脉瓣，当发生主动脉瓣反流后，由于反流冲击二尖瓣前叶使之产生继发感染。超声可见病变二尖瓣瓣叶局部有絮状或团块状回声随瓣膜运动在二尖瓣口来回甩动，穿孔部位可见开放和关闭时形态异常甚至裂隙，形成膨出瘤时可见局部菲薄呈“球形”膨出，腱索断裂时可见瓣膜脱垂或连枷样运动。

(2)二尖瓣反流的继发改变。①左心房：较短时间的轻度二尖瓣反流，一般无继发改变。中度以上反流，或时间较长的轻度反流，往往有相应的左房容积及前后径扩大表现。②左心室：中度以上反流，左室腔多扩大，左室短轴切面可见圆形扩大的左室腔，室间隔略凸向右室侧。室壁运动幅度相对增强，呈左室容量负荷过重现象。③肺动、静脉和右心腔：肺静脉因为淤血和压力增加常常增宽。晚期患者肺动脉增宽，肺动脉压力增高，右房右室也可扩大，右室流出道亦较正常增宽。④心功能：在心功能代偿期，各种心功能参数的检测可正常，重症晚期心功能失代偿时，左室运动幅度减低，但射血分数减低程度与其他病变导致的收缩功能减低有所不同，由于大量反流的原因，射血分数减低幅度相对较小，有时与临床心力衰竭表现程度不成比例。

(3)二尖瓣瓣叶病变的定位诊断：二尖瓣关闭不全的治疗最主要和有效的手段是二尖瓣修复或二尖瓣置换。对于二尖瓣修复手术，术前明确二尖瓣叶的病理损害性质和位置十分重要。因为术中心脏停搏状态下的注水试验结果与正常心跳状态下的实际情况不完全相同，甚至有较大出入。而超声心动图是目前无创观测正常心跳状态下瓣膜状况首选方法。经过大量实践和总结，现已归纳出二尖瓣前后瓣分区与二维超声检查不同切面之间的关系。如果将二尖瓣前后瓣的解剖结构按照 Carpenter 命名方法分区，即从左到右将前叶和后叶分别分为 A1、A2、A3，以及 P1、P2、P3 共 6 个区域(图 4-15)；则标准的左心室长轴切面主要显示 A2 和 P2 区；标准的左心室两腔心切面主要显示 A3 和 P3 区，A3 位于前壁一侧，P3 位于后壁一侧；标准的左心室四腔心切面主要显示 A1 和 P1，A1 位于室间隔一侧，P1 位于左室游离壁一侧。在左心室两腔与四腔心切面之间，还可观测到前后叶交界区，此切面主要显示 P1、A2 和 P3 区，P1 和 P3 位于两侧，A2 位于中间。需注意，每个患者病变累及的部位可能不止一个区域，检查时不但应对所有切面认真观察，还需要与短轴切面，以及多角度的非标准切面结合才能更全面和准确地定位。

3.三维超声心动图

三维超声心动图可以从心房向心室角度，或从心室向心房的角度直观地显示整个二尖瓣口及瓣叶的形态、大小、整个对合缘的对合和开放状态，而这些是二维超声所无法显示的。在上述三维直观显示的基础上可以直接定量检测二尖瓣口甚至反流口的开放直径和面积。当存在瓣膜结构和功能异常时，可以从多角度取图观察测量瓣叶的对合状态，当病变明显时可直接观测到增厚的瓣膜、瓣膜交界处的粘连、增粗的腱索、对合缘存在的细小裂隙、前后叶错位、某个瓣叶或瓣叶的一部分呈“瓢匙状”脱垂(图 4-16)、附着在瓣膜上的团块样赘生物、随连枷瓣运动而甩动的断裂的腱索或乳头肌。

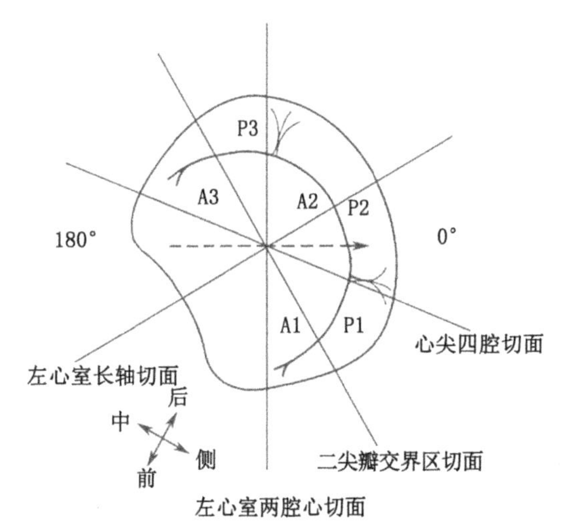

图 4-15　常规检查切面与二尖瓣瓣叶分区关系

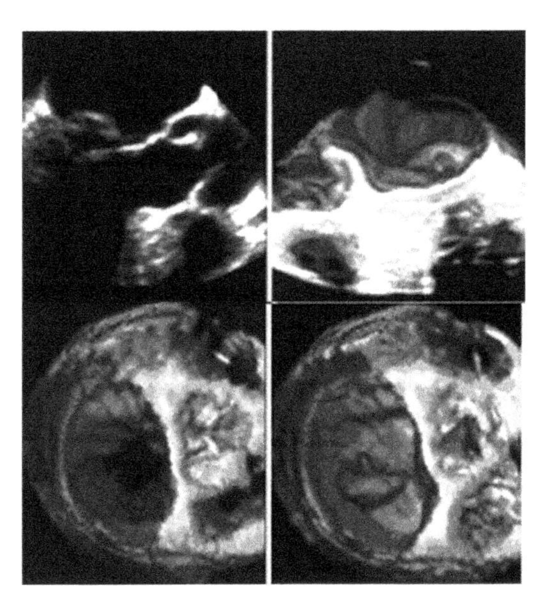

图 4-16　二尖瓣脱垂三维超声图像

4.经食管超声心动图

经食管超声心动图相对于经胸超声心动图在二尖瓣关闭不全中的作用有如下特点。

(1)扫查二尖瓣反流束更敏感:有研究比较 118 例患者经食管超声与经胸壁超声两种方法扫查的结果,发现有 25%的二尖瓣反流仅能由经食管多普勒探及,其中 14%反流程度达到 2～3 级。

(2)判断病变的形态与性质准确率更高:经食管超声对细微病变(小于 5 mm 赘生物)的高分辨力及更近距离和更多角度的观察,明显提高了对瓣膜赘生物、穿孔、腱索断裂、脓肿、瘘管等病变的诊断能力。

(3)经食管超声在二尖瓣手术中有重要作用:由于经食管扫查不妨碍手术视野,故在二尖瓣关闭不全成形的外科治疗中可进行实时监测。在手术前可再次评估瓣膜结构与反流量的改变是否属整形术适应证,整形后可即刻观察反流改善情况,决定是否还需进一步整形或改做换瓣手术。在二尖瓣置换手术中经食管超声也可及时观察术后机械瓣的活动情况,判断有无瓣周漏等并发症。

5.彩色多普勒超声心动图

(1)二尖瓣反流的定性诊断:二尖瓣口左房侧出现收缩期反流束是二尖瓣关闭不全的特征性表现,是诊断二尖瓣反流最直接根据。比较严重的二尖瓣反流,在二尖瓣反流口的左室侧可见近端血流会聚区。由左心扩大、二尖瓣环扩张导致的继发性二尖瓣关闭不全多为中心型反流。由瓣叶、腱索、乳头肌等器质性损害造成的反流多为偏心型。如果反流的原因为瓣膜运动过度所致,如瓣膜脱垂、腱索或乳头肌断裂、瓣叶裂缺等病变,偏心反流走行偏向正常或病变相对较轻的瓣膜一侧,例如,后瓣脱垂时,偏心反流朝向前瓣一侧走行,在心尖四腔切面表现为向房间隔一侧走行。

(2)二尖瓣反流的半定量诊断:现临床应用最广泛、最简便易行的方法是通过彩色多普勒观测左房内反流束长度、宽度、面积等参数做出半定量评估。必须注意,反流束大小除与反流量有关外,还受血流动力学状态(如动脉血压)和仪器参数设置(如 Nyquist 速度、彩色增益、壁滤波)、评估切面与时相的选择等有关。

(3)彩色多普勒血流会聚法测定反流量:二尖瓣关闭不全时,大量左室血通过狭小的反流口反流入左房中,在反流口的左室侧形成血流会聚区,根据此血流会聚区的大小可定量计算二尖瓣反流量,其计算公式为:

$$Q=2\times\pi\times R^2\times AV\times VTI/V$$

式中 Q 为反流量(mL),R 为血流会聚区半径(cm),AV 为 Nyquist 速度(cm/s),VTI 为二尖瓣反流频谱的速度时间积分(cm),V 为二尖瓣反流峰值流速(cm/s)。

最新的实时三维超声心动图除能对二尖瓣关闭不全的相关结构进行立体观测外,还可对二尖瓣反流束进行三维成像。这有利于客观评价反流束的起源、走行途径、方向及其截面,尤其对附壁的偏心性反流的评价更有价值。理论上讲,在三维成像基础上对反流束进行容量计算可使定量评估二尖瓣反流程度更具有可信度及客观性。但目前这一技术还未完全成熟普及,相信随着电子技术的进步,这一技术将在不远的将来真正应用于临床。

6.频谱多普勒超声心动图

(1)二尖瓣舒张期血流频谱变化:由于舒张期左房除排出由肺静脉回流血液外,尚需将收缩期二尖瓣反流的血液一并排出,故舒张期二尖瓣口血流速度较正常人增快。E 波峰值升高>1.3 m/s 时,提示反流严重。

(2)肺静脉血流频谱变化:肺静脉血流频谱在二尖瓣反流尤其是中重度反流时出现明显改变,收缩期正向 S 波低钝或消失并出现负向波形。

(3)主动脉瓣血流频谱变化:二尖瓣反流较重时,收缩期主动脉血流量减少,主动脉瓣血流频谱峰值降低、前移,减速支下降速度增快,射流持续时间缩短。在重度二尖瓣反流时,有可能仅记录到收缩早中期的主动脉瓣血流信号。当收缩期主动脉流速低于舒张期二尖瓣流速时,提示为重度反流。

(4)流量差值法测定反流量与反流分数:利用脉冲多普勒检测二尖瓣和主动脉瓣前向血流速

度积分($VTImv$ 和 $VTIav$)并结合二维检测二尖瓣和主动脉瓣口面积(MVA 和 AVA),可以计算二尖瓣反流分数作为二尖瓣关闭不全的一种定量诊断参数。根据连续方程的原理,在无二尖瓣反流的患者中,通过主动脉血流量($AVF = AVA \times VTIav$)等于通过二尖瓣血流量($MVF = MVA \times VTImv$),而在单纯二尖瓣反流的患者中,主动脉血流量加上二尖瓣反流量才是全部左室心搏量,亦即收缩期二尖瓣反流量应为舒张期二尖瓣前向血流量(代表总的每搏输出量)与收缩期主动脉瓣前向射血量(代表有效的每搏输出量)的差值,各瓣口血流量计算方法是各瓣口的多普勒速度时间积分乘以该瓣口的面积。由于反流量随心搏量变化而变化,瞬间测值代表性差,计算反流分数可克服此缺点。用公式表示为:

$$RF = \frac{(MVF - AVF)}{MVF} = 1 - \frac{AVF}{MVF}$$

RF 为反流分数。反流分数可具体计算出反流血流占每搏输出量的百分比,有较大的定量意义。这一评估反流程度的方法已得到临床与实验室的广泛验证,有较高的准确性。一般认为轻度反流者反流分数为 20%～30%,中度反流者反流分数为 30%～50%,重度反流者反流分数为>50%,其结果与左室造影存在良好相关性,相关系数为 0.82。但此方法也有其局限性:①必须排除主动脉瓣反流。②当二尖瓣口变形严重时需进行瓣口面积的校正,或应改用二尖瓣环水平计算流量。③计算步骤烦琐,需要参数值较多,测算差错的概率增加。④对于轻度二尖瓣反流不敏感。

(5)流量差值法测算有效反流口面积:有效反流口面积(effective regurgitant orifice area; EROA)不受腔内压力变化的影响,故而逐渐受到临床重视。由上述流量差值法可进一步计算有效反流口面积,具体计算公式为:

$$EROA = \frac{(MVF - AVF)}{VTI}$$

公式中 EROA 为二尖瓣反流口有效面积,VTI 为二尖瓣反流流速积分。有效反流口面积大小与反流程度的关系见彩色多普勒一节中血流会聚法测定 EROA 的相关论述。

(6)连续多普勒频谱特征:连续多普勒取样线通过二尖瓣口可记录到收缩期负向、单峰、充填、灰度较深、轮廓清晰完整的反流频谱,在左室和左房压力正常者,在整个收缩期均存在着较高的压力阶差,因此频谱的加速支和减速支均较陡直,顶峰圆钝,频谱轮廓近于对称。左室收缩功能减退者,左室压力上升迟缓,故频谱的加速支上升缓慢,流速相对于心功能正常者减低。左室收缩功能正常情况下,二尖瓣关闭不全的反流频谱峰值速度一般均超过 4 m/s。反流量大、左房收缩期压力迅速升高者,左室-左房间压差于收缩中期迅速减低,故频谱曲线减速提前,顶峰变尖、前移,加速时间短于减速时间,曲线变为不对称的三角形。

(四)诊断要点及鉴别诊断

二尖瓣反流的定性诊断并不困难。诊断要点是彩色多普勒超声和频谱多普勒超声在收缩期发现起自二尖瓣口左室侧进入左心房的异常血流。罕见碰到需要与之鉴别的病变。极少数情况下,需要与位于二尖瓣口附近的主动脉窦瘤破入左心房及冠状动脉左房瘘相鉴别。前者的鉴别点在于异常血流呈双期连续性,后者的鉴别点在于异常血流以舒张期为主。加上相应的主动脉窦和冠状动脉结构形态异常不难作出鉴别。

(杨智芳)

第三节　三尖瓣疾病

大量临床实践表明，三尖瓣狭窄与关闭不全时缺乏特异性症状与体征，多普勒超声心动图是诊断三尖瓣疾病的首选方法，具有极高的敏感性与特异性，可正确判断病因和病变程度，为治疗提供重要诊断依据。

一、三尖瓣狭窄

三尖瓣狭窄较少见，主要由慢性风湿性心脏病所致，常合并有二尖瓣和/或主动脉瓣病变。其他少见病因包括先天性三尖瓣畸形、后天性系统性红斑狼疮、类癌综合征、右房黏液瘤、心内膜弹力纤维增生症和心内膜纤维化等。病理解剖发现器质性三尖瓣病变占慢性风湿性心脏病的10%～15%，但临床仅靠症状和体征的诊断率为1.7%～5%。随着多普勒超声心动图的广泛应用和手术方式的进步，临床诊断率已大幅提高。

(一)病理解剖与血流动力学改变

风湿性三尖瓣狭窄时病理改变为三尖瓣叶增厚、纤维化及交界处粘连，使瓣口面积减小，舒张期由右房流入右室的血流受阻，造成右室充盈减少，右心排血量减低。同时瓣口狭窄致右房血流瘀滞，右房压力逐渐升高，超过0.7 kPa(5 mmHg)时可引起体循环回流受阻，出现颈静脉怒张、肝大、腹水和水肿。由于正常三尖瓣口面积达6～8 cm^2，轻度缩小不致引起血流梗阻，通常认为当减小至2 cm^2 时方引起明显的血流动力学改变。

(二)超声心动图表现

1.M型超声心动图

三尖瓣狭窄造成右室充盈障碍，舒张期压力上升缓慢，推动三尖瓣前叶向后漂移的力量减弱，致使三尖瓣EF段下降减慢，常小于40 mm/s(正常为60～125 mm/s)，典型者曲线回声增强、增粗，呈“城墙样”改变。但轻度狭窄者常难以见到典型曲线改变。

2.二维超声心动图

三尖瓣回声增强、增厚，尤以瓣尖明显。前叶活动受限，瓣体于舒张期呈圆顶状膨出，后叶和隔叶活动度减小。瓣膜开口减小，前叶与隔叶间的开放距离减小。腱索和乳头肌回声可增粗缩短。右房呈球形扩大，房间隔向左侧弯曲。下腔静脉可见增宽。

3.三维超声心动图改变

二维超声心动图不能同时显示三尖瓣的三个瓣膜，因此无法同时显示三个瓣膜的几何形态及其病变特征。实时三维超声心动图可以从右室面清晰地观察三尖瓣的表面及交界。

4.彩色超声多普勒

(1)M型彩色多普勒：可显示舒张期右室腔内红色为主、间杂有蓝白色斑点的血流信号，起始于三尖瓣E峰处，终止于A峰，持续整个舒张期。

(2)二维彩色多普勒血流成像：在狭窄的三尖瓣口处，舒张期见一窄细血流束射入右室，射流距较短，一般显示为红色，中央部间有蓝、白色斑点。吸气时射流束彩色亮度明显增加，呼气时彩色亮度减弱。

5.频谱多普勒

(1)脉冲型频谱多普勒:可记录到狭窄所致的舒张期正向射流频谱。频谱形态与二尖瓣狭窄相似,但流速较低,一般不超过1.5 m/s(正常三尖瓣流速为0.30~0.70 m/s),吸气时出现E波升高,呼气时流速下降。

(2)连续型频谱多普勒:频谱形态与脉冲多普勒相似。许多学者应用与研究二尖瓣狭窄相似的方法估测三尖瓣狭窄的程度。

(三)鉴别诊断

(1)右心功能不良时,三尖瓣活动幅度可减小,EF斜率延缓,但无瓣叶的增厚粘连,三尖瓣口不会探及高速射流信号。

(2)房间隔缺损与三尖瓣反流时,因三尖瓣口流量增大,舒张期血流速度可增快,但通过瓣口的彩色血流束是增宽而非狭窄的射流束,脉冲多普勒显示流速的增加并不局限于三尖瓣口,而是贯穿整个右室流出道。E波的下降斜率正常或仅轻度延长。

二、三尖瓣关闭不全

三尖瓣关闭不全亦称为三尖瓣反流,三尖瓣的器质性病变或功能性改变均可导致三尖瓣关闭不全。由右室扩大、三尖瓣环扩张引起的功能性关闭不全最为常见。凡有右室收缩压增高的心脏病皆可继发功能性三尖瓣关闭不全,如重度二尖瓣狭窄、先天性肺动脉瓣狭窄、右室心肌梗死、艾森曼格综合征、肺源性心脏病等。器质性三尖瓣关闭不全的病因可为先天畸形或后天性疾病。先天畸形(如Ebstein畸形、心内膜垫缺损等)将在有关章节中详述;而在后天性器质性三尖瓣关闭不全中,风湿性心脏病是主要病因,其次为感染性心内膜炎、外伤、瓣膜脱垂综合征等所引起。近年来,由于静脉吸毒、埋藏起搏器、机械肺通气、室间隔缺损封堵术引起的三尖瓣关闭不全有上升趋势。

大量临床研究发现,应用多普勒超声在许多正常人中(35%以上)发现轻度三尖瓣反流,谓之生理性反流。据报道儿童和老年人的检出率高于青壮年人。经食管超声心动图的检出率高于经胸检查。

(一)病理解剖与血流动力学改变

风湿性心脏病、感染性心内膜炎等疾病累及三尖瓣时所产生的病理解剖学改变与二尖瓣相似。而在功能性三尖瓣关闭不全时,瓣叶并无明显病变,瓣环因右室收缩压升高、右室扩大而产生继发性扩张,乳头肌向心尖和外侧移位,致使瓣叶不能很好闭合。在收缩期,右室血液沿着关闭不全的瓣口反流入右房,使右房压力增高并扩大,周围静脉回流受阻可引起腔静脉和肝静脉扩张,肝淤血肿大、腹水和水肿。在舒张期,右室同时接受腔静脉回流的血液和反流入右房的血液,容量负荷过重而扩张,严重者将导致右心衰竭。反流造成收缩期进入肺动脉的血流减少,可使肺动脉高压在一定程度上得到缓解。

(二)超声心动图表现

1.M型超声心动图

除出现原发病变的M型曲线改变外,常见三尖瓣E峰幅度增大,开放与关闭速度增快。由腱索或乳头肌断裂造成者,可见瓣叶收缩期高速颤动现象。右房室内径均增大,严重的右室容量负荷过重可造成室间隔与左室后壁呈同向运动。由肺动脉高压引起者可见肺动脉瓣a波消失,收缩期呈“W”形曲线。下腔静脉可因血液反流而增宽,可达(24±4)mm[正常(18±4)mm],严重时可见收缩期扩张现象。

2.二维超声心动图

三尖瓣活动幅度增大，收缩期瓣叶不能完全合拢，有时可见对合错位或裂隙(需注意除外声束入射方向造成的伪像)。由风湿性心脏病所致者瓣叶可见轻度增厚，回声增强。有赘生物附着时呈现蓬草样杂乱疏松的强回声。瓣膜脱垂时可见关闭点超越三尖瓣环的连线水平，或呈挥鞭样活动。右房、右室及三尖瓣环均见扩张。下腔静脉及肝静脉可见增宽。

3.三维超声心动图

应用实时三维超声心动图可对三尖瓣环、瓣叶及瓣下结构的立体形态进行观察。有学者应用实时三维超声心动图研究正常人三尖瓣环的形态，沿瓣环选择 8 个点，分别测量这些点随心动周期的运动，发现三尖瓣环为一个复杂的非平面结构，不同于二尖瓣环的“马鞍形”结构，从心房角度看最高点位于瓣环前间隔位置，最低点位于瓣环后间隔位置。另有学者发现在右心衰竭或慢性右室扩张时三尖瓣环呈倾斜角度向侧方扩张，几何形态与正常三尖瓣有显著性差异。分析三尖瓣环运动和右室收缩功能之间的关系，发现二者有很好的相关性。这些研究在一定程度上加深了对三尖瓣反流机制的认识。对反流束的三维容积测定有望成为定量诊断的新途径。

4.经食管超声心动图

经胸超声心动图基本可满足三尖瓣关闭不全的诊断需求，经食管超声心动图仅用于经胸超声图像质量不佳，或需要观察心房内有无血栓及三尖瓣位人工瓣的评价。经食管超声心动图可从不同的视角观察三尖瓣的形态与活动，所显示三尖瓣关闭不全的征象与经胸超声检查相似，但更为清晰。

5.彩色多普勒

(1)M 型彩色多普勒：在三尖瓣波群上，可见 CD 段下出现蓝色反流信号。多数病例反流起始于三尖瓣关闭点(C 点)，终止于三尖瓣开放点(D 点)。三尖瓣脱垂时，反流可起于收缩中、晚期。在房室传导阻滞患者中，偶见三尖瓣反流出现于舒张中、晚期。这是由于房室传导延缓，导致舒张期延长，心室过度充盈，舒张压力升高；而心房收缩过后，心房压迅速降低，故心室压力相对升高，造成房室压差逆转，推动右室血流沿着半关闭的三尖瓣返回右房。

在下腔静脉波群上，正常人与轻度三尖瓣关闭不全者，肝静脉内均显示为蓝色血流信号，代表正常肝静脉的向心回流。在较严重的三尖瓣关闭不全时，收缩中、晚期(心电图 ST 中后段及 T 波处)因右室血液反流，右房与下腔静脉压力上升，故肝静脉内出现红色血流信号，但舒张期仍为蓝色血流信号。

(2)二维彩色多普勒：三尖瓣关闭不全时，收缩期可见反流束自三尖瓣关闭点处起始，射向右房中部或沿房间隔走行。在肺动脉压正常或右心衰竭患者，反流束主要显示为蓝色，中央部色彩鲜亮，周缘渐暗淡。继发于肺动脉高压且右室收缩功能良好者，反流速度较快，方向不一，呈现五彩镶嵌的收缩期湍流。在较严重的三尖瓣反流病例，肝静脉内可见收缩期反流，呈对向探头的红色血流信号；舒张期肝静脉血仍向心回流，呈背离探头的蓝色血流信号，因随心脏舒缩，肝静脉内红蓝两色血流信号交替出现。在胸骨上窝扫查上腔静脉时，亦可见类似现象。

6.频谱多普勒

(1)脉冲型频谱多普勒：在三尖瓣反流时，脉冲多普勒频谱主要出现以下 3 种异常：①右房内出现收缩期反流信号：在三尖瓣关闭不全时，右房内可记录到收缩期负向、频率失真的湍流频谱，为离散度较大的单峰实填波形，可持续整个收缩期，或仅见于收缩中、晚期。②腔静脉、肝静脉内出现收缩期反流信号：正常的肝静脉血流频谱呈三峰窄带波形，第一峰（S 峰）发生于收缩期，第二峰（D 峰）发生于舒张期，均呈负向，S 峰高于 D 峰。在 D 峰与下一 S 峰间，可见一正向小峰（A 峰），由心房收缩所致。在轻度三尖瓣反流时，频谱与正常人相似，但在中重度反流时，由于右房内反流血液的影响，收缩期负向 S 峰变为正向，D 峰仍为负向，但峰值增大。上腔静脉血流频谱与肝静脉血流变化相似；下腔静脉血流方向与上述相反，反流较重时出现负向 S 峰，D 峰为正向，但由于下腔静脉血流与声束间角度过大，常难以获得满意的频谱图。③三尖瓣舒张期血流速度增快：在三尖瓣关闭不全较重时，通过瓣口的血流量增加，流速亦增快，故频谱中 E 峰值增高。

（2）连续型频谱多普勒：三尖瓣关闭不全时，连续多普勒在三尖瓣口可记录到清晰的反流频谱，其特征如下。①反流时相：绝大多数三尖瓣反流频谱起自收缩早期，少数病例起于收缩中、晚期，反流多持续全收缩期乃至等容舒张期，直至三尖瓣开放时方才停止。②反流方向：自右室向右房，故频谱为负向。③反流速度：最大反流速度通常为 2～4 m/s。④频谱形态：反流频谱为负向单峰曲线，峰顶圆钝，频谱上升与下降支轮廓近于对称。在右室功能减低者，由于收缩期右室压力上升缓慢，频谱上升支加速度减低，呈现不对称轮廓。⑤离散幅度：反流频谱离散度较大，呈实填的抛物线形曲线，轮廓甚光滑。

7.心脏声学造影

经周围静脉注射声学造影剂后，四腔心切面显示云雾影首先出现于右房，而后心室舒张，三尖瓣开放，造影剂随血流到达右室。当三尖瓣关闭不全时，收缩期右室内部分造影剂随血流经过瓣叶间的缝隙退回右房而形成反流。这种舒张期流向右室，收缩期又退回右房的特殊往返运动，称为造影剂穿梭现象，此为三尖瓣关闭不全声学造影的一个重要特征。M 型曲线显示造影剂强回声从右室侧穿过三尖瓣 CD 段向右房侧快速运行，当加快 M 型扫描速度时，其活动轨迹更易于观察（图 4-17）。为观察下腔静脉有无反流血液，应由上肢静脉注射造影剂。显示下腔静脉长轴切面时，可见收缩期造影剂强回声从右房流入下腔静脉。

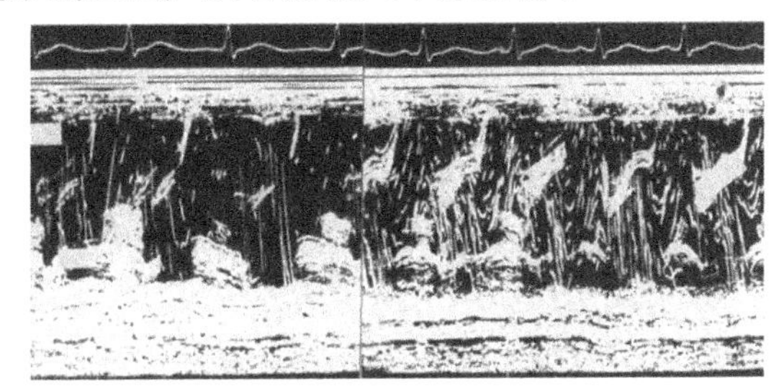

图 4-17　三尖瓣关闭不全声学造影三尖瓣曲线

注射过氧化氢溶液后，右房、室内可见造影剂反射，收缩期见造影剂由右室穿过三尖瓣反流至右房，形成与 CD 段交叉的流线

（三）鉴别诊断

1.生理性与病理性三尖瓣反流的鉴别

最重要的鉴别点是二维超声心动图显示生理性反流无心脏形态及瓣膜活动的异常。其次，生理性三尖瓣反流多发生于收缩早期，持续时间较短，反流束范围局限，最大长度＜1 cm，最大流速＜2 m/s。

2.器质性与功能性三尖瓣反流的鉴别

鉴别的关键点是二维超声心动图显示三尖瓣本身有无形态学的改变，如增厚、脱垂、附着点下移等。功能性三尖瓣反流时瓣叶形态可保持正常，但瓣环扩张。连续多普勒测定反流的最大流速亦可作为鉴别参考：器质性三尖瓣反流的流速极少＞2.7 m/s，而功能性反流速度常＞3.5 m/s。

（杨智芳）

第四节　主动脉瓣疾病

主动脉瓣疾病主要包括主动脉瓣狭窄和关闭不全及主动脉瓣脱垂，可以是先天性，也可是后天性的。超声检查时均有特征表现，对临床诊断上具有重要价值，兹分别论述如下。

一、主动脉瓣狭窄

主动脉瓣狭窄有先天性和后天性两大类。后天性主动脉瓣狭窄可由多种病因所致，虽然风湿性心脏病在我国仍是后天性主动脉瓣狭窄的常见病因，但近年来，主动脉瓣退行性改变所致的狭窄有明显上升趋势。在欧美国家，二叶式主动脉瓣并钙化是主动脉瓣狭窄的最常见原因，此类患者约占主动脉瓣狭窄置换术病例的50％。

（一）病理解剖与血流动力学改变

后天性者多为风湿性心脏病所致。由炎性细胞浸润，纤维增生，钙质沉积，主动脉瓣的正常解剖结构被破坏，瓣叶增厚，钙化和畸形，钙化在瓣叶边缘最为明显，瓣叶结合部融合，形成主动脉瓣狭窄。瓣叶的钙化与畸形使收缩期瓣叶对合部存在明显缝隙，形成程度不等的关闭不全。多在青年和成年即出现症状与体征。后天性的另一原因为主动脉瓣纤维化、钙化等退行性病变，形成的主动脉瓣轻至中度狭窄。钙化主要发生在瓣叶根部及瓣环处，钙化的程度是患者预后的一个预测指标。

先天性者主要为二瓣式主动脉瓣，约80％的病例是右、左冠瓣融合，主动脉瓣呈现为一个大的前瓣与一个较小的后瓣，且左、右冠状动脉均起自前窦。约20％为右冠瓣与无冠瓣融合，形成一个较大的右冠瓣与一个较小的左冠瓣，左、右冠状动脉起自左、右冠窦。左冠瓣与无冠瓣融合罕见。出生时二瓣式主动脉瓣常无明显狭窄；儿童至青年时期二叶式瓣叶形成瓣口狭窄，但瓣叶一般无明显钙化；中老年期狭窄的二叶主动脉瓣则有明显钙化。由于瓣叶畸形，出生后开闭活动可致瓣叶受损，纤维化及钙化，最终形成狭窄。二叶瓣钙化是成人与老年人单发主动脉瓣狭窄的常见病因。青少年时期钙化发展较慢，中老年期进展迅速，并多伴有主动脉瓣关闭不全。

正常主动脉瓣口面积约3 cm^2，因病理过程致瓣口面积轻度减小时，过瓣血流量仍可维持正常，瓣口两端压差升高不明显。此时只有解剖结构上的狭窄，而无血流动力学上的梗阻。当瓣口面积减少1/2时，瓣口两端压差明显上升，左心室收缩压代偿性升高。当减少至正常面积的1/4时，瓣口两端压差与左心室收缩压进一步上升，心肌代偿性肥厚。主动脉瓣狭窄初期，虽已有左心室压力负荷增加，但患者仍可无临床症状；一旦症状出现，往往提示主动脉瓣口面积已缩小到正常的1/4以下。主要症状有呼吸困难、心绞痛和晕厥，甚至休克。

（二）超声心动图表现

1.M型超声心动图

风湿性主动脉瓣狭窄患者，心底波群显示主动脉瓣活动曲线失去正常的“六边形盒状”结构，主动脉瓣反射增强，开放幅度明显减小，常<1.5 mm。狭窄程度重时，主动脉瓣几乎没有运动，瓣膜图像呈分布不均的片状反射。对二瓣化主动脉瓣狭窄患者，由于瓣膜开口呈偏心改变，心底波群上呈主动脉瓣关闭线偏于主动脉腔一侧。此外 M 型超声心动图上主动脉壁活动曲线柔顺性减低，曲线僵硬。V 峰低平，V′峰不清，有时几乎平直。同时，左心室因压力负荷加重，室间隔和左心室后壁增厚，多在 13 mm 以上。

2.二维超声心动图

(1)左心长轴切面：如为先天性单叶主动脉瓣，由于单叶瓣开口常偏向一侧，长轴切面显示为一连续的膜状回声，变换声束方向，见其开口贴近主动脉前壁或后壁；如为二叶瓣，可见一大一小的两条线状回声的瓣叶，开口偏心，收缩期瓣叶回声呈帐篷状(图 4-18)。老年性钙化者，见瓣环及瓣叶根部回声增强，活动僵硬，严重者可累及瓣体与瓣尖部。风湿性病变者，见瓣叶有不同程度的增厚，回声增强，主动脉瓣变形、僵硬，开口幅度明显减小(图 4-19)。在左心长轴切面上，除显示瓣叶本身的病变外，还可见主动脉内径呈狭窄后扩张。早期左心室不大，室间隔与左心室后壁呈向心性增厚，其厚度>13 mm，在病变晚期，左心室亦可增大。

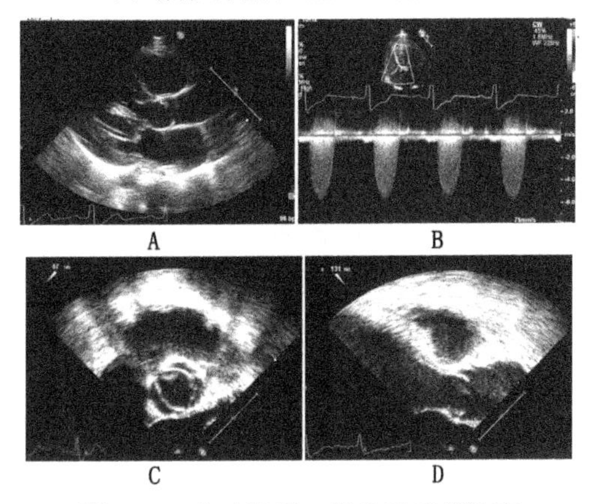

图 4-18 主动脉瓣二瓣化畸形并狭窄

A.左心长轴切面显示收缩期主动脉瓣叶开放时不能贴壁，开口间距减小；B.主动脉瓣口的高速血流频谱信号；C.经食管超声心动图于主动脉根部短轴显示主动脉瓣为二瓣化畸形；D.长轴方向显示主动脉瓣开口

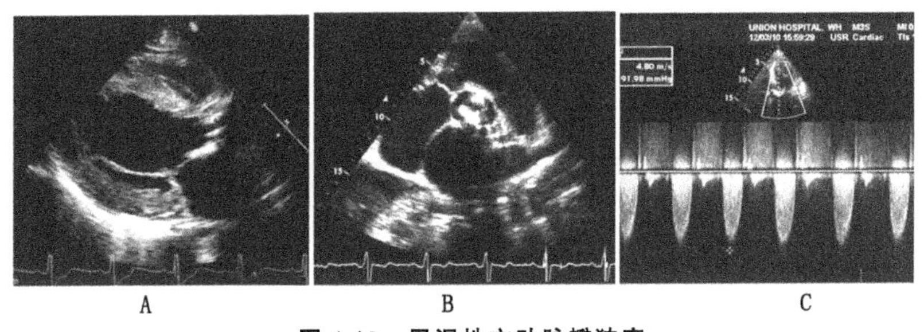

图 4-19 风湿性主动脉瓣狭窄

A.左心长轴切面见主动脉瓣增厚，回声增强，收缩期开口间距减小；B.心底短轴切面见主动脉瓣收缩期开口面积减小；C.心尖五腔心切面显示收缩期主动脉瓣口的高速血流频谱多普勒信号

(2)心底短轴切面：单叶瓣呈片状的膜状回声，无多叶瓣的结合部回声，偏向主动脉壁侧有一狭窄开口，开口边缘回声增强。二叶瓣时，多数情况下表现为一叶瓣发育不良，而另外两叶瓣在

结合部融合，形成一个大瓣。该切面上见收缩期开放时瓣口呈椭圆形，与瓣环间只有两个瓣叶结合部。较大瓣叶常保留瓣叶融合形成的界嵴，易被认为瓣叶间的结合部而漏诊二瓣化主动脉瓣。老年性钙化者，则见瓣叶根部或整个瓣叶回声增强，活动僵硬，但一般狭窄程度较轻。风湿性病变者，可见三个不同程度增厚的主动脉瓣叶，舒张期关闭时失去正常的“Y”字形态，开口面积变小，变形，呈不对称性的梅花状，主动脉的横断面积可变形，边缘可不规则。

(3)四心腔切面：除见室间隔、左心室壁增厚之外，右心房、右心室无增大。

3.三维超声心动图

三维超声成像在获取二维数据的过程中，应将扫查切面的中心轴对准主动脉瓣结构，获取锥体数据库。在主动脉瓣上或瓣下位置，取与主动脉瓣平行的方位进行成像，可充分显示主动脉瓣三瓣叶的整体形态。主动脉瓣狭窄患者，可见主动脉瓣增厚，瓣叶边缘粗糙，狭窄主动脉瓣口的全貌显示十分清楚。三维超声心动图不但可直观简便地对主动脉瓣狭窄作出定性诊断，而且还可对狭窄的瓣口进行更为准确的定量评估。

4.经食管超声心动图

将多平面经食管超声探头前端置于食管中段，运用相控阵声束控制装置，调整声束至30°～60°间，可清楚显示主动脉瓣口短轴切面，进一步旋转至110°～130°，则可显示主动脉瓣口和左心室流出道的长轴切面。上述方位的长轴与短轴切面，是食道超声心动图评价主动脉瓣病变最重要的切面。操作中，先运用二维成像观察瓣叶的数量、大小、厚度、活动度以及升主动脉和左心室流出道的解剖结构，再用彩色多普勒显示主动脉瓣口的收缩期射流束。不同病变的主动脉瓣狭窄，其瓣叶超声图像特征类似于经胸检查，但经食管扫查图像更为清晰，对病变的判断更为准确。

5.彩色多普勒

(1)M型彩色多普勒：M型彩色多普勒成像时，可见变窄的盒形结构内充满五彩镶嵌的血流信号。由于M型超声心动图成像扫描线频率极高，对射流束的色彩变化显示更为敏感，对射流束的时相分析极有价值。

(2)二维彩色多普勒血流成像：主动脉瓣狭窄时，左心室流出道血流在主动脉瓣口近端加速形成五彩镶嵌的射流束。射流束的宽度与狭窄程度成反比，即狭窄程度越重，射流束越细。射流束进入升主动脉后逐渐增宽，呈喷泉状。

6.频谱多普勒

(1)脉冲型频谱多普勒：主动脉瓣狭窄时，血流在狭窄的主动脉瓣口加速，其速度超过脉冲多普勒的测量范围，将取样容积置于主动脉瓣口或主动脉根部，可记录到双向充填的方形血流频谱。

(2)连续型频谱多普勒：连续多普勒于狭窄的主动脉瓣口可记录到收缩期高速射流频谱，依此可对主动脉瓣狭窄进行定量评估。

7.主动脉瓣狭窄定量评估

(1)跨瓣血流速度：运用CW测量跨狭窄瓣口的前向血流速度，必须在多个声窗扫查，以求测得最大流速。最大血流速度常可于心尖、高位肋间、右侧胸骨旁等声窗扫查到，偶尔也在剑突下与胸骨上窝等部位扫查。由于跨瓣高速血流束的三维空间走向复杂、多变，为了保证扫查声束与血流方向的平行，仔细、认真检查与熟练的操作手法对获取最大流速十分重要。主动脉瓣的跨瓣血流速度定义为在多个声窗扫查中所获取的最大速度。其他所有的低值不能用于报告分析中，超声报告应注明最大血流所测取的声窗部位与切面。如果声束与血流的夹角＜5%，则测值低估真实高速血流的程度可控制在5%以内。要小心使用角度校正键,如使用不当,则导致更大误差。跨瓣血流速度越高,在一定程度上反映狭窄程度越重。

(2)跨瓣压差:跨瓣压差是指收缩期左心室腔与主动脉腔的压力差。测量指标包括最大瞬时压差与平均压差。尽管平均压差与最大瞬时压差的总体相关性好,但二者间的相互关系主要依赖于频谱的形态,而频谱形态则随狭窄程度与流率不同而改变。平均压差较最大瞬时压差能更好地评估主动脉瓣的狭窄程度。

最大瞬时压差:最大瞬时压差是指收缩期主动脉瓣口两侧压力阶差的最大值。最大瞬时压差点相当于主动脉瓣口射流的峰值速度点,将速度峰值代入简化Bernoulli方程,即可求出最大瞬时压差。此法测量简便、实用,局限性是只能反映收缩期峰值点的压差,不能反映整个心动周期内主动脉瓣口两端压差的动态变化。最大瞬时压差受多种因素影响,与狭窄的瓣口面积之间并无直线相关关系,故不能准确反映狭窄程度。

平均压差:是指主动脉瓣口两侧所有瞬时压差的平均值,为准确反映瓣口两端压力变化的敏感指标。现代超声仪器上设置有平均压差计算软件,测量时只需用电子游标勾画出主动脉瓣口血流频谱的轮廓,仪器显示屏上即自动报出最大瞬时速度、平均速度、最大瞬时压差、平均压差等指标。值得指出的是,平均速度是通过对各瞬时速度进行积分计算得出,而不是通过平均速度计算而得。

主动脉瓣口面积:瓣口面积是判断主动脉瓣病变程度的重要依据。多普勒所测瓣口速度与压差取决于瓣口血流。对一定的瓣口面积,瓣口的血流速度与压差随血流流率增加而增加。基于连续方程原理,在无分流及反流的情况下,流经左心室流出道与狭窄主动脉瓣口的每搏量(SV)相等。设AVA为主动脉瓣口面积,CSALVOT为主动脉瓣下左心室流出道横截面积,VTIAV为收缩期通过主动脉瓣口血流速度积分,VTILVOT为通过主动脉瓣下左心室流出道的血流速度积分,依据连续方程的原理可推导出如下计算公式:

$$AVA \times VTI_{\mathrm{AV}} = CSA_{\mathrm{LVOT}} \times VTI_{\mathrm{LVOT}}$$

由此可以推导:

$$AVA = CSA_{\mathrm{LVOT}} \times VTI_{\mathrm{LVOT}} / VTI_{\mathrm{AV}}$$

运用连续方程计算狭窄主动脉瓣口面积,需进行三种测量:①CW 测量狭窄瓣口的血流速度;② $2D$ 超声测量主动脉瓣下左心室流出道直径(D),计算其横截面积[$CSALVOT = \pi(D/2)^2$];③PW 测量左心室流出道血流速度积分。

在自然主动脉瓣狭窄的情况下,左心室流出道与主动脉血流速度曲线形态相似,上述连续方程可简化为 $AVA = CSA_{\mathrm{LVOT}} \times V_{\mathrm{LVOT}} / V_{\mathrm{AV}}$,$V_{\mathrm{LVOT}}$ 与 $\mathrm{V_{AV}}$ 分别为左心室流出道与主动脉瓣口的血流速度。

速度比率:为了减少上述连续方程中左心室流出道内径测量的误差,可将上述简化连续方程中 $\mathrm{CSA_{LVOT}}$ 移除,仅计算左心室流出道与主动脉瓣口的血流速度比值,其反映的是狭窄主动脉瓣口面积占左心室流出道横截面积的比率。

瓣口面积切面测量:在多普勒信号获取不理想的情况下,可通过经胸或经食管的二维或三维图像,直接测量瓣口的解剖面积。但当瓣口存在钙化时,直接切面测量的结果往往误差较大。

根据左心室-主动脉间收缩期跨瓣压差、收缩期主动脉瓣口血流速度及主动脉瓣面积等,可将主动脉瓣狭窄分为轻、中、重三度。

(三)鉴别诊断

主动脉瓣狭窄主要应和瓣上、瓣下的先天性狭窄相鉴别。二维超声可显示瓣上或瓣下的异常结构如纤维隔膜、纤维肌性增生性狭窄等。频谱多普勒和彩色多普勒检测狭窄性射流的最大流速的位置,也有助于鉴别诊断。

二、主动脉瓣关闭不全

(一)病理解剖与血流动力学改变

主动脉瓣关闭不全的病因可大致分为两类:一类为瓣膜本身的病变;另一类为主动脉根部病变。瓣膜病变中,风湿性心脏瓣膜病是最常见病因。其次为感染性心内膜炎、先天性主动脉瓣畸形、主动脉瓣黏液性变、主动脉瓣退行性变以及结缔组织疾病。在主动脉根部病变中,主动脉窦瘤破裂、主动脉夹层和马方综合征是较常见的病因,其次为类风湿关节炎、长期高血压病和主动脉创伤等。临床表现上有急性、亚急性、慢性主动脉瓣关闭不全。

主动脉瓣关闭不全的主要血流动力学改变是左心室容量负荷增多。舒张期左心室将同时接受来自二尖瓣口的正常充盈血液和来自主动脉瓣口的异常反流血液,形成血流动力学意义上的左心室双入口。随着病情发展,左心室舒张期容量过重,左心室舒张末压明显升高,出现心排血量减少等心功能不全改变。左心房及肺静脉压力明显升高,可发生肺水肿。晚期少数患者可出现左心房压的逆向传导产生右心衰竭。

(二)超声心动图表现

1.M 型超声心动图

(1)主动脉瓣改变:单纯主动脉瓣关闭不全患者,主动脉瓣开放速度增快,开放幅度可能增大。如合并有狭窄,开放幅度减小。另外,有时可见主动脉瓣关闭线呈双线和扑动现象。

(2)二尖瓣前叶改变:主动脉瓣病变特别是以主动脉瓣右冠瓣病变为主时,常产生方向对向二尖瓣前叶的偏心性反流。反流血液的冲击使二尖瓣前叶产生快速扑动波(30~40 次/秒)。扑动的发生率约为 84%。

在严重主动脉瓣反流时,左心室舒张压迅速升高,使左心室压力提前高于左心房压,故在二尖瓣曲线出现二尖瓣提前关闭。

2.二维超声心动图

主动脉瓣关闭不全时,二维超声心动图对观察瓣叶的解剖结构病变、主动脉扩张与程度以及左心室结构改变能提供重要的信息。一般来说,主动脉瓣轻度反流时,主动脉瓣病变与主动脉腔扩张较轻,左心室腔没有明显的重构。慢性严重的主动脉瓣反流时,其主动脉瓣结构严重损害,主动脉根部明显扩张,左心室前负荷增加,腔室明显增大。明显主动脉反流时,左心室腔的大小与功能可提示发生病变的时间长短,并为制定治疗方案、选择手术时机提供重要信息。

(1)左心长轴切面:单纯性主动脉瓣关闭不全患者,心搏出量增多,主动脉增宽,搏动明显。舒张期主动脉瓣关闭时瓣膜闭合处可见裂隙。风湿性主动脉瓣关闭不全合并狭窄者,瓣膜增厚,回声增强,瓣口开放幅度减小,右冠瓣与无冠瓣对合不良(图 4-20)。二叶式畸形者,瓣叶开口偏心,瓣膜对合错位。感染性心内膜炎瓣叶穿孔者,部分可见瓣膜回声中断及赘生物回声(图 4-21)。主动脉根部夹层者,主动脉腔内见剥离内膜的飘带样回声。左心室腔明显增大,室壁活动增强,晚期失代偿时室壁活动减弱。

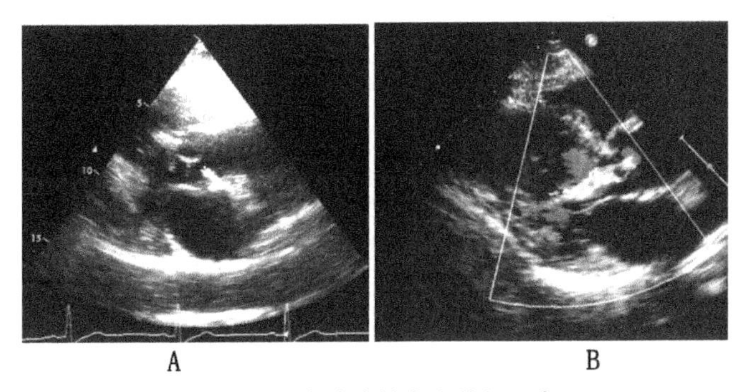

图 4-20　主动脉瓣中度关闭不全

A.主动脉瓣叶舒张期对合不良;B.彩色多普勒显示中度主动脉瓣反流信号,反流束对向二尖瓣前叶。由于主动脉瓣反流血流冲击,二尖瓣短轴切面上见二尖瓣前叶舒张期不能充分开放

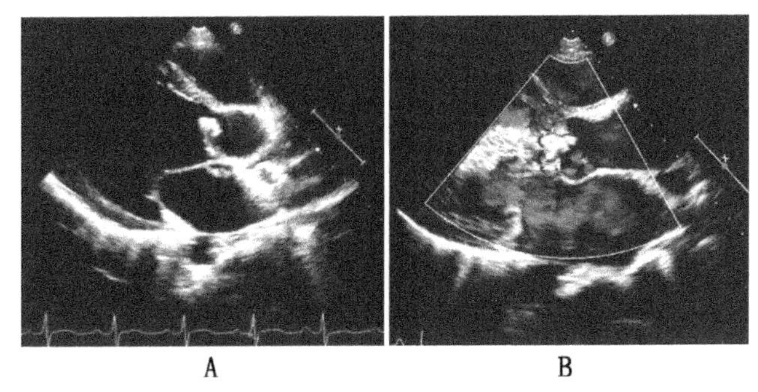

图 4-21　主动脉瓣赘生物形成并重度关闭不全

A.主动脉瓣赘生物;B.主动脉瓣重度反流信号

(2)心底短轴切面:可显示三瓣叶活动。风湿性主动脉瓣关闭不全者,瓣叶边缘增厚变形,闭合线失去正常的"Y"字形态。严重关闭不全时可见闭合处存在明显的缝隙(图 4-22)。病变往往累及三个瓣叶,亦可以一个和/或两个瓣叶的病变为主。二叶式主动脉瓣则呈两瓣叶活动。

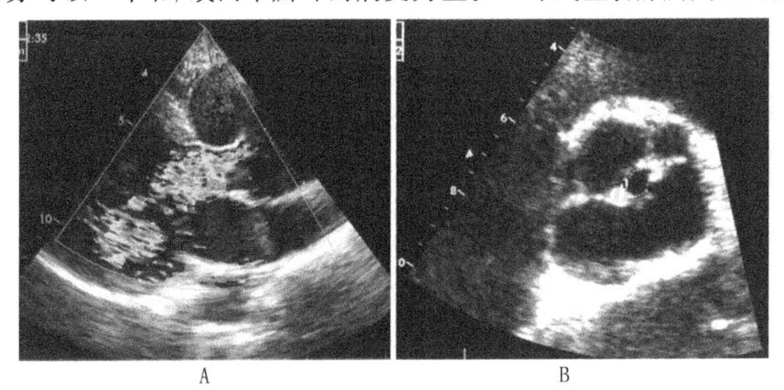

图 4-22　主动脉扩张并主动脉瓣重度关闭不全

A.主动脉明显扩张,左心室流出道见主动脉瓣重度反流信号;B.主动脉根部短轴切面显示主动脉瓣三瓣叶舒张期对合处见明显缝隙

(3)二尖瓣水平短轴切面:主动脉瓣反流束朝向二尖瓣前叶时,舒张期因反流血液冲击二尖瓣前叶,限制了二尖瓣前叶的开放。二尖瓣短轴切面上,二尖瓣前叶内陷,内陷多位于二尖瓣前

叶的中间部分，使二尖瓣短轴观舒张期呈“半月形”改变。

(4)四心腔切面：左心室扩大，室间隔活动增强并向右心室偏移。早期右心房、右心室无明显改变。

3.三维超声心动图

主动脉瓣关闭不全时，三维超声心动图不但可显示瓣叶边缘增厚变形的立体形态，还可显示病变累及瓣体的范围与程度。可从多个角度纵向或者横向剖切主动脉瓣的三维图像数据，显示病变主动脉瓣叶及其与主动脉窦、主动脉壁及左心室流出道的立体位置关系。

4.经食管超声心动图

由于主动脉瓣位置靠近胸壁，经胸超声心动图即可清楚显示主动脉瓣的病变，很少另需经食管超声心动图检查。

对肥胖、肋间隙狭窄及肺气过多等患者，经胸超声检查常不能清晰显示主动脉瓣结构及判断有无反流，经食管可获取高质量的图像，清楚地显示瓣叶的结构病变。检查方法和观察切面与主动脉瓣狭窄时经食管超声检查类似，首先运用二维图像显示左心室流出道、主动脉瓣环和瓣叶、主动脉窦和升主动脉的解剖结构，再采用彩色多普勒成像显示主动脉瓣反流束的起源、大小、方向和分布。角度恰当时，可清楚显示反流束的血流会聚区。经食管超声心动图检查中声束很难与反流束方向相平行，多普勒超声难以准确测量真正的反流速度。

5.彩色多普勒

彩色多普勒可直接显示出舒张期过主动脉瓣的彩色反流束。彩色反流束由三部分组成：主动脉腔内的血流会聚区；彩色血流束经瓣口处的最窄内径；左心室腔内反流束的方向与大小。常规选用左心长轴切面、心尖左心长轴切面及五腔心切面进行观察，可见左心室流出道内出现舒张期反流信号。反流束起自主动脉瓣环，向左心室流出道内延伸。视反流程度不同，反流束的大小与形态有明显不同。多数病变情况下，主动脉瓣的三瓣叶同时受损，反流束朝向左心室流出道的中央；如病变主要累及右冠瓣，则反流束朝向二尖瓣前叶；如以左冠瓣或无冠瓣受损为主，反流束则朝向室间隔。在心底短轴切面上，二维彩色多普勒可更清楚显示反流束于瓣叶闭合线上的起源位置，有的反流束起自三瓣对合处的中心，有的则起自相邻两瓣叶的对合处。如为瓣叶穿孔，则反流束起自瓣膜回声中断处。

通过测量反流束的长度、起始部宽度、反流束面积及反流束大小与左心室流出道大小的比例，可半定量估计主动脉瓣反流程度。但必须注意，反流束大小受血流动力学因素(如压力阶差、运动等)和仪器设置(如增益，脉冲重复频率高低)等因素的影响。反流束长度并不是评价反流程度的理想指标。临床上较常用的是反流束近端直径与瓣下 1.0 cm 内左心室流出道直径之比，＞65%则为重度反流，以及左心室流出道横截面上反流束横截面积与流出道横切面积之比，＞60%为重度。值得注意的是，单一切面上的彩色多普勒反流束面积大小，并不能准确显示反流束的真正大小，特别是对偏心性的主动脉反流更是如此，需在多个切面上进行显示。测量彩色反流束过瓣部位最窄处径线，是临床上评价反流程度的一个常用、可靠指标。

6.频谱多普勒

(1)脉冲型频谱多普勒：在胸骨上窝，将脉冲多普勒取样容积置于升主动脉内，正常人可记录到舒张期负向波。主动脉瓣关闭不全时，随着程度加重，负向波的速度与持续时间将增加。如负向波为全舒张期，则提示主动脉瓣关闭不全程度至少是中度以上。将取样容积置于主动脉瓣下左心室流出道内，可记录到舒张期双向充填的方块形频谱。高重复频率的脉冲多普勒检查时，频谱常呈单向。频谱方向视取样容积与探头的位置关系而定。在左心长轴切面上常为负向频谱，而在心尖五腔图上则为正向。

(2)连续型频谱多普勒:常在心尖五腔切面上用连续多普勒检测主动脉瓣关闭不全的反流速度。因在此切面上,声束方向易与反流束方向平行。

反流速度下降斜率的测量:类似于二尖瓣狭窄患者,主动脉瓣反流时,压差减半时间与瓣口面积成反比,压差减半时间的长短可反映反流的严重程度。主动脉瓣反流患者舒张期升主动脉与左心室间压差变化的过程类似于二尖瓣狭窄时舒张期左心房与左心室之间压差变化的过程。轻度主动脉瓣反流患者,由于反流口面积较小,升主动脉和左心室在整个舒张期保持较高的压差,因此在反流频谱中反流速度的下降斜率较小,频谱形态呈梯形;反之,在重度主动脉瓣反流的患者,由于反流口面积较大,舒张期升主动脉的压力迅速下降而左心室压力迅速上升,两者的压差迅速减小,反流频谱中下降斜率较大,频谱形态呈三角形。但应用该方法时,必须考虑周围血管阻力和左心室舒张压的影响。

反流分数测量:其原理是收缩期通过主动脉瓣口的血流量代表了左心室的全部心搏量,而收缩期通过肺动脉瓣口或舒张期通过二尖瓣口的血流量代表了左心室的有效心搏量,全部心搏量与有效心搏量之差即为反流量,反流量与全部心搏量之比即为反流分数。反流分数为一定量指标,其测量在临床上对病情随访和疗效评价具有重要价值。

一般认为,当主动脉瓣反流分数小于20%时为轻度反流,20%～40%时为中度反流,40%～60%时为中重度反流,大于60%时为重度反流。

左心室舒张末压测量:在主动脉瓣反流的患者,应用连续波多普勒技术可估测左心室舒张末压。假设升主动脉舒张压为$AADP$,左心室舒张末压为$LVDP$,则升主动脉与左心室之间的舒张末期压差ΔP为:

$$\Delta P = AADP - LVDP$$

由上式可得:

$$LVDP = AADP - \Delta P$$

由上式可见,若已知升主动脉舒张末压和舒张末期升主动脉和左心室之间的压差,即可以计算出左心室舒张末压。由于肱动脉舒张压与升主动脉舒张压较为接近,可近似地将肱动脉舒张压($BADP$)看作是升主动脉舒张压,代入上式得:

$$LVDP = BADP - \Delta P$$

肱动脉舒张压可由袖带法测出,一般取Korotkov第五音即肱动脉听诊音完全消失时的血压值作为肱动脉舒张压。在重度主动脉瓣反流的患者,出现第五音时的血压值可较低,此时可取第四音即肱动脉听诊音突然减弱时的血压值作为肱动脉舒张压。舒张末期升主动脉与左心室间的压差可由连续波多普勒测得。在反流频谱中测量相当于心电图QRS波起始点的舒张末期最大流速,并按照简化的Bernoulli方程将此点的最大流速转化为瞬时压差,这一压差即为舒张末期升主动脉与左心室之间的压差。

(三)鉴别诊断

1.生理性主动脉瓣反流

在部分正常人,脉冲波和彩色多普勒检查均可发现主动脉瓣反流束的存在。但目前大多数学者认为,一部分正常人的确存在着所谓生理性主动脉瓣反流,其特点为:①范围局限,反流束通常局限于主动脉瓣瓣下;②流速较低,反流束通常显示为单纯的色彩而非五彩镶嵌;③占时短暂,反流束通常只占据舒张早期；④切面超声图像上主动脉瓣的形态结构正常。据上述特点，可与病理性主动脉瓣反流相区别。

2.二尖瓣狭窄

二尖瓣狭窄时，在左心室内可探及舒张期高速湍流信号，湍流方向与主动脉瓣反流的方向相似，尤其当主动脉瓣反流束朝向二尖瓣同时二尖瓣狭窄的湍流束朝向室间隔时，两者易于混淆。其鉴别要点是：①多个切面扫查反流束的起源，可见主动脉瓣反流束起源于主动脉瓣口，而二尖瓣狭窄的湍流束起源于二尖瓣口；②二尖瓣狭窄的血流束起始于二尖瓣开放，而主动脉瓣反流束起始于主动脉瓣关闭，两者相隔一等容舒张期；二尖瓣狭窄的湍流终止于二尖瓣关闭，主动脉瓣反流终止于主动脉瓣开放，两者相隔一等容收缩期；③二尖瓣狭窄的最大流速一般不超过3 m/s，而主动脉瓣反流的最大流速一般＞4 m/s；④二尖瓣狭窄时，二尖瓣增厚，回声增强，开口面积减小；主动脉瓣关闭不全时，瓣叶边缘增厚，瓣叶对合处存在缝隙。

三、主动脉瓣脱垂

主动脉瓣脱垂是主动脉瓣关闭不全的一种特殊类型，系不同原因导致主动脉瓣改变，使主动脉瓣于舒张期脱入左心室流出道，超过了主动脉瓣附着点的连线，从而造成主动脉瓣关闭不全。

（一）病理解剖与血流动力学改变

与房室瓣不同，主动脉瓣无腱索支撑，其正常对合有赖于瓣叶本身结构的正常及其支撑结构的完整，瓣叶与支撑结构的病变均可导致主动脉瓣脱垂。Cater 等按病理变化将其分成四类：Ⅰ类为主动脉瓣形态结构完整，但由于瓣叶内膜脆弱、损伤或先天性二叶主动脉瓣等病变，易于在舒张期脱垂；Ⅱ类为瓣膜破裂，可由自发性瓣膜破裂或感染性心内膜炎引起，撕裂的瓣叶于舒张期脱垂向左心室流出道；Ⅲ类为主动脉瓣根部与主动脉壁结合处支持组织丧失，如 Marfan 综合征，夹层动脉瘤和高位室间隔缺损等；Ⅳ类表现为主动脉瓣粗大、冗长、松软及有皱褶。组织学检查可见左心室及主动脉瓣边缘有许多弹力纤维浸润，瓣膜结构疏松和纤维化，黏多糖增多和黏液样变性。

20％主动脉瓣脱垂患者仅有瓣叶脱垂，瓣叶对合线移向左心室流出道，但瓣叶对合严密，无主动脉血液反流，患者无明显的临床症状与体征。而 80％的主动脉瓣脱垂患者伴有主动脉瓣反流，程度可为轻度、中度、重度。伴有主动脉瓣反流时，主动脉瓣脱垂患者的血流动力学改变与临床表现类同于主动脉瓣关闭不全。

（二）超声心动图表现

1.M 型超声心动图

心底波群上主动脉明显增宽，主波增高，主动脉瓣活动幅度增大。感染性心内膜炎者，主动脉瓣上多有赘生物出现或主动脉瓣有破坏征象。主动脉瓣关闭线呈偏心位置，如脱垂的主动脉瓣呈连枷样运动，则在左心室流出道内 E 峰之前，可见脱垂的主动脉瓣反射。

二尖瓣波群上左心室扩大，室间隔活动增强。伴有主动脉瓣关闭不全时，反流血液冲击二尖瓣叶，二尖瓣前叶可出现舒张期扑动波。

2.二维超声心动图

（1）左心长轴切面：舒张期主动脉瓣呈吊床样凸入左心室流出道，超过了主动脉瓣根部附着点的连线以下，同时关闭线往往偏心，位于一侧。右冠瓣脱垂时，主动脉瓣闭线下移，接近主动脉后壁；而无冠瓣脱垂时，关闭线往往上移，接近主动脉前壁（图 4-23）。主动脉瓣受损严重时，脱垂瓣叶可呈连枷样运动，活动幅度大，舒张期脱入左心室流出道，收缩时又返入主动脉腔，左心长轴切面上主动脉瓣两个瓣不能对合。

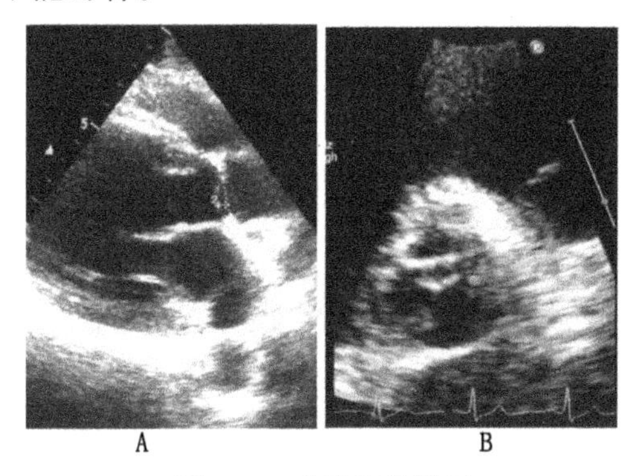

图 4-23 主动脉瓣脱垂

A.左心长轴切面示主动脉瓣叶脱入左心室流出道；B.主动脉根部短轴切面示主动脉瓣叶对合处有缝隙

主动脉瓣脱垂如伴关闭不全，主动脉可以增宽，活动幅度增大。Marfan 综合征患者主动脉增宽程度更明显。由于主动脉血流在舒张期反流，使左心室容量负荷过重，左心室扩大，左心室流出道增宽，室间隔活动增强。

(2)心底短轴切面：在此切面上见主动脉根部断面增宽，主动脉瓣活动幅度增大，关闭线变形。正常人呈“Y”形，主动脉瓣脱垂时，其关闭线失去正常的“Y”形，瓣膜不能完整闭合。

3.经食管超声心动图

大多数主动脉瓣脱垂患者，经胸壁超声心动图可清楚显示脱垂的主动脉瓣叶及其程度。但对肥胖、肋间隙过窄、肺气过多及胸廓畸形的患者，经胸检查不能清晰显示主动脉瓣的形态及其活动，需行经食管超声检查。检查时，将多平面经食管探头插入食管中段，启动声束方向调节按钮，于 45°左右方位获取主动脉瓣口短轴切面，于 120°方位获取主动脉根部的长轴切面。在上述切面中，先采用二维切面观察主动脉瓣叶的形态结构及与主动脉瓣环的相对位置关系，再采用彩色多普勒成像观察有无主动脉瓣反流及反流束的起源、大小、方向与分布。于胃底左心室长轴切面采用连续多普勒测量主动脉瓣反流束频谱。

经食管超声二维切面显示时，舒张期可见一个或多个瓣叶的瓣体超过主动脉瓣的水平，脱向左心室流出道。病变为瓣膜的黏液样变性，则主动脉瓣显示为松软过长或出现皱褶，易被误认为赘生物，此时变换扫描角度则可清晰显示。Marfan 综合征患者，主动脉呈梭形增宽形成升主动脉瘤，如有主动脉根部夹层形成，剥离的内膜连同主动脉瓣可一同脱向左心室流出道。感染性心内膜炎主动脉瓣损害严重者，脱垂的主动脉瓣叶可呈连枷样运动。高位较大室间隔缺损，多伴有右冠瓣脱垂，脱垂的瓣叶可部分阻塞缺损口。如有主动脉瓣反流，经食管超声彩色多普勒与频谱多普勒的检查方法与图像特征类同于主动脉瓣关闭不全。

4.超声多普勒

如主动脉瓣脱垂伴有主动脉瓣反流，彩色多普勒显示与频谱多普勒扫查类同于主动脉瓣关闭不全(见主动脉瓣关闭不全)。

(三)诊断与鉴别诊断

诊断主动脉瓣脱垂应注意以下两点：①切面超声心动图上主动脉瓣舒张期向左心室流出道

脱垂，超过了主动脉瓣附着点连线以下，且收缩期又返回主动脉腔内；②M型超声心动图上，用扫描法检查，在心脏舒张期，左心室流出道内二尖瓣前叶之前出现异常反射，此异常反射和主动脉瓣相连。此外，有主动脉增宽并二尖瓣舒张期扑动或左心室增大，室间隔活动增强，有左心室容量负荷过重的有一定诊断参考价值。

（杨智芳）

第五节 心脏肿瘤

心脏肿瘤可分为原发性和继发性，原发性心脏肿瘤是指起源于心包、心肌和心内膜的肿瘤，继发性心脏肿瘤是指身体其他部位的原发性恶性肿瘤转移到心脏和心包。原发性心脏肿瘤少见，尸检检出率为0.15%。继发性心脏肿瘤的发病率为原发性肿瘤的6～40倍。原发性心脏肿瘤中良性肿瘤占80%，其中黏液瘤占50%以上，其他如脂肪瘤、纤维瘤、血管瘤、横纹肌瘤、平滑肌瘤、错构瘤、畸胎瘤及间皮瘤等较为罕见；恶性肿瘤占20%，其中肉瘤和间皮细胞瘤较多见，还包括恶性淋巴瘤、恶性纤维组织细胞瘤和恶性畸胎瘤等。

超声心动图对心脏肿瘤的诊断有重要价值，可直观显示肿瘤的部位、大小、形态、活动度及与周围组织的关系等，为心脏肿瘤的诊断和评估肿瘤的血流动力学改变提供了可靠的手段，是诊断心脏肿瘤的首选方法。

一、原发性心脏良性肿瘤

（一）心脏黏液瘤

心脏黏液瘤为心脏原发性肿瘤中最多见者，占心脏原发性良性肿瘤的50%～75%，其中又以左房黏液瘤发病率最高，约占75%。黏液瘤大多数见于30～60岁的成年人，多为单发，亦可多发，表现为一个心腔内多个肿瘤或肿瘤侵犯两个以上心腔。黏液瘤有蒂，瘤蒂长短不一，短粗者可直接与心壁相贴，长者可达3～5 cm，细者可为0.2 cm。70%～80%黏液瘤瘤蒂起源于房间隔卵圆窝周围，少数起源于心房游离壁、房室瓣及瓣环、腔静脉入口及心耳周围。黏液瘤临床表现复杂各异，缺乏特异性，血流动力学改变取决于瘤体的大小和瘤蒂的长短，小的黏液瘤可无症状，较大而有蒂的黏液瘤可于舒张期下降至二尖瓣口，使左房排血受阻，临床和血流动力学表现酷似二尖瓣狭窄。瘤体表层易于脱落形成碎片或小块，引起动脉栓塞。黏液瘤的出血、变性、坏死可引起全身性反应，如不规则发热、心慌、关节痛等。

多发黏液瘤即为一个心腔内有两个以上黏液瘤或两个以上心腔内均探及黏液瘤。同一心腔内多发黏液瘤若附着部位较近，瘤体间空隙较小，常难准确判断黏液瘤数目，应多切面仔细查找，避免漏诊。任意两个以上心腔内可同时探及黏液瘤，发现一处黏液瘤时应多切面、多角度、多个心腔内查找，经食管超声心动图在多发黏液瘤的检出及瘤蒂附着部位的检出方面有一定优势。

1.常见超声表现

(1)左房黏液瘤的超声心动图表现如下。

M型超声心动图：舒张中晚期可见二尖瓣前叶后方出现云雾状回声，EF斜率减慢，呈城墙样改变，前后叶呈异向运动。收缩期左房内出现云雾状回声，舒张期消失。

二维超声心动图:①心脏黏液瘤在二维超声上表现为圆形、椭圆形或不规则的团块状影,瘤体大小不等,可 0.4～10 cm。内部回声均匀,呈点状回声,回声强度中等。②通常借瘤蒂附着于卵圆窝水平的房间隔上,较少附着于游离壁和房室瓣上。瘤蒂粗细不等,长短不一,二维超声可观察蒂的存在并测量其长短。③黏液瘤活动度较大,随心动周期有规律性的运动。有包膜者瘤体边界清楚,轮廓清晰,无包膜者可呈分体状,轮廓不规则。要注意观察瘤体与瓣膜有无粘连。④瘤体形态可发生各种变化,收缩期呈圆形,舒张期经房室瓣口下移变为椭圆形或哑铃形。

多普勒超声心动图:①在左室长轴切面和心尖四腔心切面,舒张期当瘤体阻塞二尖瓣口时,可显示窄束射流从肿瘤边缘进入左室,呈五彩镶嵌色。黏液瘤的射流束与房室瓣狭窄的射流束有下列不同:前者起源于房室瓣环,为心室流入道的边缘型射流;后者起源于房室瓣口,为心室流入道的中央型射流。连续波多普勒可记录到房室瓣口的舒张期射流频谱,采用与二尖瓣狭窄时同样的定量方法,可以计算出最大瞬时压差、平均压差和瓣口有效面积,可定量房室瓣梗阻程度。②心房黏液瘤不仅阻碍通过房室瓣口的舒张期血流,而且造成收缩期房室瓣的关闭不全。彩色多普勒可记录到瘤体与左房壁间的蓝色反流信号。③当左房黏液瘤合并肺动脉高压时,可记录到三尖瓣和肺动脉瓣反流频谱,确定肺动脉高压的程度。

经食管超声心动图:因探头位于食管内,加上高频探头的应用,使图像的分辨力显著提高,多平面探头使声束在 360°的方位内全面扫查心脏结构,可进一步检出黏液瘤的附着点,是否多发性黏液瘤,确定房室瓣的受累程度,评估肿瘤的血流动力学改变,并且在术中评价即刻手术效果。

(2)右房黏液瘤的超声心动图表现如下。①M 型超声心动图:舒张中晚期可见三尖瓣前叶后方出现云雾状回声,收缩期右房内出现云雾状回声,舒张期消失。②二维超声心动图:二维超声特征与左房黏液瘤类似,于右房内可探及圆形或椭圆形团块状回声,其蒂附着于房间隔卵圆窝的右房侧,在收缩期位于右房内,舒张期可脱入三尖瓣口或右室内。③多普勒超声心动图:彩色多普勒可显示舒张期右房内窄束的射流经三尖瓣口沿肿瘤边缘进入右室,呈五彩镶嵌色。

(3)左室黏液瘤的超声心动图表现如下。①M 型超声心动图:显示云雾状回声出现在左室内,收缩期位于左室流出道,舒张期团块回声回移至左室腱索水平。②二维超声心动图:流出道附近多见,其蒂多附着于室间隔上,也有附着于左室侧壁和心尖部。活动性较心房黏液瘤为小,在左室长轴切面和心尖五腔心切面可见左室内的异常团块状回声,收缩期随血流进入左室流出道,舒张期返回左室腔。③多普勒超声心动图:彩色多普勒显示肿瘤可阻塞左室流出道,呈五彩镶嵌的湍流,连续波多普勒可评价左室流出道的梗阻程度。

(4)右室黏液瘤的超声心动图表现如下。①M 型超声心动图:显示云雾状回声出现在右室流出道内,舒张期异常回声消失。②二维超声心动图:在右室流出道切面可见右室内的异常团块状回声,收缩期随血流进入右室流出道,舒张期返回右室腔内。③多普勒超声心动图:彩色多普勒显示右室流出道内的五彩镶嵌的湍流,连续波多普勒可评价右室流出道的梗阻程度。

2.鉴别诊断

黏液瘤主要应与血栓鉴别。鉴别要点如下。

(1)部位及形态:黏液瘤多位于左房卵圆窝附近,瘤体通常较大,呈圆形或椭圆形;血栓体积较小,形态不规则,多数位于左心耳、左房侧后壁、心尖或室壁瘤内。

(2)蒂及活动度:黏液瘤有蒂,附着面小,有高度活动性;血栓无蒂,广泛附着于心内结构上,无活动。

(3)黏液瘤内部回声比较均匀,回声强度中等;血栓内部回声不太均匀,可有强、弱回声混杂。

(4)同患疾病:黏液瘤于舒张期移至二尖瓣口形成血流梗阻,但瓣膜结构正常;血栓常见于风湿性心脏病、冠心病或心肌病,有相应瓣膜病变和室壁运动异常。

(二)脂肪瘤

心脏脂肪瘤最早于1887年被描述,发生率约占心内肿瘤的8.4%。脂肪瘤可发生在心脏的任何部位,其中1/2发生在心内膜下并突向心腔,心外膜与心包膜处也有报道。

大多数脂肪瘤单发、无蒂、无活动。由成熟的脂肪细胞、纤维基质、肌纤维及血管组成,有薄层纤维细胞包膜。临床上通常无症状,偶尔脂肪瘤较大时,引起心脏扩大、杂音及传导异常,也有发生晕厥的报道。

1.常见超声表现

脂肪瘤的二维超声显示心室腔内、心外膜或心包膜处有一个较均匀而且固定团块状回声,边界清楚,光点均匀致密,瘤体内部有强回声光点。脂肪瘤无蒂、多单发、不活动,有包膜反射,边缘光滑,多呈椭圆形。

2.鉴别诊断

脂肪瘤应与心脏恶性肿瘤和左室血栓鉴别。

(三)乳头状弹性纤维瘤

乳头状弹性纤维瘤是罕见的良性心脏肿瘤,占心脏原发肿瘤的10%以下,但却是瓣膜上最常见的原发肿瘤,约占瓣膜肿瘤的90%。

乳头状弹性纤维瘤通常起源于房室瓣及半月瓣,极少数起源于心内膜。肿瘤的直径均在0.1~4 cm,大部分肿瘤直径在1 cm以下。病理学示肿物呈半透明状,可单发或多发,表面可见多处细小乳头。显微镜检下见肿瘤由无数细的乳头状物质组成,状如水草,其表面被覆内皮细胞,轴心含胶原、成纤维细胞及少量毛细血管,弹性纤维染色示乳头内富含弹性纤维。瘤体借较短的蒂附着于瓣膜,一般是附着于半月瓣的心室面及房室瓣的心房面。无蒂的乳头状纤维瘤有较宽的基底部附着于瓣膜。临床表现可有瓣膜受累的血流动力学改变及冠状动脉、体循环和脑血管栓塞的症状及体征。

(1)乳头状弹性纤维瘤需与心脏黏液瘤相鉴别:前者瘤体较小,后者瘤体较大;前者附着于瓣膜,后者多数附着于房间隔卵圆窝周围。

(2)乳头状弹性纤维瘤还应注意与感染性心内膜炎时瓣膜上的赘生物鉴别。①大多数感染性心内膜炎赘生物的形成有基础心脏病变,如先天性心脏病或风湿性心脏病,心脏正常者少见。乳头状弹性纤维瘤的发生无须心脏基础疾病的存在。②赘生物形成时多伴有持续发热病史,赘生物可见于瓣膜、腱索,回声不均匀,大小不等,可引起瓣膜脓肿、穿孔等改变,乳头状弹性纤维瘤多附着于半月瓣的心室面及房室瓣的心房面,一般无发热病史,对瓣膜功能的影响相对较小。

(四)横纹肌瘤

横纹肌瘤是儿童最常见的心脏良性肿瘤,80%发生在1岁以内,约占儿童原发肿瘤的69%,常合并结节性硬化。横纹肌瘤可单发或多发,多发的患者较常见,约占90%。横纹肌瘤多数呈结节状,起源于室间隔、心壁内,压迫周围心肌或突入心腔内。瘤体无真包膜,但与正常心肌分界清楚。临床表现差异很大,部分患者因瘤体较大而出现流出道梗阻症状及体征。

1.常见超声表现

(1)二维超声心动图显示室间隔或心室壁局部增厚,回声增强,均匀致密,瘤体大小不一,可为单个或多个,无包膜,边界规整,界线清晰。肿瘤无蒂与心肌相连,无活动度,肿瘤附着部位心壁增厚。较大的瘤体可突向流出道。

(2)多普勒超声心动图:瘤体较大引起左室流出道梗阻时,左室流出道内出现收缩期五彩镶嵌的射流信号,利用连续波多普勒在流出道内可记录到匕首状频谱形态。瘤体引起右室流出道梗阻时,于右室流出道内可记录到收缩期的最大射流速度,从而对狭窄程度做出定量诊断。

2.鉴别诊断

横纹肌瘤应与心脏恶性肿瘤和左室血栓鉴别。

(五)纤维瘤

纤维瘤多见于婴儿和儿童,主要发生在10岁以内,属先天性良性肿瘤。肉眼观,肿瘤多位于左室前壁或室间隔内,少数位于左室后壁及右室,极少累及心房。多为单发,大小不一,直径有时可达10 cm。镜检示纤维瘤由成纤维细胞组成,混有胶原和弹力纤维。此瘤生长缓慢,如侵犯心脏传导系统或阻断血流,则可产生相应的症状,可引起左、右心室流出道阻塞症状及充血性心力衰竭。

1.常见超声表现

在二维超声心动图中,纤维瘤多发生在左室壁,呈现边界清楚、质地均匀的强回声团,几乎均为单发。瘤体大小不一,小的仅几毫米,大的可达10 cm。瘤体表面有包膜,无蒂,无活动。瘤体较大时压迫受累部位心肌。

2.鉴别诊断

纤维瘤应与心脏恶性肿瘤和左室血栓鉴别。

(六)心脏畸胎瘤

心脏畸胎瘤主要见于儿童和婴儿,多数由心外累及心脏,心包畸胎瘤常附于肺动脉或主动脉的根部,心内型少见。心脏畸胎瘤较囊肿或脂肪瘤更少见,此种肿瘤通常发生于婴儿,常无症状,而在常规胸部X线片中发现。

常见超声表现:超声心动图显示瘤体内不均质回声区,形态比较规则,包膜完整,边界清楚,壁较厚,回声增强且不均匀,并可见形态不规则钙化团块或骨样回声。有时可伴有心包积液。

(七)其他心脏良性肿瘤的超声心动图表现

1.淋巴管瘤

心包腔内显示不规则的含液性包块,壁较厚,可伴有少量心包积液。

2.平滑肌瘤

超声显示实质均匀的强回声光团,有完整的包膜(图4-24)。

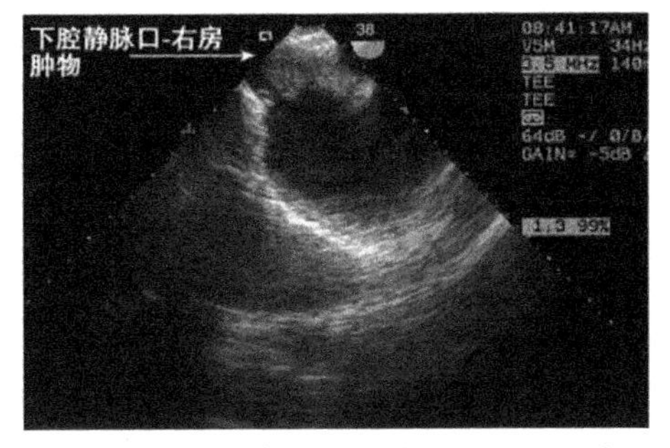

图4-24 下腔静脉入右房口处平滑肌瘤

3.血管瘤

超声显示心包腔内或左心耳等部位有一圆形包块回声，肿物内可显示等号状扩张的血管，边界清楚，伴有心包积液，彩色多普勒见肿块内有血流显示。

二、原发性心脏恶性肿瘤

最常见的心脏原发性恶性肿瘤是肉瘤。

（一）概述

(1)血管肉瘤是肉瘤中最常见的类型，男性的发病率大于女性。血管肉瘤大多发生于右侧房室，可广泛浸润而累及心外膜和心包。瘤体突向右房室腔内，可阻塞三尖瓣或肺动脉瓣口（图4-25）。镜检可见异常的血管腔，管腔排列不齐，部分管腔内充满内皮细胞。临床表现包括右心衰竭、心包积液和上下腔静脉梗阻的症状和体征。

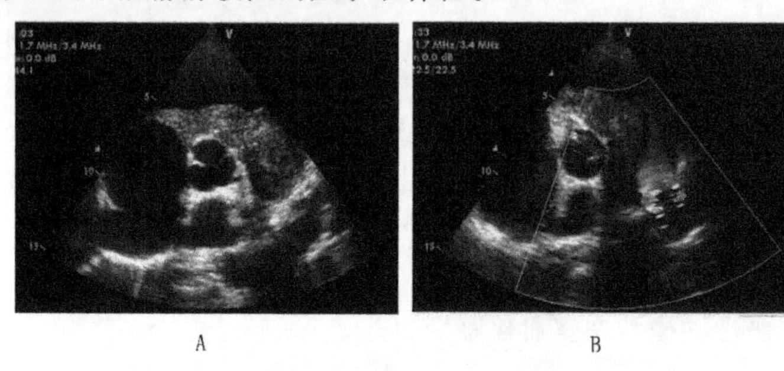

A　　　　B

图4-25　右室流出道黏液肉瘤向肺动脉内生长

A.二维超声心动图；B.彩色多普勒超声图像

(2)横纹肌肉瘤也是肉瘤的常见类型，各年龄均可发生，多见于儿童。60%为多发性。镜检的特征是可见横纹肌细胞。瘤体可位于室间隔，也可突出到左室腔或右室腔内，使心腔或流出道受压。瘤体通常较大，呈分叶状，表面不光滑，活动性差，可广泛浸润周边组织。多数患者有瓣膜受累、上下腔静脉梗阻、心包积液等临床表现。

(3)纤维肉瘤较少见，心肌、心包及双侧心腔均可受累，多数患者为多发性，瘤体突向心腔。镜检显示由梭形细胞构成。50%患者有瓣膜受累的临床表现。

(4)骨肉瘤多发生在邻近肺静脉入口的左房后壁，也可发生于心室壁，瘤体可突向心腔内，瘤体较大时甚至阻塞房室瓣瓣口。镜检示有恶性成骨细胞。可有传导阻滞、心律失常和左室流入道梗阻的临床症状及体征。

(5)平滑肌肉瘤多位于心脏左侧心包腔内，肿瘤内为豆渣样物质，常合并有心包积液和胸腔积液。

（二）常见超声表现

(1)瘤体大小不一，呈单发或多发，形态不规则，结节状或息肉状突出，回声增强且不均匀，边界不清。

(2)肿瘤多无蒂，活动度差，与正常组织界面不清，瘤体浸润导致附着处心内膜或心外膜中断，心肌运动僵硬。

(3)常浸润上下腔静脉和肺静脉，破坏心内结构和心包。

(4)多普勒超声常可显示肿瘤所引起的血流受阻和/或反流的存在与程度。

(5)常合并心包积液。

(三)注意事项及误诊漏诊原因分析

心脏肉瘤浸润广泛,常为多发性,应注意观察瘤体的位置、大小、数目、形态、活动度及附着点,还应注意观察肿瘤与周围组织的关系,查看上下腔静脉和肺静脉入口处是否有肿瘤的延伸、瓣膜的受损程度以及心包积液的多少。

三、继发性心脏肿瘤

(一)概述

继发性心脏肿瘤是指身体其他部位的原发性恶性肿瘤转移到心脏和心包,其发病率大于原发性肿瘤。继发性心脏肿瘤发病年龄一般介于20～89岁,并且男性多于女性。最易累及心脏的恶性肿瘤有肺癌、食管癌、纵隔恶性肿瘤、乳腺癌等,其中肺癌最多见。心脏转移的症状和体征主要与肿瘤的部位和大小有关。最常见的是心脏呼吸窘迫症状,急性心包炎、心脏压塞的体征,肿瘤表面碎片或血栓脱落引起体循环和肺循环栓塞的临床表现,另外还有广泛的非心脏性全身表现,如发热、恶病质等。

(二)常见超声表现

(1)大量心包积液,心包积液进行性增多,心脏显著受压。

(2)心包壁层回声明显增强,活动减低,厚薄不均。心包腔内见有结节状肿块,边界模糊,形状不规则,内部回声增粗增强,分布不均(图4-26)。出现强烈摆动性心脏与僵硬无运动的心包并存的现象。

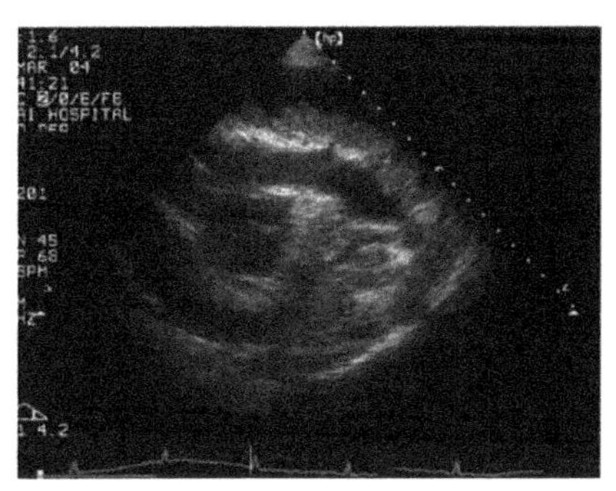

图4-26 转移性心脏肿瘤(来自肺癌)

(3)心肌回声增粗增强,部分呈结节状突起,受累心肌壁僵硬,运动减低。

(4)心腔内孤立性或多发性肿块其形态不规则,边缘毛糙,瘤体形态随心动周期无明显变化。如经静脉直接蔓延而来,可见静脉内径扩张,腔内有肿瘤回声。

(5)临近组织受累表现肿瘤阻塞流出道,致流出道梗阻流速增快;肿瘤浸润临近的瓣膜,导致瓣膜开放受限或者关闭不良。

(三)鉴别诊断

继发性心脏肿瘤需与心脏良性肿瘤鉴别。鉴别要点如下。

(1)良性肿瘤通常边界清楚,有蒂,活动度较大。继发性心脏肿瘤则边界不清,附着面大,无蒂,活动度差。

(2)良性肿瘤虽可突出并阻塞流入道或流出道,但不直接浸润周围组织。继发性心脏肿瘤可直接破坏、浸润周边心脏组织和瓣膜。

(3)直接浸润到上下腔静脉、肺静脉是继发性心脏肿瘤的特征。

(4)继发性心脏肿瘤常常伴有大量心包积液。

(四)注意事项及误诊漏诊原因分析

继发性肿瘤广泛浸润心脏，应仔细观察肿瘤的部位、大小、形态及浸润心脏及邻近组织的受累程度。经食管超声心动图能显示经胸超声不易显示的结构如四支肺静脉入口及上、下腔静脉等，有助于判断转移瘤的来源及评价心脏受累程度。

四、心包肿瘤

心包肿瘤少见，分为原发性肿瘤和继发性肿瘤两类。原发性肿瘤又分为良性肿瘤和恶性肿瘤两种。原发性肿瘤以心包囊肿、间皮细胞瘤为常见，继发性肿瘤较原发性肿瘤多见，是肺、纵隔、淋巴源性等恶性肿瘤直接蔓延或转移而来。良性者主要发生在婴儿或儿童，而恶性者往往发生在20～30岁。良性肿瘤包括畸胎瘤、纤维瘤、脂肪瘤、血管瘤、平滑肌瘤等。常见的恶性肿瘤为间皮细胞瘤和肉瘤。临床表现包括不同程度心慌、气短、咳嗽等。二维超声心动图可发现心包内实质性占位性病变及心包积液，提示心包肿瘤。超声心动图难以对肿瘤做出定性诊断，但可引导心包肿瘤穿刺活检定性。

(一)心包间皮瘤

原发性心包间皮瘤是一种罕见肿瘤，是间皮组织的恶性肿瘤的一个类型。间皮组织的恶性肿瘤可分为胸膜间、心包膜间和腹膜间肿瘤。心包间皮瘤多发生于成年人，男性较女性发病率高。

心包间皮瘤往往覆盖着心包脏层和壁层的大部分，只侵袭心肌外层。镜检可查见恶性肿瘤细胞，排列成腺样及片块状，瘤细胞大小不一，形态不规则，核大，核仁明显，见核分裂象。此病由于病情发展隐匿，临床表现无特异性，可表现为心包炎、心包积液，晚期可有呼吸困难等心力衰竭的症状及体征。

1.常见超声表现

(1)心包脏层、壁层呈不规则状增厚，回声增强，向心包腔内突出，造成心脏压塞或缩窄。

(2)心包腔内实质性肿物，边缘粗糙，无移动性，浸润心肌外层，使心肌呈不规则增厚，受累部位心肌运动僵硬，幅度减低，肿瘤较大时心腔可受压变小呈缝隙状。

(3)心包脏层和壁层分离，常伴有中到大量心包积液。心包腔液性暗区内有不规则回声增强区，瘤体突向心包腔内，表面凹凸不平，无完整包膜，基底部较宽，固定在心包壁上。

2.鉴别诊断

心包间皮瘤应与渗出-缩窄性心包炎鉴别，鉴别要点如下。

(1)心包间皮瘤病史短，渗出-缩窄性心包炎病史长。

(2)心包间皮瘤心包积液生长快，渗出-缩窄性心包炎心包积液生长缓慢。

(3)慢性心包炎心包呈均匀性增厚；心包间皮瘤心包增厚呈不规则状，表面呈结节状。

(4)慢性心包炎在心包腔的低回声区内，可见各种致密、稀疏或颗粒状回声；心包间皮瘤在心包腔内常见外形不规则的肿块突向心包腔内，边缘粗糙，活动度差。

(5)慢性心包炎无心肌浸润，心肌回声正常，收缩幅度无明显减低，缩窄性心包炎时可有心室舒张受限的超声表现；心包间皮瘤可有心外膜心肌的广泛浸润，使心肌增厚及运动减低。

（二）心包囊肿

心包囊肿为心包先天性发育异常的一种表现。心包囊肿可以发生在任何部位，但以右心膈角最多见，其次位于左心膈角和心底部。囊肿多为单发性，极少数为多发。心包囊肿患者通常无症状，少数可出现胸痛、咳嗽、呼吸困难等临床表现。

1.常见超声表现

紧贴心包显示囊状回声，囊壁薄，光滑，多呈圆形或椭圆形，囊腔大小不等。囊肿与心腔间无交通口，表面光滑，后方有增强效应。囊肿可随心包做被动运动，但在不同心动周期形态变化不大，囊肿以外的心包内无液性暗区。

2.鉴别诊断

（1）心包囊肿与心包淋巴管囊肿。①部位：心包囊肿以右心膈角多见，心包淋巴管囊肿以心尖部多见。②内部回声：心包囊肿多为单房无回声暗区，心包淋巴管囊肿内部回声呈蜂窝状。③壁：心包囊肿壁薄、光滑，心包淋巴管囊肿壁厚、不光滑。

（2）心包囊肿与包裹性心包积液。①包裹性心包积液的超声特征是心包腔内局限性的低回声区，可有各种致密、稀疏或颗粒状回声，有时可见纤维条索样回声随心脏摆动。心包囊肿内是清澈透明的液体，超声特征为囊性无回声区。②包裹性心包积液时心包可增厚，回声增强，而心包囊肿的壁薄而光滑。③包裹性心包积液多位于左室后壁或右心室前壁，心包囊肿多位于右心膈角、左心膈角和心底部。④包裹性心包积液常见的原因有结核性、放射性、心肌病、尿毒症等，常伴有相应的症状和体征，而心包囊肿多无明显临床表现。

总之，心脏肿瘤无论良性或恶性，均可引起血流动力学的改变，故早期诊断及治疗至关重要。超声心动图在诊断心脏肿瘤中可提供直观、动态的图像特征，显示肿瘤的部位、大小、形态、活动度及与周围组织的关系，是评价心脏肿瘤的主要手段，在心脏肿瘤的诊断和鉴别诊断中占有重要的位置。

（杨智芳）

第五章

胃肠道超声诊断

第一节 胃肠肿瘤

一、胃肠癌

(一)胃癌

1.临床病理和表现

胃癌在我国消化道恶性肿瘤中占第一位。最常见于胃幽门窦,其他依次为胃小弯、贲门区、胃底及胃体。病理组织分类以腺癌和黏液腺癌最多见。肿瘤最初发生于黏膜层,以肿块或管壁增厚的形式向腔内生长,同时向四周扩展,并向胃壁深处浸润。局限于黏膜层的较小胃癌称为原位癌;肿瘤深度浸润未超过黏膜下层者属于早期胃癌;超过黏膜下层称为进展期胃癌,又叫作中晚期胃癌。癌肿的大体形态学分成肿块型、溃疡型、管壁增厚三种基本类型。目前国际公认的进展期胃肠癌病理形态学的分型是 Borrmann 于 1926 年提出的四种类型:①BorrmannⅠ型为向腔内生长的局限而不规则的肿块,称为肿块型;肿瘤表面坏死形成凹陷是溃疡型胃癌的特征;②BorrmannⅡ型溃疡周围癌组织局限,和正常胃壁界限分明,为局限(或单纯)溃疡型;③BorrmannⅢ型的溃疡周围癌组织向周围浸润生长,界限不清,病变范围扩大,为浸润溃疡型;④BorrmannⅣ型为弥漫浸润型胃癌,是癌组织在胃壁广泛浸润的结果,大部分或全部胃壁增厚,部分病例的肿瘤组织主要在黏膜下生长,黏膜结构残存。

早期胃癌常无明显症状,逐渐出现胃区不适或疼痛、恶心、呕吐,消化道出血常见于溃疡型胃癌,晚期胃癌引起腹水、恶病质。腹部实质脏器(如肝脏、胰腺等)、淋巴结、腹膜、盆腔、左锁骨上淋巴结是癌瘤容易侵及的部位。

2.声像图表现

(1)管壁不规则增厚或肿块形成。

(2)内部回声呈低回声,欠均匀;低分化和黏液腺癌内部回声较少,较均匀。

(3)病变区内膜面不平整,或有管腔狭窄。

(4)常见功能异常:蠕动减缓、幅度减低或蠕动消失、胃潴留等。

(5)彩色超声多普勒所见:在部分较大肿瘤实质内常发现有不规则的血流信号。

3.超声分型

(1)结节蕈伞型(BorrmannⅠ):肿瘤向腔内生长,呈结节状或不规则蕈伞状,无明显溃疡凹陷(图5-1)。

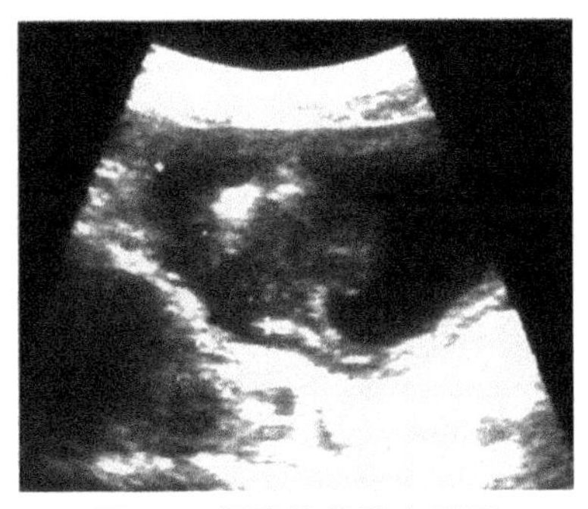

图5-1 胃窦结节蕈伞型癌

胃窦小弯侧胃壁结节状隆起,实质为低回声,欠均匀,周围正常胃壁层次结构清楚,胃后方小圆球状淋巴结,手术病理证实为胃腺癌转移

(2)局限增厚型(BorrmannⅠ):肿瘤部分胃壁增厚,范围局限,与正常胃壁界限清楚。

(3)局限溃疡型(BorrmannⅡ):溃疡明显,边缘隆起与正常胃壁界限分明。整个病变呈火山口状。

(4)浸润溃疡型(Borrmann Ⅲ):"火山口"征象明显,溃疡周围有较大范围的壁不规则增厚区(图5-2)。

(5)局限浸润型(BorrmannⅣ):胃壁局部区域受侵,全周增厚伴腔狭窄,但内膜面无明显凹陷(图5-3)。

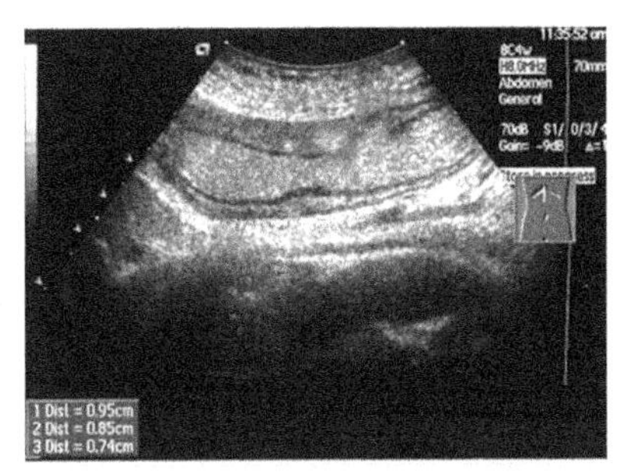

图5-2 胃癌声像图

浸润溃疡型胃癌,有回声型胃充盈剂衬托下,胃壁前壁增厚(++2和++3标示范围),中央部位见溃疡凹陷,后壁部分也有轻度增厚

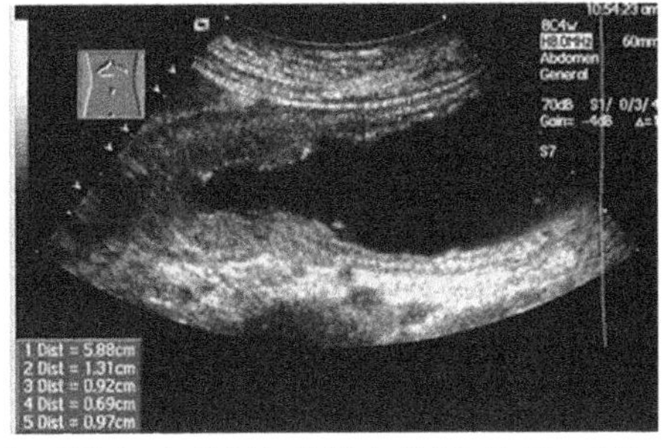

图5-3 局限浸润型胃癌(自然组织谐波条件下,使用8 MHz凸阵腹部探头)

在无回声液体衬托下,胃窦癌变部位低回声增厚(++),正常胃壁层次消失,胃腔狭窄

(6)弥漫浸润型(BorrmannⅣ):病变范围广泛,侵及胃大部或全胃,壁厚明显、管腔狭窄。部分病例可见胃黏膜层残存,呈断续状,胃第三条强回声线紊乱、增厚、回声减低、不均匀或中断(图 5-4)。

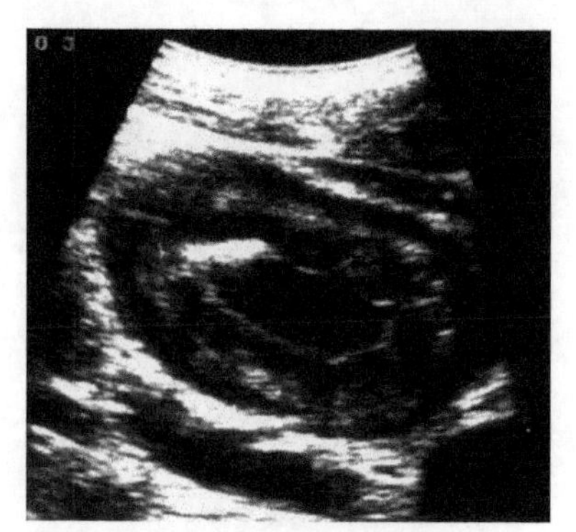

图 5-4 弥漫浸润型胃癌

胃窦短轴切面,胃腔像,胃壁全周增厚,胃壁正常层次破坏,第三层回声减低、中断

4.胃癌深度侵及范围

(1)早期胃癌:肿瘤范围小、局限、胃壁第 3 层(黏膜下层及浅肌层线)存在。但黏膜下层受侵时此层次则呈断续状。在此类型中,息肉型(早期癌Ⅰ型)和壁厚者超声显示较好(图 5-5),对早期癌Ⅱc 和Ⅲ型(凹陷型)显示率差。胃早期癌的确诊要依靠胃镜活检。

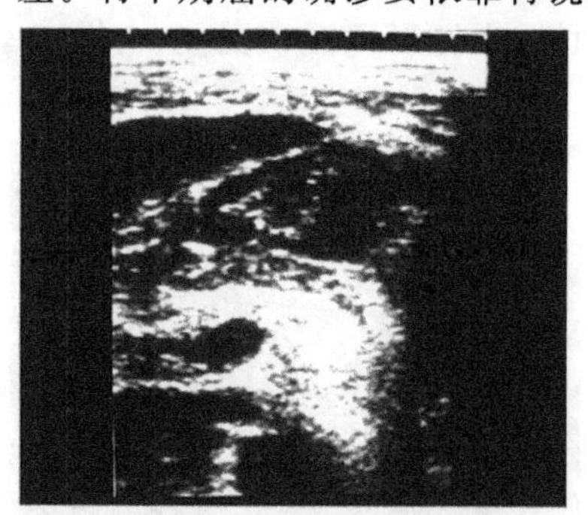

图 5-5 胃幽门窦早期癌(息肉型)

胃幽门窦前壁局限性小隆起,呈乳头状,肿块深方第三条黏膜下强回声线完整,局部肌层蠕动正常。手术病理证实为原位癌

(2)肌层受侵:胃壁第 3、第 4 层回声线消失,但第 5 层线尚完整。胃壁趋于僵硬。

(3)浆膜受侵:胃壁第 5 层强回声线不清。

(4)侵出浆膜:胃壁第 5 层强回声线中断,肿瘤外侵生长。

5.贲门癌

贲门癌是发生在贲门部(包括和贲门邻近的食管末端、胃底和近端胃小弯)的胃癌;贲门癌的声像图特征与胃癌相同,超声分型也和胃癌一致。其中,弥漫浸润型管壁全周呈规则或不规则性增厚,病变范围较广,常上延及腹段食管,下可侵及胃底体较大范围,梗阻征象较明显(图 5-6)。贲门短轴切面呈现“靶环”征,液体通过困难,局部管腔狭窄明显。位于食管起始段和腹段的食管癌可分别经颈部和腹部超声探及病变,常见征象为“假肾”征。检查中主要注意病变大小厚度和周围浸润,胸段食管癌需内镜超声检查。

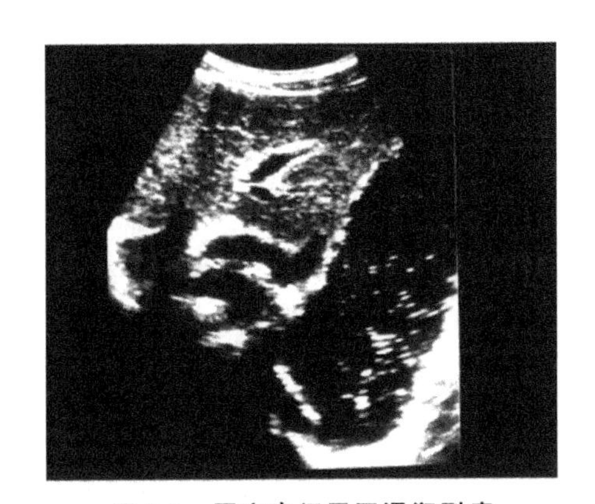

图 5-6　胃底贲门局限浸润型癌

食管-胃连接部长轴切面，腹段食管前后壁至胃底内侧壁低回声增厚为肿瘤

6.残胃癌

胃癌术后的超声检查重点是对腹腔(包括肝脏、腹膜后、盆腔)等处转移病灶的发现和观察。残胃位置深在，受干扰因素较多。尤其毕Ⅱ式手术，残胃与空肠吻合时胃内容物易迅速进入小肠，在胃充盈状态下超声对残胃癌的显示效果并不理想，超声未见明显病变时应建议内镜超声或胃镜检查确诊。

(二)小肠癌

1.临床病理和表现

小肠癌在临床少见，其中 1/3～1/2 发生在十二指肠的第二段到十二指肠空肠曲，也可以发生在回肠远端。肿瘤的形态学变化是不规则肿块形成或管壁增厚。早期症状少，随肿瘤增大而引起病变以上部位管腔梗阻，患者有呕吐、腹痛等，便血或呕血和肿瘤溃疡有关。肿瘤周围和腹膜后淋巴结容易因转移而肿大；肿瘤还可以向肝脏和胰腺转移。

2.声像图表现

(1)管壁不规则向心性增厚或肿块形成，管腔狭窄。最常见的超声征象是“假肾”征和“靶环”征。

(2)肿瘤实质呈低回声，欠均匀；低分化和黏液腺癌内部回声较少，较均匀。

(3)病变区内膜面不平整，外界也常因肿瘤浸润而显得边界不清。

(4)常见功能异常：近端肠管内容物积聚，通过困难，胃潴留。

(5)彩色超声多普勒所见：常被用于观察肿瘤周围的浸润程度，肿瘤向外界浸润常使周围的血管受压而使血流信号减少或消失。

3.超声分型

(1)肿块型：低回声型不规则肿块凸向腔内，实质回声欠均匀(图 5-7)。

(2)管壁增厚型：以局部管壁增厚为特点，大多数在超声检查时已经波及全周，管腔狭窄，近端肠管因内容物淤积而扩张，通过受阻。

(三)大肠癌

1.临床病理和表现

大肠癌是胃肠道常见的恶性肿瘤，占胃肠道肿瘤的第二位。包括结肠癌和直肠癌。以回盲部、直肠、乙状结肠、结肠肝曲和脾曲为高发处。

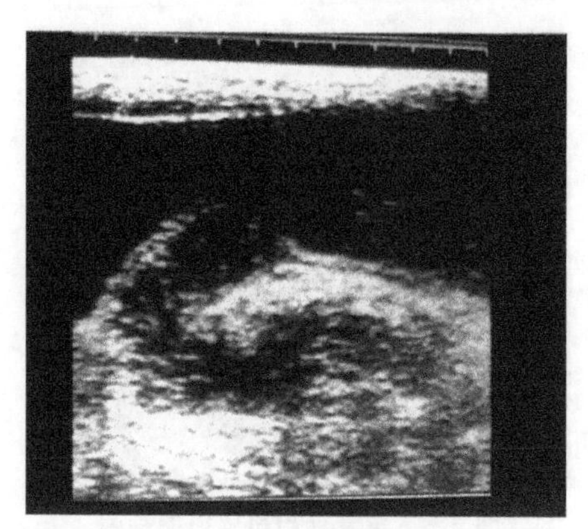

图 5-7　十二指肠下曲癌

高位肠梗阻患者，急诊超声检查发现胃潴留（st），幽门开放，十二指肠内容物向胃腔返流，在十二指肠下曲发现不规则状低回声肿瘤

大肠癌的病理形态可分为以下几种类型。①肿块型：呈菜花样肿物凸向肠腔内。②管壁增厚型：以不规则的管壁增厚形式向心性生长，同时向周围扩展，常因管腔通过障碍而发生肠梗阻。③溃疡型：多在管壁增厚型肿块基础上发生，肿瘤中央出现凹陷溃疡，此型出现梗阻症状者不多，但常伴有便血。大肠癌可以直接向局部扩散，腹腔种植；也常引起淋巴结，或肝脏等部位的转移。便血是大肠癌主要症状，其他常见症状有腹痛、便秘、腹胀，肿瘤晚期常出现腹水。

2.声像图表现

(1)增厚型：肠壁向心性不规则增厚伴管腔狭窄，肿瘤实质为稍欠均匀的低或较低回声；常见超声病理征象为“假肾”征和“靶环”征。病变处管腔通过不畅、近端肠管瘀胀或肠梗阻。在肿瘤和近端正常肠管交界处呈现管腔向心性收缩的挛缩状(图 5-8)。

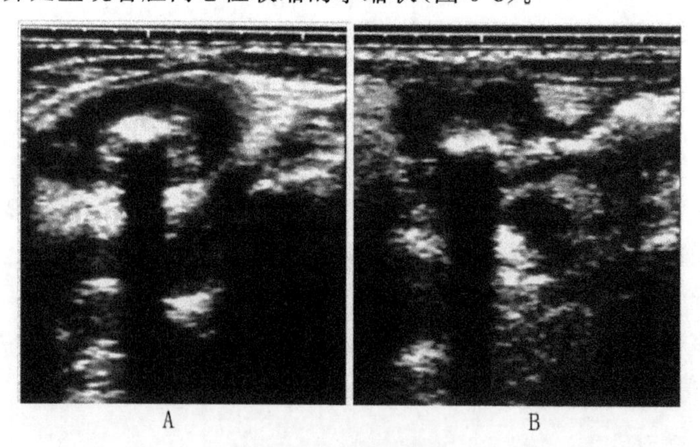

A　　B

图 5-8　结肠肝曲癌

A.短轴切面；B.长轴切面。结肠肝曲管壁不规则增厚，实质回声不均，局部管腔狭窄，狭窄管腔内强回声伴有声影的结构为粪块(S)。近端升结肠(AS)管腔内容物淤积。LN：淋巴结肿大(转移)

(2)肿块型：表现为局限性、形态不规则或呈菜花状的、向腔内隆起的较低回声型肿块，表面不平整，实质回声不均。肿块外界常因癌组织浸润而显得界限不清；病变周围肠壁多正常。

(3)溃疡型：以管壁增厚为主，中心区有局限的溃疡凹陷，溃疡基底处的管壁和周围部分相比明显变薄。

(4)其他表现:肿瘤部位肠管僵硬,肠蠕动消失。

(5)肿瘤转移征象:可见肿瘤淋巴回流区淋巴结肿大,肝脏等器官内转移灶。

(6)彩色超声多普勒所见:在肿块型和部分管壁增厚型肿瘤实质内有较丰富的、不规则的血流信号。

二、胃肠恶性淋巴瘤

(一)临床病理和表现

胃肠恶性淋巴瘤是源于胃肠黏膜下淋巴组织的恶性肿瘤。肿瘤常呈单发或多发肿块状,也可以管壁增厚方式生长。病变处常有黏膜覆盖,黏膜面有时发生溃疡。肿瘤发生的常见部位是胃体窦、空肠近段和升结肠。极少数也可发生在横结肠或回肠末端。

本病常以上腹饱胀、疼痛、恶心、呕吐、黑便、食欲减退或腹部肿块等就诊时被影像学或内镜检出。

(二)声像图表现

(1)肿瘤位于黏膜下,大部分瘤体表面可见拱桥样黏膜皱襞。

(2)胃肠壁弥漫性增厚或局限型肿物,有时表现为黏膜下多结节。

(3)实质呈均匀的低回声或近似无回声,透声性好,后方回声略增强。

(4)适当调节仪器增益条件可见肿物内部多结节或网格结构。

(5)胃肠腔狭窄的程度不严重。

(6)部分病例可出现溃疡凹陷,溃疡凹陷周围的胃黏膜层完整。

(7)有时可见肝脾大或腹部淋巴结肿大。

(8)彩色超声多普勒所见肿瘤内部见散在不规则走行的低速血流信号。

(三)超声分型

1.巨块型

病变广泛,壁厚明显,并伴有肿块形成。内部回声欠均匀,并见瘤内有大小不等的结节融合征象。各结节间有中等回声边界,使整个肿块区呈网织状。

2.浸润型

全周广泛而明显壁增厚,增厚壁呈结节隆起状。瘤内有多个低回声小结节。

3.多结节型

多结节型是胃恶性淋巴瘤的一种,胃黏膜隆起、肥大;胃黏膜下有多发小低回声结节。

4.肿块型

局限性肿块。胃部肿块型淋巴瘤在胃腔充盈下可见黏膜被抬起现象。肠道肿块型淋巴瘤则因肿块局限,内部回声低而均匀,易误诊为囊肿。

5.溃疡型

分大溃疡型和小溃疡型两种。大溃疡型病变以较大而明显的溃疡为特征,溃疡环堤处有黏膜层覆盖,肿瘤体内常见数个低回声结节,是最具有超声诊断特点的一种类型(图 5-9)。小溃疡型病变呈中等度壁均匀增厚(厚度为 1～1.5 cm)。溃疡多发且表浅(称为“匐行溃疡”),超声不易辨认,易误诊为胃癌。

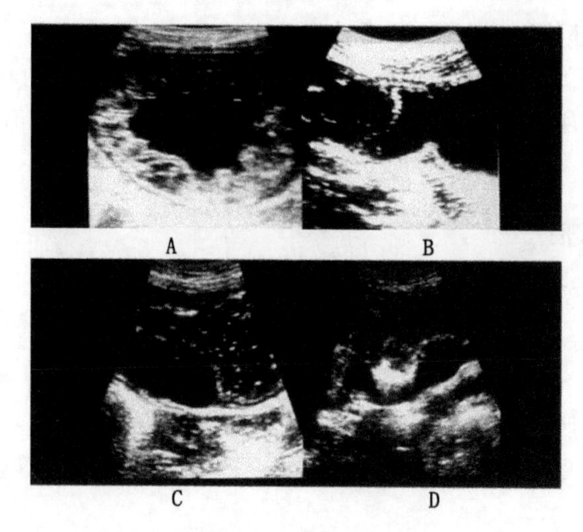

图 5-9　胃黏膜下恶性淋巴瘤声像图

A. 胃黏膜下肿瘤(胃恶性淋巴瘤-多发结节型),胃全周性增厚,黏膜层呈波浪状隆起;B.胃黏膜下肿瘤(胃恶性淋巴瘤-肿块型);C.肿瘤处的黏膜层呈“拱桥”样;D.胃黏膜下肿瘤(胃恶性淋巴瘤-溃疡型)

三、胃肠间质瘤

(一)临床病理和表现

胃肠间质瘤属于消化管黏膜下肿瘤。既往的平滑肌瘤和平滑肌肉瘤、神经组织来源性肿瘤属于此类。肿瘤可发生在消化道的任何部位。较小的肿瘤多是圆球状,随即可以向分叶状或更不规则形态发展。肿瘤的生长方式:或将黏膜顶起向管腔内生长;或突出浆膜,长在管壁外;也可以向管腔内、外同时扩展。肿瘤的病理组织学变化为溃疡形成;较小的肉瘤就会出现实质的弥漫性出血坏死,继而出现液化,当坏死液化腔和溃疡相通时有假腔形成。患者临床常见症状为腹部不适或疼痛,常因消化道出血、腹部肿块而就诊。

(二)声像图表现

(1)胃肠区圆球状或分叶状肿块(图 5-10)。

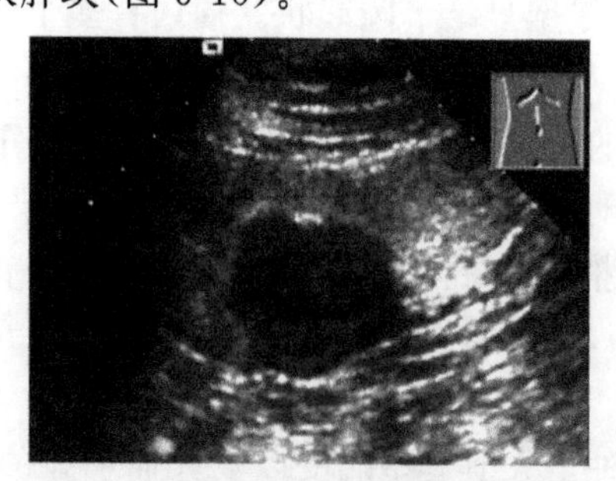

图 5-10　胃黏膜下良性肿瘤(间质瘤)

有回声胃充盈剂衬托下,胃后壁黏膜下类圆球状实性肿瘤,实质为不均匀的低回声,肿瘤表面有溃疡形成

(2)内部呈均匀或较均匀的低回声。

(3)肿瘤最大直径多在 5 cm 以下(偶见于直径 9 cm 者)。

(4)肿块边界清晰。

(5)可有小溃疡,溃疡规整,基底较平滑。

(三)间质瘤的恶变

(1)肿瘤的形态多为分叶状或不规则状。

(2)直径大于 5 cm,文献报道肿瘤平均直径多在 10 cm。

(3)瘤体内部回声增强、不均匀。

(4)常有深、大而不规则的溃疡凹陷。

(5)实质内液化,液化区较大而不规则。

(6)若液化与溃疡贯通,肿瘤内生成假腔(图 5-11)。

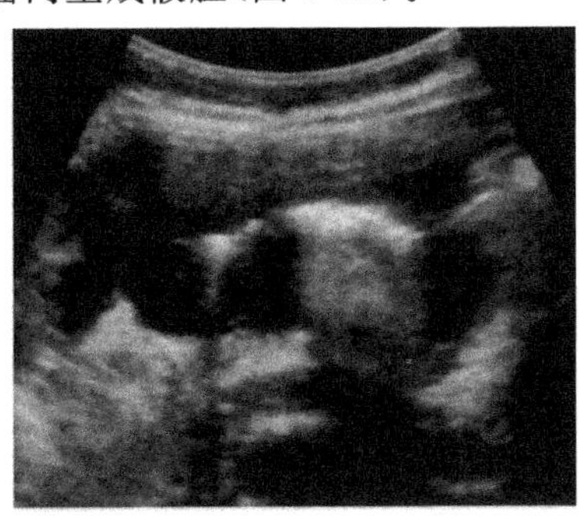

图 5-11 小肠间质瘤(恶性)

肿瘤(T)呈分叶状,中心假腔形成,有窦道和小肠腔相通

(7)易引起周围淋巴结和肝脏转移。

(四)超声分型

1.腔内型

肿物向腔内生长,局部管腔变窄;胃充盈下检查常见被肿瘤抬起的黏膜。此型在小肠和大肠少见。

2.壁间型

肿瘤同时向腔内、外生长,管腔内黏膜稍见隆起。

3.腔外型

肿瘤主要向浆膜外生长,管腔受压变形不明显。

四、胃肠脂肪类肿瘤

(一)临床病理和表现

临床病理和表现包括脂肪瘤和血管平滑肌脂肪瘤,属于黏膜下肿瘤,良性居多,临床较少见。肿瘤体积一般较小(直径 2～4 cm),肿瘤多为管腔内生型。可生长在胃到结肠的各段,临床多以肠梗阻、肠套叠等并发症来就诊时被超声检查确定。

(二)声像图表现

位于黏膜下的圆球或扁圆球体肿块,实质为较强回声。超声检查时容易被误认为胃肠内容物。肠道脂肪类肿瘤的声像图上不容易发现隆起的黏膜皱襞。

五、胃息肉

(一)临床病理和表现

胃息肉属于胃黏膜层上皮性良性肿瘤，分真性和假性两种。假性息肉系黏膜炎性增生形成；真性息肉，又名息肉样腺瘤，最常见。由增生的黏膜腺上皮构成，多为单个。表面呈结节状，多数有蒂，大小一般不超过 2 cm。息肉样腺瘤属于癌前期病变。发病部位以胃窦多见。

发病早期通常无明显症状。部分有上腹不适、腹痛、恶心、呕吐及消化道出血等症状。发生在幽门部较大的息肉可引起幽门梗阻。

(二)声像图表现

空腹超声检查时，很难发现较小的胃息肉；在胃充盈条件下，声像图上表现为自胃黏膜层向腔内隆起病变，呈圆球状、乳头状或分叶状，大小约 1 cm(偶可见大于 2 cm 者)，息肉质地软，瘤体多为不均匀的中等或较强回声。基底部有较细的蒂与胃壁连接，局部胃壁层次结构和蠕动正常(图 5-12)。

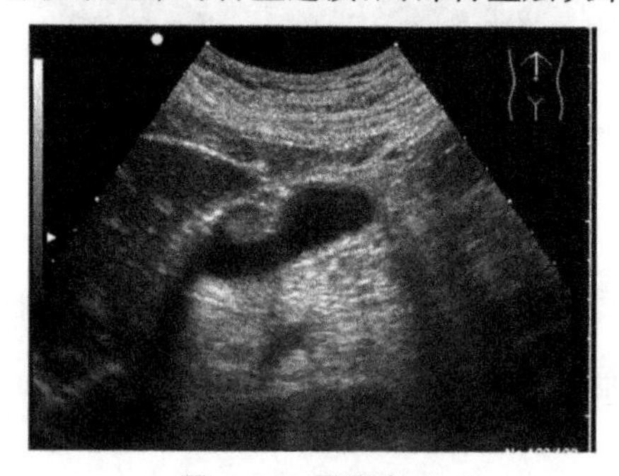

图 5-12　胃窦息肉

胃窦短轴切面：胃前壁乳头状隆起，实质为等回声

六、胃壁囊肿

(一)临床病理和表现

胃壁囊肿属于胃黏膜下囊性肿瘤，临床很少见，大多数囊肿继发于胃壁的迷走胰腺，是胰液潴留性的假性囊肿。形成的囊肿向胃腔内膨出。患者主要症状是胃区不适，腹胀等。

(二)声像图表现

表现为向胃腔内膨出的黏膜下囊性无回声，囊壁薄而平滑，囊液清晰(图 5-13)。

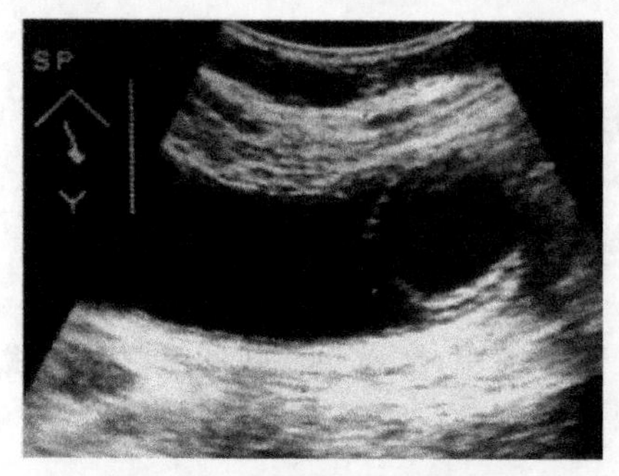

图 5-13　胃壁假性胰腺囊肿

胃腔无回声液体充盈，胃体大弯侧球状黏膜隆起，内部为液性无回声，术前超声诊断胃壁囊肿，手术病理确诊为胃壁假性胰腺囊肿

七、阑尾黏液囊肿

(一)临床病理和表现

阑尾黏液囊肿是发生在阑尾的囊性肿瘤，临床也比较少见。大多数囊肿因阑尾黏膜粘连，管腔闭塞后黏液潴留所致。少数为原发于阑尾的囊性黏液腺癌。此种肿瘤极易破裂，流出的黏液向全腹扩散，在腹膜上形成大小不等的多处转移，同时有大量腹水。患者经常以腹水、腹胀而来就诊。

(二)声像图表现

超声表现为盲肠下方的长椭球状囊性无回声区，囊壁薄而均匀。囊液稠厚或感染时使回声增强不均匀。囊腺癌形态欠规则，囊壁厚而不平整，回声不均匀，囊液稠厚呈不均质的低回声。转移的肿块表现为腹膜上形态各异的低回声结构。实质间可见散在小的囊性区。腹水稠厚，变换体位时可见飘落的细小回声。

(董秀叶)

第二节　胃非肿瘤性疾病

一、贲门失弛缓症

(一)病理和临床表现

贲门失弛缓症是食管神经肌肉功能障碍所致的一种疾病，又名贲门痉挛。主要表现是食物不能顺利通过贲门入胃，导致食物潴留，食管壁可出现继发性肥厚、炎症、憩室、溃疡或癌变。

本病多见于青壮年，男女发病无差异。主要症状是吞咽困难，剑突下或胸骨后疼痛。

(二)声像图表现

(1)空腹见腹段食管扩张，内容物潴留。近贲门口的长轴超声断面上形成鸟嘴状或尖锥状，短轴断面表现为扩大的食管管腔。

(2)嘱患者饮水后液体滞留于食管下段，食管壁蠕动增强，贲门口关闭状，液体不能通过。

(3)贲门管壁轻度、均匀性、局限性增厚(6～8 mm)。

(4)再嘱患者饮热水或刺激膻中、中脘、足三里等穴位时食管内液体迅速通过贲门喷射状入胃，最后仍然有少量液体残存于食管下端。

二、先天性肥厚性幽门狭窄

(一)病理和临床表现

先天性肥厚性幽门狭窄(CHPS)属于新生儿的先天性疾病。患儿的幽门肌过度肥厚，致使幽门管狭窄，胃内容物潴留。男婴的发病率明显高于女婴，临床症状主要是呕吐，常在出生后2～3周开始，就诊时间多在1～2个月间。体检患儿消瘦，右上腹可扪及橄榄形肿块。严重者可引起脱水和碱中毒。

(二)声像图表现

(1)幽门胃壁肌层全周性、均匀性、局限性增厚。短轴超声断面呈均匀性“靶环”征。长轴断面呈梭形或橄榄形,长 2～2.5 cm,壁厚度 4～8 mm(图 5-14)。

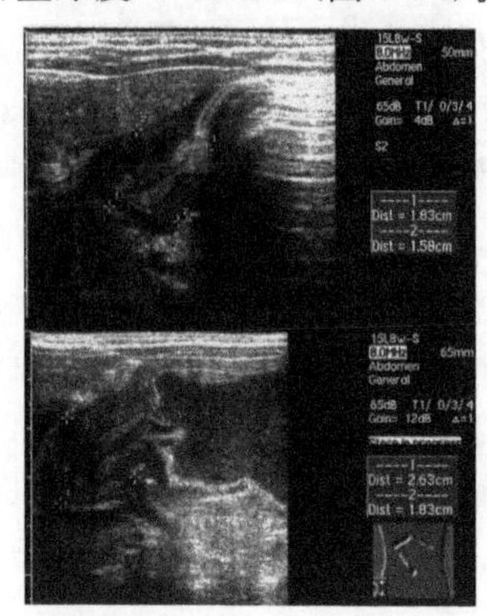

图 5-14　先天性肥厚性幽门狭窄(8 MHz 频率自然组织谐波条件)

5 周男婴,消瘦,吐乳。空腹幽门区“橄榄核”状低回声包块(上图＋＋标示范围)。母乳充盈胃腔后,过幽门主轴长轴切面显示胃幽门均匀性增厚(下图:＋＋标示范围),幽门管腔狭窄

(2)幽门管狭细,胃内容物通过困难,胃腔内容物潴留,有时可见胃壁逆蠕动。

三、胃黏膜巨大肥厚症

(一)临床病理和表现

胃黏膜巨大肥厚症是一种较少见的胃黏膜过度增生性疾病,发病部位在胃底、体,很少累及胃窦部。病理表现为胃黏膜外观隆起、增大,黏膜皱襞间凹沟深,X 线和胃镜称之为脑回样黏膜皱襞。发病无年龄差异,男性较女性多见。主要症状是上腹部疼痛、食欲减退、呕吐、体重减轻和腹泻。患者常有低蛋白血症,严重时出现浮肿和腹水。

(二)声像图表现

空腹超声检查见胃底、体部“假肾”征。胃充盈后见胃底、体黏膜层明显增厚,黏膜皱襞肥大,走行迂曲。黏膜实质为低回声,内有多发(数毫米)小囊肿样结构,为黏膜腺体过度分泌所致的潴留性囊肿,一般胃壁蠕动功能无异常变化。严重时可见腹水。

四、胃肉芽肿病

胃肉芽肿病是一种胃壁炎性肉芽肿性浸润,又称之为炎性假瘤。由多种不同病因引起。感染性肉芽肿包括胃壁结核病、梅毒、血吸虫病等;病因不明的肉芽肿主要有嗜酸性肉芽肿和 Crohn 病。疾病的确诊需要胃内镜活检和对疾病病史的了解,血清特异性检查对梅毒的确诊有重要帮助。

声像图表现:①胃壁低回声增厚。②息肉样改变。③有时可以发生溃疡。④增厚胃壁或息肉均为低回声。

由于肉芽肿的超声表现无特异性,容易被误诊为胃肿瘤,因而属于非特异性检查。

五、胃和十二指肠球溃疡

(一)病理和临床表现

溃疡病的全称为消化性溃疡，是消化道最常见的疾病之一。继发于激素等药物或精神因素者称应激性溃疡。由于放射照射引起的叫作放射性溃疡，放射性溃疡和放射性胃肠炎常同时发生。溃疡的发病部位以胃小弯的角切迹、幽门管和十二指肠球部最多见。基本病理是黏膜层局限性凹陷，直径多在 2 cm 以内，凹陷深度超过黏膜肌层。溃疡周围的黏膜经常伴有水肿、充血或增生等炎症变化。通常单发，多发性溃疡仅占 5%～10%。溃疡病的严重并发症：出血、幽门梗阻和溃疡穿孔。常见症状有腹痛和腹部不适。胃溃疡的疼痛部位在剑突下，疼痛的节律性不明显，多为餐后痛；十二指肠球溃疡的疼痛在上腹部腹正中线偏右部位，疼痛的特点为节律性、周期性，疼痛的时间在空腹和夜间。

(二)声像图表现

(1)空腹超声检查可以发现胃或十二指肠球部壁局限性增厚，厚度常小于 1.5 cm。范围局限，增厚胃壁呈较低回声。

(2)胃充盈状态下，典型的胃溃疡周围的黏膜层及黏膜下层局限性增厚，中央有较平滑的溃疡凹陷(图 5-15A、B)。

(3)急性较大溃疡以胃壁局限性胃黏膜层缺损凹陷为主，溃疡基底胃壁变薄，甚至向浆膜外凸；胃壁增厚程度轻微(图 5-15C、D)。

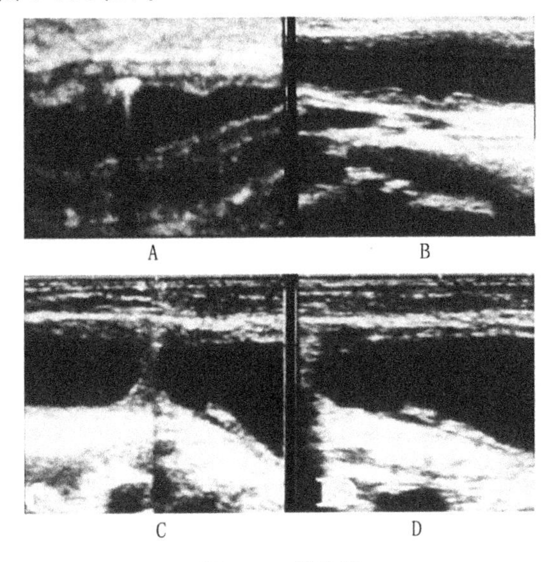

图 5-15 胃溃疡

A.胃窦前壁小溃疡内气体积存，呈现强回声伴有"彗星尾"样征象("comet"sign)；B.胃窦后壁慢性溃疡，呈现小"火山口"征象，溃疡底部增厚处的黏膜结构清晰可见；C.过胃角长轴切面，恶性淋巴瘤患者，接受化疗过程中因激素过量，突发腹痛、呕血，急诊超声检查：胃腔充盈下见胃角近后壁凹陷，溃疡基底明显变薄；超声提示胃角应激性穿通性急性溃疡；D.过胃角短轴切面图像

(4)小而较浅的溃疡仅以局限性壁增厚为唯一表现。

(5)幽门管溃疡以水肿充血的局限性壁增厚为主要特点，经常伴有胃排空延迟；急性期时常出现幽门痉挛和胃潴留，幽门管腔狭窄，液体难以充盈。

(6)十二指肠球溃疡的超声表现为局限性管壁增厚,球部变形,液体充盈欠佳、通过球部迅速(激惹现象);溃疡面有局限性凹陷,当溃疡内有气体贮存时表现为壁间小点状强回声,小的溃疡面超声不容易发现。

(7)三维超声对溃疡面的显示近似于胃内镜图像。

六、胃炎

(一)病理和临床表现

胃炎是由多种病因引起的急性和慢性胃黏膜弥漫性炎症。

感染性物质或毒素,化学性、物理性(温度或机械)损伤,心、肝、肾、肺等严重疾病均可以成为急性胃炎的病因。急性胃炎的主要病理有胃黏膜充血、水肿,严重者出现浅表糜烂,酸碱烧伤所致的急性胃炎,严重时出现胃黏膜部分断裂、脱落和出血,病情较凶险。

慢性胃炎在我国属于常见病,占胃病患者的50%以上。成年人胃内镜检查统计中几乎90%以上有程度不同的胃黏膜慢性炎症表现。慢性胃炎分慢性浅表性胃炎和慢性萎缩性胃炎两种。经常在同一个胃内,两者同时存在。慢性胃炎的病理比较复杂,主要有胃黏膜水肿,炎性细胞浸润。慢性萎缩性胃炎的基本病理改变是腺体萎缩、黏膜层变薄;进而出现肠上皮化生。门静脉高压所致胃黏膜炎性改变主要是黏膜充血。

疣状胃炎属于慢性胃炎,又称为豆疹样胃炎或慢性胃炎活动期;胃黏膜轻度糜烂和多发小疣状隆起是此种胃炎的特点。

胃炎的主要症状是上腹部不适或疼痛,轻者常无任何症状。

(二)声像图表现

1.急性胃炎

空腹胃壁轻度低回声型增厚,厚度多在1.5 cm以下;胃充盈后胃黏膜层肥厚,黏膜皱襞粗大,尤其在胃窦区出现粗大黏膜皱襞有确诊意义。

因酸碱烧伤,胃黏膜急性损伤时可见粗大的黏膜表面呈不平整状,或可见黏膜断续及部分呈游离状。

二维彩色多普勒超声在急性胃炎的肥厚黏膜中可以测到血流信号。

2.慢性胃炎

超声诊断慢性胃炎存在着较大争议。因为慢性胃炎的超声表现也经常见于许多正常人;而超声的诊断和胃镜活检结果经常出现不一致。因此单纯用超声诊断慢性胃炎宜慎重。

当胃黏膜上出现多发的较强回声疣状赘生物时,可以考虑豆疹样胃炎或慢性胃炎活动期。

二维彩色多普勒超声或有回声型超声造影剂检查时,发现幽门区的液体反流征象,对于诊断胆汁反流性慢性胃炎有一定帮助。

七、胃黏膜脱垂

(一)病理和临床表现

胃黏膜脱垂是由于胃窦黏膜下结缔组织疏松,致使黏膜皱襞活动度过大,在胃壁蠕动收缩时被推送入幽门或十二指肠球。随局部蠕动的完结,胃窦黏膜皱襞又退回原位。多发生于30～60岁的男性,其临床表现缺乏特征性,常有上腹部不适或疼痛,左侧卧位可使疼痛加剧。此外,该病多与溃疡及胃炎并存,多数患者的症状可被溃疡和胃炎的症状掩盖。

(二)声像图表现

(1)胃窦部黏膜肥厚隆起,局部层次尚可辨认。

(2)在胃充盈下实时超声观察,见指状黏膜随胃蠕动向幽门移动,既而进入十二指肠球,然后随蠕动波消失,胃窦黏膜回复到胃窦部。

八、胃扭转

(一)病理和临床表现

胃正常位置的固定机制发生障碍,或胃受邻近脏器病变影响发生移位,胃沿某一轴线产生反转或重叠,称为胃扭转。上腹部疼痛为主要症状。

(二)声像图表现

空腹超声检查无阳性发现。胃充盈下检查时见胃腔失去正常形态,扭转部位的胃腔缩小,胃壁出现明显皱褶;或在同一切面下见前后重叠的两个胃腔。

九、胃下垂

(一)病理和临床表现

在站立位胃正常充盈时,胃的最下缘达盆腔,胃小弯角切迹在髂嵴连线以下,十二指肠球部向左偏移,称胃下垂。病因主要是由于胃膈韧带与胃肝韧带松弛无力,以及腹部肌肉松弛所致。

临床主要症状有慢性腹痛与不适感、腹胀、恶心、嗳气与便秘等。轻度胃下垂多无症状。

(二)超声诊断标准

(1)站立位胃正常充盈时,胃小弯角切迹在髂嵴连线以下。

(2)胃呈低张力型。

(3)胃排空明显延迟,餐后 6 小时仍然有 1/4～1/3 的胃内容物充盈。

十、胃潴留和急性胃扩张

(一)病理和临床表现

胃腔内容物积存,胃排空功能明显延迟,称为胃潴留,若伴有急性而明显的胃腔扩大,胃壁蠕动消失,则称为急性胃扩张。胃潴留多继发于幽门或高位肠梗阻患者。急性胃扩张最常见于腹部手术后,还可以继发于外伤,有时发生在糖尿病患者。胃潴留的主要症状有胃区胀满、呕吐等,严重者胃区膨隆;急性胃扩张最常见症状是胃区疼痛,一般较轻微。

(二)声像图表现

空腹检查,胃潴留表现为胃腔内有大量细碎均匀的食糜,胃腔扩张,胃幽门开放困难等。急性胃扩张则表现为胃腔高度扩张,胃壁松弛,蠕动消失。

十一、幽门梗阻

(一)病理和临床表现

幽门梗阻通常继发于炎症反应的水肿、充血或反射性幽门痉挛;另外见于瘢痕组织或肿瘤阻塞幽门通道所致。前者以内科治疗能缓解;后者需以手术治疗。

呕吐是幽门梗阻的主要症状,一般发生在进食后 30～60 分钟,每次呕吐量较多,内含陈旧食物。

(二)声像图表现

(1)空腹胃腔内有大量液性内容物潴留。

(2)幽门管狭窄,液体通过困难。

(3)胃壁蠕动可亢进或消失,并常发生胃窦部管壁逆蠕动。

(4)病因诊断:胃窦部肿瘤可见局部壁隆起或增厚性实性低回声肿物,幽门管狭窄变形,内膜面不平整。其他良性病变幽门管壁增厚轻微或无阳性变化。

十二、胃肠穿孔

(一)病理和临床表现

胃肠穿孔最常发生在胃或十二指肠球溃疡和急性阑尾炎,也可以发生在肿瘤和手术后的患者。

临床表现为突然发作的持续性腹部剧痛,进而延及全腹。腹部触诊腹肌紧张,全腹压痛和反跳痛。慢性穿孔病变可能仅有局限症状,常较轻。

(二)声像图表现

腹腔内游离性气体是超声诊断穿孔的最主要征象。超声检查的重要部位在上腹部以及肝脾与横膈之间。平仰卧位时,腹腔游离气体多在上腹的腹壁下。在斜侧位时,肝脾和膈下的气体便是膈下游离气体。胃后壁穿孔的气体首先出现在小网膜囊,同时伴有小网膜囊积液。其他部位的穿孔也常伴有腹水;较局限的积液,局部管壁增厚等异常和局部压痛对穿孔部位的判断有帮助。

十三、异物和胃结石

(一)病理和临床表现

胃异物以误吞食入最常见,文献中也有蛔虫和胆囊十二指肠穿孔后结石进入胃腔的报道。对病史和对异物形态的了解在超声检查时是必要的。

柿子、黑枣、头发和红果均可在胃酸的作用下积聚形成结石。胃结石患者有明确的食入致病食物或异物的近期病史。患者常因上腹部不适、饱胀、疼痛、食欲减退等胃部症状前来就诊。部分病例胃石患者的腹部可扪及肿块。结石进入肠道容易引起肠梗阻。

(二)声像图表现

空腹超声检查仅可发现较大的结石,较小异物或结石须在胃充盈下检查;当胃腔得以良好充盈时,超声可以显示直径仅数毫米的异物,尤其对透X线的软性物质超声检查效果明显优于X线检查。异物的回声和其本身的密度有关,大多表现为等至强回声,结石则以表面类弧状强回声伴有声影为特征性表现(图5-16)。

十四、胃底静脉曲张

(一)病理和临床表现

门静脉高压时,胃冠状静脉侧支扩张,进而延及胃底以及食管管壁的静脉,静脉发生扩张和迂曲,病变局部黏膜膨隆。静脉曲张容易破裂引起出血。临床表现以门静脉高压为主,如脾大、脾功能亢进、腹水等。胃底静脉曲张破裂者出现呕血与黑便,严重者发生出血性休克。

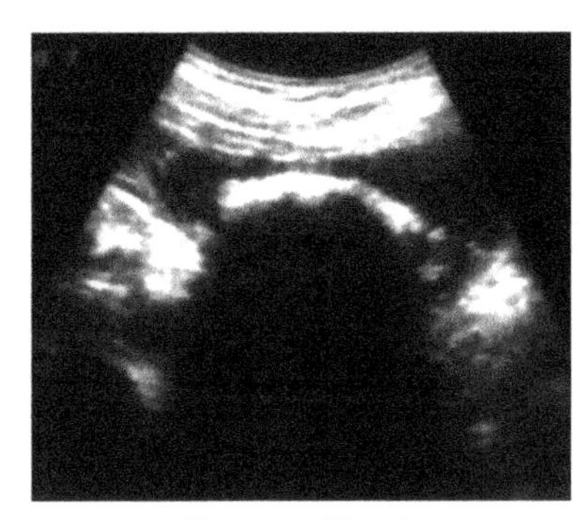

图 5-16　胃石症

4 周前食涩柿子史，因胃区不适接受超声检查，胃充盈下检查，见胃腔内弧状强回声伴有声影(AS)

(二)声像图表现

(1)空腹见贲门胃底壁增厚，壁间有蜂房状小而不规则的囊样结构。

(2)使胃充盈下检查见病变区黏膜下的葡萄状或迂曲的管状液性无回声。

(3)常伴肝硬化、门静脉增宽及脾大等超声征象。

(4)二维彩色多普勒能显示曲张静脉内的血流信号；频谱多普勒中多为低速度连续性静脉血流。

(董秀叶)

第三节　肠道非肿瘤性疾病

一、肠系膜上动脉综合征

(一)病理和临床表现

肠系膜上动脉综合征是指肠系膜上动脉和腹主动脉的夹角过小，十二指肠水平部受压，十二指肠水平部以上肠管扩张、淤滞而产生的一种临床综合征，约占十二指肠淤滞症的 50%。本病多见于瘦长体型的青年女性。

主要临床症状为慢性间歇性、进食后腹部胀满、疼痛甚至呕吐。患者仰卧位时症状明显，俯卧位或膝胸位时症状减轻乃至消失。

(二)声像图表现

(1)进食后，十二指肠水平部近端的肠腔淤胀，肠系膜上动脉和腹主动脉夹角过小，局部十二指肠肠管受压狭窄，内容物难以通过。

(2)低张力胃型或胃下垂，胃内容物潴留，胃排空时间延长。

(3)患者采用膝胸位后，肠系膜上动脉和腹主动脉夹角加大，十二指肠腔内淤积缓解。

二、克罗恩病

(一)病理和临床表现

克罗恩病是消化道非特异性慢性炎性疾病。可以发生在全消化道的任何部位，但以回肠末端最常见。病变或局限单发,也可见于几处肠管,故又称为末端节段性回肠炎。病理表现是肠壁充血、水肿,黏膜下肉芽肿样增生所导致肠壁增厚、变硬,黏膜面常有多发溃疡,浆膜面纤维素性渗出使邻近肠段、器官或腹壁粘连,因病变局部肠管狭窄可以继发肠梗阻。如果继发感染可形成脓肿或瘘管。病变区肠系膜有淋巴结肿大。本病多反复发作,病史长。

患者的常见症状为腹痛、腹泻、稀便或黏液便,病变侵及结肠可为脓血便伴黏液,少数患者可发生脂肪泻、低热或中等度发热。

(二)声像图表现

(1)回肠远端、回盲区肠管或结肠某段肠壁全周性轻度增厚,呈均匀性低回声或结节状。管壁厚度在 1～1.5 cm。

(2)管壁增厚处管腔狭窄,内膜面不平滑,内容物通过缓慢。

(3)近端肠管扩张。

(4)肠周围脓肿时提示有瘘管形成。

(5)病变周围淋巴结肿大,呈低回声,实质回声均匀。

(6)彩色二维超声多普勒检查时可能在病变处查见散在的血流信号。

三、急性阑尾炎

(一)病理和临床表现

急性阑尾炎在急腹症中居首位。病理上分为单纯性阑尾炎、化脓性阑尾炎和坏疽性阑尾炎。单纯性阑尾炎的主要改变是充血、水肿和白细胞浸润,阑尾肿胀轻微。化脓性阑尾炎也叫蜂窝组织炎性阑尾炎,阑尾肿胀明显,壁间形成多发性小脓肿,腔内积脓,阑尾周围可有脓性渗出液。坏疽性阑尾炎的管壁缺血、坏死、容易继发穿孔,周围有较多渗出液。患者的症状和体征是转移性右下腹疼痛,阑尾区压痛和反跳痛。血液常规检查白细胞计数升高,中性粒细胞增多。

(二)声像图表现

阑尾位置变异大,超声检查中受肠气干扰,很难见到正常的阑尾。在腹水状态下,患者站立位检查可能见和盲肠相连的蚓突状结构就是阑尾。

(1)阑尾体积肿胀时在声像图表现为一低回声的管状结构,阑尾的短轴断面呈卵圆形或不规则形状。

(2)阑尾管腔因积液而扩张,腔内致密强回声是肠石的特征,一般肠石后方可以出现声影。

(3)阑尾黏膜因炎症回声增强,呈现为管壁和腔内积液之间的一条线状强回声。

(4)阑尾肿大如团块状,壁间回声不均匀,是阑尾炎的程度加重或脓肿形成的表现。

(5)肿大的阑尾周围有局限性积液则提示阑尾周围脓肿。

(6)回肠末端经常伴有轻度肠管内容物淤积,管壁蠕动较缓慢。

四、肠套叠

(一)病理和临床表现

伴有肠系膜结构的肠管被套入相连接的另一段肠腔内称为肠套叠。常见于小儿外科急诊,成人则多继发于肿瘤。被套入的肠管因血液循环障碍使肠壁充血、水肿而增厚,继而发生坏死。

肠套叠几乎都伴有近端肠管的梗阻。

肠套叠的主要临床表现为突然发生的间歇性腹痛、呕吐、血便、腹部包块。

(二)声像图表现

(1)肠套叠包块套叠的肠管长轴切面上可见肠管重叠的“套桶样”征象,多层肠管呈平行排列,反折处肠管的折曲现象上下对称;短轴切面为大、中、小三个环状结构形成的偏心性“同心环”或“靶环”状。外圆呈均匀的低回声,为远端肠壁回声,中间和内部两个环状管壁稍增厚,是被套入的近端肠管。中环和内环的界面由浆膜组成,常在局部见到较强回声的肠系膜。彩色超声多普勒检查在此部位了解血流的改变,以判断肠壁的血液循环变化。

(2)肠梗阻表现套叠以上的肠管内容物在套叠处因通过受阻出现淤积。

(3)中年以上的肠套叠需注意病因的检查,主要是肠壁内生型肿瘤,其中又以脂肪瘤最常见,肿瘤实质多为强回声。

五、肠梗阻

(一)病理和临床表现

肠腔内容物不能正常向下运行通过,称为肠梗阻,是临床常见而严重的一种急腹症。根据病因和病理表现分为机械性肠梗阻和麻痹性肠梗阻;还根据梗阻的程度分成完全性肠梗阻和不完全性肠梗阻。病理生理改变是梗阻部位以上的肠管内容淤积、积液和积气,严重并发症有肠穿孔和肠壁坏死。机械性肠梗阻的瘀胀肠管管壁蠕动活跃,梗阻远端常可以发现病因如肿瘤、结石、肠套叠等;麻痹性肠梗阻时肠壁蠕动波减缓甚至消失。

肠梗阻的主要症状是阵发性腹部绞痛、腹胀、呕吐;机械性肠梗阻的肠鸣音亢进。完全性肠梗阻时无排便和排气。梗阻晚期发生水、电解质紊乱和休克。

(二)声像图表现

(1)肠管内容物淤积,腔内积液、积气,梗阻早期气体不多;肠管瘀胀的范围、程度是判断梗阻的部位和性质的重要依据。

(2)肠壁黏膜皱襞水肿、增厚。

(3)机械性肠梗阻肠壁蠕动增强,幅度增大,频率加快,甚至有时出现逆蠕动,肠腔内容物随蠕动也有反向流动。

(4)麻痹性肠梗阻时肠管瘀胀,肠蠕动弱或消失。

(5)绞窄性小肠梗阻时肠蠕动也表现为减缓甚至消失;腹腔内出现游离液体回声。短期内超声复查见腹腔游离液体明显增加。

(6)梗阻原因诊断。机械性肠梗阻远端出现异常回声对于原因的确定有重要帮助,常见原因有肿瘤、异物、肠套叠、肠疝等;麻痹性肠梗阻可以出现在机械性肠梗阻晚期,更多见于手术后或继发于其他急腹症(如急性胆囊炎、急性胰腺炎、急性阑尾炎等)。手术后的麻痹性肠梗阻表现为全肠管的瘀胀,而继发于其他急腹症时瘀胀的肠管局限而轻微。

(董秀叶)

第六章

肝脏超声诊断

第一节　肝血管瘤

一、病理与临床表现

肝血管瘤是肝脏最常见的良性肿瘤，占肝良性肿瘤的41.6％～70％。肝血管瘤分海绵状血管瘤和毛细血管性血管瘤；前者多见，后者少见甚至罕见，可发生于肝脏任何部位，常位于肝脏被膜下或边缘区域。大小可在几毫米至几十厘米。肝血管瘤在组织学上是门静脉血管分支的畸形，表面可呈黄色或紫色，质地柔软，切面呈海绵状，组织相对较少，内含大量暗红色静脉血。肝血管瘤有时可出现退行性变，内部可出现新鲜或陈旧的血栓或瘢痕组织及钙化灶，并可完全钙化。镜下见肝血管瘤由衬以扁平内皮细胞的大小不等的血管腔构成，由数量不等的纤维组织分隔开来，血管腔中可有新鲜或机化血栓，少数血栓中可有成纤维细胞长入，这可能是导致形成“硬化性血管瘤”瘢痕的原因。临床表现：发病年龄一般为30～70岁，平均45岁，女性略多于男性，可单发或多发，儿童肝血管瘤与成人不同，常合并皮肤或其他内脏血管瘤，肝血管瘤自发性破裂的机会多于成人，约50％合并皮肤血管瘤。肝血管瘤较小时，一般无临床症状，中期出现症状常提示肿瘤增大，可有肝区不适感；当肝血管瘤较大时，可引起上腹胀痛，扪及腹部包块等。

二、超声影像学表现

(一)常规超声

1.形态

形态以圆形者为多。在实时状态下缺乏球体感，有时呈“塌陷”状，肿瘤较大时，呈椭圆形或不规则形，并可向肝表面突起，巨大者可突向腹腔甚至盆腔。

2.直径

超声可发现小至数毫米的肝血管瘤，大者可达35 cm以上。

3.边界

边界多清晰，典型者可在肿瘤周边见2～4 mm的高回声带，呈“花瓣”状围绕，光带与周围肝组织和肿瘤之间均无间断现象，有称它为“浮雕状改变”，这一征象在肝血管瘤中具有较高特异性，其重要性不亚于肝癌中“晕圈”征的改变，但出现率仅50％～60％。此外，有时可见肝血管瘤边缘有小管道进入，呈现“边缘裂开”征等改变。

4.内部回声

根据近年来的报道，肝血管瘤的回声类型主要有以下四种。

(1)高回声型：最多见，占肝血管瘤的 50%～60%，多出现于较小的肝血管瘤中(＜5 cm)，内部回声均匀，致密，呈筛孔状(图 6-1)，如肝血管瘤位于膈肌处，可产生镜面反射，即在膈肌对侧的对称部位出现与肝血管瘤一致但回声略低的图像。

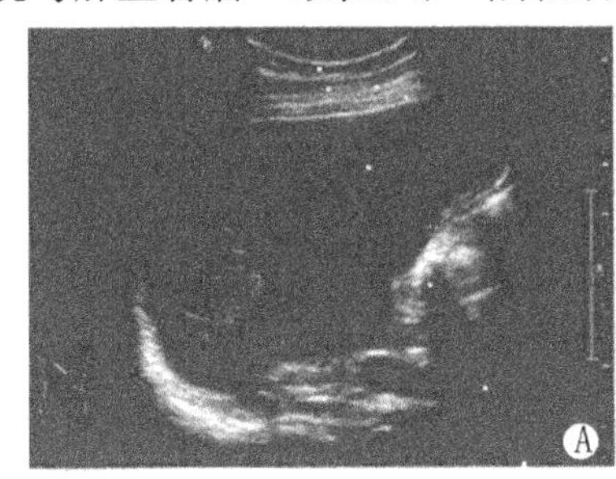

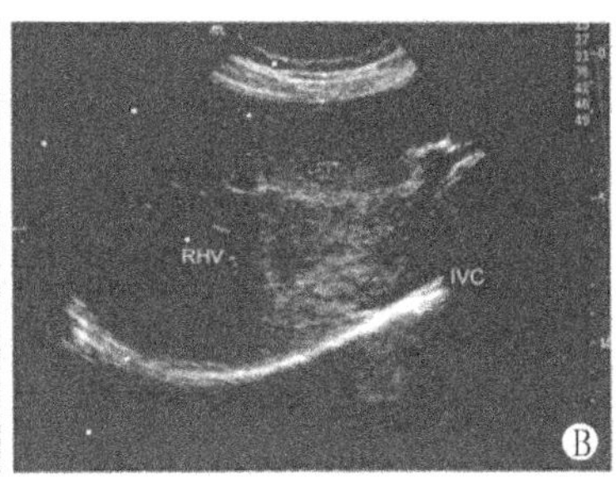

图 6-1　高回声型肝血管瘤

A.周边有高回声带，呈“浮雕”状；B.边界清晰，内呈“筛孔”状

(2)低回声型：较少见，占 10%～20%，近年有增多趋势，多见于中等大小(3～7 cm)的肝血管瘤中，其内部以低回声为主，主要由于肝血管瘤中血管腔较大，管壁较薄所致。个别在实时超声下可见较大管腔内有缓慢的血液流动，瘤体内以细网络状表现为主，其中的纤维隔回声亦较高回声型肝血管瘤为低。

(3)混合回声型：约占 20%，为前二者之混合。主要见于较大的肝血管瘤中，平均 7～15 cm，内呈现“粗网络”状或“蜂窝”状结构，分布不均，强弱不等，有时与肝癌较难鉴别。

(4)无回声型：极少见，占 1%～2%，瘤体内无网状结构等表现，但透声较肝囊肿略差，边界亦较囊肿欠清。除上述四种表现外，由于肝血管瘤在演变中可发生栓塞、血栓、纤维化等改变，故在瘤体内可出现不均质团块、高回声结节及无回声区等，可使诊断发生困难。

5.后方回声

肝血管瘤的后方回声多稍增高，呈扩散型，但比肝囊肿后方回声增高要低得多。

6.加压形变

在一些位于肋下或剑突下的较大肝血管瘤中，轻按压后可见瘤体外形发生改变，出现压瘪或凹陷等现象，放松后即恢复原状。

7.肝组织

肝血管瘤患者中，周围肝组织多正常，无或少有肝硬化和纤维化征象。

8.动态改变

正常情况下，肝血管瘤变化较慢，短期内不会很快增大。据报道部分肝血管瘤，可随时间而逐渐缩小甚至消失。另有报道，用超声连续观察半小时，血管瘤内部回声可短暂变化，或做蹲起运动可见肝血管瘤回声、大小等发生改变，有别于其他肿瘤。

(二)彩色多普勒

尽管肝血管瘤内血流丰富，但由于瘤体内血流速度较低，彩色多普勒常不易测及其血流信号，血流检出率仅占 10%～30%。彩色多普勒血流成像多呈Ⅱb 型或Ⅰc 型图像(图 6-2)，偶可有Ⅲa型或Ⅲb 型表现，脉冲多普勒可测及动脉血流，阻力指数多＜0.55，搏动指数＞0.85。彩色多普勒能量图可显示“绒球”状、“环绕”状改变，据报道彩色多普勒能量图中，肝血管瘤血流检出率高达87.9%，而对照组彩色多普勒显示率仅51.7%，但彩色多普勒能量图的特异表现还需进行深入研究。

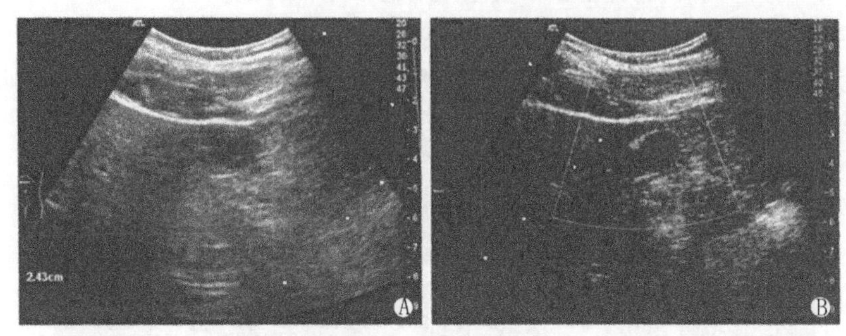

图 6-2　肝血管瘤

A.左肝下缘低回声结节，肝表面平滑；B.CDFI 显示周边血流信号，呈Ⅱb型

三、鉴别诊断

(一)肝癌

高回声型血管瘤的诊断较容易，但有时与高回声型均质型肝癌较难鉴别。此型肝癌相对少见，内部回声比肝血管瘤更高更密，周边有浅淡暗环，可资鉴别。而低回声型肝血管瘤误为肝癌的比例较高，有报道误诊率可达30%。肝癌内部多为不均质回声，呈结节镶嵌状，如有“晕圈”容易鉴别。另外，彩色多普勒亦有助诊断。肝血管瘤可与肝癌同时并存，除了掌握肝血管瘤与肝癌的特征外，在肝内出现不同回声类型的占位时，要考虑到两种疾病并存的可能。同时，肝硬化声像图背景对间接支持肝癌的诊断有一定帮助。

(二)肝囊肿

无回声型肝血管瘤，多误为肝囊肿，但肝囊肿壁回声更纤细、更高，内部回声更为清晰；无回声型肝血管瘤的囊壁回声较低且较厚而模糊，内部回声信号亦多于肝囊肿。

(三)肝肉瘤

肝肉瘤较少见，原发性者更少见，如平滑肌肉瘤、脂肪肉瘤、纤维肉瘤和淋巴肉瘤等。形态呈椭圆形，边界尚清，内部回声致密、增高，亦可高低不等或出现液化。彩色多普勒不易测及血流信号，有时与肝血管瘤甚难鉴别，超声引导下穿刺活检对诊断有帮助。

以往认为，小型高回声型肝血管瘤多为毛细血管型血管瘤，而较大的蜂窝状的肝血管瘤为海绵状血管瘤。目前认为，根据回声的改变来区别毛细血管型或海绵状型是没有根据的。有一组113个超声表现各异的肝血管瘤，手术病理证实均为肝海绵状血管瘤。因此，肝毛细血管型血管瘤少见甚至罕见。同时，原先认为肝血管瘤不能进行穿刺活检的概念已逐渐更新，对影像技术检查疑为肝血管瘤且位于肝深部的病灶仍可进行超声引导下的穿刺活检，甚少出现出血等并发症的报道。

(张夏玲)

第二节 肝弥漫性病变

肝弥漫性病变为一笼统的概念，是指多种病因所致的肝脏实质弥漫性损害。常见病因有病毒性肝炎、药物性肝炎、化学物质中毒、血吸虫病、肝脏淤血、淤胆、代谢性疾病、遗传性疾病和自身免疫性肝炎等。上述病因均可引起肝细胞变性、坏死，肝脏充血、水肿和炎症细胞浸润，单核吞噬细胞系统及纤维结缔组织增生等病理变化，导致肝功能损害和组织形态学变化。肝弥漫性病变的声像图表现，可在一定程度上反映其病理形态学变化，但是对于诊断而言，大多数肝脏弥漫性病变声像图表现缺乏特异性，鉴别诊断较为困难，需结合临床资料及相关检查结果进行综合分析。

一、病毒性肝炎

(一)病理与临床概要

病毒性肝炎是由不同类型肝炎病毒引起，以肝细胞的变性、坏死为主要病变的传染性疾病。按病原学分类，目前已确定的病毒性肝炎有甲型、乙型、丙型、丁型和戊型肝炎 5 种，通过实验诊断排除上述类型肝炎者称非甲至戊型肝炎。各型病毒性肝炎临床表现相似，主要表现为乏力、食欲减退、恶心、厌油、肝区不适、肝脾大和肝功能异常等，部分患者可有黄疸和发热。甲型和戊型多表现为急性感染，患者大多在 6 个月内恢复；乙型、丙型和丁型肝炎大多呈慢性感染，少数病例可发展为肝硬化或肝细胞癌，极少数呈重症经过。因临床表现相似，需依靠病原学诊断才能确定病因。

病毒性肝炎的临床分型：①急性肝炎；②慢性肝炎；③重型肝炎；④淤胆型肝炎；⑤肝炎后肝硬化。

病毒性肝炎的基本病理改变包括肝细胞变性、坏死，炎症细胞浸润，肝细胞再生，纤维组织增生等。其中，急性肝炎主要表现为弥漫性肝细胞变性、坏死，汇管区可见炎症细胞浸润，纤维组织增生不明显；慢性肝炎除炎症坏死外，还有不同程度的纤维化；重型肝炎可出现大块或亚大块坏死；肝硬化则出现典型的假小叶改变。

(二)超声表现

1.急性病毒性肝炎

(1)二维超声。①肝脏：肝脏不同程度增大，肝缘角变钝。肝实质回声均匀，呈密集细点状回声(图 6-3A)，肝门静脉管壁、胆管壁回声增强；②脾：脾大小正常或轻度增大；③胆囊：胆囊壁增厚、毛糙，或水肿呈“双边征”，胆汁透声性差，胆囊腔内可见细弱回声，部分病例胆囊腔缩小，或胆囊暗区消失呈类实性改变(图 6-3A)；④其他：肝门部或胆囊颈周围可见轻度肿大淋巴结(图 6-3B)。

(2)彩色多普勒超声：有研究报道，肝动脉收缩期、舒张期血流速度可较正常高。

2.慢性病毒性肝炎

(1)二维超声。①肝脏：随肝脏炎症及纤维化程度不同，可有不同表现。轻者声像图表现类似正常肝脏；重者声像图表现与肝硬化接近。肝脏大小多无明显变化。肝脏炎症及纤维化较明显时，肝实质回声增粗、增强，呈短条状或小结节状，分布不均匀，肝表面不光滑(图 6-4A)。肝静脉及肝门静脉肝内分支变细及管壁不平整。②脾脏：脾可正常或增大(图 6-4B)，增大程度常不及肝硬化，脾静脉直径可随脾增大而增宽。③胆囊：胆囊壁可增厚、毛糙，回声增强。容易合并胆囊结石、息肉样病变等。

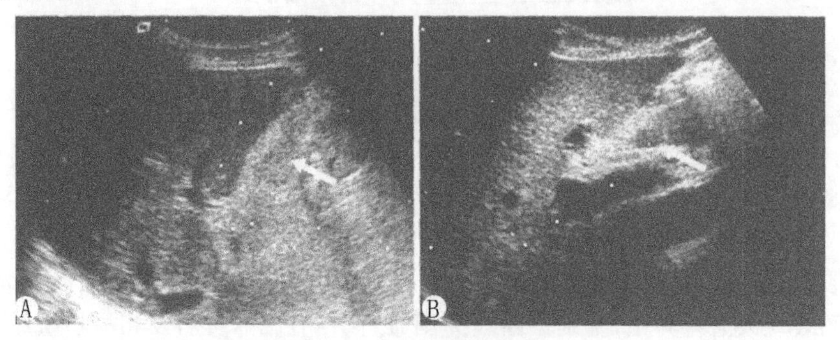

图 6-3 急性病毒性肝炎

A.二维超声显示肝实质回声均匀，呈密集细点状回声，胆囊缩小，胆囊壁增厚，胆囊腔暗区消失呈类实性改变(↑)；B.肝门部淋巴结轻度肿大(↓)

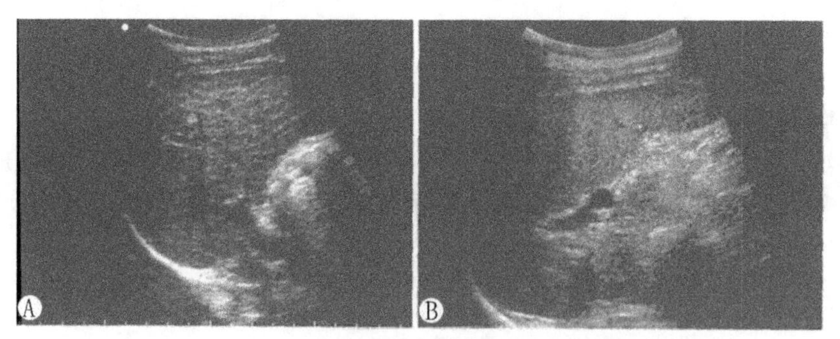

图 6-4 慢性病毒性肝炎

A.二维超声显示肝表面不光滑，肝实质回声增粗呈短条状，分布不均匀，肝内血管显示欠佳；B.脾增大，下缘角变钝，脾实质回声均匀。肝穿刺活检病理：慢性乙型肝炎 G3/S3(炎症 3 级/纤维化 3 期)

(2)彩色多普勒超声：随着肝脏损害程度加重，特别是肝纤维化程度加重，肝门静脉主干直径逐渐增宽，血流速度随之减慢；肝静脉变细，频谱波形趋于平坦；脾动脉、静脉血流量明显增加。

3.重型病毒性肝炎

(1)二维超声。①肝脏：急性重型病毒性肝炎，肝细胞坏死明显时，肝脏体积可缩小，形态失常，表面欠光滑或不光滑(图 6-5A)，实质回声紊乱，分布不均匀，肝静脉逐渐变细甚至消失；亚急性重型病毒性肝炎，如肝细胞增生多于坏死，则肝脏缩小不明显；慢性重型病毒性肝炎的声像表现类似慢性肝炎，如在肝硬化基础上发生重症肝炎，则声像图具有肝硬化的特点。②胆囊：胆囊可增大，胆囊壁水肿增厚，胆汁透声性差，可见类实性回声(图 6-5A)。③脾脏：可增大或不大。④腹水(图 6-5A)。

(2)彩色多普勒超声：重型病毒性肝炎患者较易出现肝门静脉高压表现，如附脐静脉重开(图 6-5B)，肝门静脉血流速度明显减低或反向等。

4.其他

淤胆型肝炎声像图表现无特异性。肝炎后肝硬化超声表现见肝硬化。

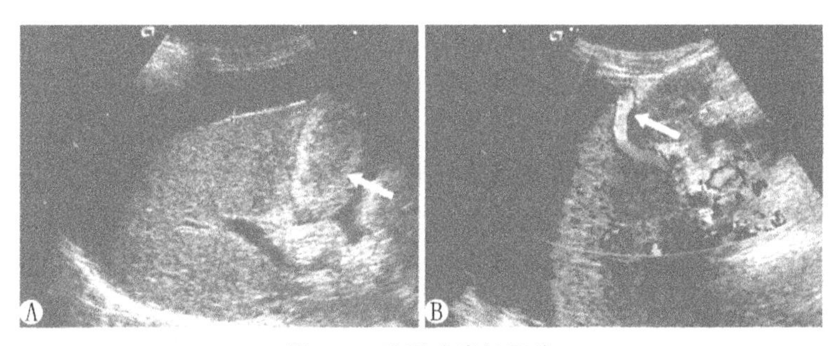

图 6-5　重型病毒性肝炎

A.二维超声显示肝脏形态失常，右肝缩小，肝表面欠光滑，肝实质回声增粗，分布均匀，胆囊壁增厚，不光滑，胆囊腔内充满类实性回声（↑），后方无声影，肝前间隙见液性暗区；B.CDFI 显示附脐静脉重开，可见出肝血流显示（↑）

(三)诊断与鉴别诊断

病毒性肝炎主要需与下列疾病鉴别。

1.淤血肝

继发于右心功能不全，声像图显示肝大，肝静脉及下腔静脉扩张，搏动消失，血流速度变慢或有收缩期反流，肝门静脉一般不扩张。急、慢性肝炎肝脏可增大，肝静脉及下腔静脉无扩张表现，且慢性肝炎及肝炎后肝硬化者多数肝静脉变细。

2.脂肪肝

肝大，肝缘角变钝，肝实质回声弥漫性增强，但光点细密，并伴有不同程度的回声衰减，肝内管道结构显示模糊，肝门静脉不扩张。

3.血吸虫性肝病

患者有流行区疫水接触史，声像图显示肝实质回声增强、增粗，分布不均匀，以汇管区回声增强较明显，呈较具特征性的网格状或地图样改变。

4.药物中毒性肝炎

由于毒物影响肝细胞代谢和肝血流量，导致肝细胞变性、坏死。声像图显示肝脏增大，肝实质回声增粗、增强，分布欠均匀，与慢性病毒性肝炎类似，鉴别诊断需结合临床病史及相关实验室检查结果综合分析。

5.酒精性肝炎

声像图表现可与病毒性肝炎类似，诊断需结合临床病史特别是饮酒史。

二、肝硬化

(一)病理与临床概要

肝硬化是一种常见的由不同原因引起的肝脏慢性、进行性和弥漫性病变。肝细胞变性、坏死，炎症细胞浸润，继而出现肝细胞结节状再生及纤维组织增生，致肝小叶结构和血液循环途径被破坏、改建，形成假小叶，使整个肝脏变形、变硬而形成肝硬化。

根据病因及临床表现的不同有多种临床分型。我国最常见为门脉性肝硬化，其次为坏死后性肝硬化以及胆汁性、淤血性肝硬化等。肝硬化按病理形态又可分为小结节型、大结节型和大小结节混合型。门脉性肝硬化主要病因有慢性肝炎、酒精中毒、营养缺乏和毒物中毒等，主要属小结节型肝硬化，结节最大直径一般不超过 1 cm。坏死后性肝硬化多由亚急性重型肝炎、坏死严重的慢性活动性肝炎和严重的药物中毒发展而来，属于大结节及大小结节混合型肝硬化，结节大小悬殊，直径为0.5～1 cm，最大结节直径可达6 cm。坏死后性肝硬化病程短，发展快，肝功能障碍明显，癌变率高。

肝硬化的主要临床表现：代偿期多数患者无明显不适或有食欲减退、乏力、右上腹隐痛、腹泻等非特异性症状，肝脏不同程度增大，硬度增加，脾轻度增大或正常。失代偿期上述症状更明显，并出现腹水、脾增大、食管-胃底静脉曲张等较为特征性表现，晚期有进行性黄疸、食管静脉曲张破裂出血、肝性脑病等。

(二)超声表现

1.肝脏大小、形态

肝硬化早期肝脏可正常或轻度增大。晚期肝形态失常，肝脏各叶比例失调，肝脏缩小，以右叶为著；左肝和尾状叶相对增大，严重者肝门右移。右叶下缘角或左叶外侧缘角变钝。肝脏活动时的顺应性及柔软性降低。

2.肝表面

肝表面不光滑，凹凸不平，呈细波浪、锯齿状(图 6-6)、大波浪状或凸峰状。用5 MHz或7.5 MHz高频探头检查，显示肝表面更清晰，甚至可见细小的结节。有腹水衬托时，肝表面改变亦更清晰。

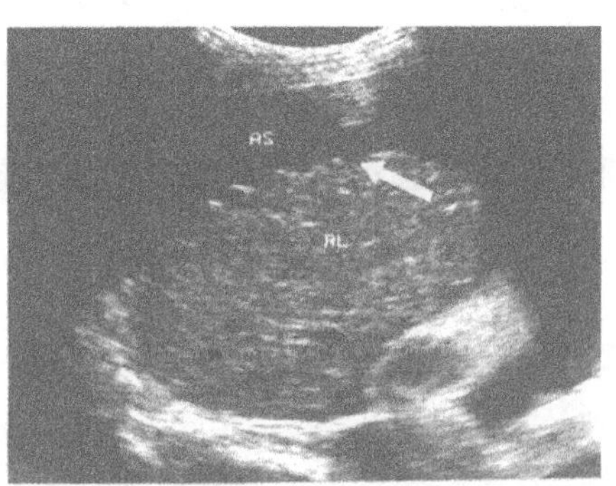

图 6-6 肝硬化

二维超声显示右肝(RL)缩小，形态失常，肝表面呈锯齿状(↑)，肝实质回声增粗，分布不均匀，肝内血管显示不清，肝静脉变细。肝前间隙见液性暗区(AS)

3.肝实质回声

肝实质回声弥漫性增粗、增强，分布不均匀，部分患者可见低回声或等回声结节(图 6-7)。

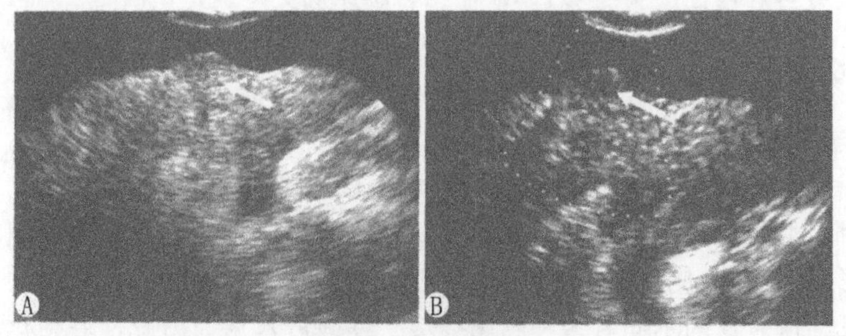

图 6-7 肝硬化结节

A.二维超声显示肝缩小，肝表面凹凸不平，右肝前叶肝包膜下一稍低回声结节，向肝外突出，结节边界不清，内部回声均匀(↑)；B.CDFI 显示等回声结节内部无明显血流显示(↑)

4.肝静脉

早期肝硬化肝内管道结构无明显变化。后期由于肝内纤维结缔组织增生、肝细胞结节状再生和肝小叶重建挤压管壁较薄的肝静脉，致肝静脉形态失常，管径变细或粗细不均，走行迂曲，管壁不光滑，末梢显示不清。CDFI显示心房收缩间歇期肝静脉回心血流消失，多普勒频谱可呈二相波或单相波，频谱低平，可能与肝静脉周围肝实质纤维化和脂肪变性使静脉的顺应性减低有关。

5.肝门静脉改变及门静脉高压征象

(1)肝门静脉系统内径增宽主干内径>1.3 cm，随呼吸内径变化幅度小或无变化，CDFI显示肝门静脉呈双向血流或反向血流，肝门静脉主干血流反向是肝门静脉高压的特征性表现之一。肝门静脉血流速度减慢，血流频谱平坦，其频谱形态及血流速度随心动周期、呼吸、运动和体位的变化减弱或消失。

(2)侧支循环形成：也是肝门静脉高压的特征性表现之一。

附脐静脉开放：肝圆韧带内或其旁出现无回声的管状结构，自肝门静脉左支矢状部向前、向下延至脐，部分附脐静脉走行可迂曲(图6-8A)，CDFI显示为出肝血流(图6-8B)，多普勒频谱表现为肝门静脉样连续带状血流。

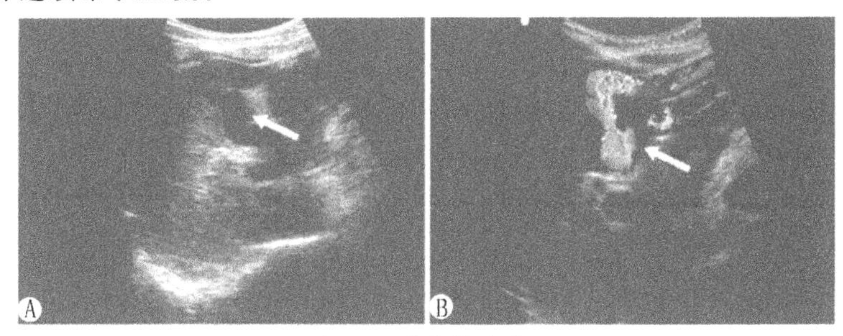

图6-8　附脐静脉重开

A.二维超声显示附脐静脉迂曲扩张，自肝门静脉左支矢状部行至肝外腹壁下(↑)；B.CDFI显示为出肝血流(↑)

胃冠状静脉(胃左静脉)扩张、迂曲，内径>0.5 cm。肝左叶和腹主动脉之间纵向或横向扫查显示为迂曲的管状暗区或不规则囊状结构，CDFI显示其内有不同方向的血流信号充填(图6-9)，为肝门静脉样血流频谱。胃冠状静脉是肝门静脉主干的第1个分支，肝门静脉压力的变化最先引起胃冠状静脉压力变化，故胃冠状静脉扩张与肝门静脉高压严重程度密切相关。

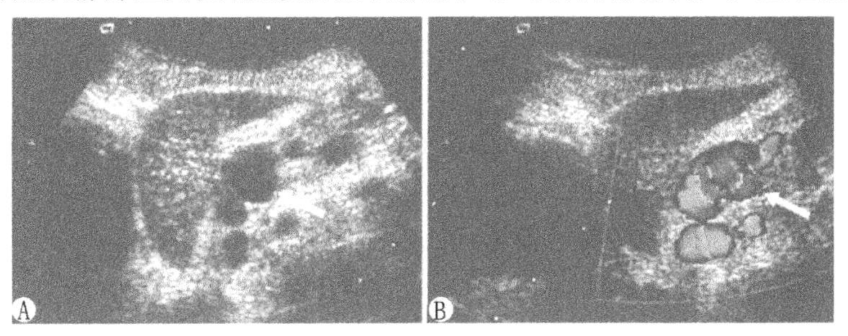

图6-9　胃冠状静脉扩张

A.二维超声显示胃冠状静脉呈囊状扩张，边界清晰(↑)；B.CDFI显示暗区内红蓝相间不同方向的彩色血流信号(↑)

脾肾侧支循环形成：脾脏与肾脏之间出现曲管状或蜂窝状液性暗区，可出现在脾静脉与肾静脉之间、脾静脉与肾包膜之间或脾包膜与肾包膜之间，呈肝门静脉样血流频谱。

脾胃侧支循环形成：脾静脉与胃短静脉之间的交通支，表现为脾上极内侧迂曲管状暗区或蜂窝状暗区（图 6-10A、B），内可探及门静脉样血流频谱。

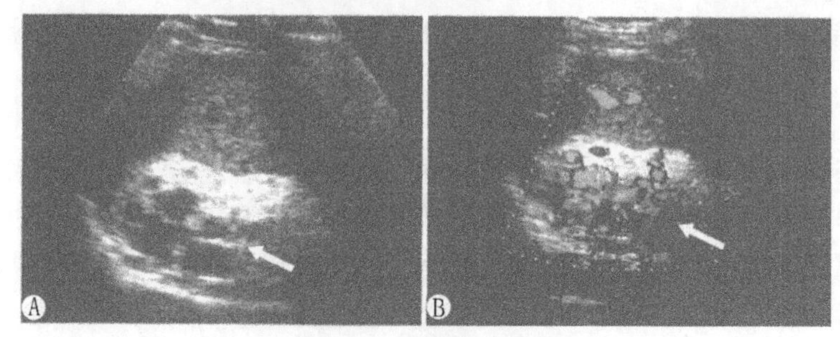

图 6-10　胃底静脉扩张

A.二维超声显示脾上极内侧相当于胃底部蜂窝状暗区（↑）；B.CDFI 显示暗区内充满血流信号（↑）

(3)脾脏增大，长度＞11 cm，厚度＞4 cm（男性）、＞3.5 cm（女性），脾实质回声正常或增高。如有副脾者亦随之增大。脾静脉迂曲、扩张，内径＞0.8 cm（图 6-11）。

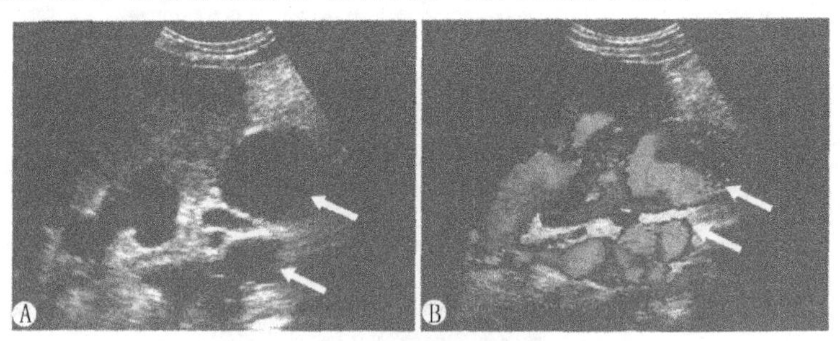

图 6-11　脾静脉瘤样扩张

A.二维超声显示脾门区血管迂曲扩张，部分呈囊状改变（↑）；

B.CDFI 显示扩张管腔内充满彩色血流信号（↑）

(4)肠系膜上静脉扩张，内径＞0.7 cm，部分可呈囊状扩张。

(5)腹水：多表现为透声性好的无回声区。少量腹水多见于肝周或盆腔；大量腹水则可在肝周、肝肾隐窝、两侧腹部、盆腔见大片液性暗区，肠管漂浮其中。如合并感染，液性暗区内可见细弱回声漂浮或纤细光带回声。

(6)肝门静脉血栓及肝门静脉海绵样变。

6.胆囊

胆囊壁增厚、毛糙，回声增强。肝门静脉高压时，胆囊静脉或淋巴回流受阻，胆囊壁可明显增厚呈“双边”征。

(三)不同类型肝硬化特点及超声表现

1.胆汁性肝硬化

胆汁性肝硬化的发生与肝内胆汁淤积和肝外胆管长期梗阻有关。前者多由肝内细小胆管疾病引起胆汁淤积所致，其中与自身免疫有关者，称原发性胆汁性肝硬化，较少见。后者多继发于炎症、结石、肿瘤等病变引起肝外胆管阻塞，称为继发性胆汁性肝硬化，较多见。主要病理表现为肝大，呈深绿色，边缘钝，硬度增加，表面光滑或略有不平。主要临床表现为慢性梗阻性黄疸和肝脾大，皮肤瘙痒，血清总胆固醇及 ALP、GGT 显著增高。晚期可出现肝门静脉高压和肝衰竭。

二维超声：肝脏大小正常或轻度增大，原发性胆汁性肝硬化则进行性增大。肝表面可平滑或不平整，呈细颗粒状或水纹状。肝实质回声增多、增粗，分布不均匀。肝内胆管壁增厚、回声增强，或轻度扩张。如为肝外胆管阻塞可观察到胆管系统扩张及原发病变声像。

2.淤血性肝硬化

慢性充血性心力衰竭，尤其是右心衰竭使肝脏淤血增大。长期淤血、缺氧，使肝小叶中央区肝细胞萎缩变性甚至消失，继之纤维化并逐渐扩大，与汇管区结缔组织相连，引起肝小叶结构改建，形成肝硬化。淤血性肝硬化肝脏可缩小，肝表面光滑或呈细小颗粒状，断面呈红黄相间斑点，状如槟榔，红色为肝小叶中央淤血所致，黄色为肝小叶周边部的脂肪浸润。临床以右心衰竭及肝硬化的表现为主。

二维超声：早期肝脏增大，晚期缩小，肝表面光滑或稍不平整，肝实质回声增粗、增强，分布尚均匀。下腔静脉、肝静脉扩张，下腔静脉内径达 3 cm，肝静脉内径可达 1 cm 以上，下腔静脉管径随呼吸及心动周期变化减弱或消失(图 6-12A)。彩色多普勒超声显示收缩期流速减低，或成反向血流，舒张期血流速度增加(图 6-12B)。肝门静脉扩张，脾增大，腹水。

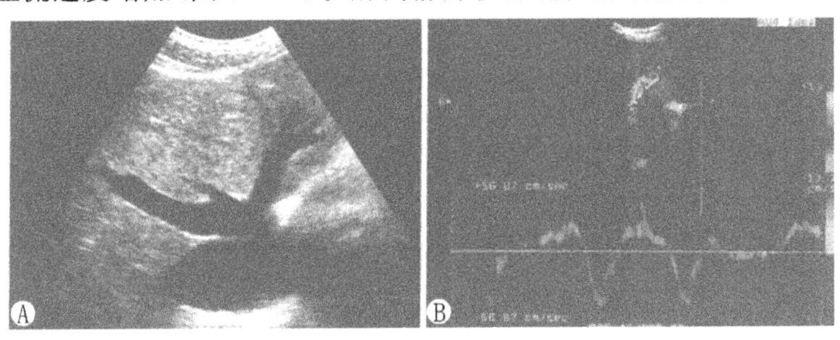

图 6-12 淤血肝

A.二维超声显示肝静脉、下腔静脉管径增宽；B.频谱多普勒显示肝静脉及下腔静脉频谱呈三尖瓣反流波形，V 波、D 波波幅较高，S 波降低

(四)诊断与鉴别诊断

典型肝硬化，特别是失代偿期肝硬化，其声像图表现具有一定的特点，诊断并不困难，但不能从声像图上区分门脉性、坏死后性、原发性胆汁性肝硬化等肝硬化类型。早期肝硬化超声表现可与慢性肝炎类似，超声诊断较困难，需肝穿刺活检病理确定。继发性胆汁性肝硬化、淤血性肝硬化则需结合病史及原发病变表现以及肝脏声像改变、脾脏大小、有无肝门静脉高压等表现，综合判断分析。肝硬化需与下列疾病鉴别。

1.弥漫性肝癌

弥漫性肝癌多在肝硬化基础上发生，肿瘤弥漫分布，与肝硬化鉴别有一定难度，鉴别诊断要点，见表 6-1。

2.肝硬化结节与小肝癌的鉴别

部分肝硬化再生结节呈圆形、椭圆形，球体感强，需要与小肝癌鉴别。肝硬化再生结节声像表现与周围肝实质相似，周边无“声晕”；而小肝癌内部回声相对均匀，部分周边可见“声晕”。CDFI：前者内部血流信号不丰富或以静脉血流信号为主，若探及动脉血流信号则为中等阻力；后者内部以动脉血流信号为主，若探及高速高阻或高速低阻动脉血流信号更具诊断价值。超声造影时，肝硬化结节与肝实质呈等增强或稍低增强；而典型小肝癌动脉期表现为高增强，门脉期及延迟期表现为低增强。动态观察肝硬化结节生长缓慢,小肝癌生长速度相对较快。

表 6-1 弥漫性肝癌与肝硬化鉴别

项目	弥漫性肝癌	肝硬化
肝脏大小、形态	肝脏增大,形态失常,肝表面凹凸不平	肝脏缩小(以右叶明显),形态失常
肝内管道系统	显示不清	可显示,特别是较大分支显示清楚,但形态及走行失常,末梢显示不清
肝门静脉栓子	肝门静脉管径增宽、管壁模糊或局部中断,管腔内充满实性回声,其内可探及动脉血流信号,超声造影栓子在动脉期有增强(癌栓)	无或有,后者表现肝门静脉较大分支内实性回声,其内部无血流信号,超声造影无增强(血栓)。肝门静脉管壁连续,与肝门静脉内栓子分界较清
CDFI	肝内血流信号增多、紊乱,可探及高速高阻或高速低阻动脉血流信号	肝内无增多、紊乱的异常血流信号
临床表现	常有消瘦、乏力、黄疸等恶病质表现。AFP 可持续升高	无或较肝癌表现轻

3.慢性肝炎及其他弥漫性肝实质病变

早期肝硬化与慢性肝炎及其他弥漫性肝实质病变声像图表现可相似,鉴别诊断主要通过肝穿刺活检。

三、酒精性肝病

(一)病理与临床概要

酒精性肝病(ALD)是由于长期大量饮酒导致的中毒性肝损害,主要包括酒精性脂肪肝、酒精性肝炎、酒精性肝硬化。ALD 是西方国家肝硬化的主要病因(占 80%～90%)。在我国 ALD 有增多趋势,成为肝硬化的第二大病因,仅次于病毒性肝炎。

酒精性脂肪肝、酒精性肝炎及酒精性肝硬化是酒精性肝病发展不同阶段的主要病理变化,病理特点如下。

1.酒精性脂肪肝

肝小叶内＞30%的肝细胞发生脂肪变,以大泡性脂肪变性为主,可伴或不伴有小坏死灶及肝窦周纤维化。戒酒 2～4 周后轻度脂肪变可消失。

2.酒精性肝炎

肝细胞气球样变、透明样变,炎症坏死灶内有中性粒细胞浸润。可伴有不同程度的脂肪变性及纤维化。

3.酒精性肝硬化

典型者为小结节性肝硬化,结节直径为 1～3 mm;晚期再生结节增大,结节直径可达 3～5 mm,甚至更大。结节内有时可见肝细胞脂肪变或铁颗粒沉积,可伴有或不伴有活动性炎症。

(二)超声表现

1.酒精性脂肪肝

酒精性脂肪肝声像图表现类似脂肪肝,肝脏增大,肝实质回声较粗、较高、较密集,深部回声逐渐衰减,膈肌回声显示欠清,肝内管道结构模糊。由于声波衰减,CDFI 显示肝门静脉、肝静脉血流充盈不饱满。脾无明显增大。

2.酒精性肝炎

肝脏增大，肝实质回声增粗、增强，分布均匀或欠均匀，回声衰减不明显，肝内管道结构及膈肌显示清楚。肝门静脉、肝静脉血流充盈饱满。

3.酒精性肝硬化

酒精性脂肪肝声像图表现与门脉性肝硬化相似。早期肝脏增大，晚期缩小。肝表面不光滑，肝实质回声增粗，分布不均匀，肝门静脉增宽，脾大。晚期可出现腹水、肝门静脉高压表现。

（三）诊断与鉴别诊断

酒精性肝病超声表现无特异性，诊断需结合病史，特别是酗酒史。而准确诊断不同类型酒精性肝病，则需通过肝穿刺活检病理诊断。需要与下列疾病鉴别。

1.脂肪肝

声像图表现与酒精性脂肪肝相似，病因诊断需结合病史。

2.病毒性肝炎

不同病程阶段病毒性肝炎声像图表现不一，部分表现与酒精性肝炎相似，病因诊断需结合病史及相关实验室检查。

3.淤血肝

声像图显示肝大，肝静脉及下腔静脉扩张，搏动消失，收缩期血流速度变慢或有收缩期反流，肝门静脉不扩张；而酒精性肝炎则无肝静脉及下腔静脉扩张和相应血流改变。

四、脂肪肝

（一）病理与临床概要

随着生活水平的不断提高，脂肪肝的发病率也正在逐渐上升。脂肪肝是一种获得性、可逆性代谢疾病，当肝内脂肪含量超过肝重量的5%时可称为脂肪肝。早期或轻度脂肪肝经治疗后可以逆转为正常。引起脂肪肝的主要原因有：肥胖、过度的酒精摄入、高脂血症、糖尿病、长期营养不良、内源性或外源性的皮质类固醇增多症、怀孕、长期服用药物（肼类、磺胺类药物、部分化疗药物等）、化学品中毒（四氯化碳、磷、砷等）等。此外，重症肝炎、糖原沉积病、囊性纤维病、胃肠外营养等也可引起脂肪肝。肝内脂肪含量增高时，肝细胞会出现脂肪变性，以大泡性肝细胞脂肪变性为主，偶可见点、灶状坏死，并可伴轻度纤维组织增生。脂肪肝进一步发展会转变为肝纤维化，甚至肝硬化，导致肝功能明显下降。脂肪肝一般以弥漫浸润多见，也可表现为局部浸润，导致局限性脂肪肝。脂肪肝一般无特征性临床症状，可有疲乏、食欲缺乏、嗳气、右上腹胀痛等症状，可伴有肝脏增大体征，血脂增高或正常，肝功能可轻度异常。

（二）超声表现

脂肪肝的声像图表现与肝脏脂肪沉积的量及形式有关，可分为弥漫浸润型脂肪肝及非均匀性脂肪肝两大类。

1.弥漫浸润型脂肪肝

弥漫浸润型脂肪肝是脂肪肝常见的类型，其声像图特点如下。

（1）肝实质前段回声增强，光点密集、明亮，呈云雾状，故有“亮肝”之称；肝实质后段回声随着深度增加而逐渐减弱，即回声衰减，且与前段增强回声无明显分界。膈肌因回声衰减可显示不清。

（2）肝脏内部管道结构显示欠清，较难显示肝门静脉及肝静脉的较小分支。管道壁回声亦相对减弱。因回声衰减，CDFI 显示肝内肝门静脉及肝静脉血流充盈不饱满或欠佳(图 6-13A)，适当降低频率有助于更清楚地显示肝门静脉血流(图 6-13B)。

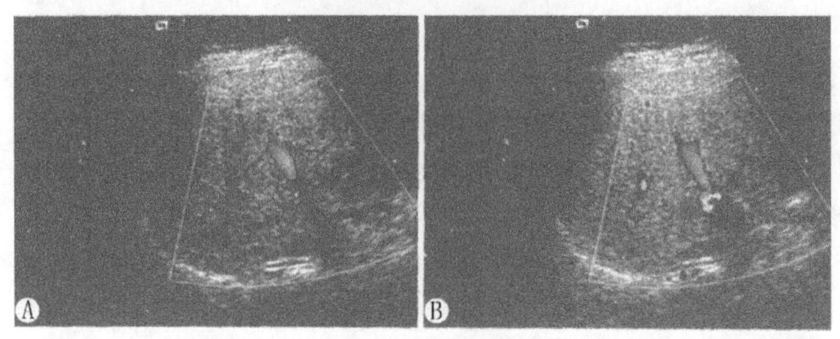

图 6-13 脂肪肝

因脂肪肝后方回声衰减，CDFI 显示肝内门静脉及肝静脉血流充盈不饱满，适当降低频率有助于更清楚显示肝门静脉血流(A 为 3 MHz，B 为 1.75 MHz)

(3)肝肾对比征阳性(图 6-14)。正常情况下肝脏回声略高于肾实质。脂肪肝时，肝脏回声与肾实质回声对比，增强更加明显。轻度脂肪肝肝脏内部回声改变不明显时，可通过此征象进行判断。

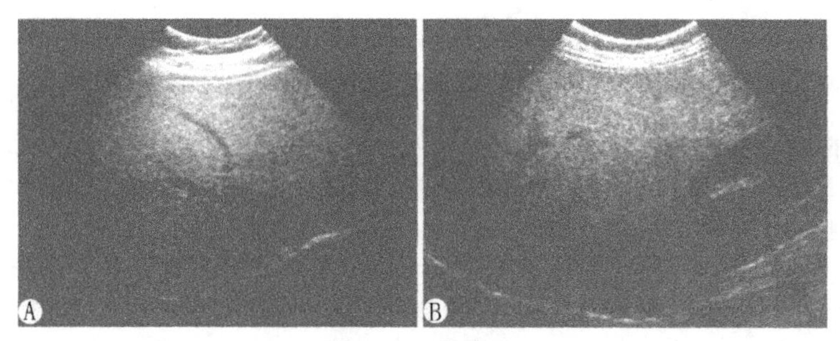

图 6-14 脂肪肝

A.二维超声显示肝实质前段回声增强，光点密集、明亮，呈"亮肝"改变，后段回声衰减；B.肝脏回声与肾实质回声对比明显增强，即肝肾对比征阳性

(4)脂肪肝明显时，可伴有肝脏弥漫性增大，肝形态饱满，边缘变钝。文献报道可根据肝实质回声、肝内管道及膈肌显示情况，将弥漫性脂肪肝分为轻度、中度和重度 3 型(表 6-2)。但超声判断中度及重度脂肪肝往往容易出现误差，而分辨中度及重度脂肪肝的临床意义不大，故可参考上述标准，只对轻度及中、重度脂肪肝进行区分。

表 6-2 脂肪肝程度的超声分型

分型	肝脏前段回声	肝脏后段回声	肝内管道及膈肌显示情况
轻度	稍增强	稍衰减	正常显示
中度	增强	衰减	显示欠佳，提高增益可显示
重度	明显增强	明显衰减	显示不清

2.非均匀性脂肪肝

非均匀性脂肪肝是由于肝脏内局限性脂肪浸润，或脂肪肝内出现局灶性脂肪沉积缺失区，该区域为正常肝组织。非均匀性脂肪肝可表现为局灶性高或低回声区，容易误认为肝脏肿瘤。

(1)二维超声可表现为以下类型。①弥漫非均匀浸润型(图 6-15)：或称肝脏局灶性脂肪缺失，即肝脏绝大部分区域脂肪变，残存小片正常肝组织。声像图表现为背景肝呈脂肪肝声像，肝内出现局灶性低回声区，好发于肝脏左内叶及右前叶近胆囊区域或肝门静脉左、右支前方，也可见于尾状叶以及肝右叶包膜下区域。可单发或多发，其范围不大，形态多样，多呈类圆形或不规则长条形，一般边界清晰，无包膜回声，内部回声尚均匀。②叶段浸润型(图 6-16)：脂肪浸润沿叶段分布。声像表现为部分叶段呈脂肪肝表现，回声密集、增强；而另一部分叶段呈相对低回声，两者间分界明显，有“阴阳肝”之称，分界线与相应间裂吻合，线条平直，边界清楚。③局限浸润型及多灶浸润型：肝内局限性脂肪浸润。前者单发或 2～3 个，后者弥漫分布，呈局灶性致密的高回声，形态圆形或不规则，部分后方回声衰减。背景肝实质相对正常，表现为相对较低的回声区。部分局限脂肪浸润声像随时间变化较快，可在短期内消失。

(2)彩色多普勒超声：病变区域内部及周边可见正常走行肝门静脉或肝静脉分支，无明显异常血流信号(图 6-15B，图 6-16B、C)。

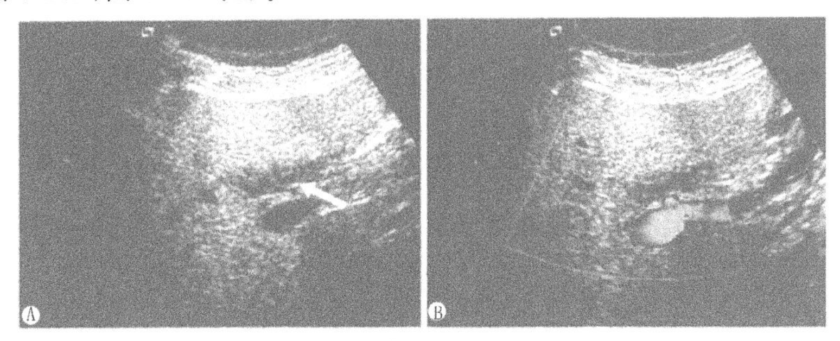

图 6-15 非均匀性脂肪肝

A.二维超声显示左肝内叶实质内肝门静脉左支前方局限性片状低回声区，边界尚清，内部回声尚均匀(↑)；B.CDFI 显示低回声区内部无血流信号，为弥漫非均匀浸润型脂肪肝

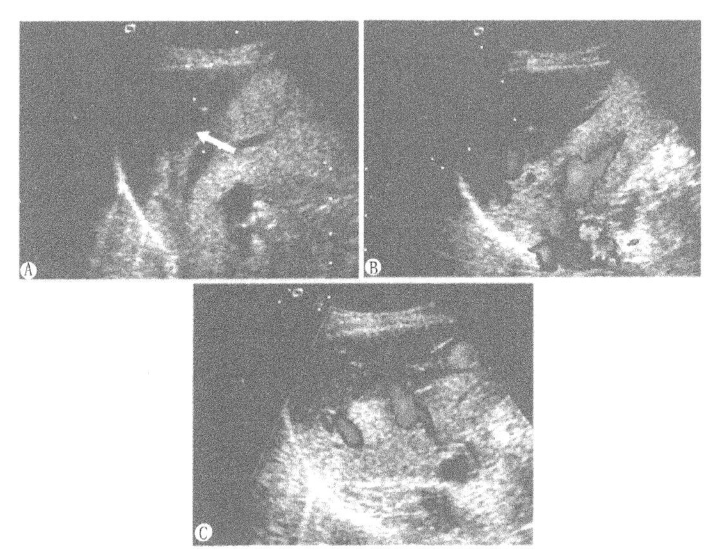

图 6-16 非均匀性脂肪肝

二维超声显示肝内部分叶段呈脂肪肝表现，回声密集、增强，而另一部分叶段呈相对低回声，两者间分界明显(A↑)，呈“阴阳肝”改变；CDFI 显示肝内血管走行正常，血流充盈饱满(B,C)，为叶段浸润型脂肪肝

当肝脏出现以下脂肪肝典型表现：肝实质回声弥漫增强，肝肾回声对比增强，伴深部回声衰减；肝内血管壁回声减弱，显示欠清，则脂肪肝诊断较容易，其诊断敏感性可达 85%以上，特异性

达95%。

(三)诊断与鉴别诊断

(1)弥漫性脂肪肝应与表现为强回声的肝脏弥漫性病变鉴别,如慢性肝炎、肝硬化。肝硬化也可出现肝后段回声衰减,但回声多呈不均匀增粗,或呈结节状低回声,且出现肝门静脉高压表现,如肝门静脉扩张、侧支循环、脾脏增大、腹水等。

(2)体型肥胖者因腹壁皮下脂肪较厚,可出现回声衰减,需与脂肪肝鉴别,但其衰减对肝、肾均有影响,故肝肾对比不明显;而脂肪肝则肝肾对比征阳性。

(3)非均匀性脂肪肝与肝脏肿瘤的鉴别:①表现为局灶性低回声区时(弥漫非均匀浸润型)需与肝癌鉴别;②表现为局灶性高回声区时(局限浸润型)需与高回声型血管瘤及肝癌鉴别;③表现为弥漫分布高回声区时(多灶浸润型)需与肝转移瘤鉴别。

非均匀性脂肪肝无占位效应,无包膜,病变靠近肝包膜时无向肝表面局部膨出的表现;穿行于病变区域的肝门静脉或肝静脉走行正常,无移位或变形,内部及周边未见明显异常血流信号;另外,在两个相互垂直的切面测量病变范围时,径线差别较大,表明不均匀脂肪变呈不规则片状浸润。而血管瘤边缘清晰,多呈圆形或椭圆形,内部回声呈筛网状改变,周边可见线状高回声,较大者内部可见少许低阻动脉血流信号。肝癌及转移瘤均有明显占位效应,边界较清楚,部分可见声晕,周边及内部可见较丰富高阻动脉血流信号,周边血管移位、变形、中断,肝转移瘤可出现“靶环征”等特征性改变。鉴别时应注意肝脏整体回声改变,非均匀性脂肪肝往往有脂肪肝背景,另外需要结合临床检验AFP结果来分析,必要时行超声造影检查,有利于明确诊断。

五、肝血吸虫病

(一)病理与临床概要

血吸虫病是由血吸虫寄生于人体引起的寄生虫病。日本血吸虫病在我国主要流行于长江流域及其以南地区。主要病理改变是由于虫卵沉积在肝脏及结肠壁组织,引起肉芽肿和纤维化等病变。在肝脏,虫卵随肝门静脉血流达肝门静脉小分支,在汇管区形成急性虫卵结节,汇管区可见以嗜酸性粒细胞为主的细胞浸润。晚期肝门静脉分支管腔内血栓形成及肝门静脉周围大量纤维组织增生致管壁增厚,增生的纤维组织沿肝门静脉分支呈树枝状分布,形成特征性的血吸虫病性干线型肝纤维化。由于肝内肝门静脉分支阻塞及周围纤维化最终导致窦前性肝门静脉高压。此外,肝门静脉阻塞还可致肝营养不良和萎缩,肝脏体积缩小,但左叶常增大。严重者可形成粗大突起的结节(直径可达2～5 cm),表面凸凹不平。肝细胞坏死与再生现象不显著。

临床表现因虫卵沉积部位、人体免疫应答水平、病期及感染度不同而有差异。一般可分为急性、慢性、晚期3种类型。急性期主要表现为发热、肝大与压痛、腹痛、腹泻、便血等,血嗜酸性粒细胞显著增多。慢性期无症状者常于粪便普查或因其他疾病就医时发现;有症状者以肝脾大或慢性腹泻为主要表现。晚期主要为肝门静脉高压的表现,如腹水、巨脾、食管静脉曲张等。

(二)超声表现

1.急性血吸虫病

(1)肝脏超声表现无明显特异性,主要表现为肝脏轻度增大,肝缘角圆钝。肝实质回声稍增高、增密,分布欠均匀。病情较重者可在汇管区旁见边界模糊的小片状低回声区。肝内管道结构清晰,走向正常,肝门静脉管壁可增厚,欠光滑。

(2)脾脏增大。

2.慢性期血吸虫病及血吸虫性肝硬化

(1)肝形态正常或失常。可见肝右叶萎缩,左叶增大,肝缘角圆钝。

(2)肝表面呈锯齿状或凸凹不平。

(3)肝实质回声根据肝门静脉主干及其分支周围纤维组织增生程度不同而异,二维超声表现为:①鳞片状回声,肝内弥漫分布纤细稍高回声带,将肝实质分割形成小鳞片状,境界不清楚,范围为 3～5 cm;②斑点状强回声,在肝实质内弥漫分布大小不一的斑点状强回声,可伴声影,多为虫卵钙化所致;③网格状回声(图 6-17),肝实质内见纤细或增粗的高回声带,形成大小不一的网格状回声,网格内部肝实质呈低至中等回声,范围 2～5 cm,网格境界较模糊,也可境界清楚,形成近似圆形的低回声,易误诊为肝肿瘤。网格回声的高低及宽窄,反映了肝纤维化程度。

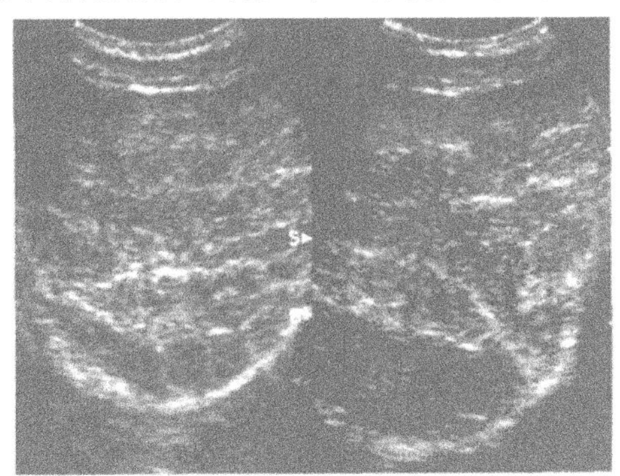

图 6-17　肝血吸虫病

二维超声显示肝脏大小、形态基本正常,肝表面欠光滑,肝实质回声增粗、分布不均匀,肝内弥漫分布条索状高回声呈网格状,肝内血管显示不清

(4)肝门静脉管壁增厚、毛糙,回声增强。肝静脉末梢变细、回声模糊或不易显示。

(5)脾脏增大,脾静脉增宽,内径超过 0.8 cm,脾实质回声均匀。

(6)腹水,病变晚期,腹腔内可探及大片液性暗区。

(7)彩色多普勒超声,肝门静脉高压时,肝门静脉、脾静脉及肠系膜上静脉不同程度扩张,血流速度减慢,侧支循环形成。

(三)诊断与鉴别诊断

1.肝炎后肝硬化

肝炎后肝硬化多为病毒性肝炎等引起,肝脏弥漫性纤维组织增生,肝细胞再生结节形成,直径多在1 cm以内,肝内回声增粗、增强,分布不均匀,可见散在分布的小结节状低回声团,边界模糊,但无血吸虫病肝纤维化时出现的"网格状回声"或"鳞片状回声",脾大程度不及血吸虫性肝硬化;而血吸虫病由血吸虫卵的损伤引起,主要累及肝内肝门静脉分支,其周围纤维组织增生,肝实质损害轻、肝内出现粗大龟壳样纹理,呈"网格状",脾大明显。

2.肝细胞癌

血吸虫性肝硬化,肝内出现较粗大的网格状高回声,分割包绕肝实质,形成低或中等回声团,可类似肝癌声像,但其病变为弥漫分布,改变扫查切面时无球体感,是假性占位病变;而结节型肝癌病灶数目可单个或多个,肿块周围常有"声晕",球体感明显,可有肝门静脉癌栓、肝门部淋巴结肿大,结合肝炎病史及甲胎蛋白检查不难鉴别。

六、肝吸虫病

(一)病理与临床概要

肝吸虫病又称华支睾吸虫病，是华支睾吸虫寄生在人体胆管系统内引起的一种疾病。此病多发生在亚洲，在我国主要流行于华南地区。因进食未煮熟的鱼虾而感染，盐腌鱼干不能杀死虫卵也可引起本病。

1.病理变化

由于虫体和虫卵的机械刺激和代谢排泄物毒性作用，造成胆管上皮细胞脱落，并发生腺瘤样增生，管壁增厚，管腔逐渐狭窄。虫体和虫卵阻塞引起胆汁淤积，胆管发生囊状或柱状扩张。肝细胞脂肪变性、萎缩、坏死。肝脏病变以左肝为著。胆管阻塞常继发细菌感染，导致胆管炎、胆囊炎、胆管源性肝脓肿。死虫碎片、虫卵、脱落胆管上皮细胞还可成为胆石的核心。长期机械刺激及毒性产物作用，可造成胆管上皮腺瘤样增生，有可能演变成胆管细胞癌。

2.临床表现

本病症状及病程变化差异较大。轻度感染者可无症状；中度感染者可出现食欲缺乏、消化不良、疲乏无力、肝大、肝区不适；重度感染者有腹泻、营养不良、贫血、水肿、消瘦等症，晚期可出现肝硬化、腹水、胆管细胞癌。粪便及十二指肠引流液中可发现虫卵，免疫学试验有助于本病诊断。

(二)超声表现

(1)肝脏轻度增大，以左肝为著，可能左肝管较平直，虫卵更易入侵所致。肝包膜尚光滑，重症者肝包膜可增厚并凸凹不平。

(2)肝实质回声增粗、增强，分布不均匀，可见模糊的小片状中等回声沿胆管分布(图6-18)。

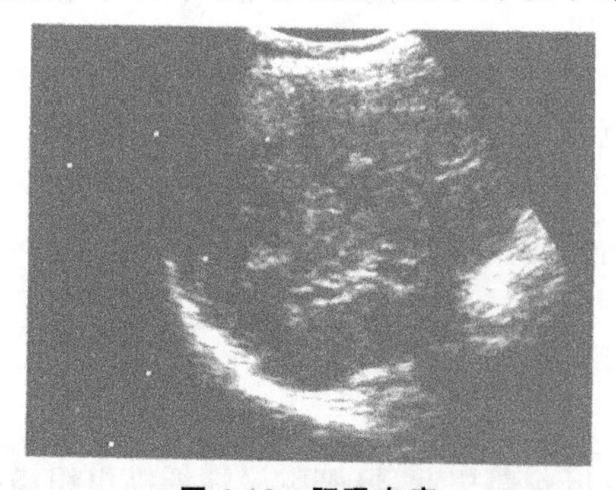

图6-18 肝吸虫病

二维超声显示肝实质回声粗乱，肝内见多个小片状稍高回声，
沿胆管走行分布，胆管壁增厚、回声增强，肝内血管显示欠清

(3)肝内胆管不同程度扩张，其腔内有强弱不一的点状回声，胆管壁增厚、回声增强，肝内小胆管扩张呈间断的等号状强回声。较多的虫体局限聚集于某一处呈较大光团回声。

(4)肝外胆管扩张、胆囊增大，扩张胆管腔及胆囊腔内可见点状及斑状弱回声，后方无声影，随体位改变可出现漂浮，胆囊壁增厚、不光滑。

(5)晚期可导致肝硬化，有脾大、腹水等表现。

(三)诊断与鉴别诊断

1.肝血吸虫病

两者声像图均表现为肝内回声增粗、增多及网格状回声改变，但血吸虫肝病一般不会有肝内小胆管间断的等号状扩张以及胆囊及扩张的胆总管内成虫的细管状高回声。结合流行病学、临床表现及实验室检查,一般不难鉴别。

2.病毒性肝炎

病毒性肝炎与肝吸虫病临床表现相似,但前者消化道症状如食欲缺乏、厌油、恶心、腹胀等均较后者明显。急性肝炎可表现为肝脏增大、肝实质回声减低,肝内管道结构回声增强,胆囊壁水肿、增厚,胆囊腔缩小,但无肝吸虫病肝内胆管的等号状扩张及胆囊腔内成虫的细管状高回声。

3.肝硬化

肝吸虫病晚期可引起肝硬化,其表现与胆汁淤积性肝硬化相同,主要依靠病史及实验室检查加以鉴别。

七、肝豆状核变性

(一)病理与临床概要

肝豆状核变性又称 Wilson 病,是一种常染色体隐性遗传性疾病,铜代谢障碍引起过多的铜沉积在脑、肝脏、角膜、肾等部位,引起肝硬化、脑变性病变等。主要表现为进行性加剧的肢体震颤、肌强直、构音障碍、精神症状、肝硬化及角膜色素环等。多数在儿童、青少年或青年起病。本病起病隐匿,病程进展缓慢。以肝脏为首发表现者,可有急性或慢性肝炎、肝脾大、肝硬化、脾亢、腹水等表现,易误诊为其他肝病。铜过多沉积在肝脏,早期引起肝脏脂肪浸润,铜颗粒沉着呈不规则分布的岛状及溶酶体改变,继而发生肝实质坏死、软化及纤维组织增生,导致结节性肝硬化。

实验室检查的特征性改变为尿铜量增多和血清铜蓝蛋白降低,肝组织含铜量异常增高,血清铜氧化酶活性降低。

(二)超声表现

(1)早期肝脏大小、形态正常,包膜光滑,随疾病进展肝脏缩小,包膜增厚、不光滑。

(2)早期肝实质回声增粗、增强,分布不均匀,可呈强弱不等短线状或密布弧线状、树枝状回声。

(3)晚期为结节性肝硬化表现,肝实质回声不均,呈结节状改变,肝内血管显示不清,肝静脉变细、走行失常(图 6-19),门静脉频谱形态异常,肝门静脉、脾静脉扩张,血流速度减慢,肝门静脉高压声像(如附脐静脉重开)、腹水等。

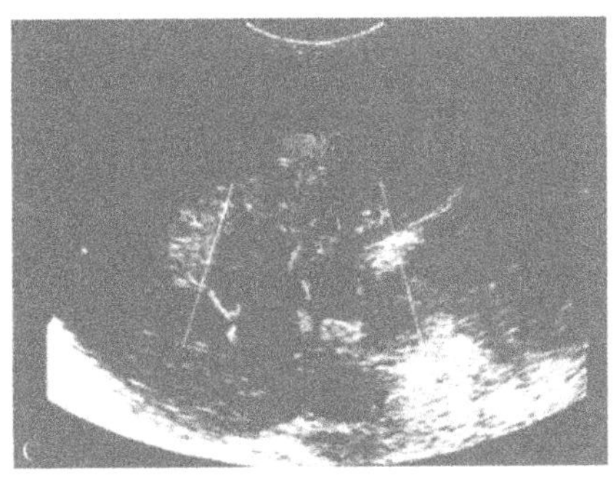

图 6-19 肝豆状核变性

二维超声显示右肝萎缩,肝表面凹凸不平,肝实质回声增粗,分布不均匀,可见散在分布等回声小结节,部分向肝外突出,边界不清,肝内血管显示不清,肝前间隙见大片液性暗区;CDFI 显示结节边缘可见短条状血流,内部无明显血流信号

(三)诊断与鉴别诊断

本病主要与急慢性肝炎、肝炎后肝硬化鉴别,主要依靠病史及实验室检查。

八、肝糖原累积病

肝糖原累积病是一组罕见的隐性遗传性疾病。本病特点为糖中间代谢紊乱，由于肝脏、肌肉、脑等组织中某些糖原分解和合成酶的缺乏致糖原沉积在肝脏、肌肉、心肌、肾等组织内，引起肝脾大、血糖偏低、血脂过高等症状，多发生于幼儿和儿童期。病理：光镜下见肝细胞弥漫性疏松变性，汇管区炎症细胞浸润，少量库普弗细胞增生肥大；电镜下肝细胞胞质内见大量糖原堆积及大小不等的脂滴，线粒体有浓聚现象，内质网等细胞器数量减少且有边聚现象。临床上可触及增大的肝脏表面平滑，质地较硬而无压痛。

超声表现：肝脏明显增大，表面光滑，肝实质回声增密、增强，后方无明显衰减。由于声像图表现无特异性，诊断时需结合临床，确诊依靠肝穿刺活检。

九、肝淀粉样变性

淀粉样变性是一种由淀粉样物质在组织细胞中沉积引起的代谢性疾病，主要累及心、肝、肾及胃肠道等器官。该病常见于中老年人，症状、体征缺乏特异性，临床上较少见而易被误诊。确诊后也常因无特异治疗方法，患者最终死于继发感染或心、肾衰竭。

肝脏受累者表现为淀粉样蛋白物质在肝窦周围间隙、间质或肝小叶中央及汇管区大量沉积，肝细胞受压萎缩。肝质地坚韧而有弹性。切面呈半透明蜡样光泽。临床表现：肝脏明显增大，表面光滑，压痛不明显。肝功能除碱性磷酸酶明显升高外，其余受损较轻。

超声表现：肝脏明显增大，表面光滑，肝脏回声密实，分布均匀(图 6-20)或不均匀，脾脏亦可增大。本病声像图无特异性改变，唯一确诊方法为肝穿刺活检。

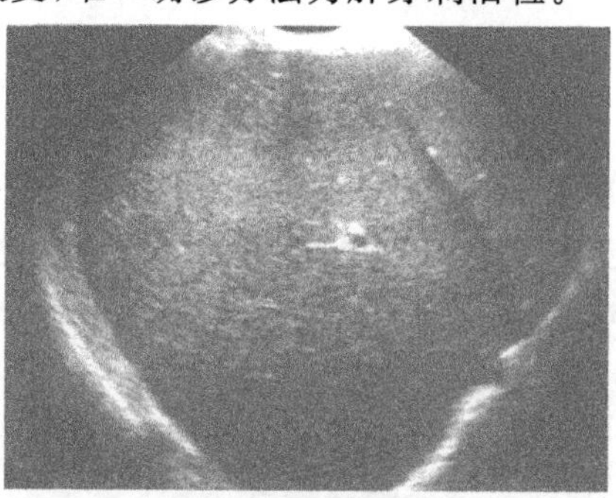

图 6-20　肝淀粉样变

二维超声显示肝明显增大，肝实质回声密集，分布均匀，后段回声无明显衰减

（杜梅云）

第三节　肝囊性病变

一、肝囊肿

（一）病理与临床表现

非寄生虫性肝囊肿发病率为1.4%～5.3%，女性发病多于男性，分为先天性和后天性两类。

一般所指的肝囊肿为先天性肝囊肿，又称真性囊肿。其发病原因多数学者认为在胚胎发育期，肝内局部胆管或淋巴管因炎症上皮增生阻塞导致管腔分泌物潴留，逐步形成囊肿；或因肝内迷走胆管与淋巴管在胚胎期的发育障碍所致。

肝囊肿的病理类型分为：血肿和退行性囊肿、皮样囊肿、淋巴囊肿、内皮细胞囊肿、潴留性囊肿和囊性肿瘤。囊肿呈卵圆形、壁光滑，囊腔为单房或多房性。体积大小相差悬殊，小者囊液仅数毫升，大者含液量可达 1 000 mL 以上。囊液清亮，呈中性或碱性，有的可含有胆汁。囊肿周围的肝实质常见压迫性萎缩。其并发症包括感染、坏死、钙化和出血。

临床表现：囊肿较小者可长期甚至终生无症状。随着囊肿的逐渐增大，可出现邻近脏器的压迫症状，上腹部不适、饱胀，甚至隐痛、恶心与呕吐。亦可出现上腹部包块，肝大、腹痛和黄疸。囊肿破裂、出血、感染时出现相应的症状体征。

（二）超声影像学表现

（1）典型肝囊肿声像图特点：肝实质内圆形或卵圆形无回声区；包膜光整，壁薄光滑，呈高回声，与周围肝组织边界清晰；侧壁回声失落，后壁及后方回声增高（图 6-21）。

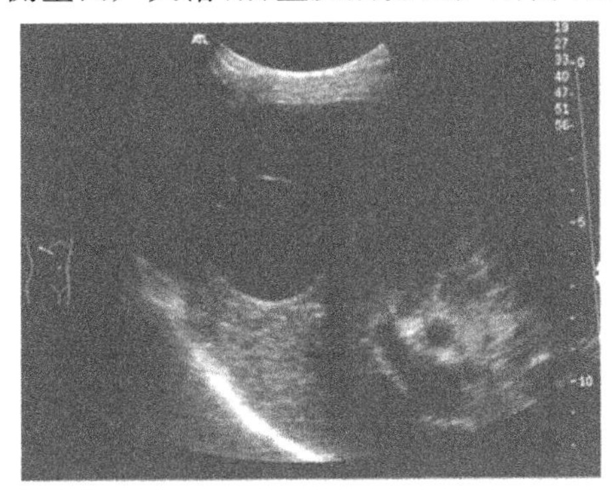

图 6-21　肝囊肿

（2）多房性者表现为囊腔内纤细的条状分隔；体积较大囊肿合并感染出血时，囊腔内出现弥漫性点状弱回声，亦可分层分布，变动体位时回声旋动，囊壁可增厚，边缘不规则。

（3）囊肿较小者肝脏形态大小及内部结构无明显改变。较大者可引起肝轮廓增大，局部形态改变；肝组织受压萎缩；周边血管及胆管可呈压迫征象，囊肿巨大时可造成相邻器官的推挤征象。

（4）CDFI：囊肿内部无血流信号显示，囊肿较大周边血管受压时可出现彩色血流，速度增快。

（三）鉴别诊断

1.正常血管横断面

正常血管横断面虽呈圆形无回声区，但后方增高效应不明显，变换扫查角度则表现为管状结构，CDFI 显示彩色血流，即可与囊肿区别。

2.肝癌液化

具有分泌功能的腺癌肝转移及原发性肝癌液化，可为单个液区，亦可为不规则状无回声区，其中常有组织碎片和细胞沉渣产生的斑点状回声，外周为厚而不规则的实质性结构，可与肝囊肿鉴别。

3.肝棘球蚴病

肝棘球蚴病单纯囊型与肝囊肿单凭声像图区别有一定困难，除前者立体感较强，壁较单纯性囊肿为厚外，还应结合患者有无疫区居住史、棘球蚴病皮试（casoni）或间接荧光抗体试验

(IFAT)鉴别。

4.腹部囊性肿块

巨大孤立性肝囊肿应注意与肠系膜囊肿、先天性胆总管囊肿、胆囊积水、胰腺囊肿、肾囊肿、右侧肾积水及卵巢囊肿等相鉴别。

二、多囊肝

(一)病理与临床表现

多囊肝是一种先天性肝脏囊性病变,具家族性和遗传性。由于胚胎时期发育过剩的群集小胆管的扩张所致。常并发肾、脾、胰等内脏器官多囊性改变。囊肿在肝内弥漫分布、大小不一,直径仅数毫米至十几厘米,绝大多数累及全肝,有的可仅累及某一肝叶。囊壁菲薄,囊液清亮或微黄,囊肿之间的肝组织可以正常。

临床表现:多数患者无症状,可在35～50岁出现体征,部分患者可伴肝区痛及黄疸,肝脏肿大及扪及右上腹包块。

(二)超声影像学表现

(1)肝脏体积普遍增大,形态不规则,肝包膜凸凹不平似波浪状。

(2)肝实质内布满大小不等的圆形或类圆形无回声区,其大小相差悬殊,较大者囊壁薄而光滑,后方回声增高,囊肿之间互不连通。实质内微小囊肿壁则呈"等号"状高回声。严重者肝内正常管道结构及肝实质显示不清(图6-22)。

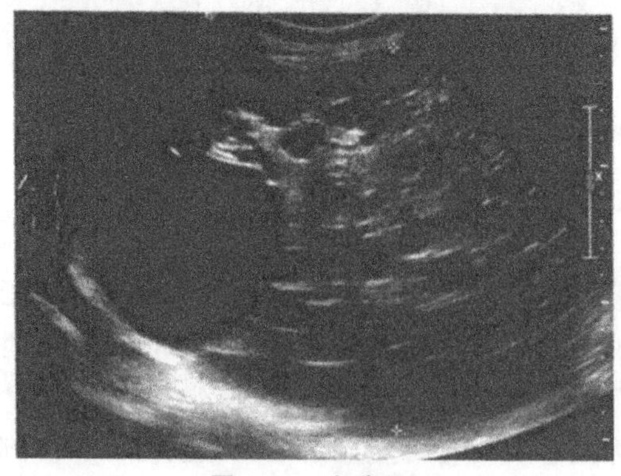

图6-22　多囊肝

(3)轻型多囊肝,显示肝内有较多数目的囊肿回声,直径大小以2～5 cm多见,肝脏轻至中度肿大,形态无明显改变,肝内管道结构可以辨认,囊肿间可有正常肝组织显示。

(4)肾脏或脾脏可有相应的多囊性声像图表现。

(三)鉴别诊断

1.多发性肝囊肿

多发性肝囊肿与较轻的多囊肝不易区别,可试从以下几点鉴别:①多发性肝囊肿为单个散在分布,数目较少;②肝大不如多囊肝明显,囊肿之间为正常肝组织;③不合并其他脏器的多囊性病变。

2.先天性肝内胆管囊状扩张症(Caroli病)

Caroli病为节段性肝内胆管囊状扩张,显示肝区内大小不等的圆形或梭形无回声区,与多囊肝的鉴别点:①扩张的肝内胆管呈囊状或柱状,追踪扫查可见无回声区相互沟通;②无回声区与肝外胆管交通，且常伴胆总管的梭形扩张；③多有右上腹痛、发热及黄疸病史；④必要时超声导向穿刺及造影检查可以确诊。

3.先天性肝纤维化

先天性肝纤维化多见于婴幼儿，有家族遗传倾向，可合并肝内胆管扩张和多发性囊肿。声像图显示肝脏除囊性无回声区外，其余部分肝实质呈肝硬化表现；脾脏肿大及门脉高压表现。

三、肝脓肿

（一）病理与临床表现

肝脓肿可分为细菌性肝脓肿和阿米巴肝脓肿两大类。

1.细菌性肝脓肿

细菌性肝脓肿最常见的病原菌是大肠埃希菌和金黄色葡萄球菌，其次为链球菌，有些则为多种细菌的混合感染。主要感染途径为：①胆管系统梗阻和炎症；②门静脉系统感染；③败血症后细菌经肝动脉进入肝脏；④肝脏周围临近部位和脏器的化脓性感染，细菌经淋巴系统入肝；⑤肝外伤后感染；⑥隐源性感染，约30%的患者找不到原发灶，可能为肝内隐匿性病变，当机体抵抗力减弱时发病，有报道此类患者中约25%伴有糖尿病。

化脓性细菌侵入肝脏后，引起炎性反应，可形成散在的多发性小脓肿；如炎症进一步蔓延扩散，肝组织破坏，可融合成较大的脓肿。血源性感染者常为多发性，病变以右肝为主或累及全肝；感染来自胆管系统的脓肿多与胆管相通，为多发性，很少出现较大的脓肿或脓肿穿破现象；肝外伤后血肿感染和隐源性脓肿多为单发性。如肝脓肿未得到有效控制，可向膈下、腹腔、胸腔穿破。

2.阿米巴性肝脓肿

阿米巴性肝脓肿由溶组织阿米巴原虫引起，是阿米巴疾病中最常见的肠外并发症之一。阿米巴原虫多经门静脉进入肝脏，于门静脉分支内发生栓塞，引起局部组织缺血、坏死，同时产生溶组织酶，造成局部肝细胞的溶解破坏，形成多个小脓肿，进而相互融合形成较大的脓肿。病变大多数为单发性，90%以上发生于肝右叶，并以肝顶部为多。脓肿可向横膈、胸膜腔、气管内浸润，破溃而造成膈下、胸腔及肺脓肿。

临床表现：多见于青壮年男性，患者出现发热、寒战，呈弛张热型，肝区疼痛及胃肠道反应症状。体质虚弱、贫血，部分患者出现黄疸、肝大、右侧胸壁饱满、肋间隙增宽、触痛等。

（二）超声影像学表现

肝脓肿的病理演变过程，反映在声像图上可有以下表现。

（1）肝脓肿早期：病灶区呈炎性反应，充血水肿、组织变性坏死尚未液化。肝实质内显示一个或多个类圆形或不规则状低回声或回声增高团块；与周围组织境界清楚，亦可模糊不清；肝内血管分布可以无明显变化；CDFI可显示内部有点状或条状搏动性彩色血流，脉冲多普勒呈动脉血流，阻力指数≤0.55（图6-23）。

（2）脓肿形成期：坏死组织液化脓肿形成，显示肝实质内囊性肿块。壁厚而不均，内壁粗糙如虫蚀状；脓液稀薄时呈无回声，伴有稀疏细小点状强回声；较大脓腔未完全融合时，有不规则间隔；脓液黏稠含有坏死组织碎片无回声区内出现密集细小点状强回声，其中散在不规则斑片状或索带状回声，并随体位改变旋动，伴有产气杆菌感染时，脓腔前壁后方有气体高回声；脓肿后方回声增高。

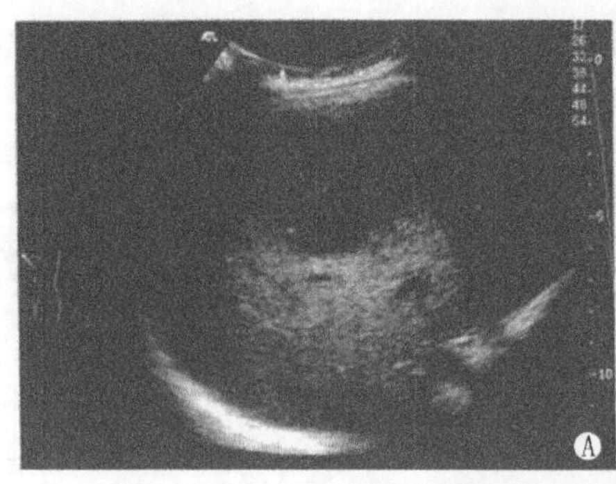
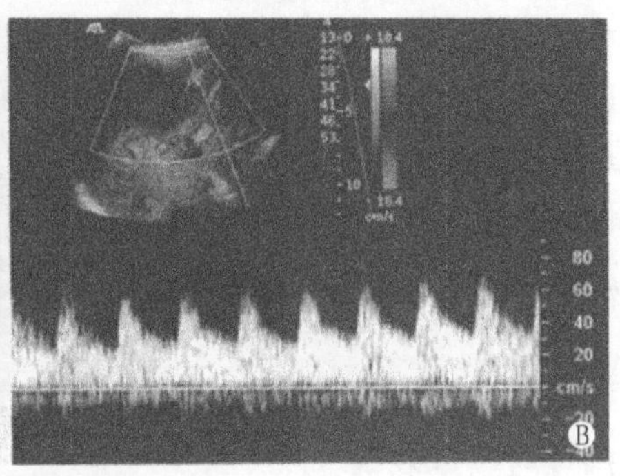

图 6-23　细菌性肝脓肿

A.肝右叶低回声不均质团块；B.CDFI 显示条状血流，PD 测及动脉血流频谱，RI＝0.55

(3)慢性肝脓肿壁显著增厚，内壁肉芽组织增生，无回声区缩小，脓腔内坏死组织积聚，表现为类似实质性的杂乱高回声。脓肿壁钙化时，呈弧形强回声，后伴声影。

(4)伴随征象肝脏局部肿大或形态改变，脓肿靠近膈面时，可致膈肌局限性抬高，活动受限；或出现右侧胸腔积液；脓肿周围管状结构受压移位；感染源自胆管者可发现胆管阻塞和感染的相应表现。

(三)鉴别诊断

1.不同类型肝脓肿的鉴别

细菌性肝脓肿与阿米巴肝脓肿的治疗原则不同，两者应予鉴别，阿米巴肝脓肿起病常较缓慢，大多有痢疾或腹泻史。脓肿常为单个，体积较大，多位于右肝膈顶部。脓液呈巧克力色，可找到阿米巴滋养体，可与细菌性肝脓肿鉴别。

2.肝癌

肝脓肿早期未液化时呈实质性回声，与肝细胞癌的表现类似。但后者外周可有完整的低回声晕环绕，CDFI 检出动脉血流。肝脓肿形成后应与转移性肝肿瘤相区别，腺癌肝脏转移灶多呈“牛眼”征，液化区后方回声不增高或出现衰减。同时应结合临床资料，并在短期内随访观察做出鉴别，必要时应做超声导向穿刺细胞学及组织学检查。

肝内透声较强的转移性肿瘤，如淋巴瘤、平滑肌肉瘤等可与脓肿混淆。鉴别主要依靠病史、实验室检查和诊断性穿刺。

3.其他肝脏占位病变

肝脓肿液化完全、脓液稀薄者需与肝囊肿鉴别。肝囊肿壁薄光滑，侧壁回声失落；肝包虫囊肿内有条状分隔及子囊，边缘可见钙化的强回声及声影；肝脓肿壁较厚，内壁不整，声束散射回声无方向依赖，囊壁显示清晰。同时病史亦完全不同。

4.胰腺假性囊肿

较大的胰腺假性囊肿可使肝左叶向上移位，易误为肝脓肿。应多切面扫查，判断囊肿与周围脏器的关系，并让患者配合深呼吸根据肝脏与囊肿运动不一致的特点作出鉴别。

(董秀叶)

第四节 原发性肝癌

一、病理与临床表现

原发性肝癌以非洲东南部和东南亚为高发地区；我国多见于东南沿海，是国内三大癌症之一。好发年龄为40～50岁，男性明显多于女性。病因未完全明了，但流行病学和实验室研究均表明，主要与乙型肝炎病毒感染、黄曲霉毒素和饮水污染有关。根据肝癌生长方式的差异并注意到肿瘤包膜、肝硬化及门静脉癌栓的情况，做了如下分类。①浸润型：肿瘤边界模糊不清，多不伴肝硬化，大小不一的病灶相互融合形成大的病灶。②膨胀型：肿瘤边界清楚，有纤维包膜，常伴肝硬化，又可分为单结节和多结节两个亚型。前者瘤界分明，伴肝硬化者有明显纤维包膜，无硬化者包膜多不明显。主瘤旁可有"卫星"结节，可侵犯门静脉系统。后者至少有2个以上的膨胀结节，病灶直径在2 cm以上。③混合型：由膨胀型原发癌灶结合包膜外与肝内转移灶的浸润型形成。肝内转移灶主要通过门静脉播散。本型亦可分为单结节和多结节两个亚型。④弥漫型：以多个小结节出现，直径0.5～1 cm，布满全肝，互不融合，常伴肝硬化，这种癌肿主要通过门静脉在肝内播散。⑤特殊型：包括带蒂外生型肝癌和以肝门静脉癌栓为突出表现而无明确主瘤的肝癌。

组织类型：主要分为肝细胞癌、胆管细胞癌和混合型肝癌三种，后两种较少见。典型癌细胞呈多边形，边界清楚，胞浆丰富，核大，核膜厚，核仁亦很大。染色嗜碱或嗜酸。癌细胞排列呈巢状或索状，癌巢之间有丰富的血窦，癌细胞常侵入静脉在腔内形成乳头状或实质性团块。

按Edmondson-Steiner分类法，肝癌分化程度可分为四级：Ⅰ级分化高、少见；Ⅱ～Ⅲ级为中等分化，最多见；Ⅳ级为低分化，少见。

临床表现：原发性肝癌患者起病隐匿，缺乏特异性早期表现，至亚临床前期及亚临床期的中位时间可长达18个月。当患者出现不适等症状时，多属中、晚期。临床主要表现为肝区疼痛、食欲缺乏、腹胀、乏力、消瘦等。其他可有发热、腹泻、黄疸、腹水、出血倾向以及转移至其他脏器而引起的相应症状。

二、超声影像学表现

(一)常规超声

1.形态

肝癌多呈圆形或类圆形，肿瘤较大时，可呈不规则形，并可向肝表面突起，使肝下缘等较锐的角变钝，或呈"驼峰"征改变。根据肝癌病理形态表现可分型如下。

(1)结节型：肝癌相对较小，一般直径<5 cm，多为单发，亦可多发。肿瘤内部回声多不均匀或呈结节状融合，边界较清晰，可见晕圈或一纤薄的高回声带围绕(图6-24)；亦可由于出血、坏死而呈混合回声型。

(2)巨块型：肝癌较大，直径常在10 cm左右，内部回声多不均质，以高低回声混合者居多，低回声者很少。肿瘤呈"结节中结节"状和内部有条状分隔，边界多不规则(图6-25)。如周边有包膜,则有晕圈而使边界清晰。另外,有些巨块型肝癌分布整个肝、段肝叶或数叶,尽管无明确边界,但肿瘤内部回声相对比较均匀,呈略低或略高回声,而周围肝硬化回声则呈不均匀状,可以资鉴别。有时在主瘤周围有散在低回声播散灶,个别巨大肿瘤可因破裂引起出血呈现无回声区。

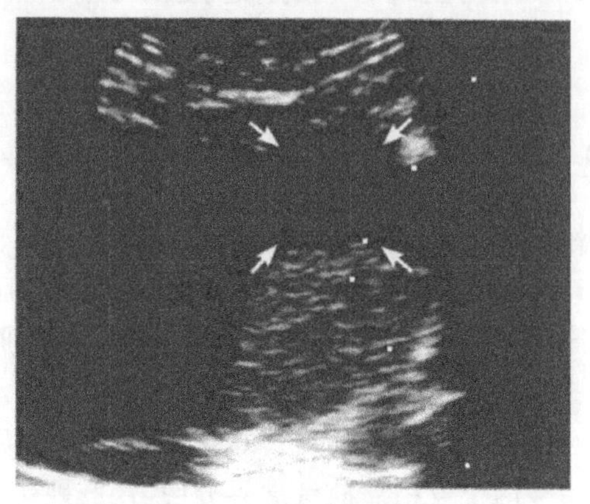

图 6-24　肝癌(结节型)

肝左叶癌,圆形,向表面突起,呈“驼峰”征

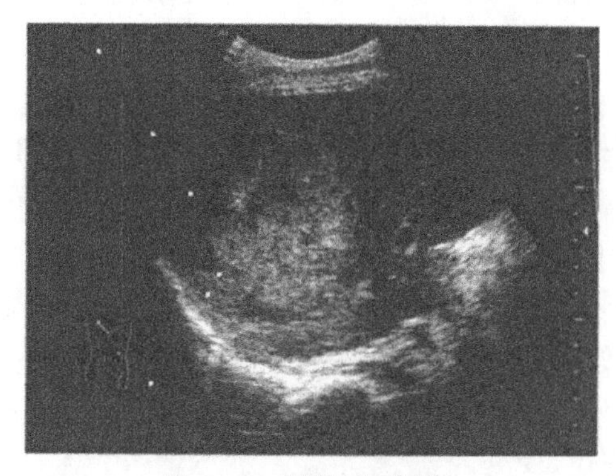

图 6-25　肝癌(巨块型)

内部高回声,呈结节中结节状

(3)弥漫型:肝内弥漫散在的细小肝癌结节,大小可数毫米至数厘米,内部回声高低不等,分布零乱,可呈斑块灶,无明确边界,如弥漫分布于整个肝脏,则很难与肝硬化鉴别,但此类患者常有门静脉癌栓形成,为诊断弥漫性肝癌提供了佐证。个别弥漫性肝癌的内部回声不均质程度较为紊乱,与肝硬化仍有所区别。

2.边界

肝癌有明显的假包膜形成时,边界往往较清晰而规则,周围见一直径 2～5 mm 的低回声圈,即晕圈,晕圈与正常组织之间可有一纤薄的光带(约 0.5 mm);如肿瘤无明显包膜或呈浸润生长时,边界多不规则,模糊,甚至不清;而在弥漫性肝癌时,则无明确边界。

3.大小

超声能发现直径从数毫米至数十厘米的肝癌,其检出率主要受以下几方面影响:①肿瘤大小;②肿瘤内部回声;③肝硬化程度;④肿瘤的位置;⑤肿瘤包膜;⑥操作人员经验。

4.内部回声

根据肝癌内部回声高低分类如下。

(1)高回声型:占30%～50%,肿瘤内部回声比周围肝组织高且不均匀,呈结节状或分叶状,有时可见结节之间有纤维分隔,少数分布尚均匀。有报道认为高回声区预示肝癌细胞脂肪变性、坏死等倾向。

(2)低回声型:占总数15%～35%,多见于较小型肝癌中,内部回声较周围肝组织低,由密集的细小点状回声组成,分布多不均匀。较大肿瘤可呈结节状,并互相融合呈镶嵌状,并可显示低回声的"瘤中隔"。有时,在总体低回声区的中央可由少许点状高回声所点缀。低回声区常预示着肝癌细胞存活,血供丰富,很少有脂肪变性和纤维化等改变。

(3)等回声型:较少见,占2.2%,回声与周围肝组织类似,血管分布较均匀,由于这类肿瘤多伴有较典型的晕圈,故易识别,不然,则易漏诊。

(4)混合回声型:占10%左右,此类肿瘤常较大,为多结节融合所致,多为高低回声混合,可交织混合,亦可左右排列混合,使超声某一切面呈高回声区,而另一切面呈低回声区。肿瘤内部还可出现无回声及强回声区,提示内部有不同程度出血、液化、坏死、纤维化及钙化等改变。

5.后方回声

在后方有正常肝组织存在时,肝癌后方回声常稍增高,其增高程度因肿瘤类型不同而有所不同,总体来说增高程度多比肝囊肿弱,其增高比例约占肝癌的70%;如伴有纤维化、钙化等改变时,后方回声可轻度衰减;另外在有包膜的肝癌中,可有侧后声影等现象。

6.肝内间接征象

(1)管道压迫征象:肝癌较大时,可压迫肝静脉、门静脉、下腔静脉等,使其移位、变细,甚至"中断",而环绕在肿瘤周围(图6-26A)。另外,压迫肝门部或侵犯胆管内可引起肝内胆管扩张(图6-26B)。

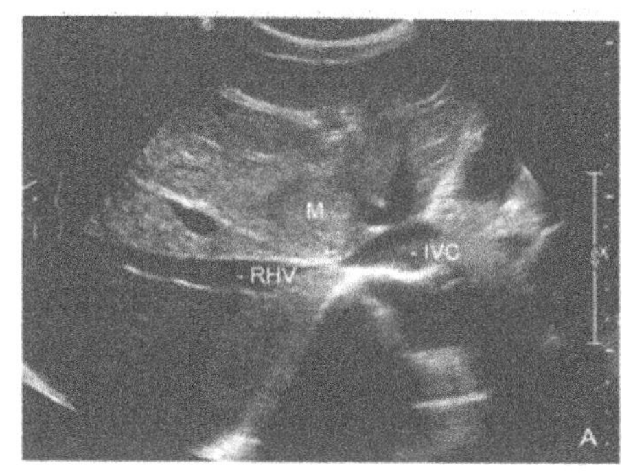

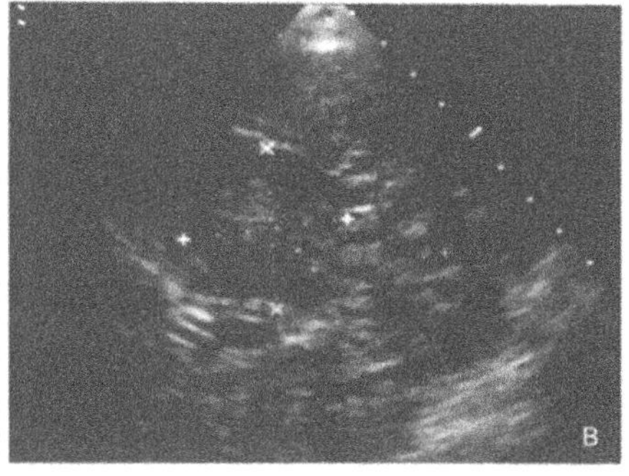

图6-26 肝癌(结节型)

A.右肝前叶上段(S8)癌,肝静脉一下腔静脉受压;B.肝左内叶癌侵犯肝门引起肝内胆管扩张(M:肿块;RHV:右肝静脉;IVC:下腔静脉)

(2)脏器挤压征象:肿瘤压迫胆囊使其移位、变小,甚至"消失";位于右叶脏面的巨大肝癌压迫右肾,使其下移至盆腔;肝脏膈顶部的肿瘤压迫膈肌,使膈肌抬高;左叶肿瘤可推移脾脏向上方移位,以致"消失"。

7.肝内转移征象

(1)卫星灶:在主瘤旁或较远的肝组织内,呈多个低回声不均质团块,直径<2 cm,呈圆形,可有或无晕圈,球体感强,后方回声稍增高。

(2)门静脉癌栓:有报道,在肝癌中40%～70%出现门静脉受累,而B超可显示三级分支以内的癌栓，检出率较高，可达70%。常出现在主瘤附近的门静脉，表现为门静脉内径明显增宽，最宽可达3 cm，管壁可清晰或不清，腔内充满由中低回声密集点状强回声组成的不均质团块。如门脉主干被癌栓完全充填，则可见肝门周围有众多细小管道组成的网状团样结构，此为门静脉侧支形成所致的门脉海绵状变。另外，部分肝癌在门静脉内出现局部瘤样回声，亦为癌栓的一种征象，可为数毫米至数厘米。门脉癌栓对诊断弥漫性肝癌有一定帮助。

(3)肝静脉及下腔静脉癌栓：检出率较门静脉少，常在肝静脉主干内发现，内径不一定增宽，由低回声团块组成，常可延伸至下腔静脉，而下腔静脉癌栓多呈球状，可单个或多个，偶尔随血流有浮动感。

(4)胆管癌栓：少数患者因肿瘤侵犯胆管使肝内或肝外胆管受累，内充满实质样回声，并引起肝内胆管的扩张。

8.肝外转移征象

(1)肝门及胰腺周围淋巴结肿大：在晚期，肝癌可向肝外转移，最多处在肝门及胰腺周围出现大小不等的低回声团块，呈圆形或类圆形、部分可融合成团块，呈不规则形，严重者压迫肝门引起肝内胆管扩张。

(2)腹腔：在腹腔内有时可探测到低回声团块，肿瘤直径在3～5 cm，有包膜，边界清，内分布不均。多位于腹壁下，可活动。个别可转移至盆腔压迫髂血管引起下肢深静脉血栓形成。在一些肝癌术后患者中，肝内可无肿瘤，但腹腔内已有转移。因此，对肝内无病灶而AFP持续阳性者，应进一步检查腹腔。

9.其他征象

由于我国肝癌和肝硬化联系密切，80%以上的肝癌有肝硬化征象，故声像图上肝实质回声增粗、增高、分布不均，呈线状甚至结节状，亦可有高或低回声结节，并可出现门静脉高压、脾大、腹水等声像图改变。

(二)彩色多普勒

由于原发性肝癌在没有动脉栓塞前多具有较丰富的血供，因而为彩色多普勒检测提供了可靠基础。

(1)检出肝癌内的血流信号，呈现线条状、分支状、网篮状、环状、簇状等彩色血流。据报道，血流信号的检出率可达95%，其中98%为动脉血流信号，明显高于肝脏其他良性病变。同时，在实时状态下，肝癌内的彩色血流可呈现搏动状血流与心率一致。有时还可见彩色血流从肝癌内部延伸至门静脉的引流血管。

(2)脉冲多普勒常检出高阻力动脉血流，阻力指数(RI)和搏动指数(PI)分别＞0.6和0.9，并且平均流速可呈高速型，最大可达1 m/s以上(图6-27)，这些表现均提示该肝内占位病变以恶性可能为大。在原发性肝癌中，有时可测及高速低阻的动脉样血流，表示肝癌内动静脉瘘存在，也有助于肝癌的诊断。

(3)彩色多普勒使肝动脉较易显示，并在肝癌中明显增宽，可达4～5 mm，而正常仅2～3 mm，血流速度增快(图6-28)。

(4)在经介入治疗(包括TAE、乙醇注射)后，肝癌内彩色血流可明显减少甚至消失，提示疗效佳；经TAE治疗的病员中，动脉型彩色血流可减少甚至消失，但门静脉型的彩色血流信号可代偿增多，应引起注意。另外，如原来血流消失的病灶再出现彩色血流信号，则提示肿瘤复发。

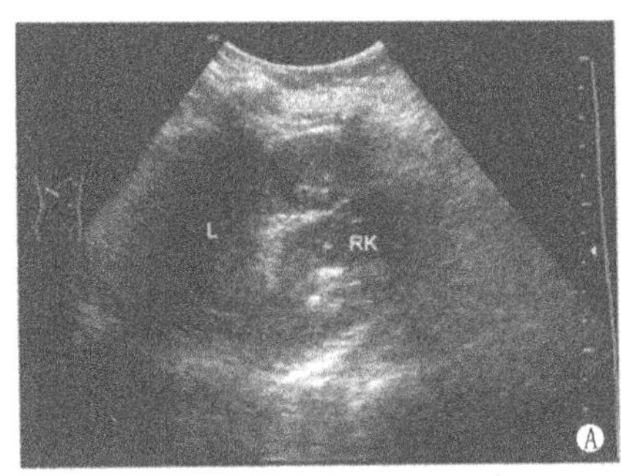

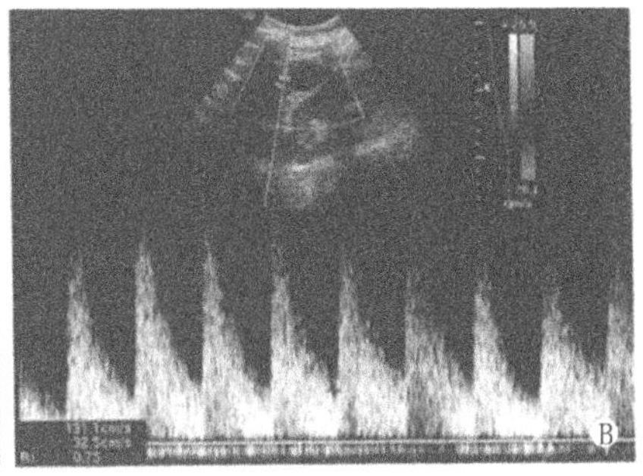

图 6-27 肝癌

A.显示肝右叶结节型癌及右肾(RK)压迹;B.PD 检测到动脉血流频谱,V_{max}=131 cm/s,RI≥0.75

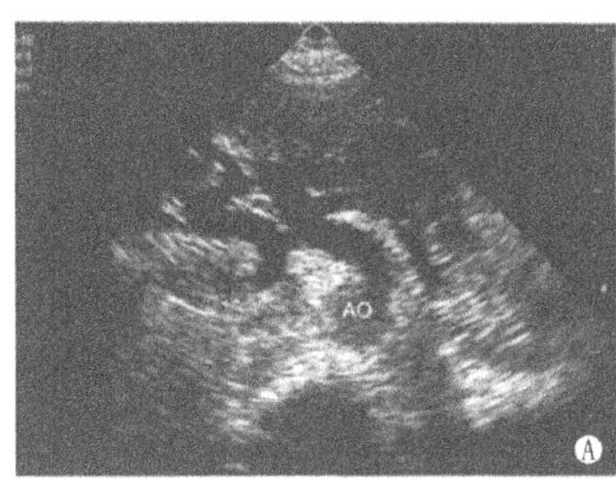

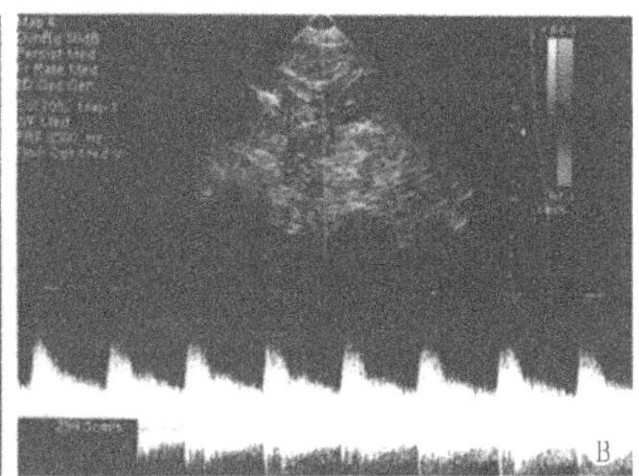

图 6-28 弥漫性肝癌肝动脉显著扩张

A.肝总动脉内径增宽(9 mm),AO:腹主动脉;B.肝动脉流速增高,CW 测及最大流速 294.5 cm/s

(5)当门静脉癌栓形成时,彩色多普勒可显示门静脉属完全性或不完全性阻塞,此时,彩色多普勒显示未阻塞处(即癌栓与管壁之间隙)有条状血流通过,癌栓内亦可见线状深色或多彩血流,用脉冲多普勒能测及动脉及静脉血流,这些均提示门脉内栓子为肿瘤性。但有报道,门静脉瘤栓中其动脉血流的检出率较低,仅 18.7%。同时,在门脉完全性阻塞时,门脉旁的肝动脉血流容易显示(图 6-29)。

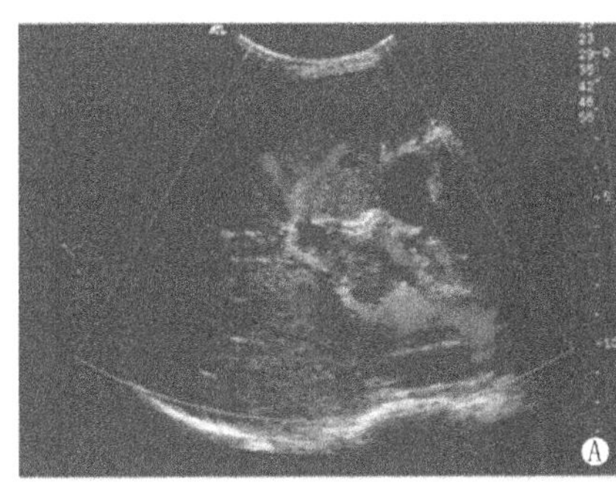
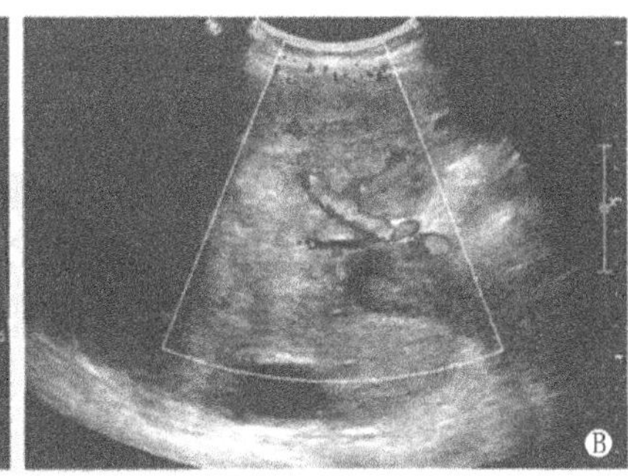

图 6-29 门静脉癌栓

A.门静脉不完全阻塞,CDFI 显示癌栓与管壁间有条状血流通过;B.门静脉完全阻塞,门静脉充满实质性低回声,肝动脉分支增宽,显示为条状红色血流

三、鉴别诊断

(一)肝血管瘤

如肝血管瘤为网状高回声团块,边界呈"花瓣"样改变时诊断较容易,但有些肝血管瘤可出现

低回声不均质、混合回声不均质及晕圈样改变。有报道其出现率分别为15%、20%、5%，对这类患者应更全面观察，在实时状态下，观察肿瘤有无立体像等加以鉴别，同时对较大肝血管瘤可结合CT增强延迟扫描，同位素血池扫描等较特异征象加以确诊，必要时可在实时超声引导下肝穿活检以明确诊断。

(二)肝脓肿

由细菌性或阿米巴原虫感染引起的肝内局灶性炎性改变，呈单发或多发。较典型时，壁厚，内膜粗糙呈"虫咬"状，为无回声或不均匀回声团块，诊断较容易。然而，随着近年来抗生素的广泛应用，肝脓肿的超声和临床表现常不典型，声像图显示肝内比正常组织回声稍低的区域，分布不均匀，边界模糊，包膜较薄，用常规B超诊断较困难。彩色多普勒显示内部有条状彩色血流，脉冲多普勒测及动脉血流频谱，阻力指数和搏动指数分别在0.5、0.8左右，提示良性病变，再结合这类患者多有短暂发热病史，有助于定性诊断。另外，如感染与肝癌并存，则超声诊断困难，必须行超声引导下穿刺活检。

(三)肝内局灶脂肪浸润

肝内局灶脂肪浸润可在肝内出现高回声或低回声灶，而低回声型与肝癌更容易混淆，但这些病灶多位于肝门旁，如肝右前叶、左内叶门脉旁，内部回声较低但多均匀，在实时状态下，边界可不规则或欠清，亦可向肝实质内呈"蟹足"样延伸。彩色多普勒显示病灶内无异常动脉血流信号。也有报道认为这类低回声型更易与肝癌混淆，应加以鉴别。

(四)转移性肝癌

转移性肝癌多为低回声不均质团块，可有晕圈等改变，后方回声稍高，有侧后声影。这类病灶常为多发，并且非癌肝实质回声多无肝硬化表现，可以资鉴别。如患者有其他原发肿瘤史则更有助于诊断。

(五)胆囊癌

胆囊癌发病近年来有逐渐增多趋势，早期发现仍比较困难。其中一部分患者因肝内转移而就诊时，常在肝右叶出现局灶性低回声不均质团块，有晕圈，可向表面突起，易被误诊为原发性肝癌。操作人员在发现肝右叶癌肿且无肝硬化时，应仔细观察胆囊的情况，这类患者的胆囊因受压而变小，部分胆囊壁可不规则增厚而与右叶癌肿相连，甚至在胆囊癌实变时，可与右叶癌肿融合成一团块，胆囊隐约成一轮廓像，多伴有结石，有助于鉴别诊断。

(六)肝母细胞瘤

肝母细胞瘤常出现于婴幼儿，多为无意触摸腹部时发现。肿瘤常较大，可达5.5～17 cm。声像图上显示肝内巨大团块，多强弱不均，并有液化和包膜，多位于肝右叶，常推移右肾，超声无特异性表现，应结合临床做出诊断。

(七)术后瘢痕

肝肿瘤切除后，手术区多有渗出、出血、纤维化及机化等一系列改变，声像图可呈不均质团块、高回声为主的团块、混合回声团块，边界多不规则、模糊，但后方均有不同程度的衰减和缺乏立体感，可以资鉴别。如手术区堵塞吸收性明胶海绵，则呈较均匀的高回声区，伴后方衰减。彩色多普勒多未能显示手术区内的彩色血流信号。

(董秀叶)

第七章

胆道超声诊断

第一节　先天性胆管囊性扩张症

一、病理与临床

目前对该病的病因多数学者赞成先天性因素学说，包括先天性胆管上皮增殖异常、胆胰管合流异常及胆管周围神经发育异常。先天性胆管上皮发育异常导致部分管壁薄弱。胆胰管合流异常导致胰酶在胆管内激活破坏胆管上皮。胆管周围神经发育异常可导致胆管下段痉挛、胆管内压增高，促进胆管扩张。本病多由于先天性胆管壁薄弱、胆管有轻重不等的阻塞，使胆管腔内压增高，扩大形成囊肿。

关于先天性胆管囊性扩张症的临床分型，目前国际上普遍使用的是 Todani 分型法：Ⅰ型为胆总管梭形或球形扩张；Ⅱ型为胆总管憩室；Ⅲ型为胆总管末端囊肿；Ⅳa 型为肝内外胆管多发性囊肿；Ⅳb 型为胆总管多发性囊肿；Ⅴ型为肝内胆管单发或者多发性囊肿(即 Caroli 病)。其中以Ⅰ型发病率最高，约占报道总病例的 90%以上；Ⅱ、Ⅲ型均罕见；Ⅳ、Ⅴ型相对少见。

先天性胆管囊性扩张症有三大特征：腹痛、黄疸和肿块。但往往有此典型表现的病例并不多。

二、声像图表现

(一)先天性胆总管囊肿

胆总管扩张，呈囊状、梭形或椭圆形，常常在 1.0 cm 以上，特别注意本病囊状扩张的两端与胆管相通，为特征性表现，壁光滑清晰，其内回声清亮(图 7-1)。合并结石、胆汁淤积时其内可见强回声或中低回声。多无其他胆道系统异常表现，可合并肝内胆管囊性扩张。

(二)肝内胆管囊性扩张症

肝内胆管囊性扩张症又称 Caroli 病，声像图表现为左、右肝内胆管节段型或弥漫型的囊性扩张，呈椭圆形或梭形，囊腔间相互连通，边缘清晰光滑。

三、鉴别诊断

先天性胆管囊性扩张以青少年女性多见。患者常常有右上腹痛、黄疸等症状。幼年时肝外胆管囊状扩张，往往无症状，可偶然在体检中被发现。

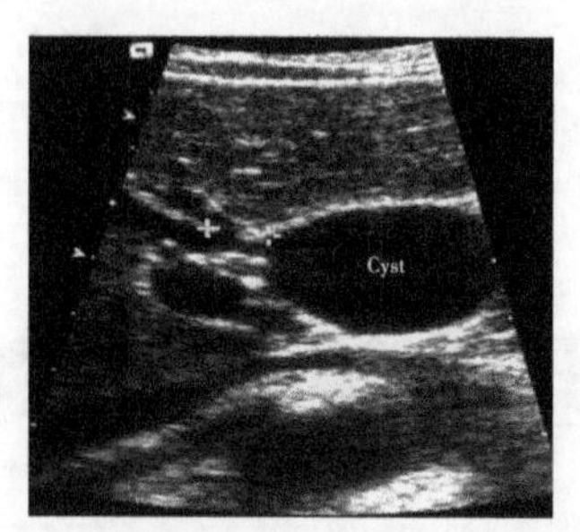

图 7-1 先天性胆总管囊状扩张声像图

超声显示肝门部无回声，与胆管相通，囊壁光滑，囊内透声较好，Cyst：胆总管囊肿

(一)需与胆总管下段结石或肿瘤等致胆道扩张相鉴别

先天性胆总管囊肿，扩张的部位呈椭圆形或纺锤形，而上下段与之相连处的胆管管径相对正常，无明显扩张，正常与异常胆道分界鲜明，多不引起肝内胆管扩张。而结石或肿瘤等梗阻引起的胆管扩张常同时累及其上段肝内、外胆管，呈由粗至细的渐变型，胆囊亦可受累。

(二)先天性胆总管囊肿需与先天性双胆囊相鉴别

先天性双胆囊一端为盲端，而先天性胆总管囊肿两端均与胆管相连，根据形态及脂餐试验等容易鉴别。

(杜梅云)

第二节 化脓性胆管炎

一、病理与临床

急性胆道感染常因肝外胆管结石所致的胆管梗阻诱发。胆管壁充血、水肿，结石在胆管内可以移动，发生嵌顿，急性发作时可引起阻塞性黄疸和化脓性胆管炎。典型临床表现为寒战、高热、黄疸。

二、声像图表现

胆管扩张，壁增厚，毛糙，回声增强，结构模糊，管腔内可见点状中等回声(图 7-2)。合并结石时胆管内可见强回声，后方伴声影，肝内外胆管扩张，胆囊增大等。

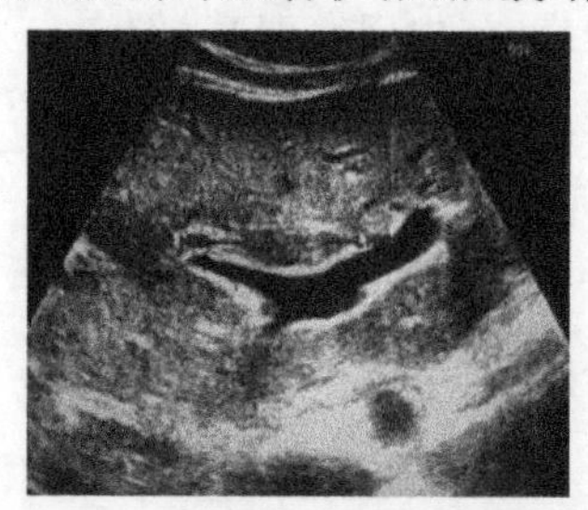

图 7-2 化脓性胆管炎声像图

超声显示肝内胆管增宽，管壁回声增强

(杜梅云)

第三节 胆 囊 炎

一、急性胆囊炎

(一)病理与临床

胆囊受细菌或病毒感染引起的胆囊肿大,胆囊壁增厚、水肿。急性胆囊炎是常见的急腹症之一,细菌感染、胆石梗阻、缺血和胰液反流是本病的主要病因。临床症状主要是右上腹部持续性疼痛,伴阵发性加剧,并有右上腹压痛和肌紧张,深压胆囊区同时让患者深吸气,可有触痛反应,即墨菲(Murphy)征阳性。右肋缘下可扪及肿大的胆囊,重症感染时可有轻度黄疸。

(二)声像图表现

胆囊体积增大,横径>4 cm,张力高,胆囊壁增厚>3 mm,呈"双边征"(图 7-3);胆囊腔内常探及结石回声,结石可于胆囊颈部或胆囊管处;胆囊内可见胆汁淤积形成的弥漫细点状低回声。胆囊收缩功能差或丧失。发生胆囊穿孔时可显示胆囊壁的局部膨出或缺损及周围的局限性积液。

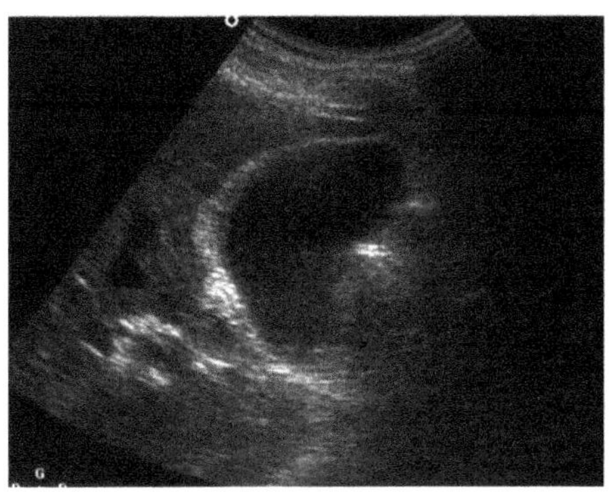

图 7-3 急性胆囊炎声像图

超声显示胆囊肿大,胆囊壁增厚

(三)鉴别诊断

对于胆囊炎,首先应寻找产生胆囊炎的原因,超声可以帮助检查是否有胆囊结石、胆囊梗阻、胆管梗阻、胆总管囊状扩张症等,以明确病因,便于诊断。胆囊增大也可见于脱水、长期禁食或低脂饮食、静脉高营养等患者,根据病史,必要时行脂餐试验可鉴别。此外,有肝硬化低蛋白血症和某些急性肝炎、肾功能不全、心功能不全等全身性疾病患者,也有胆囊壁均匀性增厚,但无胆囊增大,超声墨菲征阴性,结合病史与临床表现易与急性胆囊炎相鉴别。

二、慢性胆囊炎

(一)病理与临床

慢性胆囊炎临床症状包括右上腹不适、消化不良、厌油腻,也可无自觉症状。慢性胆囊炎的临床表现多不典型,亦不明显,但大多数患者有胆绞痛史,可有腹胀、嗳气和厌食油腻等消化不良症状。有的常感右肩胛下、右季肋或右腰等处隐痛。患者右上腹肋缘下有轻压痛或压之不适感。十二指肠引流检查,胆囊胆汁内可有脓细胞。口服或静脉胆囊造影不显影或收缩功能差,或伴有结石影。

(二)声像图表现

慢性胆囊炎的早期,胆囊的大小、形态和收缩功能多无明显异常,有时可见胆囊壁稍增厚,欠光滑,超声一般不作出诊断。慢性胆囊炎后期胆囊腔可明显缩小(图 7-4),病情较重时胆囊壁毛糙增厚,不光滑;严重者胆囊萎缩,胆囊无回声囊腔完全消失。胆囊萎缩不合并结石者难以与周围肠管等结构相区别,导致胆囊定位困难;合并结石者仅见强回声伴后方声影。胆囊功能受损严重时,胆总管可轻度扩张。

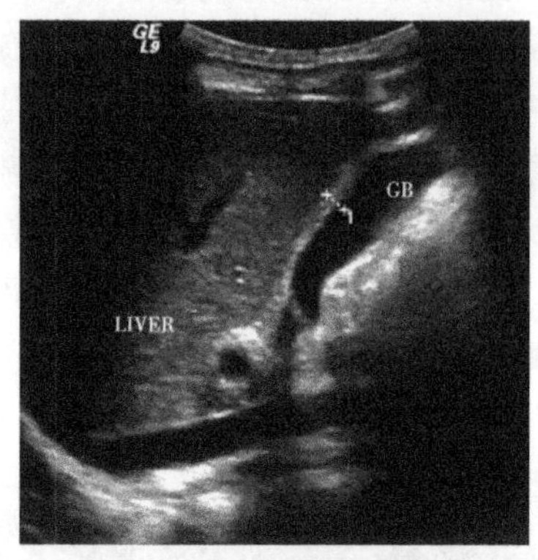

图 7-4　慢性胆囊炎声像图

胆囊体积小,壁增厚毛糙

(三)鉴别诊断

胆囊明显萎缩时需与先天性无胆囊相鉴别:慢性胆囊炎致无回声囊腔完全消失,特别是不合并胆囊结石或结石声影不明显时,易与周围肠管内气体形成的强回声混淆,以致难以辨认出胆囊的轮廓。因此先天性无胆囊患者可能被误诊为慢性胆囊炎,此时应结合病史和临床表现,多切面探查,或动态观察等方法仔细加以鉴别,减少误诊率。

(杜梅云)

第四节　胆 囊 结 石

一、病理与临床

胆囊结石有胆固醇结石、胆色素结石和混合性结石,在我国胆囊结石患者中以胆固醇结石最多见。胆囊结石可合并胆囊炎,且两者互为因果,部分患者最终导致胆囊缩小,囊壁增厚,腔内可充满结石。

胆囊结石患者可有右上腹不适、厌油腻等症状。结石嵌顿于胆囊管内时,可导致右上腹绞痛、发热等症状。胆绞痛是胆囊结石的典型症状,可突然发作又突然消失,疼痛开始于右上腹部,放射至后背和右肩胛下角,每次发作可持续数分钟或数小时。部分患者疼痛发作伴高热和轻度黄疸。疼痛间歇期有厌油食、腹胀、消化不良、上腹部烧灼感、呕吐等症状。查体可见右上腹部有压痛,有时可扪到充满结石的胆囊。胆囊结石超声显示率90%以上,诊断价值较大,是首选的检查方法。

二、声像图表现

胆囊内可见一个或多个团块状强回声,后方伴有声影,可随体位变化而移位。当结石较大时,常只能显示结石表面形成的弧形强回声,内部结构难以显示。多个结石紧密堆积时,有时不能明确显示结石数量及每个结石的具体大小(图7-5)。

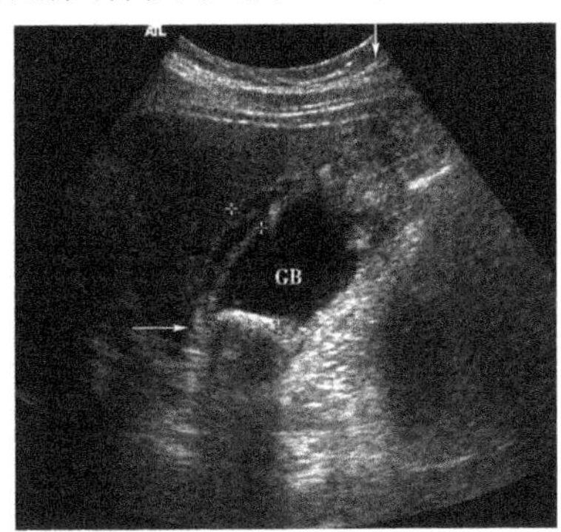

图7-5　胆囊结石声像图

超声显示胆囊腔内见弧形强回声,后方伴声影。箭头:胆囊结石,GB:胆囊

(一)泥沙样结石

泥沙样结石可见多个细小强回声堆积,形成沉积于胆囊后壁的带状强回声,后方伴有声影,随体位改变而移动。

(二)充满型结石

胆囊内呈弧形强回声带,后伴声影,无回声囊腔不显示,强回声带前方有时可显示胆囊壁,后方结构则完全被声影所掩盖(图7-6)。

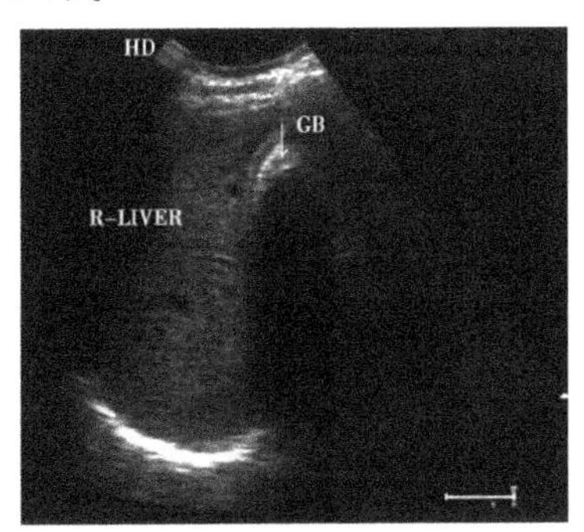

图7-6　胆囊结石声像图

超声显示胆囊腔的无回声,可见弧形强回声,后方伴声影,

箭头:胆囊结石,GB:胆囊,R-LIVER:右肝

三、鉴别诊断

典型的胆囊结石超声诊断一般不困难。对于胆囊颈部的结石,由于缺少胆汁的衬托,使其结

石强回声不明显，仅表现为胆囊肿大或颈部声影，超声必须认真仔细地检查，变换体位，如坐立位、胸膝位等，才能发现结石，并进行正确诊断。

（一）泥沙样结石需与浓缩淤积的胆汁或炎性沉积物相鉴别

泥沙样结石回声强，声影明显，随体位移动速度较快。

（二）充满型结石需与肠腔内积气相鉴别

结石后方为明显声影而非气体后方的彗星尾征，且肠腔内气体形态随时间而变化。

（杜梅云）

第八章

胰腺超声诊断

第一节 胰 腺 炎

一、急性胰腺炎

（一）检查前准备

同正常。

（二）检查体位

同正常。

（三）扫查方法

同正常。

（四）急性胰腺炎声像图表现

1.水肿型急性胰腺炎

(1)胰腺弥漫性肿大(图 8-1),轮廓尚清晰。

(2)实质回声减低,甚至接近无回声。

(3)胰管多无扩张,可见胆系病变。

(4)上腹部肠道积气。

(5)肝肾隐窝或盆腔可有少量液性暗区。

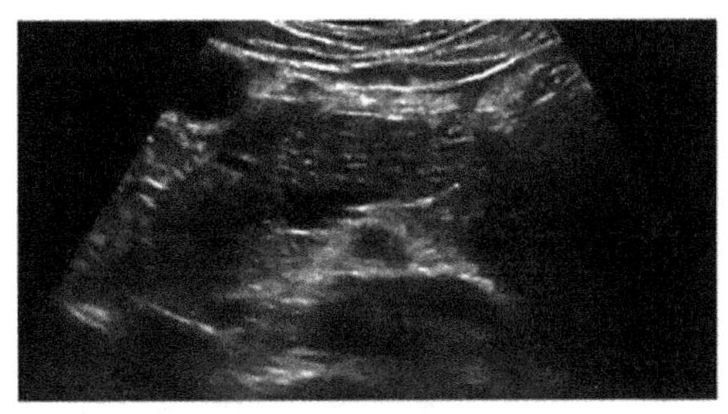

图 8-1 **水肿型急性胰腺炎**

胰腺体积增大

2.出血坏死型急性胰腺炎

(1)胰腺肿大,轮廓不清晰,边缘不规则(图 8-2)。

(2)实质回声减低伴不均匀强回声斑。

(3)周围组织层次结构模糊增强。

(4)胰腺局部积液或假囊肿形成。

(5)胸腔积液、腹水及肠道积气。

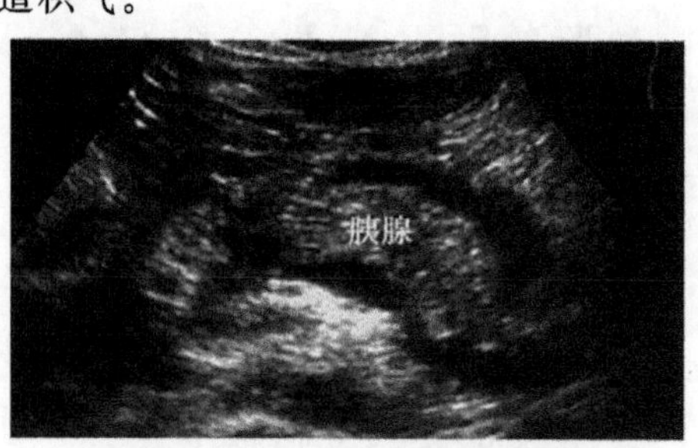

图 8-2　出血坏死型急性胰腺炎

胰腺上方无回声区为周围渗出

(五)注意事项

(1)急性胰腺炎时不宜做胃饮水充盈下超声检查。

(2)急性胰腺炎病情发展较快,必要时须以小时为单位进行超声监测。

(3)早期急性胰腺炎的肿大程度和回声变化不明显。

(4)胰腺炎时周围肠管积气将影响胰腺的超声显示。

(5)患者剧烈腹痛、腹肌紧张等不适及探头加压检查也会影响胰腺的显像。

(6)急性胰腺炎可累及整个腺体,也可发生局灶性炎症,局灶性胰腺炎与胰腺肿瘤的超声表现相似,结合临床病史有利于鉴别。

(7)多普勒超声在评估胰腺炎的血管并发症时发挥重要作用,如急性胰腺炎长期反复发作可造成脾静脉受压,引起脾静脉和/或门静脉血栓及相关后遗症。

二、慢性胰腺炎

(一)检查前准备

同正常。

(二)检查体位

同正常。

(三)扫查方法

同正常。

(四)慢性胰腺炎声像图表现

慢性胰腺炎声像图表现见图 8-3。

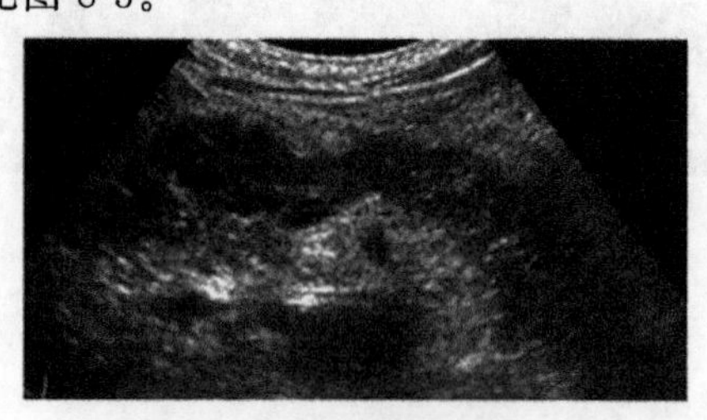

图 8-3　慢性胰腺炎

(1)约半数患者胰腺大小正常，其余表现为肿大型(整体轻度肿大、部分肿大或局限性肿大)和缩小型。

(2)形态僵硬，边缘不平整，边界不清。

(3)实质回声粗糙，可见钙化增强斑、点、条。

(4)主胰管不规则扩张，内可有结石。

(5)胰腺内或胰周可形成胰腺假性囊肿。

(五)注意事项

(1)胰管扩张、胰腺结石和实质回声增粗、不均匀是典型慢性胰腺炎的表现。当部分慢性胰腺炎不完全具备这些表现，在图像无特异性时，应结合其他相关检查确诊。

(2)部分胰腺肿大者注意与胰腺癌、胰腺囊腺瘤等鉴别。

(张瑞萍)

第二节 胰石症

一、检查前准备

同正常。

二、检查体位

同正常。

三、扫查方法

同正常。

四、胰石症声像图表现

胰石症声像图表现见图8-4。

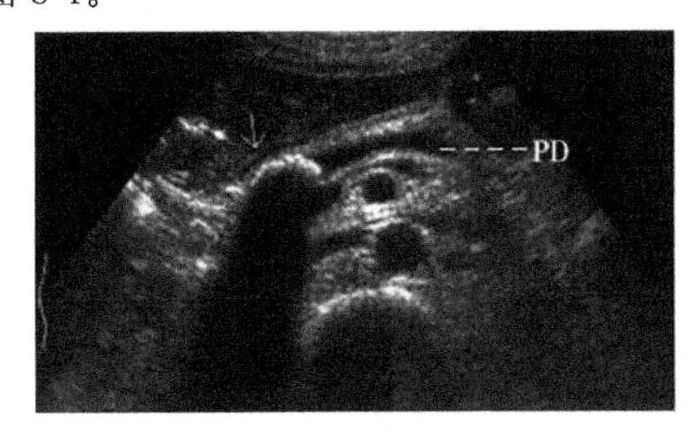

图 8-4 胰石症

胰腺内可见一弧形强回声，后方伴声影

(1)胰腺轻度肿大，回声增高、质地不均，边界不整。

(2)胰管扩张，常呈串珠状、扭曲状或囊状，胰管内可见多个点状强回声，2～3 mm，后方常无声影。

(3)胰腺实质内可见强回声,考虑为实质内钙化灶。

(4)如同时发现胰腺局部肿大、回声减低、边界呈锯齿状,应考虑合并胰腺癌。

五、注意事项

慢性复发性胰腺炎是本病的病因,而本病又与胰腺癌有关。

(成　佳)

第三节　胰腺囊性病变

一、胰腺囊肿

(一)检查前准备

同正常。

(二)检查体位

同正常。

(三)扫查方法

同正常。

(四)胰腺囊肿声像图表现

1.真性囊肿

真性囊肿声像图表现见图 8-5。

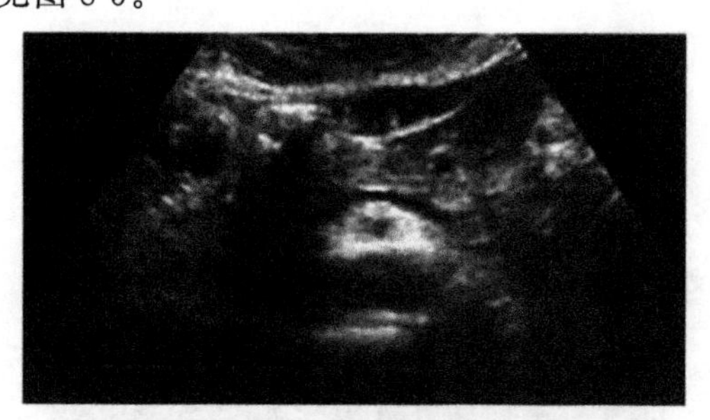

图 8-5　胰腺真性囊肿

胰尾部可见一类圆形无回声区为胰腺囊肿

(1)先天性囊肿:胰腺导管或腺泡发育异常所致,多见于小儿,与遗传因素有关。囊肿较小,呈单房或多房,内为黄色液体。多伴多囊肝和多囊肾,两者并发时首先考虑先天性胰腺囊肿的诊断。

(2)潴留性囊肿:常见的一种真性囊肿,由于胰腺炎症和胰管狭窄或阻塞,引起胰腺分泌液潴留形成。多单发,一般较小。超声显示为胰管膨大,呈无回声区,胰腺组织常有炎症改变,如边界不清、回声增强、体积增大。

(3)寄生虫性囊肿:包虫囊肿常见,虽多发生于肝,也可发生于胰腺内。超声表现与肝包虫相似，囊肿壁回声增高，边界光滑、整齐，内为无回声，发现囊内子囊。

2.假性囊肿

约占胰腺囊肿的一半，多继发于急性或慢性胰腺炎或胰腺损伤，囊肿以单发多见，胰腺局部或附近见一无回声区，边界光滑、整齐，多呈圆形，亦可呈分叶状，后方回声增强，见侧方声影，囊肿巨大时可压迫周围器官、组织引起移位（图 8-6）。

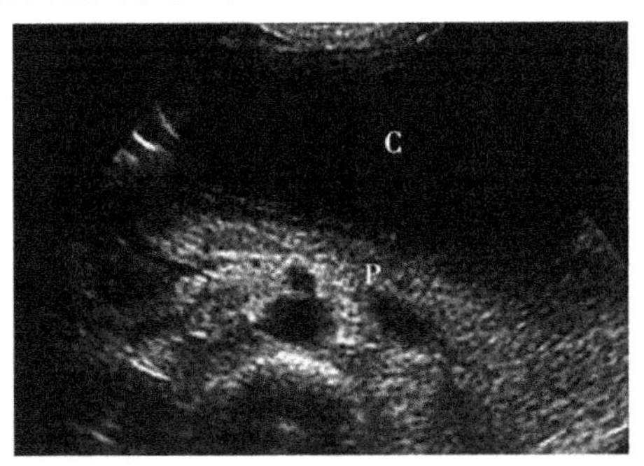

图 8-6 胰腺假性囊肿

P：胰腺；C：囊肿

（五）注意事项

胰腺真性囊肿与假性囊肿的鉴别需结合病史，真性囊肿较小，不易引起症状，假性囊肿多见，常见于外伤、急性胰腺炎，由于胰液外渗，渗液与血液混合包裹而成。

二、胰腺脓肿

（一）检查前准备

同正常。

（二）检查体位

同正常。

（三）扫查方法

同正常。

（四）胰腺脓肿声像图表现

超声表现为胰腺增大、局限性囊性包块，囊壁较厚，暗区内部多伴细小回声，肿块轮廓不规则，偶可见气体回声。

（五）注意事项

诊断应结合病史，胰腺脓肿是急性胰腺炎的严重并发症，多由于肠杆菌、金黄色葡萄球菌感染所致。

三、胰腺囊腺瘤

（一）检查前准备

同正常。

（二）检查体位

同正常。

(三)扫查方法

同正常。

(四)胰腺囊腺瘤声像图表现

1.浆液性囊腺瘤

蜂窝状的大量小囊结构,内回声偏强,后方回声增强,病变部分呈实性肿块,分隔成纤维,内未见血流信号。

2.黏液性囊腺瘤

多房样结构伴乳头状实性隆起,间隔厚薄不一,彩色血流显示在增厚的分隔或实性突起部位可见少量血流信号(图 8-7)。

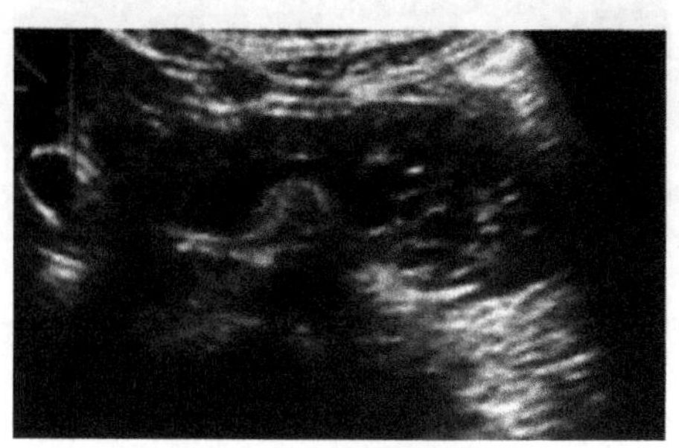

图 8-7 黏液性囊腺瘤

(五)注意事项

(1)胰腺囊腺瘤与囊腺癌在临床与影像上表现非常相似,鉴别需要依靠病理检查。

(2)胰腺囊腺瘤若发生乳头状增生,则有较高的恶变倾向。

(张 茜)

第四节 胰腺肿瘤

一、胰腺癌

(一)检查前准备

同正常。

(二)检查体位

同正常。

(三)扫查方法

同正常。

(四)胰腺癌声像图表现

胰腺癌声像图表现见图 8-8。

1.直接征象

(1)胰腺多局限性增大,少数弥漫性肿大。

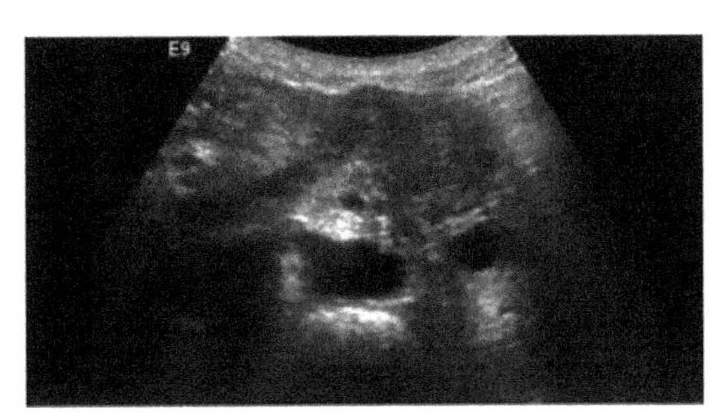

图 8-8 胰腺癌

(2)团块状、分叶状,边界不清,轮廓不规整。

(3)肿物回声不均匀减低,可有强回声斑和无回声区。

(4)后方多回声衰减。

(5)胰头癌胰管可扩张,呈截断样。

2.间接征象

(1)梗阻以上水平胆道扩张。

(2)可有腹腔腹膜后淋巴结转移及肝转移。

(3)下腔静脉、脾静脉、门脉、肠系膜上动脉受累。

(4)周围脏器浸润(胃后壁、十二指肠)及种植。

(5)可有腹水。

(五)注意事项

(1)因胰腺癌常发生于胰头部,受前方十二指肠气体的遮挡,早期不易发现。

(2)胰管过度扩张时,易与脾静脉混淆,扩张的胰管壁与平滑连续的脾静脉壁相比,显得更加不规则,彩色多普勒有助于两者的鉴别。

二、胰岛细胞瘤

(一)检查前准备

同正常。

(二)检查体位

同正常。

(三)扫查方法

同正常。

(四)胰岛细胞瘤声像图表现

胰岛细胞瘤声像图表现见图 8-9。

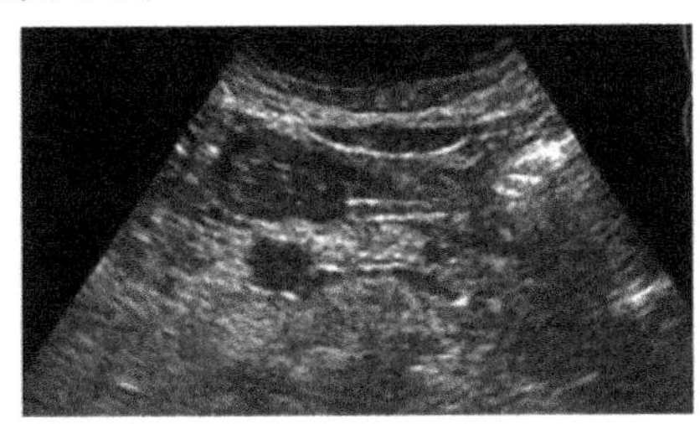

图 8-9 胰岛细胞瘤

1.胰岛素瘤(功能性胰岛细胞瘤)

胰岛素瘤多发生于成年人,90%属良性,80%为单发,多位于体尾部,肿瘤呈圆形,边界光滑、完整,内部为均质低回声区,血流信号丰富。

2.无功能性胰岛细胞瘤

左上腹巨大肿物,与胰体、尾相连,呈圆形或椭圆形,边界光滑、清楚,有时呈结节状;肿瘤较大时内部呈不均质,部分组织呈无回声,为囊性变;本肿瘤可恶变,肝内转移。

(五)注意事项

(1)因胰岛素瘤>1 cm 时超声才易发现,故超声未发现肿瘤,并不能排除其存在。

(2)诊断本病应与胰腺其他肿瘤性疾病鉴别,除声像图特征外,病史和实验室资料有重要的参考作用。

三、壶腹癌

(一)检查前准备

同正常。

(二)检查体位

同正常。

(三)扫查方法

同正常。

(四)壶腹癌声像图表现

壶腹癌声像图表现见图 8-10。

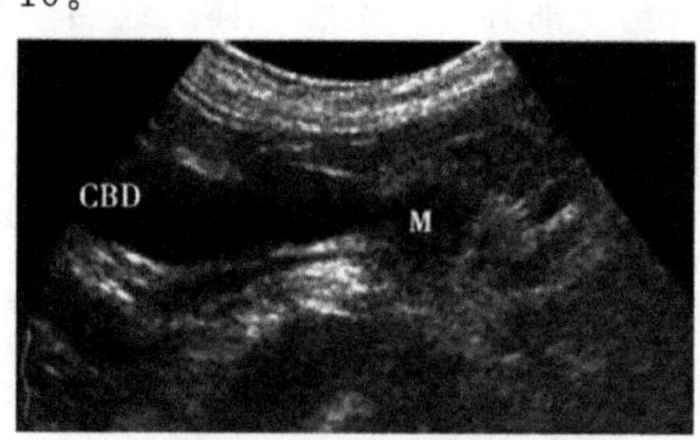

图 8-10 壶腹癌

M:肿瘤;CBD:胆总管

(1)胆道梗阻;肝内外胆管扩张,胆囊肿大。

(2)胰管扩张,较胰头癌轻。

(3)胆管壁增厚,其末端、胰头、下腔静脉区可见肿块。

(4)肿块边界不清,内回声偏低。

(五)注意事项

严重黄疸伴胆囊与胆道全程扩张,而胰头未发现明确病灶者,应考虑十二指肠壶腹部病变。

(徐国霞)

第九章

脾脏超声诊断

第一节　脾先天性异常

一、副脾

副脾是指脾脏以外尚有一个或数个多余的小脾。尸检发现率为10%～30%，属比较多见的先天性变异。副脾的位置多数靠近脾门、脾血管和胰尾部附近。极少数位于网膜、肠系膜、阔韧带和睾丸附近，呈圆形或椭圆形，血供通常来自脾动脉。副脾体积差异较大，通常1～2 cm，最大可达10 cm。当脾增大时，副脾也可增大，副脾不引起临床症状，偶尔由于扭转或栓塞引起急性腹痛，但是在治疗脾功能亢进而做脾切除时应考虑到副脾的存在。位于阴囊内的副脾可引起运动后左侧睾丸痛和发热期间左侧阴囊肿胀。

(一)声像图表现

位于脾门附近的副脾易于发现，呈圆形或卵圆形低回声团，边缘整齐、清晰。直径1～2 cm，似肿大的淋巴结。内部回声与脾脏相同，呈均匀的细点状回声。用高灵敏度的彩色多普勒超声检查，多数可显示副脾动脉和静脉的血流信号，并可能显示其与脾动静脉的关系(图9-1)。

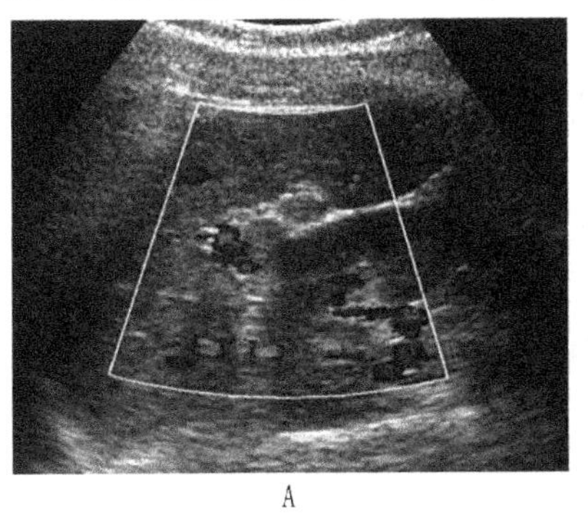

A

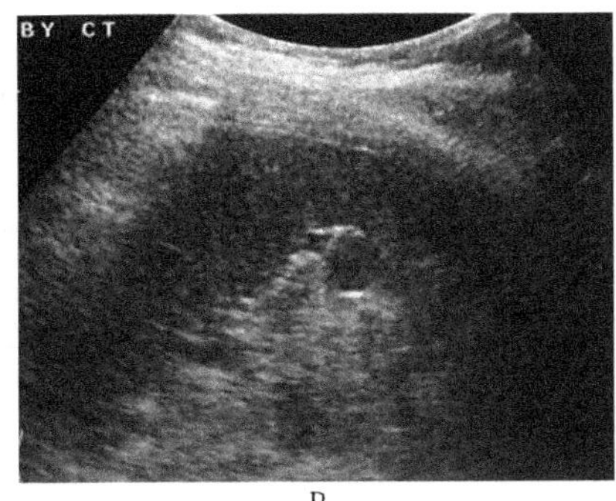

B

图9-1　副脾声像图和CDFI表现

(二)诊断与鉴别诊断

副脾常于腹部超声检查时偶然发现。依据上述声像图表现诊断并不困难。但是应与下列疾病作鉴别。

1.脾门部淋巴结肿大

副脾与脾门部淋巴结肿大声像图较难鉴别。仔细观察后者内部回声与脾实质尚有差别,对脾门部血管可产生压迹(占位效应),有利于鉴别。彩色多普勒超声检查发现动、静脉血流信号及其与脾血管的关系也有助于鉴别。CT 检查不一定有多大帮助。核素检查对体积较大的副脾可能有用。必要时,采取选择性血管造影进行鉴别。

2.腹部肿瘤

较大的副脾或在脾切除术后副脾代偿性增大,临床常误诊为胰尾、胃、肾、肾上腺或腹膜后肿物。重要的鉴别依据是显示副脾的供养血管,配合核素或 CT 检查以明确诊断。

3.自体脾组织植入

自体脾组织植入是脾外伤或脾术后引起脾组织植入腹膜腔所致或人为植入脾组织。副脾与植入脾声像图鉴别比较困难,常需结合病史、CT 和核素检查。

二、游走脾

游走脾也称异位脾,甚为罕见,中年经产妇相对多见。主要由于脾蒂和韧带先天性过长所致。游走脾多沿腹腔左侧向下移位直至盆腔,甚至横过中线抵达对侧。游走脾容易发生扭转,半数以上患者有发作性腹痛。急性扭转的症状似肾蒂扭转或卵巢囊肿蒂扭转,严重者脾内部缺血坏死或有渗出。慢性扭转者,引起脾静脉回流受阻,出现慢性腹痛。游走脾患者多因腹部包块而就诊。包块光滑,有切迹,活动度大。急性扭转时,包块增大,有触痛。

(一)声像图表现

在脾窝处找不到脾脏声像图,而在腹腔左侧或盆腔内发现实性团块,其轮廓清楚,形状和内部回声与脾脏相似,并可显示脾门切迹和脾门血管征象。彩色多普勒检查易于显示脾门切迹处的脾动、静脉,并有可能沿脾动脉和脾静脉追溯到腹腔动脉或门静脉。游走脾合并扭转时,声像图显示脾外形增大、饱满,坏死出血者内部出现不规则低回声、无回声或混合回声区。脾和胰腺周围可能有液体无回声区;腹腔内也可出现游离液体回声。彩色多普勒显示脾内血流灌注明显减少和脾静脉迂曲扩张。脾动脉近端 RI 值显著增高。

(二)诊断和鉴别诊断

1.腹部肿瘤

发现腹部肿瘤需要排除游走脾的可能,根据脾的位置形态和血管分布不难加以鉴别。

2.游走肾

也可位于下腹部或骨盆腔,并有肾门切迹和进入该处的血管。扭转后产生与脾扭转相似的症状。但是游走肾在肾窝内找不到正常肾回声。游走肾外形有肾的特点,内部有集合系统强回声,利用彩色多普勒可见典型的肾脏血管分布,与游走脾截然不同。

(三)比较影像学

超声不仅能够显示游走脾的形态特征及内部回声,而且可对其血供状况进行评估。超声能够简便可靠地诊断游走脾及有无扭转等并发症。仅在严重肠气干扰和过度肥胖时,才需要进行其他影像等检查。X 线检查可发现脾窝处被肠袢占据,腹部有肠管受压等局部占位征象,但不能显示肿块内部结构。核素检查通常显示该"肿物"似脾,可正常摄取核素故有诊断意义。但是,游走脾有无合并扭转则难以提供诊断依据。血管造影可明确显示脾动脉的行径、游走脾的部位,但是属于创伤性检查方法,现已很少应用。CT 检查不受气体干扰,易于显示脾窝处的脾缺失及下腹部或盆腔的脾脏，故能确切诊断游走脾。但是，在提供脾扭转的血流灌注方面，不及彩色多普勒检查。联合运用超声、CT 或核素检查，可相互补充，获得更详尽的诊断信息。

三、先天性脾缺失

先天性脾缺失，又称无脾综合征、Ivemark 综合征。它属于一种十分少见的先天性多内脏畸形综合征。患者无脾，常合并右侧双器官，可有两个右肺；肝脏位于中线，并且左叶大于右叶；腹主动脉和下腔静脉转位；还可合并心血管畸形、马蹄肾等。本病临床表现复杂，除具有呼吸、心血管功能障碍外，无脾患者常有免疫缺陷，易发生严重感染。外周血象内见 Howell-Jolly 小体，可提示本病。

（一）声像图表现

（1）超声检查在脾窝处和腹腔内找不到脾脏声像图。

（2）常同时显示内脏位置异常，如肝脏左右对称，或左叶大于右叶及心血管畸形等。彩色多普勒显示脾动脉缺失，腹主动脉和下腔静脉在同一侧，为本病特征性征象。

（二）诊断与鉴别诊断

根据超声检查确认无脾，加上发现其他内脏和心血管畸形，可诊断无脾综合征。

无脾综合征应与脾萎缩和游走脾鉴别。

（三）比较影像学

超声检查很容易发现无脾和合并内脏畸形，它是全面评价无脾综合征的最简便和实用的方法。心血管造影显示血管畸形具有重要价值，超声心动图检查是本病的主要无损检查方法。CT 检查有助于显示肺部畸形和内脏位置异常及畸形。核素肝、脾扫描可发现对称肝和脾缺失。

四、多脾综合征

多脾综合征也是一种罕见的先天性多脏器畸形综合征。其特征为多个小脾，数目 2～14 个，通常位于右侧，偶尔在双侧。多脾综合征常有左侧双器官，或左侧结构比右侧显著。常有两个左肺、下腔静脉肝段缺失伴奇静脉连接、胆囊闭锁、胆囊缺失、胃肠异常旋转、心血管畸形等。与无脾综合征相比，多脾综合征伴复杂心肺畸形较少，死亡率稍低。1 岁以内死亡率为 50%～60%。

（一）声像图表现

（1）在脾窝处见不到正常大小的脾脏，代之以几个或数个圆形或椭圆形结节，其内部回声与正常脾脏回声相似。

（2）声像图显示内脏位置异常及心血管畸形等，特别是彩色多普勒显示下腔静脉肝段缺失，血流走向异常。

（二）诊断和鉴别诊断

根据声像图显示多个小脾加内脏异常不难作出诊断。多脾综合征应与下列疾病鉴别。

（1）副脾。

（2）自体脾组织植入：有外伤性脾破裂或脾组织种植手术史，与多脾综合征不难鉴别。

（三）比较影像学

超声对多脾综合征的诊断价值与无脾综合征一样重要。与 CT、心血管造影及核素扫描联合应用，有助于显示多脾及心血管畸形和内脏位置及结构的异常。

（郭丹凤）

第二节　弥漫性脾大

一、病因与临床表现

引起弥漫性脾大的病因很多,其中如下。

(1)急、慢性感染,如急慢性病毒性肝炎、传染性单核细胞增多症、伤寒、副伤寒、败血症、粟粒性结核、血吸虫病、疟疾等。

(2)充血性脾大,如肝硬化门静脉高压症、慢性充血性心力衰竭、门静脉或脾静脉炎症、狭窄或血栓形成。

(3)血液病,如急慢性白血病、淋巴瘤、溶血性贫血、真性红细胞增多症、原发性血小板减少性紫癜、骨髓纤维化、先天性溶血性黄疸等。

(4)其他病因引起的脾大,如某些结缔组织病、单核-吞噬细胞增多症、戈谢病、AIDS 等。

脾大的临床表现各异。脾脏中度以上肿大的患者一般体检都能扪及脾脏;明显肿大的患者脾脏下缘可达脐下水平。

二、声像图表现

(一)脾大的确定

一般认为,具备下列条件之一者考虑有脾大:成年男性和女性脾脏厚径分别超过 4 cm 和 3.8 cm,同时脾脏下缘超过肋缘线;长径大于 11 cm;脾面积代表值超过 25 cm^2;脾体积代表值男女分别超过240 cm^3和 215 cm^3。因年龄、性别、身高及营养状况不同,脾脏的正常值个人差异颇大。

根据作者一组调查,肝功能正常的健康人群和运动员群体超声检查中,有 20%~25%脾厚超过4 cm,同时肋缘下可探到脾缘,符合超声或临床的“轻度脾大”,然而经两年以上随访健康状况良好,并无其他疾病表现。可见,这类人群“轻度脾大”的真实意义值得探讨。

(二)脾大程度的判断

超声对脾大程度的判断仍然与临床传统的判断标准保持一致。

1.脾脏轻度肿大

超声可见脾脏形态一般正常,各径线长度或面积、体积超过正常高限;在仰卧位平静吸气时,肋缘下可探及脾脏;深吸气,脾下缘在肋缘下 2~3 cm。

2.脾脏中度肿大

声像图显示脾脏失去正常形态,各径线测值明显增加,增大比例可不一致,吸气时,脾下缘超过肋缘下 3 cm,直至平脐。脾上、下极圆钝,脾门切迹变浅。

3.脾脏重度肿大

脾脏体积进一步增大,邻近器官受压移位。脾脏下缘超过脐水平甚至抵达骨盆腔。脾门切迹消失。

(三)脾大的内部回声

脾大的内部回声与肿大的时间、程度有一定关系，而与病因关系不密切。慢性重度肿大可因脾内发生小出血灶或纤维化而回声增强。个别代谢性疾病或寄生虫病可使脾脏内部回声不均匀，出现局灶性低回声或高回声结节，但是对疾病的诊断无特异性(图 9-2，图 9-3)。

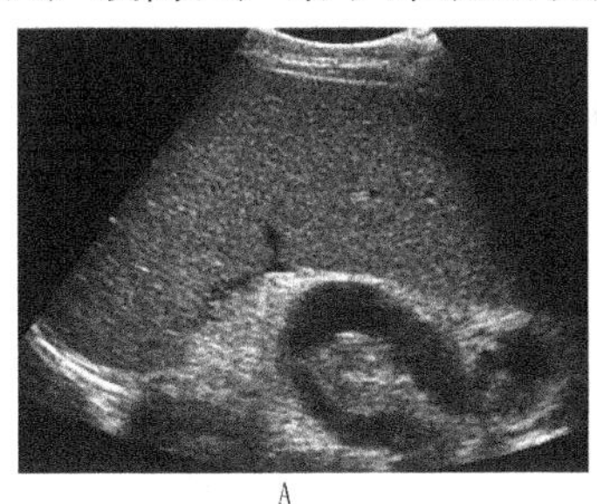
A

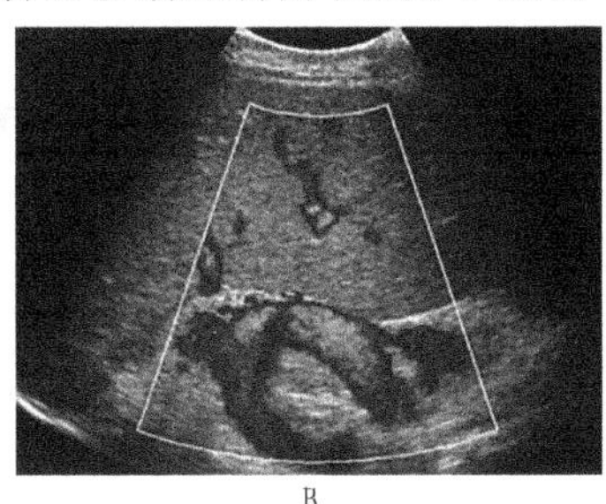
B

图 9-2 肝硬化引起淤血性脾肿大声像图和 CDFI 表现
A.二维图像；B.彩色多普勒图像

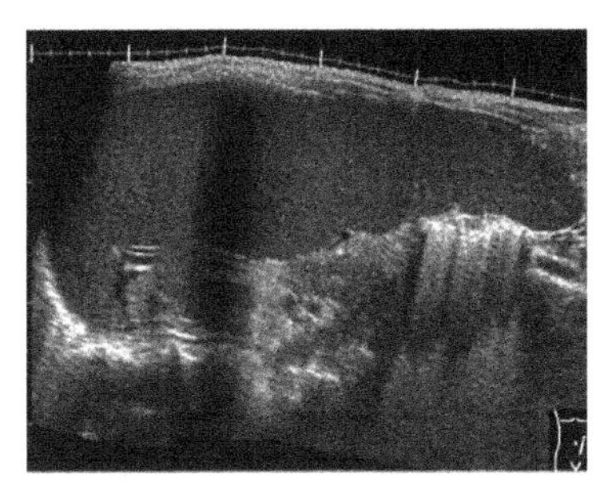

图 9-3 慢性粒细胞白血病引起的巨脾
左侧肋间经过肋骨弓向前下腹壁扫查

三、诊断与鉴别诊断

对于中重度脾大，超声很容易诊断。但对个别轻度脾大，有时难以肯定。临床上超声测值超出正常高限诊断“轻度脾大”而无明显病因可寻者，较多见于职业性运动员和部分健康人群，很可能属于正常变异。因此，考虑“轻度脾大”是否有临床病理意义必须慎重。病因诊断主要依靠病史和实验室检查来确定。脾大需与以下疾病鉴别。

(一)腹膜后肿瘤

左侧腹膜后巨大肿瘤可以将脾脏向后上方推移，致使脾脏被肺组织遮盖而超声不易显示；同时，容易把肿瘤本身误认为肿大的脾脏。极个别腹膜后肿物可引起脾脏向左下腹和髂窝部移位。腹膜后肿瘤无脾脏特有的外形切迹和脾门血管结构，只要注意全面扫查，容易加以鉴别。

(二)肝左叶显著增大

肿大的肝左叶或肝左叶巨大肿瘤占据左上腹时，也可能与脾大混淆。连续扫查，可以发现其为肝脏整体的延续，与肝脏无分界。其内部管状回声多，为肝内管状结构的分布。彩色多普勒显示其血供来自肝脏，与脾脏血供特点完全不同。

四、比较影像学

超声是检查脾大最为简便的方法，测量脾脏各径线极为方便。除了能很敏感地判断脾脏有无增大及其内部结构异常外，利用彩色多普勒可以对脾大和脾内病变的血流动力学作出评估，为临床提供丰富的病理和病理生理学信息，有助于诊断。CT 可判断脾脏有无肿大，但比较粗略，病因诊断也十分困难且价格昂贵。核素扫描，表现为核素浓集面积增大，而在形态上无特征。MRI 检查，对于脾脏肿大，尤其是充血性脾大的识别，包括发现脾门静脉扩张，有相当的帮助。而对其他原因引起的脾脏肿大，则缺乏特异性。检查费用高，不易普及也限制了 MRI 的应用。相比之下，超声对脾大的形态学和血流动力学的观察优于其他影像学方法。

（郭丹凤）

第三节 脾 梗 死

脾梗死以往主要由于风湿性心脏病、亚急性细菌性心内膜炎、淤血性脾大和某些血液病引起，并不多见。近些年来随着 X 线动脉造影和肝肿瘤等介入性诊断和治疗的发展，医源性脾梗死的发生率迅速增加。

脾梗死的梗死灶大小不等，可有数个梗死灶同时存在，或相互融合形成大片状。典型的脾梗死呈锥状，底部位于被膜面，尖端指向脾门。有时可呈不规则形。如果梗死灶较大，其中央可发生液化，在不同的断面上表现形态不同。

一、声像图表现

典型的脾梗死声像图为楔形回声减低区，底部朝向脾被膜，尖端指向脾门；也可呈靠近脾包膜的大片状非均匀性回声减低区。随着梗死时间的延长，梗死区回声逐渐增强。彩色多普勒超声有助于显示梗死区缺乏血流灌注及其形态特征。陈旧性脾梗死可使脾脏局部被膜内凹，并可见由于纤维化或钙化引起的强回声和声影（图 9-4）。

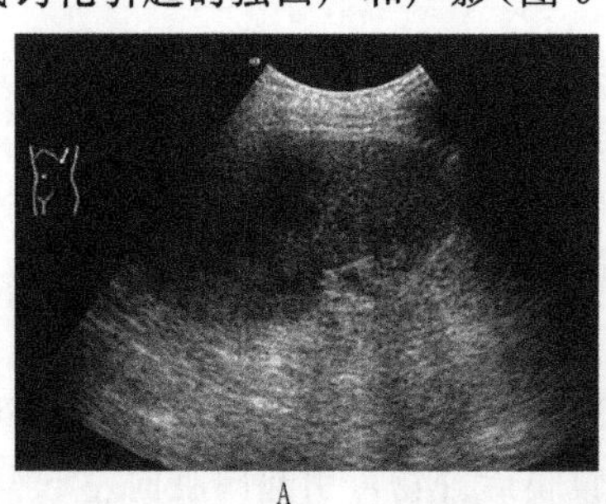
A

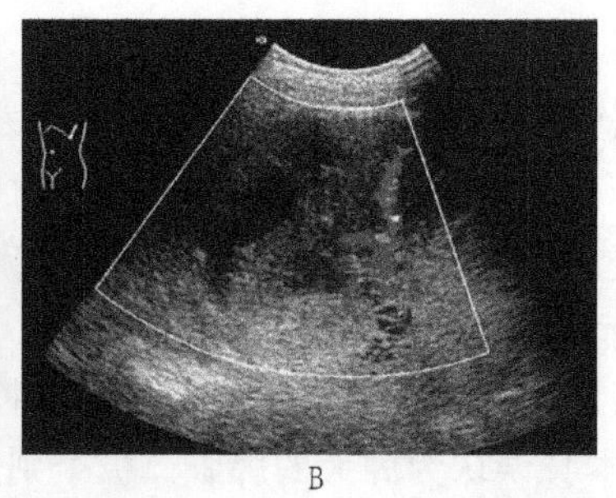
B

图 9-4 脾梗死声像图

A.灰阶超声图像；B.彩色多普勒表现

二、诊断与鉴别诊断

典型的脾梗死声像图表现，结合临床资料不难作出正确诊断。但是，声像图不典型的梗死需与脾脓肿、脾破裂出血和脾肿瘤相鉴别。常规灰阶和彩色多普勒超声诊断脾梗死的敏感性和特异性均较差，超声造影成像技术大大提高了诊断的敏感性和特异性，故可以起决定诊断的作用，而且有助于本病的鉴别诊断。

三、比较影像学

脾梗死影像学检查应首选超声和超声造影，CT 和 MRI 可作为疑难病例诊断的补充诊断手段，核素检查的目的主要是为了解脾功能情况。

（郭丹凤）

第四节 脾 破 裂

脾破裂可分外伤性脾破裂和自发性脾破裂。后者比较少见，可发生于正常脾脏、白血病、血友病和其他凝血障碍或接受抗凝治疗者。必须指出，外伤性脾破裂在腹部实质性脏器的闭合性损伤中，占有首要地位。

根据损伤的范围和程度，可将脾破裂分为三种类型：①中央型脾破裂；②包膜下脾破裂；③真性脾破裂。

中央型破裂发生脾实质深方，其包膜完整，形成脾实质内血肿。包膜下血肿为脾实质周缘部破裂并在包膜下形成血肿，其包膜完整。中央型脾挫伤和包膜下脾破裂均很常见，但是临床诊断常有困难。真性脾破裂累及脾包膜，或发生腹腔内游离性出血；或出血局限于脾周围，形成脾周围血肿。此为临床比较容易识别的类型。

一、声像图表现（图 9-5）

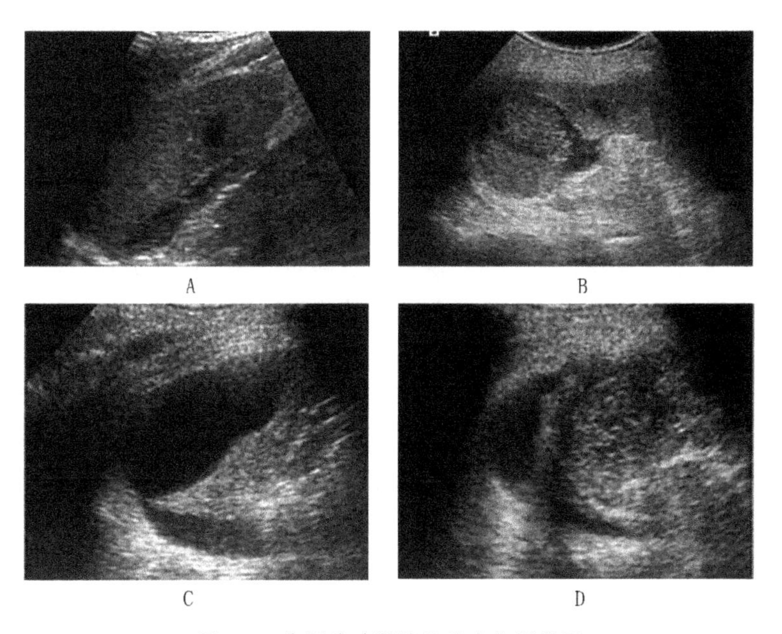

图 9-5 典型脾破裂的几种声像图类型

A.轻度脾破裂、实质内小血肿（HE）和包膜下血肿；B.典型包膜下血肿；C.实质内新鲜较大血肿兼有包膜下、实质内小血肿；D.真性脾破裂，脾周围血肿（HE）及包膜中断

(一)中央型破裂

脾脏不同程度增大,脾包膜完整。脾实质内回声不均匀,出现单个或多个不规则回声增强和减低区代表出血。新鲜血肿回声增强,随着血凝块液化形成无回声区。

(二)包膜下破裂

以梭形或新月形包膜下血肿为特征,血肿内部呈低回声和无回声。脾实质被挤压。陈旧性包膜下出血可见血肿内出现不规则索条状或分房样强回声,代表纤维渗出和血凝块机化,血肿的内壁不光滑。

(三)真性脾破裂

常见脾包膜中断,局部脾脏轮廓不清,伴有脾实质不均匀性回声增强或减弱。利用高灵敏度的彩色多普勒可能发现出血的部位。但是小的破裂口,或脾破裂位于扫查盲区,脾脏声像图可无异常发现(直接征象阴性)。然而,真性脾破裂往往伴有程度不同的脾周围积液和游离性腹水征象,部分病例仅有脾周围积液征象。这是真性脾破裂的间接征象,具有重要临床意义。

注意事项:①常规超声诊断脾外伤的敏感性和特异性有相当大的局限性,其敏感性或检出率仅41%~66.7%;脾破裂的分级诊断的准确率也很低,例如轻度脾破裂(Ⅰ、Ⅱ级分别仅为38.5%~77.8%)。对于常规脾脏超声未见异常的腹部外伤患者,发现腹腔游离积液和脾周围积液征象者,应保持警惕,密切随诊,必要时做重复超声观察。②脾外伤声像图特点:外伤后24~48小时常有显著的动态变化。例如:新鲜的脾周围血肿因有回声显示不清,液化之后则比较明显;轻度脾实质挫伤后,可发展成脾实质内血肿形成;脾内多个小血肿可以扩大融合成大的血肿,并可向脾实质周围发展成脾实质内-包膜下血肿等。

二、诊断和鉴别诊断

新鲜的脾实质内血肿有时因凝血块有回声,酷似脾肿瘤;脾实质内血肿液化完全时,和其他脾脏含液性病变相似。因此需要注意鉴别。根据外伤病史和明显的声像图表现,超声可以诊断脾破裂并试图进行分类,但需指出,现今学者们认为:超声诊断腹部实质性脏器外伤,包括脾外伤在内,其敏感性和特异性均较差,远不及增强CT。脾脏超声造影新技术,可以弥补常规超声的不足,微泡造影大大提高了脾外伤诊断的敏感性和特异性,对于脾外伤的分级(分型)诊断特别有利,显著降低了常规超声的假阴性率,而且几乎可以和增强CT相媲美。

中央型脾破裂、包膜下出血以及局限于脾周围血肿的轻度真性脾破裂,易被临床漏诊。它们是迟发性脾破裂并引起腹腔内大出血的主要原因,故值得高度警惕。

近年来微泡超声造影广泛用于腹部实质脏器包括脾脏外伤的检查和分级诊断,取得了重要进展。超声造影的敏感性和特异性接近CT检查,某些优点甚至可以和CT媲美,急诊超声造影检查操作简便、经济实用,有助于快速诊断,尽显其优越性。已有报道认为,对于某些严重脾外伤并伴有活动性出血患者,超声造影引导下经皮注射凝血药物-介入性超声微创处理,有望替代部分外科脾切除手术。

(郭丹凤)

第五节　脾脏囊性病变

根据病理又可分为原发性真性囊肿与继发性假性囊肿两类。真性囊肿特点是囊的内壁有上皮细胞层覆盖，如单纯性脾囊肿、包虫囊肿、淋巴管囊肿、表皮样囊肿等；假性囊肿内壁无上皮细胞覆盖，为机化的纤维包膜，可有钙化，多继发于外伤性血肿和胰腺炎。临床上以假性囊肿相对多见，约是真性囊肿的4倍。

一、声像图表现

（一）单纯性脾囊肿

本病罕见。可能为脾表面间皮细胞嵌入脾内形成。多为单发性。圆形或类圆形，壁薄而光滑，内部透声好，后壁回声增强，具有典型囊肿特征（图9-6A）。CDFI：肿物内无血流信号。

（二）脾内假性囊肿

多数为圆形或椭圆形，囊壁回声欠光整，局部可能有钙化强回声；内部多有细点状或少量索状或碎片状回声（图9-6B）。CDFI：肿物内无血流信号。

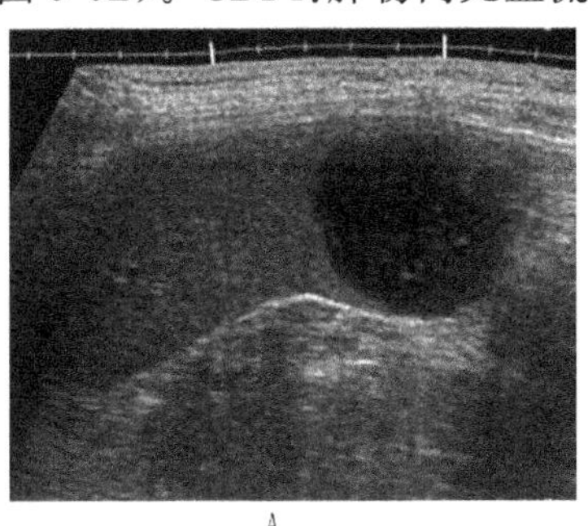

A

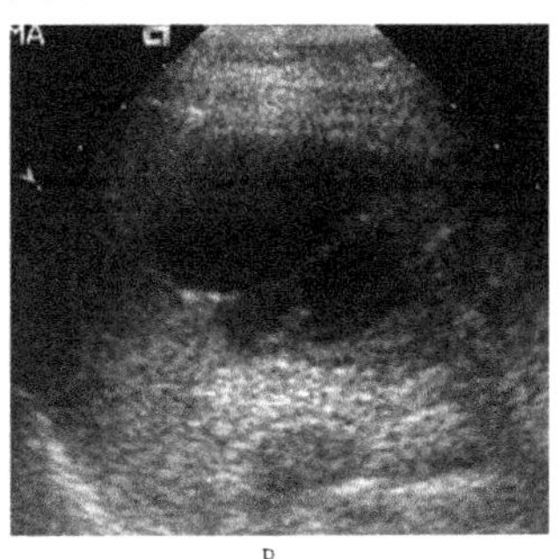

B

图9-6　脾囊性肿物声像图

A.单纯脾囊肿声像图；B.外伤后假性脾囊肿

（三）淋巴管囊肿

本病实为脾内的淋巴管扩张引起。声像图呈具有多个分隔的囊肿，分隔纤细而光滑，囊壁规则或不完整，后壁回声增强。CDFI：肿物内无血流信号（图9-7）。

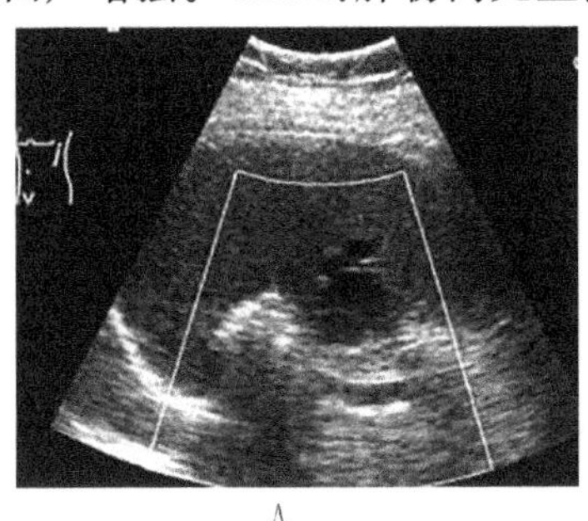

A

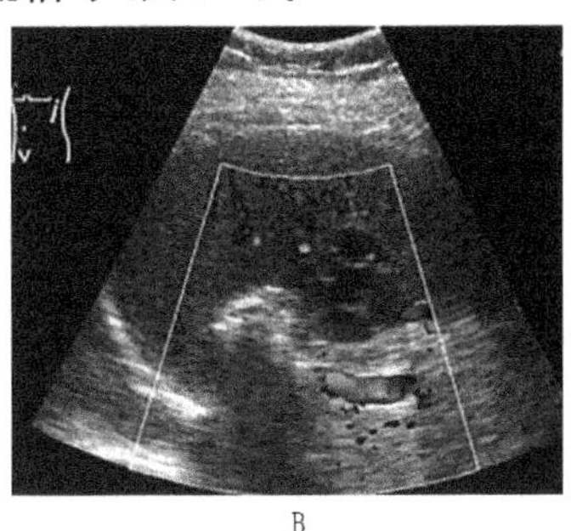

B

图9-7　囊性淋巴管瘤声像图

A.灰阶超声图像（箭头所指处为病变所在部位）；B.彩色多普勒图像

(四)表皮样囊肿

多为单发。囊壁较厚而且光滑,有时可见分叶状边缘和分隔。囊内通常呈无回声,或因囊液内含有脂质和组织碎屑,囊内可能出现细点状回声,随体位改变浮动。声像图的改变取决于囊肿内脂液性状而定(图 9-8)。CDFI:肿物内无明显血流信号。

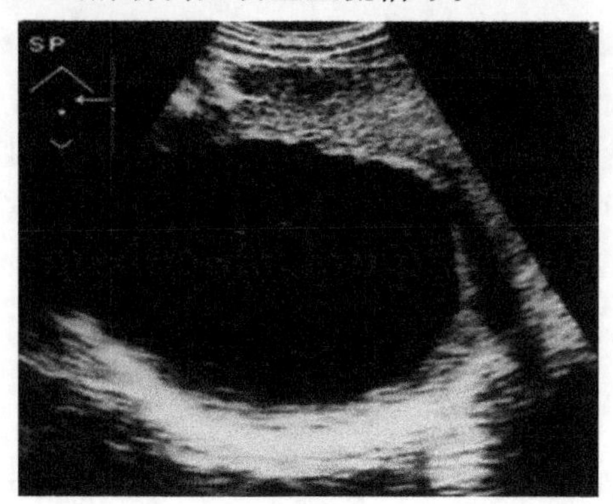

图 9-8　表皮样囊肿声像图

(五)包虫囊肿

我国西北部流行区较多见。脾脏包虫囊肿与肝包虫囊肿具有相似的声像图特征,如囊壁呈双层结构,有单房型和多房型之分;合并感染者常呈囊实混合型;陈旧性包虫囊肿可以类似实质性肿物回声并伴有囊壁钙化所致回声增强及声影。CDFI:囊性肿物内无血流信号。

二、诊断与鉴别诊断

借助于超声检查能够准确地判定脾内囊性病变,根据囊性病变的声像图特征并结合病史,可对多数囊肿的性质作出提示性诊断。脾脏假性囊肿可能有外伤史或胰腺炎病史,脾包虫患者有流行病学史和羊犬接触史,声像图具有一定的特征性,如囊壁双层回声结构等;Casoni 皮肤过敏试验及血清学检查等有助于诊断。

此外,尚需与少见的脾动脉瘤鉴别,CDFI 和频谱多普勒有助于明确诊断。其他低回声病变尚有脾脓肿、血肿、脾淋巴瘤以及左肾上极囊肿和胰尾部巨大囊肿等,通过认真扫查,根据声像图、CDFI 并结合病史,不难加以鉴别。

超声引导穿刺抽吸需要特别慎重。超声引导穿刺抽吸、迅速减压和酒精硬化治疗脾包虫囊肿,是一项重要的革新技术,它已成功地用于脾脏棘球蚴病的诊断与治疗。操作熟练和严防囊液渗漏引起并发症是很必要的。

三、比较影像学

尽管超声学诊断脾脏囊性病变具有较高的特异性,但鉴别感染性和出血性囊肿尚有一定的困难。

CT、MRI 和核素检查均可以用于脾内囊性病变的诊断。但是在判别病变是否为囊性方面,不及超声准确。而在显示囊壁如皮样囊肿壁的细微结构方面,超声又不及 CT 和 MRI。核素检查难以发现较小的病变,也不能确定病变的囊、实性,对囊性病变的诊断价值有限。超声检查疑有实性成分或恶性病变者,需要进一步进行 CT 或 MRI 检查。

(杜梅云)

第十章

周围血管超声诊断

第一节　颈部血管疾病

一、颈部血管解剖

(一)颈动脉与椎动脉解剖

虽然脑的重量仅占体重的2%,但是在基础状态下,脑的血流量占心排血量的15%,整个脑的氧耗量占全身氧耗量的20%。

1.正常解剖

脑的血供主要来源于双侧颈内动脉和椎动脉这4根动脉及其近心端动脉,因为这些血管的阻塞性疾病、溃疡性斑块、血管瘤或其他异常都可能引起脑卒中或血管功能不全的症状。

头臂干、左颈总动脉(CCA)和左锁骨下动脉三根大血管发自位于上纵隔的主动脉弓。无名动脉发自主动脉弓并向右后外侧上行至右颈部,在右胸锁关节的上缘发出右颈总动脉和右锁骨下动脉,无名动脉长约3.5 cm,内径3 cm。左颈总动脉从主动脉弓发出。两侧颈总动脉近心端无分支,均在甲状软骨上缘水平分为颈内动脉和颈外动脉。

颈内动脉(ICA)是大脑的主要供血动脉。颈内动脉颈段相对较直、无分支,而颅内段走行迂曲。正常情况下,颈外动脉(ECA)主要供应颅外颜面部组织,不向颅内脑组织供血。

脑后部血液循环主要是由锁骨下动脉的分支椎动脉供应。椎动脉上行至C_6时,走行于颈椎的横突孔内,蜿蜒上行,在寰椎-枕骨交界水平进入颅内。

2.重要的旁路供血途径

当颈动脉或椎动脉狭窄或闭塞时,是否会产生脑缺血及其严重程度,在很大程度上取决于颅内侧支循环的有效性。颅内侧支循环可分为三类:颅内大动脉交通(Wilis环)、颅内外动脉之间的交通和颅内小动脉之间的交通。颈内动脉颅内分支(双侧大脑中动脉、大脑前动脉和后交通动脉)和基底动脉颅内分支(双侧大脑后动脉)在大脑基底部连接为动脉环,即Wilis环。在正常情况下,Wilis交通动脉内很少发生血液混合,在颈动脉或椎基底动脉发生闭塞时,Wilis环将开放形成重要的侧支循环通路。

(二)颈静脉解剖

颈静脉分为深、浅静脉两个系统。颈部深静脉为颈内静脉及其颅内、外属支,浅静脉为颈外静脉及其属支。

1.颈内静脉

颈内静脉包括颅内属支和颅外属支,颈内静脉为颈部最宽的静脉干,左右对称,平均宽度1.3 cm。颈内静脉伴随颈内动脉下行,向下行并与同侧的锁骨下静脉汇合成头臂静脉。颈内静脉与锁骨下静脉汇合处可有阻止血液逆流的1～2对静脉瓣膜,多数为双叶瓣,少数为单叶瓣或三叶瓣。

2.颈外静脉

颈外静脉是颈部最大的浅静脉,在耳垂下由下颌后静脉的后支、耳后静脉和枕静脉汇合而成,主要引流头皮、面部以及部分深层组织的静脉血液。颈外静脉引流入锁骨下静脉。

二、超声检查方法

(一)颈动脉与椎动脉

1.仪器条件

通常选用4～10 MHz的线阵探头。对于相对浅表的血管也可以使用7.5～12 MHz的高频线阵探头检查。颈内动脉远段、CCA起始部及右锁骨下动脉位置较深,特别是肥胖患者,也可使用凸阵探头(如2～5 MHz)检查,且效果较好。颈动脉超声检查时选择颈动脉超声检查条件,检查过程中可随时调整。检查者可以根据自己的检查习惯,建立预设条件。

2.患者体位与探头方向

检查床一般放在检查者右侧,患者取仰卧位,双臂自然平放于身体两侧。颈部或头部后方可以放一个低枕头,充分暴露颈部,同时头部偏向检查部位的对侧。嘱患者尽量放松颈部肌肉,这一点非常重要。一般纵切面检查时探头示标朝向患者头部,横切面检查时探头示标朝向患者右侧。

3.颈动脉检查方法

进行颈动脉纵切面检查时,有几种探头置放方法。一般后侧位和超后侧位是显示颈动脉分叉处及ICA最常用的位置,当然有些时候在前位或侧位检查效果最佳。颈部动脉超声检查包括纵切面和横切面扫查。

(1)纵切面检查:观察彩色多普勒血流和采集多普勒频谱。

(2)横切面检查:自CCA近端开始向上进行横切面扫查血管,直至ICA远端,有助于帮助了解动脉解剖、探头定位、显示偏心性斑块及管腔内径(血管无明显钙化时)。

4.椎动脉检查方法

由于椎动脉的解剖特点,只采用纵切面扫描。椎动脉的检查包括三部分。

(1)椎前段:从锁骨下动脉发出到进入C_6横突孔部分。因为大多数椎动脉狭窄发生在其起始部,所以该段是重点检查部位。

(2)横突段:C_6～C_2横突孔的椎动脉的椎间段部分。

(3)寰椎部分的椎动脉为远段。

通过正前后位获得良好的颈总动脉中段的纵切面图像,然后稍稍地向外侧摆动探头就会看到椎动脉横突段,颈椎横突表现为强回声线伴声影(图10-1),声影间的矩形无回声区内有一个无回声带,此即椎动脉。彩色多普勒显示椎动脉血流具有搏动性,在彩色多普勒引导下采集多普勒频谱。从解剖学上讲,近1/3的患者检查椎动脉起始段困难,这段位置较深,并可能受锁骨遮挡妨碍探头摆放。

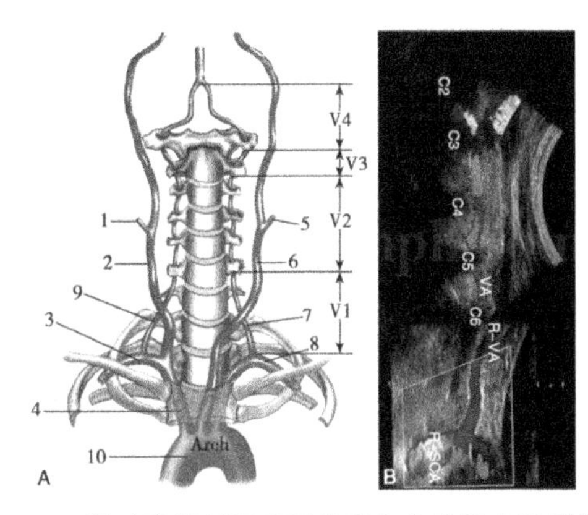

图 10-1 椎动脉解剖示意图及彩色多普勒血流图像

A.椎动脉解剖示意图(1.右侧颈外动脉;2.右侧颈总动脉;3.右侧锁骨下动脉;4.无名动脉;5.左侧颈外动脉;6.左侧颈总动脉;7.左侧椎动脉;8.左侧锁骨下动脉;9.右侧椎动脉;10.主动脉;V1.近段或称椎前段;V2.中间部分为中段或横突段;V3.椎动脉为远段或寰椎段;V4.椎动脉颅内段至基底动脉起始端);B.椎动脉彩色多普勒血流图像,显示椎动脉的近段及横突段

(二)颈部静脉

由于颈静脉位置表浅,超声探测时通常选用 7.0～11.0 MHz 高频线阵探头。检测深度设置在3～5 cm范围;启动彩色多普勒血流图像时,彩色量程设置在 9～15 cm/s,调整探头声束方向,使之与血流方向夹角<60°;分别获取颈静脉血管长轴和短轴切面的二维和彩色多普勒血流图像,并在彩色多普勒血流图像的引导下对感兴趣区域进行脉冲多普勒检查。检测时要注意避免受检静脉受压。

通过灰阶超声图像,可了解血管走行、内径、腔内有无异常回声及瓣膜情况。在灰阶超声清晰的基础上,观察彩色血流的方向、性质、走行、彩色充盈情况及狭窄阻塞部位。最后进行脉冲多普勒频谱检测,观察频谱形态和流速。

三、正常超声表现

(一)颈动脉

1.灰阶超声表现

(1)颈动脉结构:超声图像能显示动脉壁的三层结构。在典型的 CCA 灰阶超声图像,正常血管壁呈双线征(图 10-2):第一条线(图 10-2,箭头 1 所指)代表血液与管壁内膜之间的界面,回声厚度要超过内膜实际厚度;第二条稍亮的线(图 10-2,箭头 3 所指)代表中层与外膜之间的界线,两条线相平行;两条线之间的低回声带(图 10-2,箭头 2 所指)为中膜。当声束与血管壁直角时,双线征最清晰;在 CCA 很容易看到双线征,正常颈动脉窦、ICA 和 ECA 近段有时也可看到双线征。

(2)内中膜厚度:一般将内膜和中层的厚度称为内中膜厚度(IMT)。通常在颈动脉短轴切面测量(图 10-3)。目前我国尚无公认的 IMT 正常值标准。根据国内外研究,以 IMT<0.9 mm 为正常值标准似乎较为合理。正常人颈总动脉 IMT 随年龄呈线性增加。

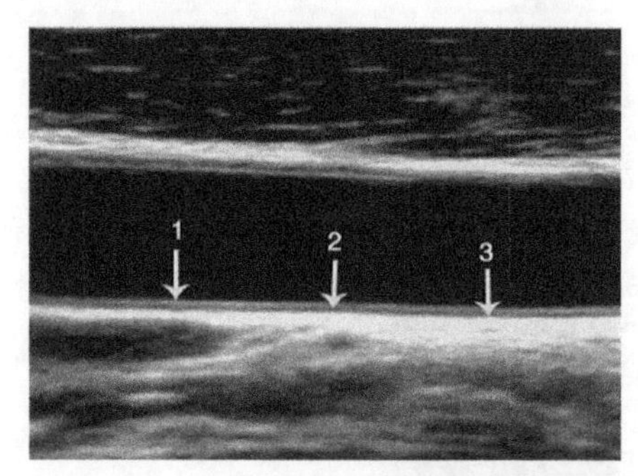

图 10-2　CCA 灰阶超声，正常血管壁呈双线征

1.内膜；2.中膜；3.外膜

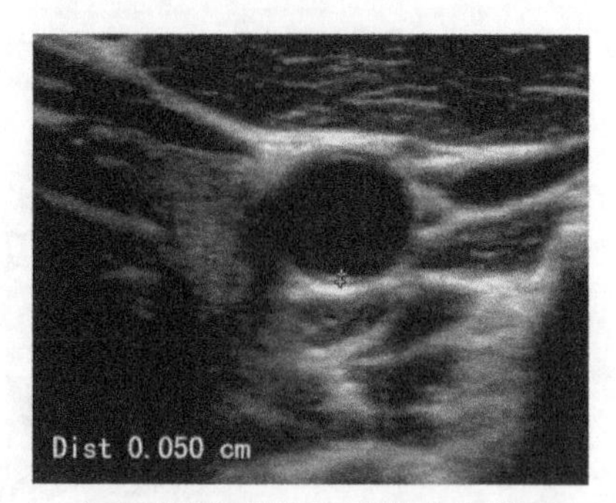

图 10-3　在颈动脉短轴切面测量内中膜厚度(IMT)

2.彩色多普勒表现

一般来讲，颈总动脉中段的血流近似于层流状态(图 10-4A)。层流时血细胞平行运动，血流为层流，近血管壁处流速较慢，血管中心流速较快，彩色多普勒显示血液呈相同的色彩。CCA 近端和远端、颈动脉窦、ICA 近端和远端迂曲段、血管接近分叉处及走行迂曲处，均有血流紊乱现象，彩色多普勒可以观察到五彩镶嵌样血流。颈动脉窦处的血流紊乱是一种“正常”表现(图 10-4B)。

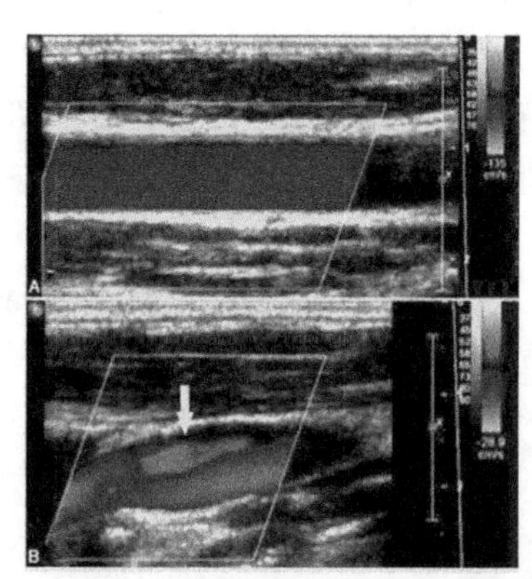

图 10-4　颈动脉窦处的彩色多普勒血流图像

A.颈总动脉中段的血流近似于层流状态；B.颈动脉窦处外侧收缩期有反向血流

3.多普勒频谱表现

(1)颈总动脉多普勒频谱特点：约 70%的 CCA 血流进入 ICA，所以 CCA 频谱表现为典型的低阻波形，舒张末期(EDV)位于基线上方(图 10-5)。两侧的 CCA 频谱形状应该对称，颈动脉超声检查时应双侧对照进行。

(2)颈动脉窦多普勒频谱特点：因局部膨大和血管分叉的存在，颈动脉窦的多普勒频谱波形很复杂，当取样容积在颈动脉窦横截面不同位置移动时，可以看到复杂、典型的颈动脉窦多普勒频谱波形变化(图 10-6)。

(3)颈内动脉多普勒频谱特点：颈内动脉多普勒频谱为典型低阻血流，舒张末期流速大于零。颈内动脉远段通常位置较深，走行弯曲，显像角度不理想，灰阶超声显像多不佳，故彩色多普勒非常有价值，可以帮助显示、追查迂曲走形的颈内动脉远段。

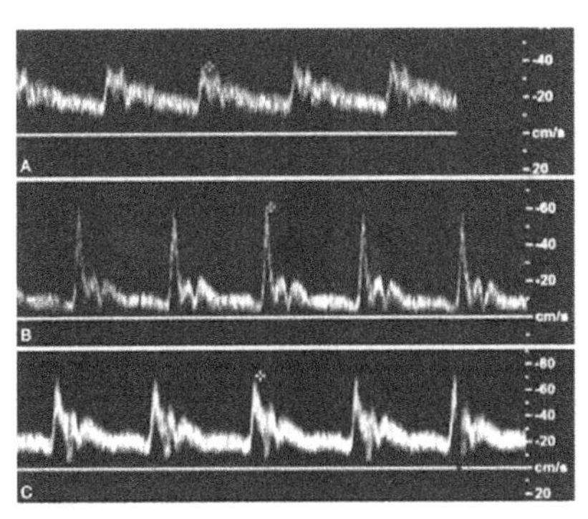

图 10-5 颈动脉脉冲多普勒频谱特点

A.颈内动脉;B.颈外动脉;C.颈总动脉

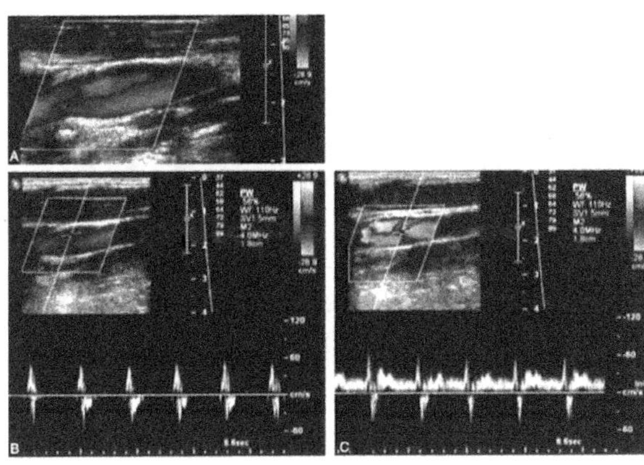

图 10-6 颈动脉窦不同部位脉冲多普勒频谱特点不同

A.颈动脉窦彩色多普勒血流图;B.取样容积置于近颈动脉窦外后侧壁脉冲多普勒频谱特点;C.取样容积置于颈动脉窦中央位置脉冲多普勒频谱特点

(4)颈外动脉多普勒频谱特点:ECA为脸部及头皮供血,并非大脑栓子的来源血管,因此从临床角度看,ECA并不是一支很重要的动脉。ECA多普勒频谱为高阻力型,舒张末期速度接近或等于零。

(5)血流速度正常值:国外研究及临床经验提示CCA或ICA收缩期峰值流速>100 cm/s时通常有异常;ECA收缩期峰值流速最高不应超过115 cm/s。但是,ICA狭窄时PSVECA可能明显增高。

关于CCA、ICA和ECA正常血流速度,国内不少学者做了大量的工作(表10-1)。

表 10-1 正常人颈总、颈内、颈外动脉血流参数测定值

项目	PSV(cm/s)	EDV(cm/s)	RI
颈总动脉	91.3±20.7	27.1±6.4	0.7±0.005
颈内动脉	67.7±14.3	27.3±6.4	0.59±0.06
颈内动脉	70.9±16.1	18.1±5.1	0.74±0.09

4.颈内动脉和颈外动脉的鉴别

正确区分ICA和ECA极其重要。表10-2列举了ICA和ECA的鉴别要点。

表 10-2　颈内动脉和颈外动脉的鉴别

鉴别指标	颈外动脉	颈内动脉
解剖位置	位于前内侧，朝向面部	位于后外侧，朝向乳突
起始部内径	一般较小	一般较大
颈部有无分支	有	无
多普勒频谱特征	高阻	低阻
颞浅动脉敲击试验	波形锯齿样震荡	无

颞浅动脉敲击试验：用指尖轻轻叩击颞浅动脉，同时观察 ECA 多普勒频谱，可见频谱呈锯齿样改变（图 10-7B 图中箭头所指），即颞浅动脉敲击试验。多普勒频谱锯齿样改变在舒张期频谱显示更加清晰，而 ICA 频谱无锯齿样改变。

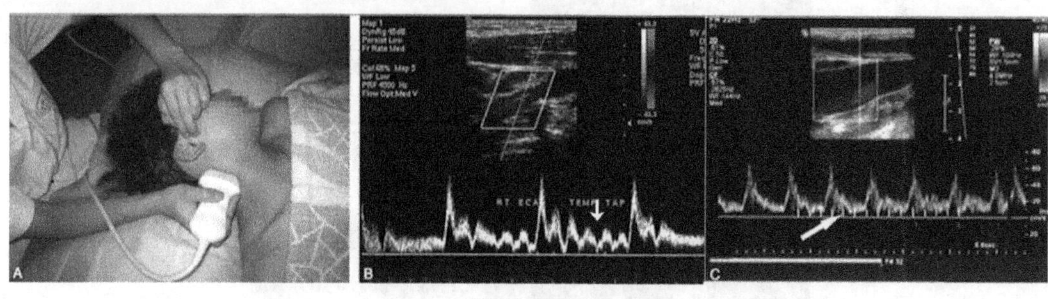

图 10-7　颞浅动脉敲击试验

A.颞浅动脉敲击试验手法；B.颈外动脉，敲击颞浅动脉时，波形呈锯齿状波动；C.颈内动脉，敲击颞浅动脉时，箭头所指基线上方的信号，心电图上心脏起搏器信号，但是波形无锯齿样改变

（二）椎动脉

1.正常灰阶超声

从长轴切面上，可以清楚显示出从锁骨下动脉的起始部至 C_6 的椎动脉的近段，左侧椎动脉起始段显示率约 66%，右侧椎动脉起始段显示率约 80%；椎动脉的中段走行在椎体的横突孔内，呈现强弱交替的、有规律的椎体横突和椎间隙的回声，在每个椎间隙处有椎动脉和椎静脉呈平行的无回声纵切面图像；椎动脉的远段随寰椎略有弯曲。两侧椎动脉内径不一定相同，内膜光滑，壁呈弱回声或等回声，腔内为无回声。

2.正常彩色多普勒表现

椎动脉近、中段血流颜色应与同侧颈总动脉相同，中段椎动脉血流为节段性规则出现的血流图像；远段椎动脉随寰椎略有弯曲，多呈两种不同的颜色。

3.正常脉冲多普勒表现

动脉多普勒频谱呈低阻力型动脉频谱，即收缩期为缓慢上升血流频谱，双峰但切迹不明显，该频谱下有一无血流信号的频窗，其后有较高、持续舒张期正向血流（图 10-8）。

在正常情况下，椎动脉收缩期峰值的绝对流速变化范围很大，20～60 cm/s，表 10-3 为正常椎动脉内径和血流速度。1/3～1/2 的患者一侧椎动脉较粗，即一侧椎动脉优势，多见于左侧，并且流速较高。在这些病例中，解剖学上非优势的较细椎动脉阻力一般较高，并且收缩期峰值和整个舒张期流速较低。

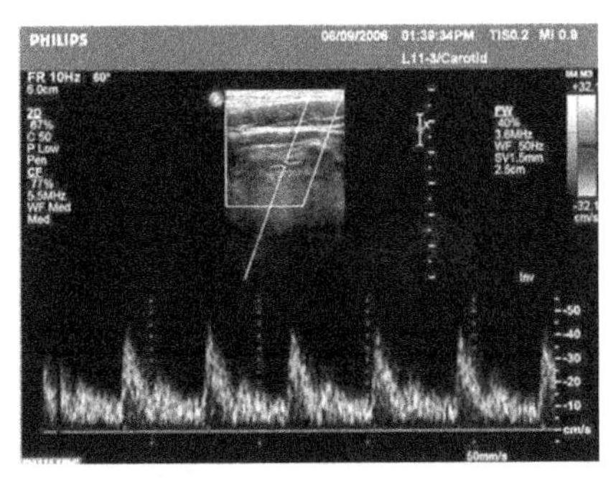

图 10-8 椎动脉中段的正常脉冲多普勒血流图像

收缩峰边界清楚整个心动周期中表现为持续的前向血流，类似于正常颈内动脉的血流

表 10-3 椎动脉内径和血流速度等指标的测定结果($\overline{X}\pm s$)

指标	D(mm)	PSV(cm/s)	EDV(cm/s)	PI	RI
正常值	3.7±0.45	52.1±14.0	19.2±5.8	0.97±0.30	0.62±0.05

注：D，椎动脉内径；PSV，椎动脉收缩期峰值流速；EDV，椎动脉舒张末期流速；PI，搏动指数；RI，阻力指数。

（三）颈静脉

1.灰阶超声

颈内静脉与颈总动脉伴行，位于颈总动脉前外方。纵切面扫查显示前、后管壁呈两条平行的较薄、清晰、强回声线状结构，受压时两条管壁距离变小甚至完全闭合（图 10-9）；在近心端可见到静脉瓣回声，并可观察到瓣膜随呼吸动态启闭。横切扫查其短轴切面显示管腔呈椭圆形或长椭圆形，若探头加压管腔可变形甚至闭合。

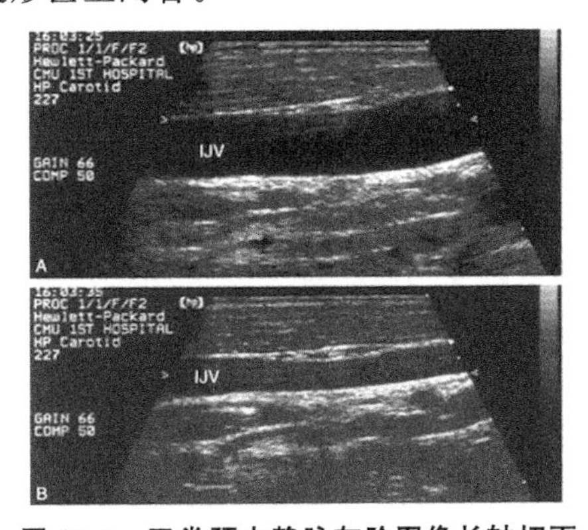

图 10-9 正常颈内静脉灰阶图像长轴切面

A.探头加压前管壁无受压；B.探头加压后管壁受压。IJV：颈内静脉

2.彩色多普勒

颈内静脉血流方向与颈总动脉血流方向相反，一般为无明显动脉周期样搏动的蓝色血流信号，并随呼吸而呈亮暗交替样变化；由于流速较低，颈静脉血流颜色较动脉暗（图 10-10）。

3.脉冲多普勒

正常人仰卧位静息状态时，颈内静脉血流频谱形态主要随心动周期变化，仰卧位静息状态时，颈部静脉频谱受呼吸影响较大。吸气时，胸腔压力减低，颈部静脉回流入心脏增加。呼气时，胸腔内压增高，回流减少，在深呼气时由于胸腔压力明显升高可导致回心血流停止（图 10-11）。

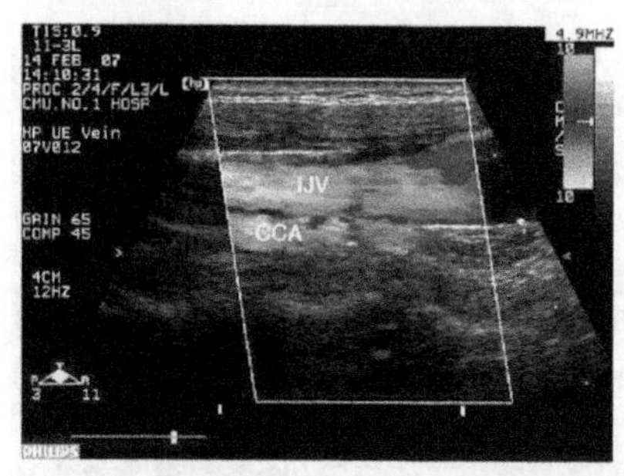

图 10-10　正常颈内静脉彩色多普勒血流成像长轴切面可见颈内静脉血流颜色与颈总动脉相反

CCA：颈总动脉；IJV：颈内静脉

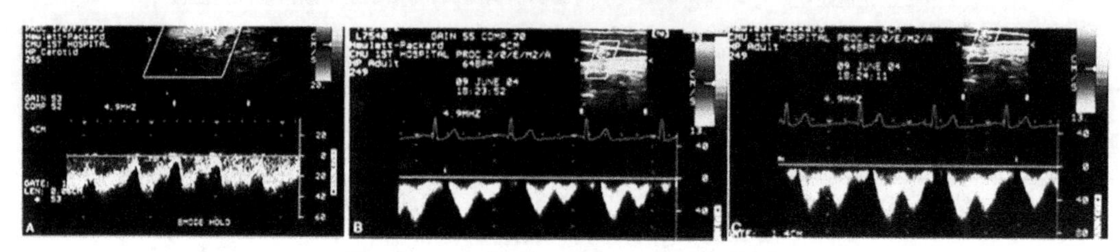

图 10-11　正常颈内静脉脉冲多普勒频谱

A.正常颈内静脉频谱；B.正常呼气时颈内静脉频谱；C.正常吸气时颈内静脉频谱。IJV：颈内静脉

四、常见疾病

（一）颈动脉粥样硬化

1.病理与临床

颈动脉粥样硬化好发于颈总动脉分叉处和主动脉弓的分支部位。这些部位发病率约占颅内、颅外动脉闭塞性病变的 80％。颈内动脉颅外段一般无血管分支，一旦发生病变，随着病程的进展，可以使整条颈内动脉闭塞。本病病理变化主要是动脉内膜类脂质的沉积，逐渐出现内膜增厚、钙化、血栓形成，致使管腔狭窄、闭塞。动脉粥样硬化斑块分为两大类：单纯型和复合型。单纯型斑块的大部分结构成分均一，表面内膜下覆盖有纤维帽。复合型斑块的内部结构不均质。单纯性斑块在慢性炎症、斑块坏死和出血等损伤过程中，可能转化为复合型斑块。

2.声像图表现

(1)颈动脉壁：通常表现为管壁增厚、内膜毛糙。早期动脉硬化仅表现为内膜增厚，少量类脂质沉积于内膜形成脂肪条带，呈线状低回声。

(2)粥样硬化斑块形成：多发生在颈总动脉近分叉处，其次为颈内动脉起始段，颈外动脉起始段则较少见。斑块形态多不规则，可以为局限性或弥漫性分布。斑块呈低回声或等回声者为软斑(图 10-12A)；斑块纤维化、钙化，内部回声增强，后方伴声影者为硬斑(图 10-12B)。

(3)狭窄程度的判断：轻度狭窄可无明显湍流；中度狭窄或重度狭窄表现为血流束明显变细，且在狭窄处和狭窄远端呈现色彩镶嵌的血流信号，峰值与舒张末期流速加快；完全闭塞者则闭塞段管腔内无血流信号，在颈总动脉闭塞或者重度狭窄，可致同侧颈外动脉血流逆流入颈内动脉。对于颈动脉狭窄程度评估的血流参数，可参考 2003 北美放射学年会超声会议的检测标准(表 10-4)，该标准将颈动脉狭窄病变程度分类有四级。①Ⅰ级：正常或＜50％(轻度)；②Ⅱ级：50％～69％(中度)；③Ⅲ级 70％～99％(重度)；④Ⅳ级：血管闭塞。

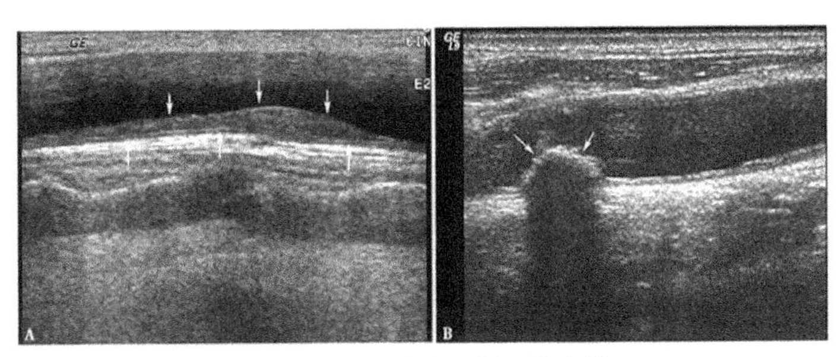

图 10-12 颈动脉粥样硬化斑块

A.颈动脉壁上见低回声斑块(箭头所指处);B.颈动脉壁上斑块纤维化、钙化,回声增强,后方衰减(箭头所指)

表 10-4 2003 年北美放射学年会超声会议公布的检测标准

狭窄程度	PSV(cm/s)	EDV(cm/s)	PSV 颈内动脉/PSV 颈总动脉
正常或<50%	<125	<40	<2.0
50%~69%	≥125,<230	≥40,<100	≥2.0,<4.0
70%~99%	≥230	≥100	≥4.0
闭塞	无血流信号	无血流信号	无血流信号

3.检查报告书写举例

右侧颈总动脉内-中膜厚 0.16 cm,膨大处为 0.21 cm;左侧颈总动脉内-中膜厚 0.12 cm,膨大处为0.21 cm。双侧颈总动脉和颈内动脉内壁可见多个强回声斑块,右侧最大者长 0.38 cm、厚 0.2 cm,位于颈总动脉膨大处后壁,左侧最大者长 0.32 cm、厚 0.35 cm,位于颈内动脉起始部后壁。右颈总动脉管腔内充满低回声,无血流信号显示,右侧颈内动脉血流信号充盈满意,峰值流速为 45 cm/s,右侧颈外动脉血流方向逆转,并供给颈内动脉血液。左颈内动脉起始部血流束明显变细,呈杂色血流信号,峰值流速为50 cm/s,左侧颈总动脉血流频谱为高阻型,舒张期可见反向波,峰值流速为 3 cm/s。

超声提示:①双侧颈动脉粥样硬化伴多发斑块形成。②左颈内动脉起始部极严重狭窄,内径减少>90%。③右颈总动脉血栓形成并闭塞,同侧颈外动脉血流逆转供给颈内动脉。

4.鉴别诊断

本病主要应与多发性大动脉炎累及颈动脉、颈动脉瘤鉴别。

(二)颈动脉体瘤

1.病理与临床

正常颈动脉体是一个细小的卵圆形或不规则形的粉红色组织,平均体积为 6 mm×4 mm×2 mm 左右,位于颈总动脉分叉处的外鞘内,其血供主要来自颈外动脉。颈动脉体瘤根据它的形态可分为两种:一种是局限型,肿瘤位于颈总动脉分叉的外鞘内;另一种是包裹型,较多见,肿瘤位于颈总动脉分叉处,围绕颈总、颈内及颈外动脉生长,有丰富的滋养血管。除颈部肿块外,大多无其他症状,少数患者有晕厥、耳鸣、视力模糊等脑组织血供障碍的表现。当肿瘤增大时可累及第Ⅸ、Ⅹ、Ⅺ及Ⅻ对脑神经,引起吞咽困难、声音嘶哑、霍纳(Horner)综合征等。

2.声像图表现

(1)肿瘤常位于下颌角下方,胸锁乳突肌内侧的深部,恰在颈动脉分叉处。

(2)多表现为实性低回声,边界清晰,边缘规则或呈分叶状。肿瘤较小时,多位于颈动脉分叉处的外鞘内，可使颈内与颈外动脉的间距拉大。肿物较大时，常围绕颈总动脉、颈内动脉与颈外动脉生长，将这些血管包裹(图 10-13A)。当用手推挤时，可观察到肿瘤在垂直方向活动受限，但常可向侧方推动。

(3)肿物内部可探及较丰富的动脉与静脉血流信号，并可见颈外动脉的分支直接进入肿瘤内部(图 10-13B、C)。肿瘤一般不侵犯颈动脉内膜与中层，管腔无明显狭窄，少数可由于肿瘤的挤压、包裹或侵犯造成颈动脉狭窄甚至闭塞，呈现相应的彩色多普勒超声表现。

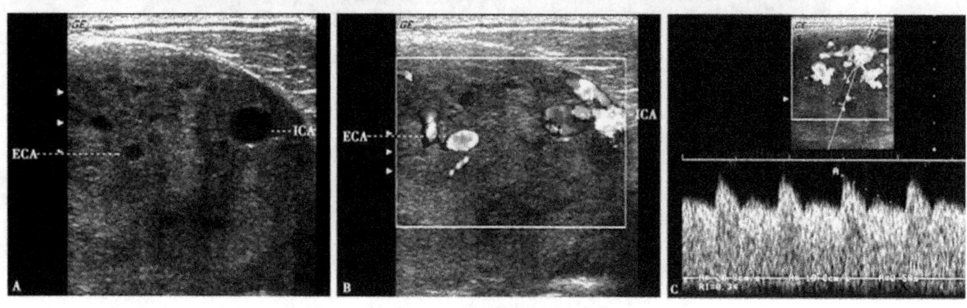

图 10-13　颈动脉体瘤

A.颈内外动脉周边可见低回声，包绕动脉生长；B.CDFI：低回声可见颈外动脉供血；C.CDFI：低回声可见丰富血流信号，RI 0.34，ECA：颈外动脉，ICA：颈内动脉

3.检查报告书写举例

左颈动脉分叉处可见一大小 2.5 cm×1.8 cm×1.5 cm 的不均质低回声区，形态欠规则，边界清晰。肿物将颈内、颈外动脉明显推开使其间隔增大，并部分包裹颈内动脉。颈外动脉有许多分支供给肿物，肿物内部可见丰富的动、静脉血流信号，多数动脉血流频谱为高阻型，PSV 35 cm/s，RI 0.88。同侧颈内、颈外动脉内膜平整，未见明显狭窄。

超声提示：左颈动脉分叉处实性占位，颈动脉体瘤可能性大。

4.鉴别诊断

本病主要应与颈交感神经鞘瘤、颈神经鞘瘤、颈神经纤维瘤和颈动脉瘤相鉴别，其次应与颈部其他肿物如鳃裂囊肿、腮腺肿瘤等鉴别。

(1)颈动脉体瘤与颈交感神经鞘瘤、颈神经鞘瘤、颈神经纤维瘤的鉴别：后者均为实质性肿物，边界光滑，位于颈总动脉后方，将颈内、颈外动脉推向前方，与颈动脉分叉无黏附关系，一般不包裹颈动脉。

(2)颈动脉体瘤与颈动脉瘤的鉴别：后者为颈动脉局限性扩张或动脉旁有一囊实性肿物，瘤体内可见血栓回声并充满紊乱的血流信号，易与颈动脉体瘤鉴别。

(3)颈动脉体瘤与鳃裂囊肿、腮腺肿瘤的鉴别：鳃裂囊肿为一无回声囊性肿物，腮腺肿瘤位于耳下的腮腺内，一般两者均与颈动脉无密切关系。

(三)颈动脉夹层动脉瘤

1.病理与临床

各种原因引起动脉管壁内膜撕裂后，受血流的冲击，使内膜分离，血液注入形成假性管腔或血栓形成，导致真性血管腔狭窄或闭塞，引发缺血性脑血管病。根据假腔破裂口的位置与真假腔血液流动的方向不同，血流动力学变化有所不同。临床上的主要表现与病变引起的脑缺血程度相关。

2.声像图表现

(1)二维超声：假腔破裂出、入口均与真腔相通者，二维超声纵断、横断切面均显示真、假双腔结构，血管腔内可见线状中等回声随血管搏动而摆动。假腔只有单一入口无出口时，血管腔外径明显增宽，真腔内径相对减小，假腔内径增宽，内可探及低回声或不均回声（血栓）。

（2）彩色血流显像：若假腔入口位于近心段、出口位于远心段时，假腔内的血流方向与真腔一致，但假腔内血流无中心亮带，真腔管径减小出现血流加速五彩镶嵌样特征。若假腔入口位于远心段，假腔内血流方向与真腔相反，真、假腔内血流色彩不同。若假腔只有入口（单一破裂口）时，病变早期可探及双腔结构，假腔内单向收缩期低速血流信号。若假腔内血栓形成，血管腔内膜状结构消失，撕脱的内膜附着于假腔内的血栓表面，真腔管径减小，出现血管狭窄血流动力学改变。若假腔内血栓形成迅速可导致真腔闭塞。

（3）频谱多普勒：当存在真假双腔结构时，真腔内血流速度升高，血流频谱与血管狭窄相同。假腔内血流频谱异常，收缩与舒张期流速不对称，血管阻力相对升高。

3.检查报告书写举例

右侧颈总动脉管腔未见扩张，内可见条状中等回声，与近心段血管壁相延续，随血管搏动而有规律地摆动，CDFI 可见该条状中等回声两侧血流频谱形态明显不同，一侧 PSV 54 cm/s，另一侧可探及花色血流信号，PSV 165 cm/s。

超声提示：右侧颈总动脉夹层动脉瘤可能性大。

4.鉴别诊断

颈动脉夹层动脉瘤主要与以下疾病鉴别。

（1）颈动脉真性动脉瘤：超声表现为血管壁结构完整，血管腔呈瘤样扩张，病变管腔内探及低速涡流血流信号。

（2）假性动脉瘤：病变与外伤或医源性诊疗操作等相关。超声表现为动脉周边组织间隙形成无血管壁结构的搏动性包块，内可见涡流血流信号，其后方或侧方与邻近动脉之间形成细小管状或针孔样通道，CDFI 显示红蓝交替的血流信号，频谱多普勒显示双向振荡型血流频谱。

（四）椎动脉闭塞性疾病

1.病理与临床

椎动脉闭塞性疾病大多由于动脉粥样硬化或多发性大动脉炎所致，好发部位为椎动脉起始部。狭窄可导致椎-基底动脉供血不足症状。

2.声像图表现

（1）椎动脉管壁增厚，内膜毛糙，可伴有斑块形成。

（2）管腔明显狭窄，同时可见狭窄处血流束变细，彩色血流紊乱，峰值流速局限性加快，频带增宽。完全闭塞则闭塞段管腔内无血流信号。狭窄或闭塞远端椎动脉呈狭窄下游频谱改变。对侧椎动脉可呈现代偿性改变，表现为内径增宽、流速加快和血流量增加。

3.报告书写举例

双侧椎动脉管壁增厚，内膜毛糙，壁上可见强回声斑块。右侧椎动脉起始段管腔内血流信号明显紊乱，频谱呈毛刺样，峰值流速明显加快达 180 cm/s，其远段血流呈狭窄下游频谱改变。左侧椎动脉起始处至第四颈椎横突管腔内充满低回声，无明显血流信号，其周围可见侧支循环。

超声提示：①右侧椎动脉起始段狭窄。②左侧椎动脉近段闭塞。

4.鉴别诊断

（1）椎动脉狭窄与椎动脉不对称的鉴别：一般情况下，双侧椎动脉的粗细差异无临床意义。但当一侧椎动脉很细小（内径＜2 mm），可引起椎-基底动脉供血不足。一侧椎动脉发育不全表现为管腔普遍细小，但血流充盈满意，频谱形态正常，对侧椎动脉可增宽。而椎动脉狭窄表现为某段管腔血流束变细，流速局部增快。应该说两者较容易鉴别。

(2)椎动脉完全闭塞与椎动脉缺如的鉴别：前者二维图像仍然可见椎动脉管壁，而后者在椎静脉后方不能发现椎动脉样结构，有时两者难以鉴别。诊断椎动脉缺如尚需排除椎动脉走行变异。

(3)椎动脉起始部狭窄与锁骨下动脉狭窄的鉴别：对于单独的椎动脉起始部狭窄与锁骨下动脉椎动脉开口后狭窄的鉴别，仅依据在椎动脉远端或上肢动脉分别探及狭窄下游血流频谱，两者比较容易鉴别。而对于锁骨下动脉椎动脉开口前的狭窄，同侧远端椎动脉和上肢动脉同时呈现狭窄下游的频谱改变。如在自然状态下或行束臂试验时，同侧椎动脉出现逆向血流，则支持锁骨下动脉椎动脉开口前的狭窄。但锁骨下动脉椎动脉开口前狭窄所致射流，可同时引起同侧椎动脉起始段血流紊乱和流速加快，此时，判断是否合并椎动脉起始段狭窄存在一定困难。

(4)锁骨下动脉、颈动脉和对侧椎动脉闭塞性疾病，可引起椎动脉流速代偿性升高，应与椎动脉狭窄鉴别：前者为整条椎动脉流速均升高，而后者为椎动脉狭窄处流速加快，且其远端呈狭窄后的紊乱血流。

(5)椎动脉流速降低与椎动脉狭窄下游血流的鉴别：远端椎动脉或基底动脉闭塞可引起近端椎动脉流速减低，但多普勒频谱收缩期上升陡直，而椎动脉狭窄下游的频谱表现为收缩期上升倾斜，两者可以鉴别。另外，严重心功能不全也可导致椎动脉流速减低，甚至呈现类似狭窄下游的频谱改变，但这种波型改变一般都是双侧的，而椎动脉狭窄引起的狭窄下游频谱改变一般为单侧。

五、临床意义

颈动脉疾病常常引起脑供血不足，甚至引起脑卒中，过去应用创伤性动脉造影进行诊断，彩色多普勒超声能够较准确地定性、定量诊断颈部动脉疾病，不仅能无创地诊断血管闭塞狭窄的程度和范围，还可以判断斑块的性质和形态，对神经内科、血管外科治疗方案的选择和疗效的判断都有重要的临床价值。

（杨智芳）

第二节　四肢动脉血管疾病

一、解剖和侧支循环

(一)上肢动脉

上肢动脉的主干包括锁骨下动脉、腋动脉、肱动脉、桡动脉和尺动脉(图 10-14)。

左锁骨下动脉从主动脉弓直接发出，而右锁骨下动脉则发自无名动脉(头臂干)。锁骨下动脉最重要的分支包括椎动脉和乳内动脉。前者与颅脑供血有关，后者则常用作心脏冠状动脉旁路手术的移植物。甲状颈干和肋颈干也是锁骨下动脉的分支，在超声检查时应避免两者与椎动脉混淆。

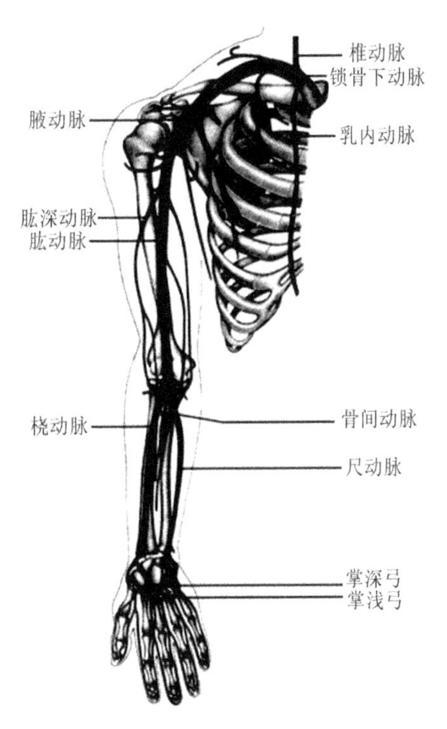

图 10-14 上肢动脉解剖示意图

锁骨下动脉穿过锁骨和第一肋之间的间隙成为腋动脉。腋动脉在越过大圆肌外下缘后成为肱动脉。肱动脉的主要分支为肱深动脉。

肱动脉在肘部分成桡动脉和尺动脉。桡动脉走行于前臂的外侧至腕部并与掌深弓相连接，尺动脉则走行于前臂的内侧至腕部并与掌浅弓相连接。

(二)下肢动脉

下肢动脉的主干包括股总动脉、股浅动脉、动脉、胫前动脉、胫腓干以及胫后动脉和腓动脉。下肢动脉的主要分支包括股深动脉和膝关节动脉(图 10-15)。

股总动脉在腹股沟韧带水平续于髂外动脉。股总动脉在腹股沟分叉成股深动脉和股浅动脉。股深动脉位于股浅动脉的外侧，较股浅动脉为深，其分支通常为大腿肌肉供血。股深动脉的分支与盆腔动脉及腘动脉均有交通，是髂股动脉闭塞后的重要侧支循环动脉。

股浅动脉走行于大腿内侧进入腘窝成为腘动脉。股浅动脉在大腿段无重要分支。腘动脉经膝关节后方下行，并发出膝上内、膝上外、膝下内、膝下外动脉。当股浅动脉及腘动脉闭塞时，膝动脉成为重要的侧支循环动脉。

胫前动脉在膝下从腘动脉分出，向前外侧穿过骨间膜后沿小腿前外侧沿下行至足背成为足背动脉。足背动脉行于拇长伸肌腱和趾长伸肌腱之间，位置较浅，可触及其搏动。

腘动脉分出胫前动脉后成为胫腓干。后者分叉为胫后动脉和腓动脉。胫后动脉沿小腿浅、深屈肌之间下行，经内踝后方转入足底并分成足底内侧动脉和足底外侧动脉。足底外侧动脉与足背动脉的足底深支吻合，形成足底弓。足底弓发出数支趾足底动脉，再分支分布于足趾。腓动脉沿腓骨的内侧下行，至外踝上方浅出，分布于外踝和跟骨的外侧面。

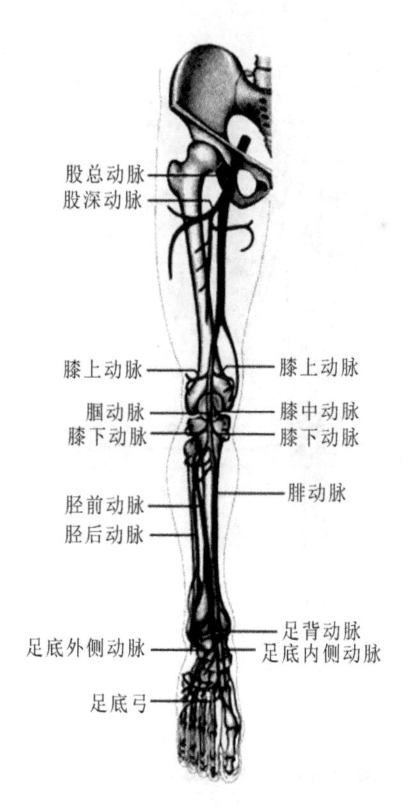

图 10-15 下肢动脉解剖示意图

二、检查方法

(一)超声探头选择

超声探头的选择原则是在保证超声穿透能力的前提下,尽量选用频率较高的探头以提高超声显像的分辨力。上肢动脉通常采用 5～10 MHz 线阵探头。从锁骨上窝扫描锁骨下动脉的近端时,凸阵探头效果较好,如频率为 5～7 MHz 或 2～5 MHz 凸阵探头。下肢动脉通常采用 5～7 MHz 线阵探头。股浅动脉的远段和胫腓干的部位较深,必要时可用 2～5 MHz 凸阵探头。选用相应的预设置条件,在检查过程中,根据被检者的具体情况,如肢体的粗细、被检动脉内的血流速度等,随时对超声仪器作出相应的调节。

(二)体位和检查要点

1.体位

(1)上肢动脉:一般采用平卧位,被检肢体外展、外旋,掌心向上。

(2)下肢动脉:一般采用平卧位,被检肢体略外展、外旋,膝关节略为弯曲,有人将此体位称为蛙腿位。采用这一体位可以扫描股总动脉、股浅动脉、动脉、胫前动脉的起始部、胫后动脉及腓动脉。从小腿前外侧扫描胫前动脉或从小腿后外侧扫描腓动脉时,则需让被检肢体伸直,必要时略为内旋。

2.检查要点

四肢动脉超声检查包括:①采用灰阶超声显示动脉,观察动脉内壁和管腔结构,测量动脉内径。②观察动脉彩色多普勒,包括血流方向、流速分布以及流速增高引起的彩色混叠。③对被检动脉分段进行脉冲多普勒采样并对所记录多普勒频谱进行频谱分析。多普勒采样时应尽量采用较小的多普勒取样容积(1.5～2 mm)以测得被检动脉特定部位的流速,并避免出现由于取样容积过大而产生的频带增宽。同时应将多普勒角度,即超声波入射与动脉血流的夹角校正到60°以下,以减少多普勒角度校正误差引起的流速值误差。当动脉内存在不规则斑块时,动脉血流方向和动脉纵轴方向可能不一致,多普勒角度的调节应根据动脉血流方向而不是动脉纵轴方向。动脉狭窄的超声诊断主要根据动脉腔内多普勒流速变化。

三、正常超声表现

(一)灰阶超声

正常肢体动脉管腔清晰,无局限性狭窄或扩张;管壁规则,无斑块或血栓形成。正常肢体动脉的内径见表10-5、表10-6。在灰阶超声图像上,动脉壁的内膜和中层结构分别表现为偏强回声和低回声的匀质条带,可见于口径较大且较为浅表的动脉,如腋动脉、肱动脉、股总动脉、股浅动脉的近段以及动脉(图10-16)。当动脉处于较深的部位和/或动脉口径较小,动脉管腔和管壁结构的分辨度会受到限制,利用彩色多普勒显示血管甚为重要。

表10-5 正常上肢动脉内径

上肢动脉	平均内径(mm)
锁骨下动脉	5.6(4.8～7.5)
腋动脉	4.6(3.9～6.1)
肱动脉	3.4(2.9～4.0)

表10-6 正常下肢动脉内径

下肢动脉	平均内径±标准差(mm)
股总动脉	8.2±1.4
股浅动脉的上段	6.0±1.2
股浅动脉的远心段	5.4±1.1
腘动脉	5.2±1.1

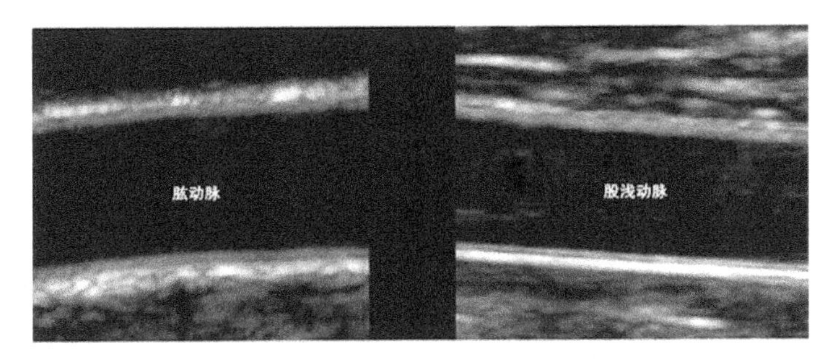

图10-16 正常肱动脉和股浅动脉的灰阶超声图像

(二)彩色多普勒

正常肢体动脉的腔内可见充盈良好的色彩,通常为红色和蓝色。直行的动脉段内的血流呈层流,表现为动脉管腔的中央流速较快,色彩较为浅亮;管腔的边缘流速较慢,色彩较深暗(图10-17)。动脉内的彩色血流具有搏动性,表现为与心动周期内动脉流速变化相一致的周期性彩色亮度变化。在正常肢体动脉,彩色多普勒还可显示红蓝相间的色彩变化。红蓝二色分别代表收缩期的前进血流和舒张期的短暂反流。图 10-18 所示为股浅动脉内出现与股浅静脉血流方向一致的舒张期反流(呈蓝色)。

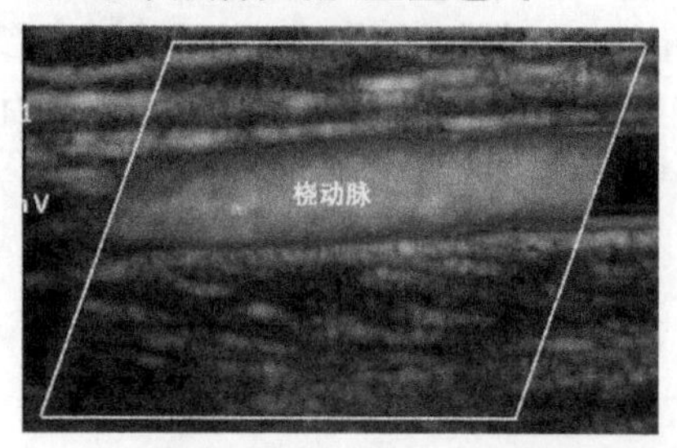

图 10-17　**正常桡动脉的彩色多普勒血流图像**

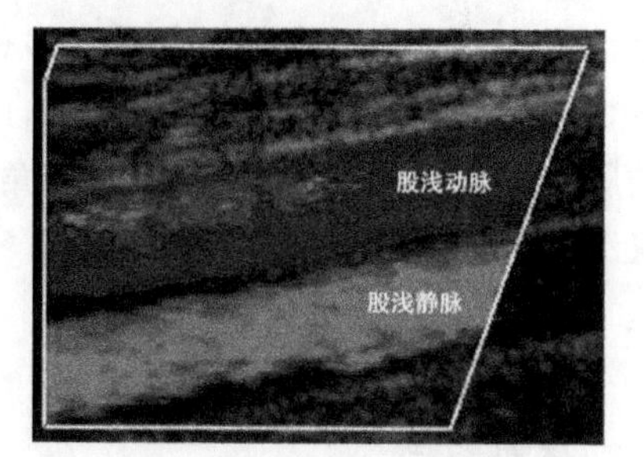

图 10-18　**股浅动脉内舒张期反流**

(三)脉冲多普勒

肢体动脉循环属于高阻循环系统。静息状态下,正常肢体动脉的典型脉冲多普勒频谱为三相型,即收缩期的高速上升波,舒张早期的短暂反流波和舒张晚期的低流速上升波(图 10-19)。在老年或心脏输出功能较差的患者,脉冲多普勒频谱可呈双相型,甚至单相型。当肢体运动、感染或温度升高而出现血管扩张时,外周阻力下降,舒张早期的反向血流消失,在收缩期和舒张期均为正向血流。

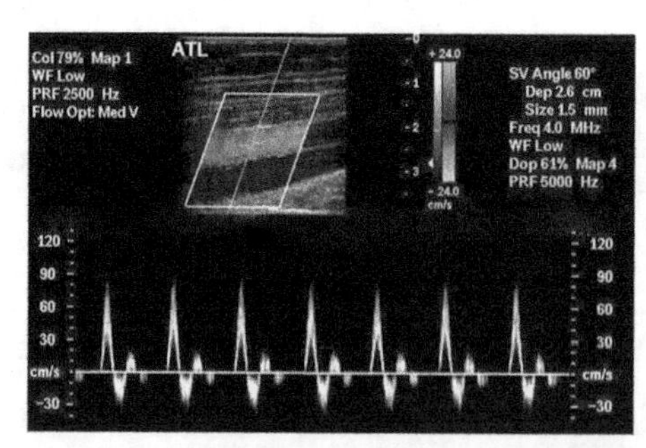

图 10-19　**正常股浅动脉的脉冲多普勒频谱**

正常动脉内无湍流,脉冲多普勒频谱波形呈现清晰的频窗。肢体动脉的血流速度从近端到远端逐渐下降。下表所列为正常肢体动脉的流速值(表 10-7、表 10-8)。

表 10-7　**正常上肢动脉的血流速度**

项目	收缩期峰值流速(cm/s)	舒张期反向峰值流速(cm/s)
锁骨下动脉	66～131	30～50
腋动脉	54～125	25～45
肱动脉	53～109	20～40
桡动脉	38～67	—

表 10-8　**正常下肢动脉的血流速度**

项目	收缩期峰值流速(cm/s)	舒张期反向峰值流速(cm/s)
股总动脉	90～140	30～50
股浅动脉	70～110	25～45
腘动脉	50～80	20～40

应用脉冲多普勒检测动脉内的血流速度对诊断动脉狭窄甚为重要，临床上一般采用狭窄处收缩期峰值流速以及该值与其相邻的近侧动脉内收缩期峰值流速之比诊断动脉狭窄的程度。

四、常见疾病

(一)锁骨下动脉窃血综合征

1.病理与临床

锁骨下动脉窃血综合征通常是由于动脉粥样硬化或大动脉炎，使锁骨下动脉起始段或无名动脉狭窄或闭塞，导致脑血流经 Willis 动脉环，再经同侧椎动脉“虹吸”引流，使部分脑血流逆行灌入患侧上肢，从而引起脑局部缺血。

患者可以无明显症状，有症状者主要是椎-基底动脉供血不足和患侧上肢缺血两大类。椎-基底动脉供血不足表现为头晕、头痛、耳鸣、视物模糊、共济失调。上肢供血不足表现为患侧上肢运动不灵活、麻木、乏力、发冷。患肢桡动脉搏动减弱或消失，血压较健侧低 2.7 kPa (20 mmHg)以上。

2.声像图表现

(1)病因的声像图表现：①显示无名动脉、椎动脉开口前锁骨下动脉或主动脉弓等动脉的狭窄或闭塞，以致引起同侧锁骨下动脉窃血综合征。必须注意，窃血可抑制狭窄处射流，从而导致血流速度与狭窄程度不成正比。②显示主动脉缩窄或主动脉弓离断，依据其发生阻塞的部位不同而引起左侧、右侧或双侧锁骨下动脉窃血综合征。③显示上肢动静脉瘘。发生于较大动静脉之间的动静脉瘘可以引起同侧锁骨下动脉窃血综合征，而上肢前臂人工桡动脉与头静脉瘘常不引起本病。

(2)椎动脉血流改变：①患侧椎动脉血流频谱随病变程度的加重而变化。病变较轻者表现为收缩早期血流频谱上升过程中突然下降并形成切迹，第一波峰上升陡直，第二波峰圆钝；随着窃血加重，血流动力学改变更显著，表现为收缩期切迹加深，第二波峰逐渐减小，渐渐地该切迹抵达基线，并进而转变为反向血流；病变严重者整个心动周期血流方向逆转。②患侧椎动脉血流频谱分型。参考国外文献，患侧椎动脉血流频谱形态的改变可分为两类(部分窃血和完全窃血)四型。部分窃血Ⅰ型：收缩期切迹最低流速大于舒张末期流速(此型也可见于正常人群)。如果受检者束臂试验后从Ⅰ型转为Ⅱ型，则是病理性的。Ⅱ型：收缩期切迹最低流速低于舒张末期流速，但未逆转越过基线。Ⅲ型：收缩期血流逆转越过基线，但舒张期血流仍为正向。完全窃血(Ⅳ型)：整个心动周期的血流方向都逆转(图 10-20)，常见于锁骨下动脉近心段狭窄或无名动脉闭塞。③健侧椎动脉流速。患者健侧椎动脉流速可代偿性升高。

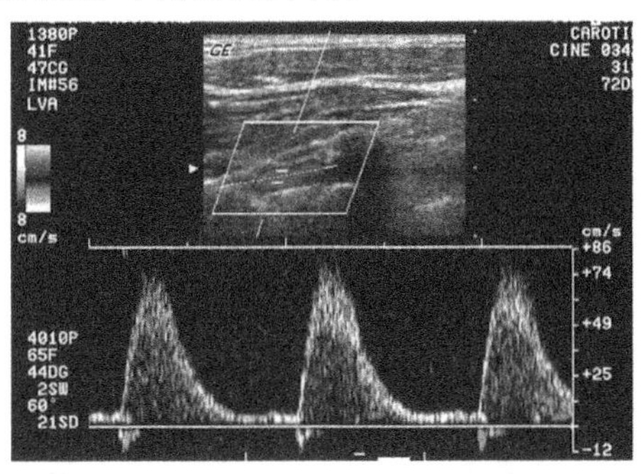

图 10-20　锁骨下动脉窃血综合征完全窃血型的患侧椎动脉频谱

整个心动周期血流方向逆转，均位于基线上方

(3)上肢动脉血流改变。由于无名动脉或锁骨下动脉近心段的狭窄或闭塞,尽管同侧椎动脉血液可逆流入锁骨下动脉供给上肢动脉,但患侧锁骨下动脉远心段或上肢动脉,如腋动脉、肱动脉、尺动脉及桡动脉常表现收缩期频谱上升倾斜,峰值流速减低,舒张期反向波消失,舒张末期流速常升高,阻力减低。值得注意的是,有时锁骨下动脉窃血综合征患者的患侧上肢动脉仍可见反向波,这可能是由于近端动脉狭窄程度不严重所致。

3.鉴别诊断

(1)锁骨下动脉窃血综合征与锁骨下动脉椎动脉开口后狭窄的鉴别:前者为锁骨下动脉椎动脉开口前狭窄或无名动脉狭窄,并可引起同侧椎动脉逆流,健侧椎动脉流速代偿性升高,而后者锁骨下动脉狭窄部位位于椎动脉开口后,不管狭窄程度多么严重,都不引起椎动脉逆流。

(2)锁骨下动脉窃血综合征与胸廓出口综合征累及锁骨下动脉的鉴别:后者在上肢过度外展的情况下,锁骨下动脉压迫处峰值流速大于或等于自然状态下的二倍或管腔内无血流信号;也可同时合并同侧锁骨下静脉内无血流信号,或波型失去随心脏搏动及呼吸而改变的现象。

(3)右锁骨下动脉起始部与右颈总动脉起始部或无名动脉狭窄的鉴别:由于无名动脉分出右颈总动脉和右锁骨下动脉这一解剖关系,分叉处也可以位于胸骨后给探查带来困难,如不注意,可将这三者的定位引起混淆。右颈总动脉狭窄不影响右锁骨下动脉血流;若同时在右颈总动脉和右锁骨下动脉内探及射流和紊乱血流,则一般是无名动脉狭窄;若右上肢动脉呈现狭窄下游血流改变,同时发现同侧椎动脉逆向血流,而右颈总动脉血流正常,则是右锁骨下动脉起始段狭窄。

(4)锁骨下动脉窃血综合征与椎动脉循环阻力增大出现反向波的鉴别:锁骨下动脉窃血综合征患者,部分窃血表现为椎动脉收缩期出现逆流,完全性窃血可表现为收缩期和舒张期均出现逆流;而后者是由于椎动脉血液循环阻力增大所致,反向波出现在舒张早期,而且持续时间很短。

(二)四肢动脉粥样硬化

1.病理与临床

在周围动脉疾病中,动脉的狭窄、闭塞性病变几乎绝大部分都是由动脉硬化所引起。其主要病理变化是动脉内膜或中层发生的退行性变和增生过程,最后导致动脉失去弹性,管壁增厚变硬,管腔狭窄缩小。可导致肢体的供血发生障碍,临床表现为发冷、麻木、疼痛、间歇性跛行,以及趾或足发生溃疡或坏疽。

2.声像图表现

(1)二维声像图:动脉内膜增厚、毛糙,内壁可见大小不等、形态各异的斑块,较大的强回声斑块后方常伴声影(图 10-21)。若管腔内有血栓形成,则一般呈低回声或中强回声,后方常无声影。

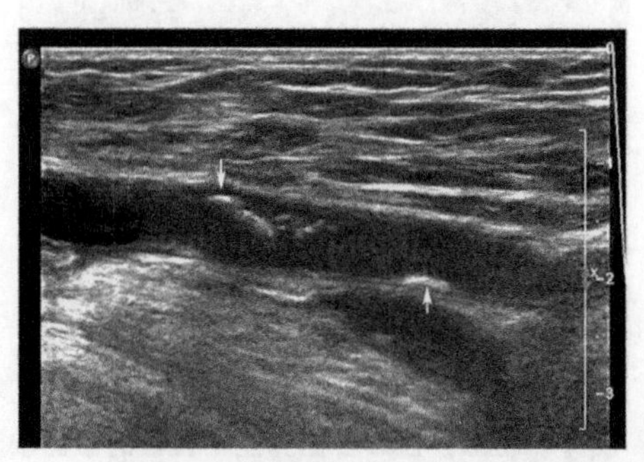

图 10-21 股浅动脉粥样硬化斑块(箭头所示强回声)

（2）彩色血流成像：狭窄处可见血流束变细，狭窄处和靠近狭窄下游可见杂色血流信号（图 10-22A）。若为闭塞，则闭塞段管腔内无血流信号。狭窄或闭塞的动脉周围可见侧支血管，病变常呈节段性，好发于动脉分叉处，一处或多处动脉主干的弯曲区域。

（3）频谱多普勒：狭窄处峰值流速加快，频带增宽，舒张期反向波峰速降低或消失（图 10-22B）。闭塞段动脉管腔内不能引出多普勒频谱。狭窄或闭塞远端动脉血流阻力减低，收缩期加速时间延长，加速度减小。

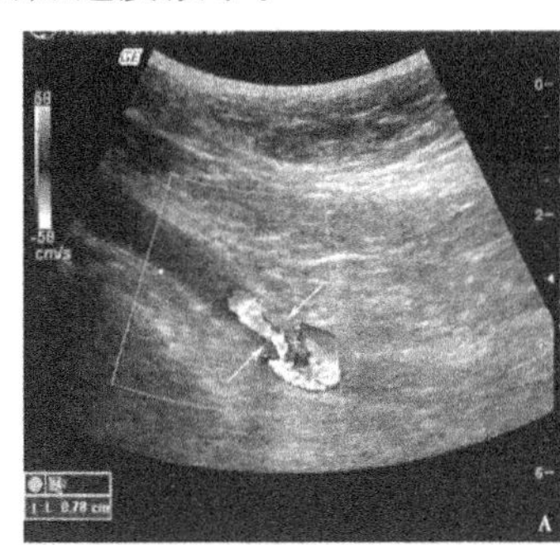

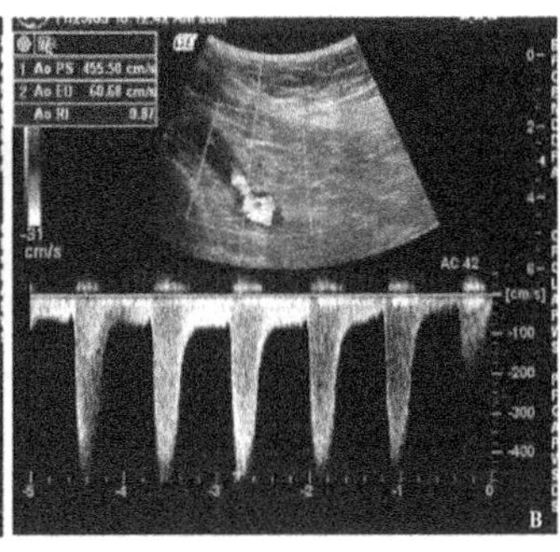

图 10-22　髂外动脉狭窄

A.箭头所指处为狭窄段血流明显变细，狭窄段及其下游血流表现为杂色血流信号；

B.狭窄处频谱的反向波消失，流速明显增高，PSV 为 456 cm/s

3.鉴别诊断

（1）四肢动脉硬化性闭塞症与多发性大动脉炎的鉴别：前者老年人多见，累及肢体大动脉、中动脉的中层和内膜，多处管壁可见钙化斑块；而后者青年女性多见，主要侵犯主动脉及其分支的起始部，很少累及髂动脉、股动脉。早期是动脉周围炎及动脉外膜炎，以后向血管中层及内膜发展。因而疾病的后期表现为整个管壁弥漫性增厚，但很少出现钙化斑块。另外，病变活动期有低热和血沉增高等现象。

（2）四肢动脉硬化性闭塞症与血栓闭塞性脉管炎的鉴别：血栓闭塞性脉管炎是一种进行缓慢的动脉和静脉节段性炎症病变，其与四肢动脉硬化性闭塞症的鉴别，见表 10-9。

表 10-9　四肢动脉硬化性闭塞症与血栓闭塞性脉管炎的鉴别要点

项目	四肢动脉硬化性闭塞症	血栓闭塞性脉管炎
发病年龄	老年人多见	青壮年多见
血栓性浅静脉炎	无	发病早期或发病过程中常存在
冠心病	常伴有	无
血脂	常升高	大都不升高
受累血管	大、中动脉	中、小动静脉
伴有其他部位动脉硬化	常有	无
钙化斑块	病变后期常有	无
管壁	内、中膜增厚	全层增厚、外膜模糊
管腔	广泛不规则狭窄和节段性闭塞，硬化动脉常扩张、迂曲	节段性狭窄或闭塞，病变上、下段血管内壁平整

(三)假性动脉瘤

1.病理与临床

外伤或感染导致动脉壁破裂,并在周围软组织内形成局限性血肿,以后周围被纤维组织包围而形成瘤壁,瘤壁无全层动脉结构,仅有内膜及纤维结缔组织。其内血流通过破裂口与动脉相通,由此而形成假性动脉瘤。最主要的症状是发现渐增性肿块,多伴有搏动。其次是疼痛,为胀痛及跳痛。

2.声像图表现

(1)动脉旁可见一无回声或混合性回声肿物,肿物内可有呈低或中强回声的附壁血栓,位于瘤体的周边部或某侧。附壁血栓也可能脱落而造成远端动脉栓塞。

(2)瘤壁缺乏动脉壁的各层结构,因为它是由动脉内膜或周围纤维组织构成。

(3)瘤腔内血流缓慢,或呈涡流,或呈旋转的血流信号,并且表现为一半为红色另一半为蓝色。若能清晰显示破裂口,则可见收缩期血液从来源动脉进入瘤体内,舒张期则瘤体内血液通过瘤颈部返回来源动脉(图 10-23A)。瘤颈长短不一,有的不明显,有的可较长。压迫瘤体近侧来源动脉时,瘤体可缩小,瘤体的搏动性也明显减弱,瘤颈部和瘤腔内血流速度减低。有时,假性动脉瘤可引起其来源动脉狭窄。

(4)破裂口或瘤颈部探及典型的"双期双向"频谱(图 10-23B)。在同一心动周期内,这两个血流方向相反的频谱分别持续于收缩期和舒张期,收缩期流速明显高于舒张期流速。

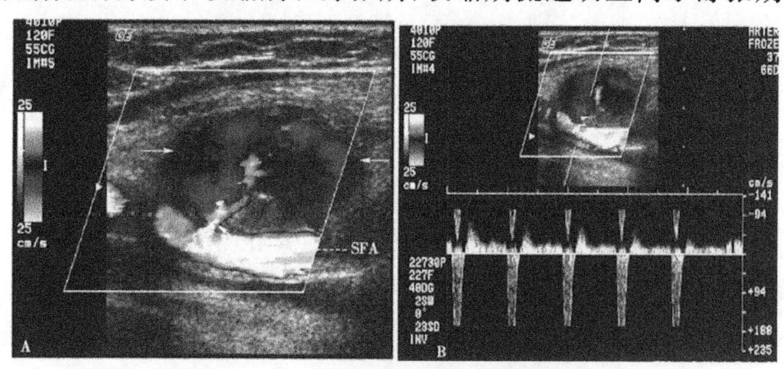

图 10-23 股浅动脉假性动脉瘤

A.横向箭头指向瘤体,下方箭头指向股浅动脉破裂口处;B.破裂口处的"双期双向"频谱(SFA:股浅动脉)

(5)压迫瘤体近侧来源动脉时,瘤体可缩小,瘤体的搏动性也明显减弱,瘤颈部或瘤腔内血液流速减低。

3.鉴别诊断

(1)与真性动脉瘤相鉴别:两者均表现为搏动性肿块,可触及震颤并闻及杂音,临床上两者可引起混淆,但彩色多普勒超声对两者的鉴别很有帮助。

(2)与位于动脉上的肿瘤或紧贴动脉壁的脓肿、血肿及肿瘤相鉴别:前者为囊性或囊实性肿物,内可见涡流或旋流,并与动脉相通;而后者为实性或囊实性肿物,内部无血流信号或具有肿瘤的血供。一般两者很好鉴别。

(四)后天性动静脉瘘

1.病理与临床

动脉与静脉之间存在的异常通道称为动静脉瘘(arteriovenous fistula,AVF)。损伤是造成后天性动静脉瘘最常见的原因，大都是穿透性损伤，其次是医源性血管损伤如肱动、静脉和股动、静脉穿刺或插管。分为三种基本类型：①洞口型，即受伤的动、静脉紧密粘连，通过瘘而直接交通。②导管型，动、静脉之间形成一条管道，一般约 0.5 cm 长。③囊瘤型，即在瘘口部位伴有外伤性动脉瘤。常见的症状有患肢肿胀、疼痛、麻木、乏力。严重者可有心力衰竭的症状。在瘘口的部位，可扪及明显的持续性震颤和听到粗糙的"机器滚动样"杂音。

2.声像图表现

(1)瘘口的营养动脉：与瘘口相连的近端动脉内径增宽或呈瘤样扩张，血流频谱一般呈低阻型，流速可以加快；而瘘口远心段动脉内径正常或变细，多数患者血流方向正常，阻力指数＞1，频谱形态呈三相波或二相波，少数患者血流方向逆转，也参与瘘口的血液供应。

(2)瘘口远端的静脉：由于动脉血流通过瘘口直接分流到静脉内，造成静脉明显扩张，甚至呈瘤样扩张，且有搏动性。有时可探及血栓，呈低回声或中强回声。瘘口远端的静脉内呈现紊乱血流，并可探及动脉样血流频谱，出现静脉血流动脉化。

(3)瘘口：如瘘口较大，二维图像可显示动脉与附近的静脉之间有一无回声的管道结构。相应地，彩色血流显像呈现动脉与静脉之间有一瘘口，有时瘘口呈瘤样扩张，血流方向从动脉流向静脉，并可大致测量瘘口的内径及长度。而瘘口处血流为动脉样频谱，流速较快且紊乱。瘘口周围组织振动也产生五彩镶嵌的彩色信号。

(4)合并假性动脉瘤：动脉瘤可逐渐粘连、腐蚀最后穿破伴行的静脉形成动静脉瘘。外伤也可造成假性动脉瘤与动静脉瘘合并存在。有学者曾遇见一例受枪伤的患者，形成同侧假性股浅动脉瘤与股浅动静脉瘘。彩色多普勒超声探查时，应注意两者的同时存在。若合并假性动脉瘤，则具有相应的彩色多普勒超声表现。

3.鉴别诊断

(1)周围动静脉瘘与动脉瘤的鉴别：临床上症状不明显的损伤性动静脉瘘易与损伤性动脉瘤混淆，应予以鉴别。

(2)四肢动静脉瘘与血栓性深静脉炎的鉴别：动静脉瘘患者由于肢体肿胀和静脉曲张，有时需与血栓性深静脉炎鉴别。血栓性深静脉炎患者一般肢体静脉曲张比较轻，局部没有震颤和杂音，动静脉之间无异常通道，静脉内无动脉样血流信号，邻近动脉也无高速低阻血流。应该说，采用彩色多普勒超声，两者很容易鉴别。

（郑瑞琦）

第三节　四肢静脉血管疾病

一、四肢静脉解剖

（一）上肢静脉解剖

上肢静脉可分为深、浅两类。深静脉多走行于深筋膜的深面并与同名动脉相伴而行，因而也常称为并行静脉。桡静脉、尺静脉、肱静脉、腋静脉和锁骨下静脉构成了上肢的深静脉系统，桡静脉、尺静脉及肱静脉常成对，分别伴行于桡动脉、尺动脉及肱动脉的两侧，腋静脉与锁骨下静脉一般为单根，少数人可见成对(图 10-24)。

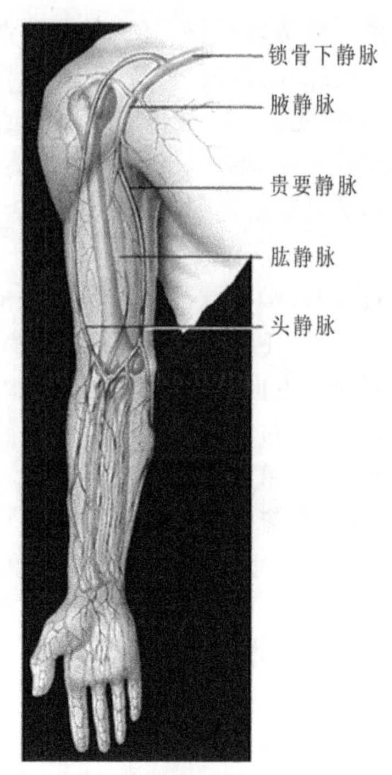

图 10-24　上肢深、浅静脉解剖示意图

浅静脉走行于皮下组织内，一般称为皮下静脉。头静脉、贵要静脉、肘正中静脉和前臂正中静脉构成了上肢的浅静脉系统。浅静脉不与动脉伴行而有其特殊的行径和名称。深浅静脉之间常通过穿静脉相互交通。上肢的深、浅静脉都具有重要的临床意义，因此均须检查。

上肢静脉除了管腔较大、管壁薄和属支较多以外，深、浅静脉都有一些静脉瓣，而深静脉的瓣膜更为丰富，在浅静脉汇入深静脉处常有瓣膜。静脉瓣对保障上肢静脉血流返回心脏起着重要作用。静脉瓣叶通常成对排列，但瓣叶数目也可为1～3个。从上肢的近心端到远心端，静脉瓣分布的密度增大。

(二)下肢静脉解剖

同上肢静脉一样，下肢静脉也分为深浅两大类。由于下肢静脉的回流要克服较大的地心引力，因此静脉瓣的配布要比上肢静脉更为密集。

下肢深静脉系统包括小腿的胫前静脉、胫后静脉、腓静脉、胫腓静脉干；腘窝处的腘静脉；大腿的股浅静脉、股深静脉和股总静脉。特别强调的是，股浅静脉属于深静脉系统。此外，部分教材亦将盆腔的髂外静脉和髂总静脉归入下肢静脉范畴(图 10-25)。深静脉与同名动脉相伴，胫前静脉、胫后静脉、腓静脉一般呈双支，25%的人的股浅静脉和腘静脉为双支。

下肢浅静脉系统主要由大隐静脉和小隐静脉构成。浅静脉位于两层筋膜之间(图 10-26)。

深静脉和浅静脉之间的交通是通过穿静脉实现的。相对于上肢，下肢的穿静脉临床意义重大。

二、四肢静脉检查方法

(一)超声仪条件

1.仪器

用于肢体静脉检查的超声仪器应具备以下的特征：极好的空间分辨力，超声频率在5～

15 MHz；极好的灰阶分辨力(动态范围)；多普勒对检测低速静脉血流信号敏感；具有彩色多普勒或能量多普勒，有助于确定小静脉及显示血流。

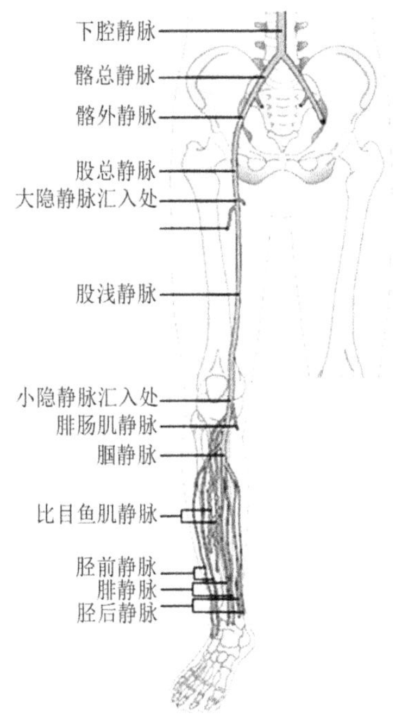

图 10-25　下肢深静脉解剖示意图

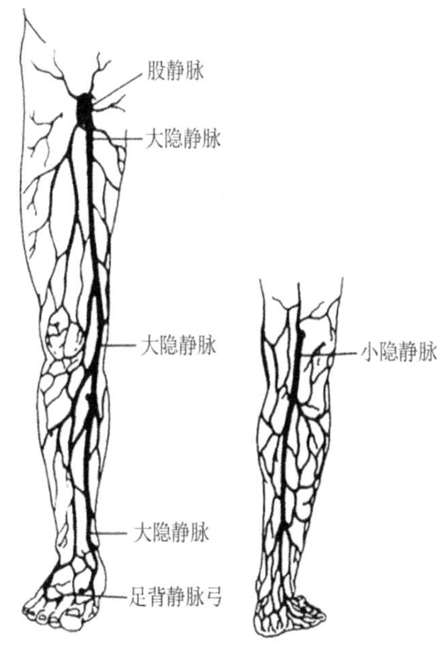

图 10-26　大、小隐静脉及其属支解剖示意图

2.探头类型及频率

上肢其他静脉比较表浅，则使用 7.5～10 MHz 的线阵探头，有时更高频率的探头效果更好。下肢静脉一般使用 5～7 MHz 线阵探头。锁骨下静脉、肢体粗大者、位置深在的静脉(如股浅静脉远心段)需使用 3.5 MHz 的凸阵探头。

3.预设条件

选用仪器内设的静脉检查条件，可迅速进入合适的检查条件。检查过程中根据不同静脉和目的随时调节。

（二）四肢静脉检查体位

1.上肢静脉检查体位

取仰卧位，也可取半坐卧位使静脉扩张而易于观察。上肢呈外展和外旋姿势，掌心向上。受检上肢外展角度以与躯干呈60°为宜，应注意避免过度外展，因为过度外展也会阻止正常血流并影响波形和波幅。

上肢浅静脉系统位置表浅，多位于皮下，一定要注意探头轻压，否则静脉会被压瘪而不能被探及。可利用探头加压横切扫查来观察上肢浅静脉有无血栓。

2.下肢静脉检查体位

下肢静脉足够膨胀是清晰显示的前提。一般来说，站立位较卧位更适合下肢静脉的检查，尤其对静脉反流、管壁结构和细小血栓的观察。也可取卧位（头高脚低）或坐位检查。所有的静脉超声检查时，检查室和患者应足够温暖以防止外周血管收缩而致静脉变细，导致超声检查困难。

（三）四肢静脉的探测步骤和观察要点

四肢静脉疾病主要包括静脉血栓和功能不全。每条（段）静脉的探测步骤和观察内容大致相同，不过，上肢静脉很少要求检查瓣膜功能。具体的探测步骤和观察内容叙述如下。

（1）观察静脉变异、内膜、管腔内回声情况：卧位检查如有困难，可站立位检查，由于站立位静脉膨胀，容易观察这些情况，特别适合于大部分或完全再通的血栓形成后综合征患者内膜和残存小血栓的观察。

（2）进行压迫试验：灰阶图像上横切扫查应用间断按压法或持续按压法，观察静脉腔被压瘪的程度。间断按压法是指探头横切按压血管，尽量使静脉腔被压瘪，然后放松，按顺序每隔1～2 cm反复进行，以完整扫查整条血管。持续按压法是指探头横切滑行时持续按压血管，观察管腔的变化。静脉腔被压瘪程度的判定主要依据压迫前后近、远侧静脉壁距离的变化。若探头加压后管腔消失，近、远侧静脉壁完全相贴，则认为无静脉血栓。否则，存在静脉血栓。

（3）观察静脉管腔内是否有自发性血流信号以及血流信号的充盈情况。

（4）检查瓣膜功能：彩色多普勒超声具有无创、简便、可进行半定量和重复性好的优点，能够判断反流的部位和程度，但对瓣膜数目、位置的判断不如X射线静脉造影准确。由于彩色多普勒超声在临床上的普遍使用，大大减少了有创检查方法（静脉压测定和静脉造影）的临床应用。

（5）挤压远端肢体试验：在人工挤压检查处远侧肢体放松后，同时观察静脉内的血液反流。有学者认为，由于这种检查方法能够获得由下肢静脉血液的地心引力所致的真实反流，故不仅可用于整条下肢静脉瓣膜功能的评价，而且其临床应用价值优于乏氏试验。但也有学者认为，人工挤压后放松不太可能使静脉血液的反向流速迅速增加，从而不能彻底地促使瓣膜闭合或诱发本来存在的反流，故其临床价值受到限制。必须注意，检查者挤压的力量不同，可导致相互间的超声测值的差异。从临床应用情况来讲，挤压远端肢体试验对小腿静脉瓣膜功能的评价有较大的帮助。

（6）乏氏（Valsalva）试验：乏氏试验是指患者做乏氏动作，通过测量髂静脉、股静脉的反流时间和其他相关参数，来判断下肢静脉反流的检查方法。有学者指出，乏氏试验是利用乏氏动作时阻碍血液回流而人为地诱发反流，在某种程度上不能反映下肢静脉的真实反流状况。

（7）下肢静脉瓣膜功能不全的定量分析：多数学者认为，反流时间＞0.5秒和反流峰速

＞10 cm/s的结合可作为深静脉瓣膜功能不全的诊断标准，从股浅静脉至静脉的反流时间之和＞4 秒，表明存在严重的静脉反流。反流时间＞3 秒和反流峰速＞30 cm/s 的结合与浅静脉慢性瓣膜功能不全密切相关。

三、正常四肢静脉超声表现

(一)灰阶超声

四肢主要静脉内径大于伴行动脉内径，且随呼吸运动而变化。正常四肢静脉具有以下四个超声图像特征：静脉壁非常薄，甚至在灰阶超声上都难以显示；内膜平整光滑；超声图像上管腔内的血流呈无回声，高分辨力超声仪可显示流动的红细胞而呈现弱回声；可压缩性：由于静脉壁很薄，仅凭腔内血液的压力会使静脉处于开放状态，探头加压可使管腔消失(图 10-27)。此特征在鉴别静脉血栓时具有重要意义。部分人在管腔内看见的瓣膜，经常见于锁骨下静脉、股总静脉及大隐静脉。瓣膜的数量从近端到远端是逐渐增多的。

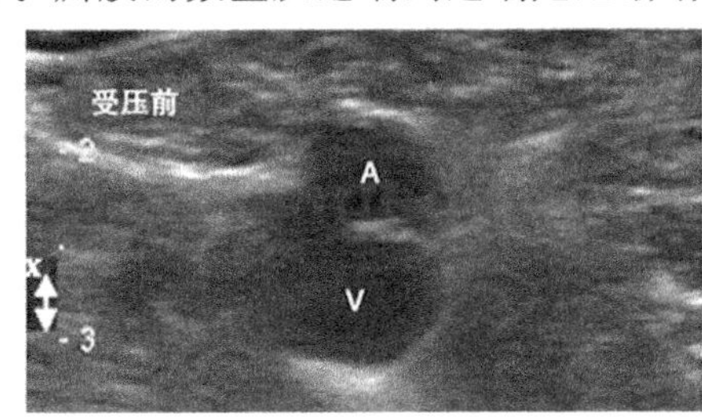

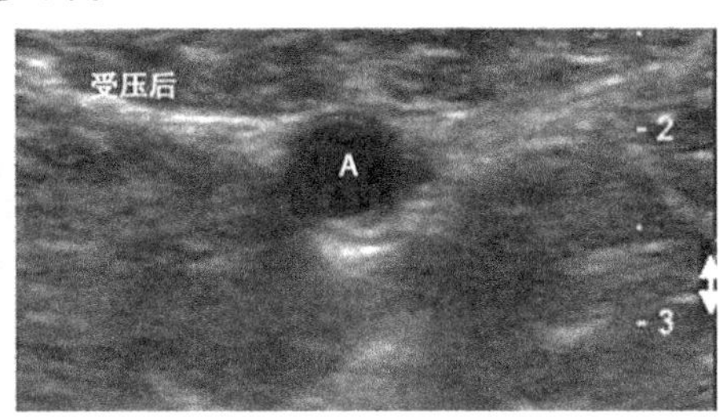

图 10-27　正常静脉(左：受压前；右：受压后)

(二)彩色多普勒

正常四肢静脉内显示单一方向的回心血流信号，且充盈于整个管腔(图 10-28)。挤压远端肢体静脉时，管腔内血流信号增强，而当挤压远端肢体放松后或乏氏动作时则血流信号立即中断或短暂反流后中断。有一些正常小静脉(桡、尺静脉，胫、腓静脉)可无自发性血流，但人工挤压远端肢体时，管腔内可呈现血流信号。当使用一定的外在压力后静脉管腔消失，血流信号亦随之消失。

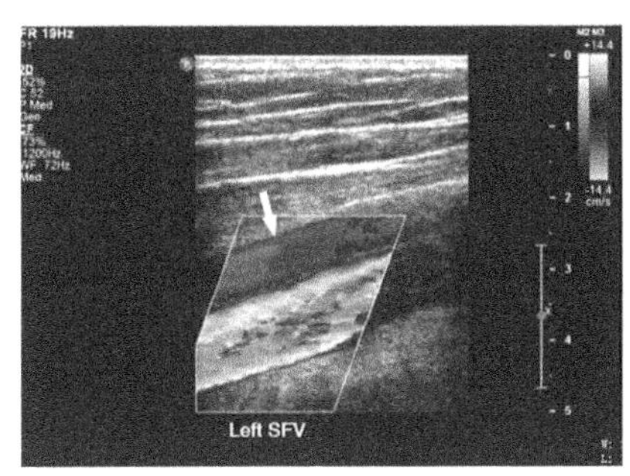

图 10-28　下肢静脉彩色多普勒图像(箭头所示为股浅静脉)

(三)脉冲多普勒

正常四肢静脉具有五个重要的多普勒特征：自发性、期相性、乏氏反应、挤压远端肢体时血流信号增强及单向回心血流。

1.自发性

当受检者肢体处于休息或活动状态时，大、中静脉内存在血流信号，小静脉内可缺乏自发血流。

2.呼吸期相性

正常四肢静脉的期相性血流是指血流速度和血流量随呼吸运动而变化。脉冲多普勒较彩色多普勒更能直观地观察四肢静脉血流的期相性变化。①上肢静脉：吸气时胸膜腔内压降低，右房压随之降低，上肢静脉压与右房压的压力阶差增大，上肢静脉血液回流增加、血流速度加快；呼气时则相反。此外，上肢静脉血流可存在搏动性，因上肢较下肢更接近心脏，心脏右侧壁的收缩也就更容易传递到上肢的大静脉，所以上肢静脉血流的这种搏动性变化会比下肢更明显，尤其是锁骨下静脉。②下肢静脉：血流的期相性变化正好与上肢静脉相反。吸气时，膈肌下降，腹内压增高，下腔静脉受压，下肢外周静脉与腹部静脉之间的压力阶差降低，造成下肢血液回流减少和血流速度减慢；呼气时则相反，表现为下肢静脉血流速度加快(图 10-29)。

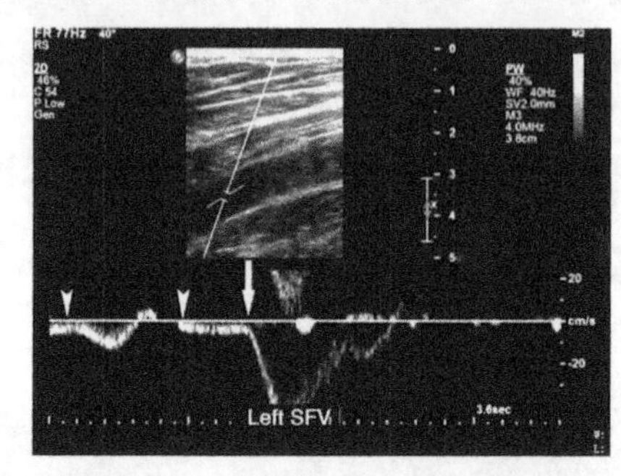

图 10-29　下肢静脉多普勒频谱

两端箭头所示之间，血流速度不断变化，提示呼吸期相性存在。挤压远端肢体后，血流速度增高(长箭头所示处)

当静脉血流缺乏期相性时，则变为连续性血流。它预示着检查部位近端、有时为远端严重的阻塞。

3.乏氏反应

正常乏氏反应是指乏氏试验时，即深吸气后憋气，四肢大静脉或中等大小的静脉内径明显增宽，血流信号减少、短暂消失甚至出现短暂反流。乏氏反应用于判断从检查部位至胸腔的静脉系统的开放情况。严重的静脉阻塞才引起异常的乏氏反应，当静脉腔部分阻塞时可以显示正常的乏氏反应。

4.挤压远端肢体血流信号增强

肢体静脉的突然受压，静脉回心血流量和流速增加，并可使静脉瓣完好的受压部位远端回流停止。如果挤压检查处远端肢体后，血流信号没有增强，则说明在检查部位近端的静脉存在阻塞；血流信号延迟或微弱的增强，提示近端静脉不完全阻塞或周围有侧支循环。

5.单向回心血流

因静脉瓣膜防止血液反流，故正常四肢静脉血液仅回流至心脏。

四、常见疾病

(一)四肢深静脉血栓形成

1.病理与临床

四肢深静脉血栓形成(deep vein thrombosis，DVT)是一种常见疾病，以下肢多见。在长期卧床、下肢固定、血液高凝状态、手术和产褥等情况下，下肢深静脉易形成血栓。血栓由血小板、纤维素和一层纤维素网罗大量红细胞交替排列构成，由于水分被吸收，血栓变得干燥，无弹性，质脆易碎，可脱落形成栓塞。血栓的结局有两种可能，一是血栓软化、溶解、吸收，另一种血栓机化，由血管壁向血栓内长入内皮细胞和成纤维细胞，形成肉芽组织，并取代血栓。下肢深静脉血栓形成可分为小腿静脉血栓形成(包括小腿肌肉静脉丛血栓形成)、股静脉-腘静脉血栓形成和髂静脉血栓形成。它们都可以逆行和/或顺行蔓延而累及整个下肢深静脉，常见的上肢深静脉血栓形成为腋静脉-锁骨下静脉血栓形成。

主要病因包括：①深静脉血流迟缓。常见于外科手术后长期卧床休息、下肢石膏固定的患者。②静脉损伤。化学药物、机械性或感染性损伤导致静脉壁破坏。③血液高凝状态。各种大型手术、严重脱水、严重感染及晚期肿瘤等均可增强血液的凝固性，为血栓形成创造了条件。

临床表现包括：①血栓远侧的肢体持续地肿胀，站立时加重。②患者有患肢疼痛和压痛，皮温升高，慢性阶段有瓣膜功能受损的表现，有浅静脉曲张。③如果血栓脱落可造成肺栓塞，70%～90%肺栓塞的栓子来源于有血栓形成的下肢深静脉，这对下肢深静脉血栓形成的正确诊断非常重要。

2.声像图表现

(1)急性血栓：指2周以内的血栓(图10-30)。其声像图表现为：①血栓形成后几个小时到几天之内常表现为无回声，1周后回声逐渐增强至低回声，边界平整。②血栓段静脉内径往往增宽，管腔不能被探头压瘪。③血栓在静脉腔内可自由飘动或随近端、远端肢体挤压而飘动。④血栓与静脉壁之间和血栓之间可见少量点状和线状血流信号；或血栓段管腔内无血流信号。⑤当血栓使静脉完全或大部分闭塞时，人工挤压远端肢体可见血栓近端静脉血流信号增强消失或减弱；血栓远端静脉血流频谱变为带状，失去周期性及Valsalva反应减弱甚至消失。

(2)亚急性血栓：指2周至6个月之间的血栓。其声像图表现为：①血栓回声较急性期增强。②血栓逐渐溶解或收缩，导致血栓变小且固定，静脉管径也随之变为正常大小。③血栓处静脉管腔不能被压瘪。④由于血栓的再通，静脉腔内血流信号逐渐增多。

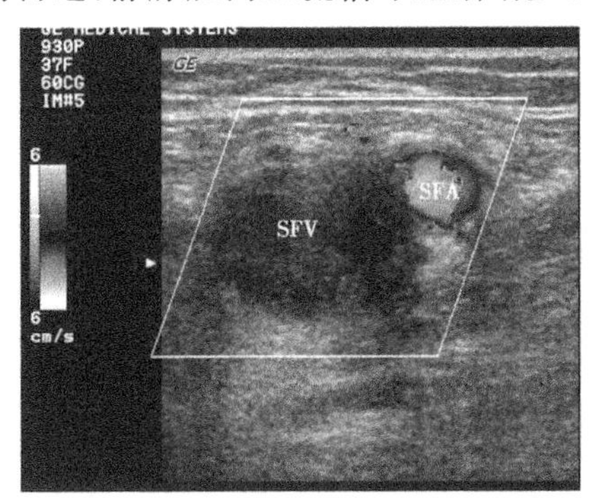

图10-30 急性股浅静脉血栓形成

图中所示股浅静脉明显扩张，管腔内充满低回声，未见明显的血流信号(SFV：股浅静脉；SFA：股浅动脉)

(3)慢性血栓：发生在6个月以上的血栓。其声像图表现为：①血栓为中强回声，表面不规则(图10-31)，位置固定。②血栓机化导致血栓与静脉壁混成一体，部分病例可能由于静脉结构紊乱而无法被超声辨认。③血栓段静脉内径正常或变小，管腔不能被完全压瘪，内壁毛糙、增厚。

④瓣膜增厚，活动僵硬或固定。当慢性血栓致使瓣膜遭受破坏丧失正常功能时，挤压远端肢体放松后或 Valsalva 试验时静脉腔内可见明显的反流信号。⑤部分再通者，血栓之间或血栓与静脉壁之间可见部分血流信号；完全再通者，静脉腔内基本上充满血流信号。血栓段静脉周围可见侧支循环血管。

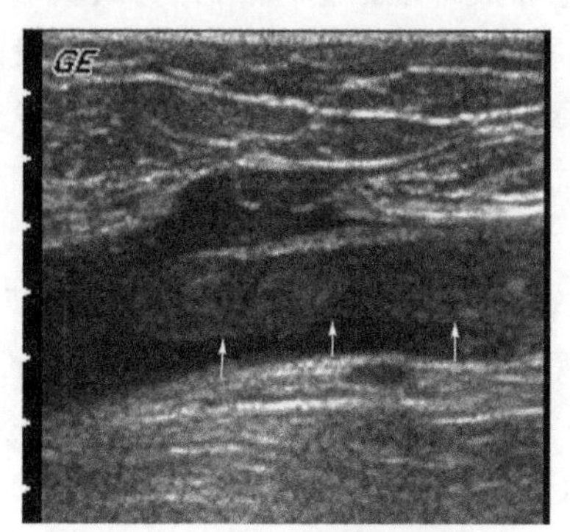

图 10-31　股静脉慢性血栓

超声提示：右下肢股总、股浅静脉血栓形成

3.鉴别诊断

(1)急性与慢性肢体静脉血栓的鉴别。两者的鉴别依据见表 10-10。

表 10-10　急性与慢性肢体静脉血栓的鉴别要点

项目	急性血栓	慢性血栓
回声水平	无或低回声	中强回声
表面	平整	不规则
稳定性	漂浮	固定
血流信号	无或少量	再通后有
侧支循环血管	无	有

(2)将正常四肢静脉误认为静脉血栓。这是由于仪器调节不当、图像质量差以及探头挤压后静脉被压瘪等原因造成。见于髂静脉、收肌管裂孔处的股浅静脉及腘静脉以及小腿深部的静脉。

(3)四肢静脉血栓与静脉周围的肌肉、脂肪及浅表软组织的鉴别。由于探查方法不当如探头用力过大，某些小的深部静脉缺乏自发性血流信号等原因，可将上述组织结构误认为静脉血栓。这种情况可发生于头静脉、贵要静脉及大隐静脉等浅静脉系统以及小腿深部静脉。

(4)四肢静脉血栓与外压性静脉狭窄的鉴别诊断。手术后、肿瘤压迫、左髂总静脉受压综合征及胸出口综合征等因素均可因静脉变狭窄导致静脉回流障碍而引起肢体肿胀。血栓与外压性静脉狭窄虽然临床表现有相似之处，但治疗方法完全不同。必须注意，外压性静脉狭窄导致的静脉回流障碍与血栓引起的静脉回流受阻所致的远心段静脉血流频谱具有相似的改变，但采用灰阶超声观察梗阻处的静脉及其周围结构是正确鉴别的关键。

(5)四肢静脉血栓与静脉血流缓慢的鉴别。当静脉管腔内血液流动缓慢或使用较高频率探头时，血液可表现为似云雾状的血栓样回声，采用压迫试验可很好地鉴别。而且，血栓一般不移动，仅新鲜血栓可随肢体挤压而飘动。

(6)四肢静脉血栓与肢体淋巴水肿的鉴别。淋巴水肿是淋巴液流通受阻或淋巴液反流所致的浅层组织内体液积聚，以及继而产生的纤维增生、脂肪硬化、筋膜增厚及整个患肢变粗的病理状态。早期淋巴水肿与四肢静脉血栓形成的临床表现有相似之处，应注意鉴别。前者除在炎症急性发作期，患者一般没有痛苦，彩色多普勒超声检查静脉血流通畅；而后者发病开始时，患者首先感觉有受累静脉区的钝性胀痛及压痛，数小时内，水肿迅速发展，累及部分或整个肢体。晚期淋巴水肿的临床表现比较特别，表现为患肢极度增粗与典型的橡皮样改变，与四肢静脉血栓较易鉴别。两者鉴别的关键是静脉血流是否通畅。

（二）下肢深静脉瓣膜功能不全

1.病理与临床

下肢深静脉瓣膜功能不全是临床常见的静脉疾病之一。瓣膜功能不全时，造成血液反流，静脉高压。分为原发性与继发性两类。前者病因尚未完全阐明，可能与胚胎发育缺陷及瓣膜结构变性等因素有关。后者是继发血栓形成后的后遗症，故又称下肢深静脉血栓形成后综合征。两者临床表现均为下肢深静脉功能不全所引起的一系列症状，包括下肢胀痛、肿胀、浅静脉曲张，足靴区皮肤出现营养性变化，有色素沉着，湿疹和溃疡。

2.声像图表现

(1)原发性下肢深静脉瓣膜功能不全表现为静脉增粗，内膜平整，管腔内无实性回声，探头加压后管腔能被压瘪，瓣膜纤细、活动良好，以及血液回流通畅、充盈好。

(2)继发性下肢深静脉瓣膜功能不全则表现为静脉壁增厚，内膜毛糙，内壁及瓣膜窦处可附着实性回声，血栓处管腔不能被完全压瘪，瓣膜增厚、活动僵硬或固定，以及血栓处血流信号充盈缺损。

(3)不管是原发性还是继发性下肢静脉瓣膜功能不全，均表现为挤压远端肢体放松后或Valsalva 试验时管腔内血液反流(图 10-32)。利用多普勒频谱可测量静脉反流持续时间、反流最大流速和反流量等。有学者建议采用持续反流时间来判断静脉反流程度。若超声发现某段深静脉反流持续时间>1 秒，则一般可提示该静脉瓣膜功能不全。轻度反流，1～2 秒；中度反流，2～3 秒；重度反流，>3 秒。

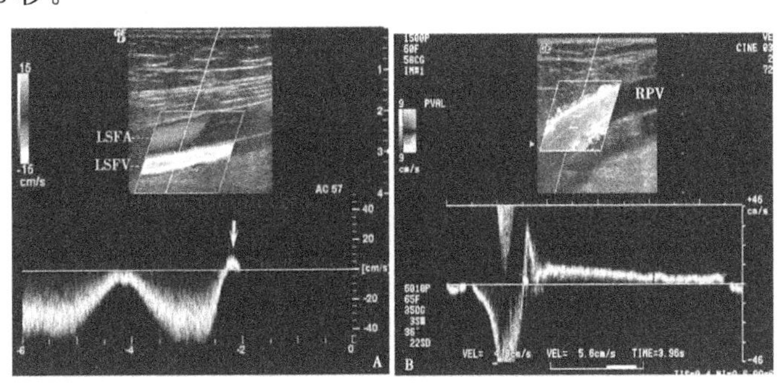

图 10-32　Valsalva 试验

A.Valsalva 动作时正常股浅静脉的频谱多普勒，箭头所指为 Valsalva 动作时的短暂反流；B.原发性腘静脉瓣膜功能不全，基线上方为反流频谱，持续反流时间为 3.96 秒

3.鉴别诊断

(1)下肢深静脉瓣膜功能不全与正常下肢深静脉的鉴别：在许多无下肢深静脉瓣膜功能不全症状的受试者中，经常可发现挤压远端肢体放松后或 Valsalva 试验时有短暂反流，但持续时间

一般在0.5秒以内。而有明显此症状的受试者中，一般反流持续时间＞1秒。当反流持续时间介于0.5～1秒，则可疑下肢深静脉瓣膜功能不全。

(2)原发性与继发性下肢深静脉瓣膜功能不全的鉴别：若发现静脉腔内有明显的血栓或患者有血栓史，一般认为这种瓣膜功能不全是继发性的。但是，深静脉血栓后血流完全或绝大部分再通后所致瓣膜功能不全与原发性的鉴别存在一定的困难，然而只要认真检查，还是可以辨别的。

五、临床价值

彩色多普勒超声能够提供下肢深静脉的解剖和功能信息，可以观察深静脉开放的情况和血栓后异常的范围，以及反流的分布和程度。

(杨　斌)

第十一章

妇科超声诊断

第一节 盆腔疾病

一、盆腔炎性疾病(pelvic inflammatory disease,PID)

(一)病理与临床

盆腔感染的主要途径是上行感染,微生物由阴道和宫颈向上蔓延,经过子宫内膜感染输卵管黏膜。微生物培养标本中发现的病原菌通常是多种的,包括淋球菌、沙眼衣原体,以及需氧和厌氧细菌。而且,病原菌的种类和数量取决于获取标本时疾病所处的不同发展阶段。子宫内膜炎常常是急性盆腔炎的一部分,炎症导致宫颈粘连闭塞后可发生宫腔积脓。病变进一步发展形成输卵管炎,是最常见、最具代表性的一类盆腔炎。病灶多位于子宫后方或阔韧带后叶与肠管间粘连处。典型症状为下腹疼痛伴发热,可以出现膀胱或直肠刺激症状。如果炎症累及卵巢并形成脓肿时,则称为输卵管-卵巢脓肿。单独的卵巢脓肿极少见。炎症消退后产生纤维粘连,造成输卵管伞端闭锁,输卵管内液体积聚,形成输卵管积水,输卵管卵巢脓肿可演变为输卵管卵巢积水。结核性盆腔炎往往继发于身体其他部位的结核,其中,输卵管结核占90%,并且多为双侧性。

(二)声像图表现

(1)子宫内膜炎时声像图无特异性表现,往往仅有非特异性的内膜增厚、不规则或有少量的宫腔积液。

(2)卵巢、输卵管病变在疾病的早期声像图表现可以完全正常。诊断必须结合临床。

(3)宫腔积脓时超声检查可见宫腔扩张,根据感染和出血程度的不同,液体的回声不同。发现宫腔积脓后,应考虑宫颈口闭塞的原因,寻找有无占位性病变。

(4)典型的输卵管积水或积脓(图 11-1):输卵管积水形成梭形或腊肠形的无回声区,内见不完整分隔(输卵管皱襞),积脓时无回声区内见点状低回声,或呈低回声表现,大小粗细在不同病例间差异较大。包块壁由输卵管形成,壁的厚薄在急慢性炎症表现不同,一般急性期输卵管壁增厚,边界不清;慢性期壁薄。有时沿着扩张的输卵管可以追踪到子宫角区域。

(5)输卵管卵巢脓肿时,附件区见多房囊性混合回声区,囊肿壁增厚,壁上可见多个结节样强回声突起,大小均匀,内有光点及中等回声光团,为脓液、细胞碎片和结缔组织产生的回声;包块与周围组织粘连;子宫直肠陷凹可见积液。图像与卵巢浆液性肿瘤相似。

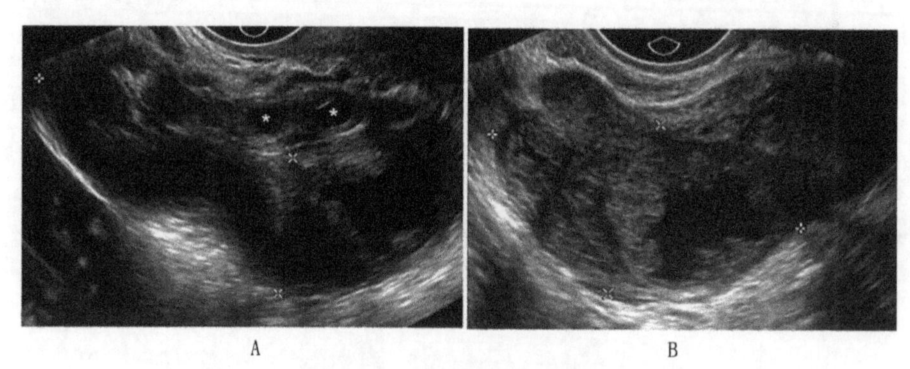

A　　　　　　　　　　B

图 11-1　输卵管炎症、积水

A.附件区混合回声呈腊肠样，内有不完整分隔，卵巢位于其一侧；

B.同一患者附件区混合回声，内见低回声及不规则无回声区（*：卵泡）

（三）鉴别诊断

1.需与卵巢瘤样病变鉴别

黄体囊肿随诊可见变化（缩小或消失）；巧克力囊肿内见细小密集的点状回声。而输卵管积水未累及卵巢时可探及正常卵巢回声，这一点对鉴别诊断很重要。应仔细观察两侧卵巢回声、囊性包块内有无不完整分隔等，以明确输卵管积水的诊断。

2.需与卵巢肿瘤鉴别

输卵管卵巢炎、输卵管卵巢脓肿等，均表现为非特异性的囊实性包块，且盆腔炎时 CA125 也可以升高，因此临床及超声上与卵巢肿瘤鉴别比较困难。若包块内或其旁见到正常卵巢回声，则炎性包块可能性很大；另外，双侧性囊实性包块，尤其是可见卵巢样结构时，为炎性包块。但是在某些病例中，特别是缺乏盆腔炎临床症状时，输卵管卵巢炎、输卵管卵巢脓肿的声像图表现不易与肿瘤，特别是有时与恶性肿瘤鉴别不易，需行穿刺或腹腔镜手术检查明确诊断。

二、异位妊娠

（一）病理与临床

孕卵在子宫腔以外着床发育，称为异位妊娠，又称为宫外孕。以输卵管妊娠最为多见，约占异位妊娠的 95%，其中又以输卵管壶腹部妊娠最多见。异位妊娠的临床症状包括停经、阴道淋漓出血、腹痛和附件区包块等。尿 HCG 呈阳性及血 HCG 升高。异位妊娠破裂造成腹腔内出血时，可并发出血性休克，延误处理可危及患者生命。其他异位妊娠约占异位妊娠的 5%，包括宫角妊娠、剖宫产瘢痕妊娠、卵巢妊娠、残角子宫妊娠、腹腔妊娠等，此处主要描述输卵管壶腹部妊娠的声像图特点和诊断。

（二）声像图表现

(1)子宫腔内未见孕囊，子宫内膜增厚，有时宫腔内可出现假孕囊征（单环状无回声）。

(2)输卵管壶腹部妊娠的病灶多位于子宫与卵巢之间。根据妊娠囊是否破裂可分为孕囊型和包块型两种。孕囊型表现为附件区厚壁囊性回声，有面包圈征，内见胎芽及胎心搏动或未见胎芽及胎心搏动；包块型宫外孕无面包圈征，表现为附件区包块，依据破裂出血时间长短、出血量大小可表现为不均匀中低/中等/中高回声包块，内部回声不均（图 11-2）。

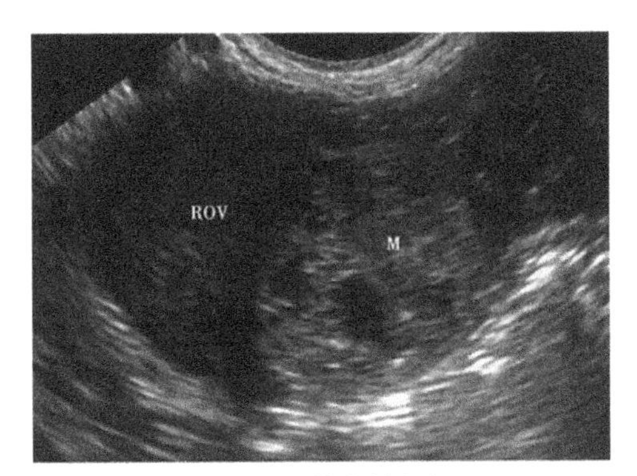

图 11-2 输卵管妊娠

右侧卵巢(ROV)与子宫之间中高回声光团(M)

(3)输卵管妊娠破裂时,附件区可见形态不规则的中高回声包块,边界模糊,可将卵巢包绕其中。子宫直肠窝、子宫前方及双侧宫旁均可出现积液,内含细密点状回声。

(4)CDFI:多能够显示异位妊娠病灶周边环绕血流。

(三)鉴别诊断

宫外孕具有典型的妊娠囊特征时容易明确诊断。破裂出血型宫外孕呈不均匀回声包块,且有急腹症表现,应与黄体囊肿破裂、卵巢肿瘤蒂扭转等相鉴别。黄体囊肿破裂出血时,患者有腹痛和内出血的症状,附件区可出现不均匀中低回声包块伴子宫直肠凹内积液,临床症状及声像图表现与异位妊娠相似,但其包块位于卵巢内,有助鉴别。宫外孕合并黄体囊肿破裂出血时,鉴别困难。

三、原发性输卵管癌

(一)病理与临床

原发性输卵管癌罕见,多发生于绝经后老年女性。单侧多见,输卵管呈结节状或腊肠样增大,切面见灰白色乳头状或菜花样肿物,镜下特征为腺癌。本病早期无特异性症状,进展期出现输卵管癌三联征,即阴道排液、腹痛、盆腔包块。阴道排液是特征性症状,呈间歇性,多为浆液性、黄色、无臭液体,有时为血性液体,阴道排液前可出现一侧下腹部疼痛。

(二)声像图表现

见图 11-3。

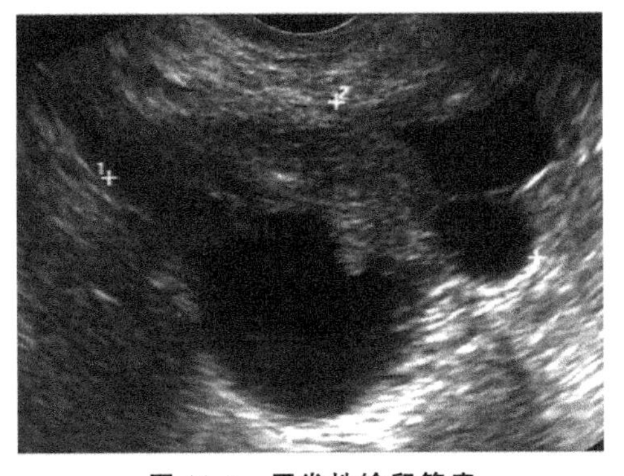

图 11-3 原发性输卵管癌

肿物位于宫旁附件区，呈囊实性混合回声，多为腊肠形或类圆形，内见不规则实性中等或中低回声，有时可见乳头状回声；子宫宫腔可见积液。CDFI：于实性成分内可见血流信号。

(三)鉴别诊断

本病应与输卵管炎性包块和卵巢肿瘤相鉴别，临床特征是鉴别的有力帮助。但鉴别较困难，诊断依靠手术病理获得。

四、盆腔静脉淤血综合征(pelvic congestion syndrome，PCS)

(一)病理与临床

本病可分为原发性和继发性两类，原发性 PCS 是指由于卵巢静脉瓣功能障碍导致卵巢静脉、宫旁静脉扩张迂曲、流速减低，Valsalva 动作时可见反流引起的一系列不适综合征，主要有盆腔慢性钝痛、压迫感和沉重感等。继发性 PCS 是由于静脉以外因素造成的静脉扩张迂曲，病因包括：胡桃夹现象和盆腔血供增多等，后者包括炎症、多次妊娠和较大子宫肌瘤等；输卵管结扎术也是引起 PCS 的原因之一。

(二)声像图表现

超声显示盆腔静脉扩张呈串珠状、蚯蚓状、湖泊样无回声区，内径 5～10 mm(图 11-4)；静脉流速低，Valsalva 动作时可出现反向血流信号；可伴有子宫肌层弓形静脉扩张。

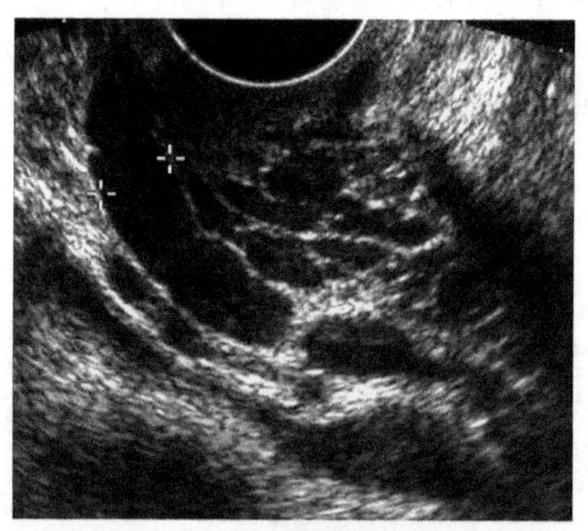

图 11-4　盆腔静脉淤血综合征

宫旁可见迂曲的静脉丛回声，呈湖泊样或串珠状，最宽 0.78 cm，内见细密光点

(三)鉴别诊断

主要与包裹性积液相鉴别，CDFI 特征结合 Valsalva 动作表现可明确诊断。

五、盆腔包裹性积液

(一)病理与临床

常见于盆腔炎、卵巢子宫内膜异位症、盆腹腔手术或创伤后，囊肿周边有间皮细胞围绕，囊肿的直径可达 20 cm，囊内液体可以是无色透明，也可以是血性的。患者出现下腹疼痛，并可扪及肿块，囊肿合并感染时有发热。包裹性积液手术治疗后复发率高，可达 30%～50%。

(二)声像图表现

常见表现为无回声区，形态欠规则，张力低，有时内部可见纤细的分隔；有时无回声区内可以见到形态正常的卵巢或输卵管伞端，居于一侧(图 11-5)。

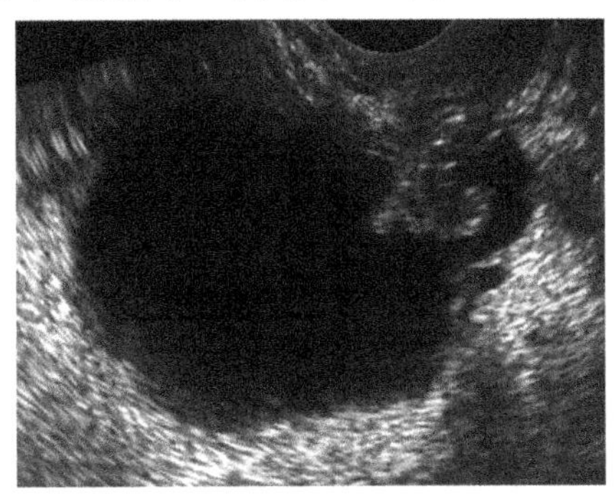

图 11-5 盆腔包裹性积液

一侧附件无回声区，形态欠规则，张力低，内可见输卵管伞端被包绕其中

(三)鉴别诊断

1.卵巢冠囊肿

也在囊肿旁见到正常卵巢，应与包裹性积液相鉴别。卵巢冠囊肿的形态多为圆形或椭圆形，有一定张力，有助鉴别。

2.淋巴囊肿

患者有手术史，进行淋巴结清扫手术后易出现淋巴囊肿，淋巴囊肿为圆形或椭圆形囊肿，且有特定的发生部位，即双侧的髂血管旁，而包裹性积液可发生在盆腔不同部位。

六、盆腔手术后血肿或脓肿形成

(一)病理与临床

盆腔手术后患者出现血红蛋白进行性下降或不明原因的发热时，应考虑有无活动性出血或脓肿形成。此时超声检查的主要目的是判断有无血肿、脓肿及其部位。出血可以发生在腹膜内、腹膜外(如筋膜下)、腹壁内，所以超声检查的部位应包括：腹壁手术切口处和膀胱前方。

(二)声像图表现

1.血肿

(1)筋膜下血肿：往往发生在腹直肌的深面，位于腹膜外，为无回声包块内部有点状强回声，或因血块收缩而呈囊实性包块。出血进一步增多时，包块向下延伸可达耻骨后。

(2)膀胱反折处血肿：往往发生在剖宫产术后，包块位于膀胱后方、子宫下段手术切口附近。出血进一步增多时，包块在两侧阔韧带内延伸。

2.脓肿

血肿可继发感染形成脓肿。可在超声引导下穿刺抽液等，既是诊断也是治疗。

3.肾积水

血肿或脓肿压迫输尿管，可引起同侧肾积水。手术损伤也可造成同侧肾积水。超声可帮助判断肾积水的程度和原因。

(三)鉴别诊断

患者有明确手术史，术后出现血红蛋白进行性下降、发热等临床症状，结合超声检查显示腹水、混合回声包块、同侧肾积水等，诊断并不困难。需鉴别的疾病包括手术未能切除的肿物、腹腔肿大的淋巴结、淋巴囊肿等。综合分析声像图特点、血清学检验及临床症状是鉴别的关键。

七、盆腔手术后淋巴囊肿

(一)病理与临床

本病为妇科恶性肿瘤淋巴清扫术后的并发症之一，由于淋巴管手术结扎而造成淋巴液回流障碍形成潴留性囊肿，一般发生于术后1周，单侧或者双侧均可发生，多位于双侧髂窝区域、髂血管旁及腹股沟区域。较小的未经治疗可自行缓慢消失，较大囊肿产生压迫症状或炎症、出血，引起发热、腹痛，需要治疗，可于超声引导下进行囊肿穿刺引流。

(二)声像图表现

位于髂血管旁的无回声区，体积变化较大。内部回声多为透声好的无回声，合并出血和炎症反应时出现内部透声性差、可见细密点状低回声，少数病例囊内见部分薄的分隔。CDFI：内部未见血流信号。

(三)鉴别诊断

本病应与包裹性积液、复发肿瘤和淋巴结肿大相鉴别，根据其特殊部位、内部回声特点较易鉴别。

八、妇科恶性肿瘤术后盆腔复发病灶

(一)病理与临床

妇科恶性肿瘤的恶性程度普遍较高，手术后不乏复发病例。其中卵巢癌的复发可位于腹腔脏器、肠系膜和大网膜表面，而阴道残端并不一定出现病灶，检查时应当进行全面的全腹腔扫查。而宫颈癌、子宫内膜癌及子宫肉瘤等的复发病灶主要位于阴道残端，其形态不规则，内部回声特点与原发病相似。临床症状包括下腹胀痛、腰痛、腹部扪及包块。部分患者可无明显自觉症状。

(二)声像图特点

不同组织学类型肿瘤的复发病灶具有不同的声像图特点，浆液性乳头状癌的复发病灶呈囊实性(图11-6)，而肉瘤的复发病灶可呈完全实性的病灶(图11-7)。CDFI：实性成分内常常出现较丰富血流信号。

(三)鉴别诊断

囊实性病变应与盆腔术后包裹性积液或血肿相鉴别，结合临床特征、血液检查等手段可以帮助鉴别。实性病变应与盆腔淋巴结肿大相鉴别，CDFI特点和病变部位有助于鉴别。

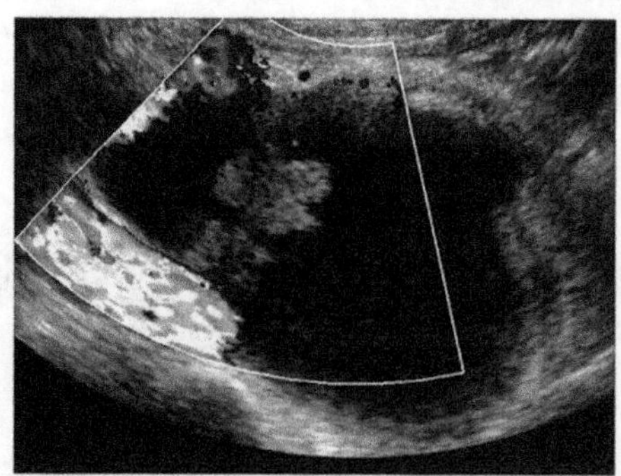

图11-6 卵巢浆液性乳头状癌术后复发病灶

患者系低分化卵巢浆液性乳头状癌3c期分期术后6年，发现腹部包块及CA125升高来检查。图中可见混合回声，形态不规则，内可见乳头状中等回声及无回声。CDFI：于中等回声内可见点状血流信号

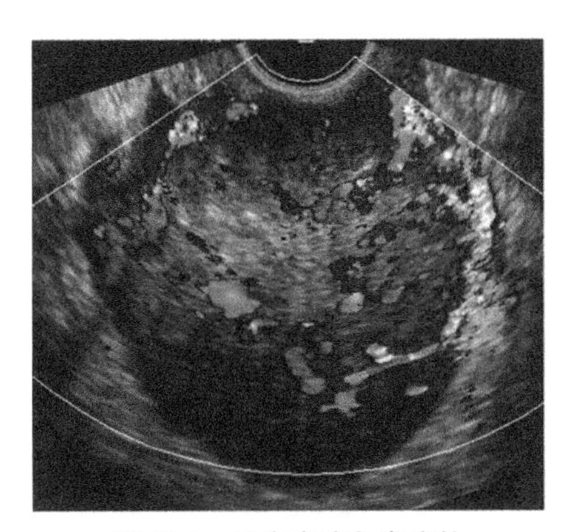

图 11-7　子宫肉瘤复发病灶

患者因子宫肉瘤两次手术，子宫、双侧附件已切除，腹痛并发现腹部包块半年来检查，图中可见盆腔中低回声，边界尚清，形态不规则；CDFI：内见条状分支血流信号

（孙　芹）

第二节　子宫疾病

一、子宫先天性发育异常

子宫先天性发育异常是生殖器官发育异常中最常见的，临床意义亦比较大。

（一）病理与临床

女性生殖器官在胚胎发育过程中，若受到某些内在或外来因素的影响，两侧副中肾管在演化过程的不同阶段停止发育，形成各种子宫发育异常。副中肾管发育不全所致异常包括先天性无子宫、始基子宫、子宫发育不良或幼稚子宫、单角子宫、残角子宫等；副中肾管融合障碍所致异常包括双子宫、双角子宫；副中肾管融合后中隔吸收受阻所致异常为纵隔子宫。女性生殖系发育异常多于青春期后发现，患者常因原发性闭经、周期性腹痛、自然流产等就医。

（二）声像图表现

1.先天性无子宫

于充盈的膀胱后作纵向、横向扫查，均不能显示子宫的声像图。常合并先天性无阴道，不能探及阴道回声；双侧卵巢可显示正常。

2.始基子宫

于充盈的膀胱后方探及条索状呈低回声的肌性结构，长径＜2 cm，难辨宫体宫颈结构，无宫腔线和内膜回声。常不能探及阴道回声，双侧卵巢可显示正常。

3.子宫发育不良

又称幼稚子宫。表现为青春期后女性子宫的各径线均小于正常，宫体前后径＜2 cm，宫颈相对较长，宫体与宫颈的长径之比≤1。可显示宫腔线和内膜回声，内膜较薄。

4.单角子宫

单角子宫的二维超声表现常不明显，有时可见子宫向一侧稍弯曲，宫底横切面显示子宫横径偏小，仅见一侧宫角；三维超声对诊断帮助较大，于三维成像的子宫冠状切面上仅可见一个宫角，并向一侧略弯曲(图 11-8)。

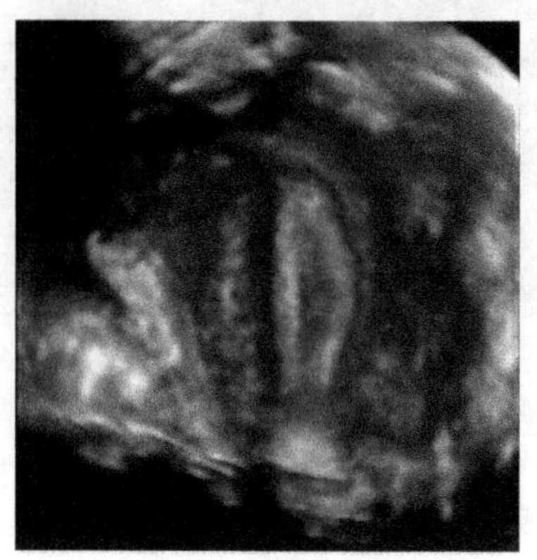

图 11-8 单角子宫

三维超声成像显示左侧宫角缺如，仅见右侧宫角

5.残角子宫

(1)无内膜型残角子宫的声像图表现：盆腔内见一发育正常子宫，其一侧可见一低回声包块，回声与子宫肌层相似，但与宫颈不相连，需与浆膜下肌瘤相鉴别。

(2)有内膜相通型残角子宫，表现为子宫一侧见与子宫相连的低回声包块，中央可见内膜回声(图 11-9)。

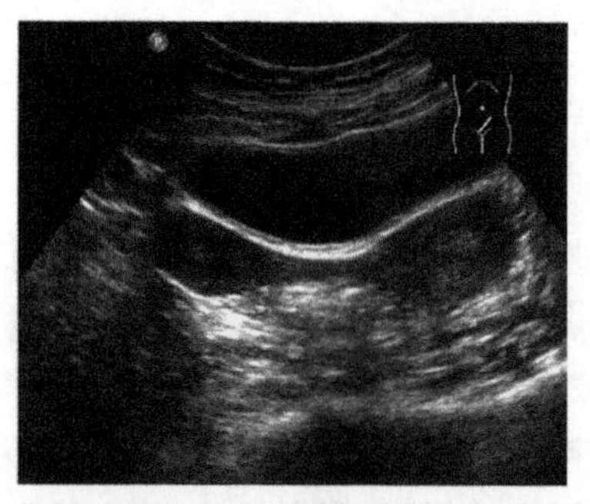

图 11-9 残角子宫

图像显示附件区见一实性低回声包块与子宫相连，其中心可见内膜回声

(3)有内膜不相通型残角子宫，月经初潮后即形成残角子宫腔积血，表现为子宫一侧见中心为无回声的囊实性包块。

6.双子宫

在动态纵向及斜向扫查时可见两个完全分开的独立子宫回声，均有完整的内膜、肌层和浆膜层。横切面观察尤为清楚，见两个子宫体完全分开，之间有深的凹陷，内部均可见内膜回声。两个子宫大小相近或其中之一稍大。常可探及两个宫颈管及阴道的回声(图 11-10)。

7.双角子宫

子宫外形异常，见两个分开的宫角，即子宫上段完全分开，子宫下段仍部分融合；子宫横切面观察，可见子宫底部增宽，中间凹陷呈 Y 形；子宫腔内膜回声也呈 Y 形。三维超声获得的子宫冠状切面显示宫底部凹陷，见两个分开的宫角，整个子宫外形呈 Y 形，内膜形态也呈 Y 形。

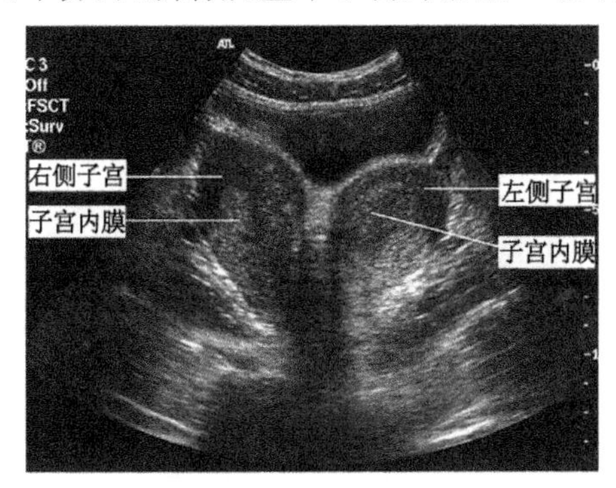

图 11-10 **双子宫**

图像显示两个独立完整的子宫

8.纵隔子宫

子宫底部横径稍增宽，连续横切面扫查显示宫腔中部见从宫腔下段至宫底处逐渐增厚的低回声带，将子宫内膜分隔开来。三维超声获得的子宫冠状切面显示宫底形态正常，内膜呈 V 形（完全性纵隔子宫）或 Y 形（不完全性纵隔子宫）。三维超声不仅可以清晰显示宫腔中的纵隔长度，鉴别完全性与不完全性纵隔子宫，而且还可以显示纵隔的形态、厚度等（图 11-11）。

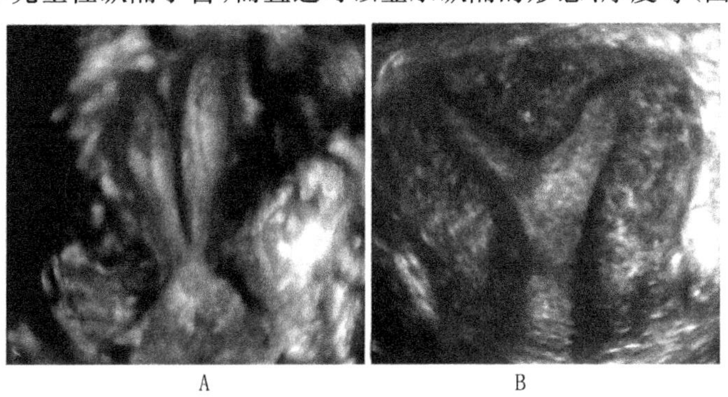

图 11-11 **纵隔子宫**

A.完全性纵隔子宫；B.不完全性纵隔子宫

(三)鉴别诊断

残角子宫应与浆膜下肌瘤、卵巢实性肿瘤、宫外孕包块等相鉴别。双角子宫应注意与部分性纵隔子宫相鉴别，前者子宫外形及宫腔内膜回声均呈 Y 形；后者宫腔内膜回声呈 Y 形，但子宫外形正常。

二、子宫腺肌症

(一)病理与临床

子宫腺肌症是指子宫内膜腺体及间质侵入子宫肌层，是子宫内膜异位症最常见的形式之一。多发生在 30～50 岁女性。其发病机制尚未完全阐明。异位的子宫内膜弥散于子宫肌壁（以后壁多见），在性激素作用下发生周期性少量出血，在局部形成微小囊腔，肌纤维弥散性反应性增生。大体病理上，于肌层组织内见增粗的肌纤维和微囊腔。局灶性的子宫腺肌症病灶称为子宫腺肌瘤。

子宫腺肌症的主要临床表现为痛经进行性加重，经期延长及月经量多。妇科检查时扪及增大而质硬的子宫。

（二）声像图表现

见图 11-12。

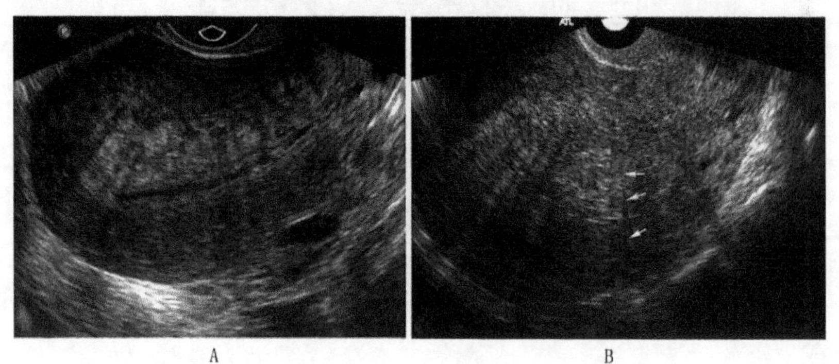

图 11-12　子宫腺肌症

A.子宫前壁肌层弥漫增厚，回声不均，可见条索状及片状中强回声，间以蜂窝状小低回声区；B.箭头示栅栏状细线样声影

（1）子宫增大，形态饱满，前后壁肌层多不对称性增厚，后壁肌层增厚较前壁多见；或仅表现为后壁或前壁的明显增厚。

（2）受累肌层回声增强、明显不均，见紊乱的点状或条索状强回声，间以蜂窝状小低回声区，有时也可见散在的小无回声区，仅数毫米。

（3）肌层内及子宫后方常伴有栅栏状细线样的声影。

（4）腺肌瘤时，可见肌层内局灶性中低回声区，单发多见，边界不清，周边无包膜回声及声晕，内部见点条状血流信号。

（5）可伴发卵巢巧克力囊肿。

（三）鉴别诊断

局灶性的子宫腺肌瘤须与子宫肌瘤相鉴别。子宫肌瘤周边有假包膜，边界清楚，周边可见环绕或半环绕的血流信号。

三、子宫肌瘤

（一）病理与临床

子宫肌瘤是女性生殖器最常见的良性肿瘤，由子宫平滑肌组织增生而成。多见于中年女性。大多数患者无明显症状，仅是在妇科检查时偶然发现。根据生长部位的不同分为肌壁间肌瘤、浆膜下肌瘤及黏膜下肌瘤。子宫肌瘤的临床症状与肌瘤的生长部位、生长速度、大小等有关。主要症状包括：①月经改变，如月经周期缩短、经量增多、经期延长。②压迫症状，如尿频、排尿障碍、便秘等。③疼痛，肌瘤本身不引起疼痛，一般最常见的症状是下腹坠胀、腰背酸痛等。④阴道分泌物增多。⑤贫血等。

（二）声像图表现

子宫肌瘤的声像图表现各异，取决于肌瘤的大小、部位和生长时间长短。

1.子宫的形态和大小

肌瘤为多发或位于子宫表面时，子宫体积增大、形态失常；有蒂的浆膜下肌瘤有时可清楚地观察到肌瘤与子宫相连的蒂（图 11-13A）；单发的小肌瘤位于肌层内，子宫形态和大小无明显异常。

2.宫腔线位置

宫腔线可因肌瘤的压迫变形、移位，黏膜下肌瘤时内膜基底处可见内膜线中断，宫腔内见低回声或中等回声区（图 11-13B）。

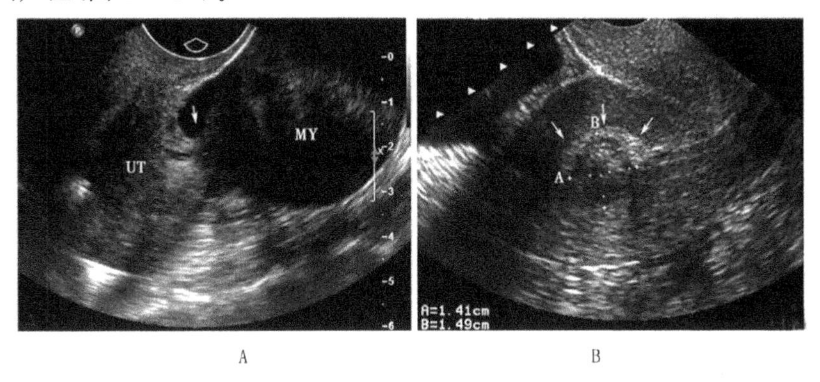

A　　　　B

图 11-13　子宫肌瘤

A.子宫左侧实性低回声包块，箭头所指为其与子宫相连的蒂部；B.子宫黏膜下肌瘤子宫后壁内膜下方见 1.5 cm×1.8 cm×1.4 cm 低回声，约 50%的体积突向宫腔，其前方可见内膜受压弯曲（箭头所示）

3.肌瘤的回声特征

子宫肌瘤声像图以低回声为主，根据平滑肌组织及纤维组织的构成和排列不同，其回声分布有所差异。以平滑肌组织成分为主的肌瘤，回声低，后方可有声衰减；纤维组织增多时，肌瘤的回声相对增强；肌瘤较大时可发生囊性变，出现回声明显不均区域及无回声区。若肌瘤有钙化时，钙化部分呈强回声带，肌瘤内见灶状、团块状、半环状或环状强回声区，后方伴声影，肌瘤钙化更多见于绝经后。较大的肌瘤内部可呈旋涡状回声，并伴有不同程度的后方衰减。

4.彩色多普勒血流

血流信号多分布在肌瘤病灶的周边区域，病灶周边的假包膜区域常见环状或半环状血流，包绕肌瘤。

(三)鉴别诊断

1.子宫黏膜下肌瘤与子宫内膜息肉鉴别

子宫黏膜下肌瘤多为低回声，基底处可见内膜线中断。子宫内膜息肉多为中强回声，基底处内膜连续性无中断。

2.卵巢肿瘤

子宫浆膜下肌瘤突出于子宫表面，应与卵巢实性肿瘤鉴别。鉴别要点在于观察包块是否与子宫相连，包块血流来源及包块同侧是否可见正常卵巢。

四、子宫内膜增生

(一)病理与临床

子宫内膜增生症是由于子宫内膜受雌激素持续作用而无孕激素拮抗，发生不同程度的增生性改变，多见于青春期和更年期。大体病理见子宫内膜呈灰白色或淡黄色，表面平坦或呈息肉状突起，可伴有水肿，切面有时可见扩张腺体形成的腔隙。根据子宫内膜增殖的程度分为单纯型、复杂型和不典型增生。临床最常见的症状是月经紊乱、经期延长或不规则阴道出血，可伴贫血。

（二）声像图表现

(1)内膜增厚。育龄女性的子宫内膜厚度超过 15 mm，绝经女性的内膜厚度超过 5 mm。

(2)宫腔线清晰。

(3)内膜回声偏强，回声均匀或不均匀。

(4)服用三苯氧胺的患者，增厚的内膜中常可见到小囊状无回声区。

(5)血流信号轻度增加或无明显异常。

（三）鉴别诊断

子宫内膜癌：多发生于绝经后的女性，常有阴道不规则出血。超声检查发现宫腔内局限性或弥散性中强回声，形态不规则，与子宫肌层分界不清，肌层局部变薄。CDFI 显示其内部可见丰富血流信号，血流形态及分布不规则，可探及低阻动脉频谱。需要注意的是，早期的内膜癌与内膜增生在声像图上很难鉴别。因此，对于有阴道不规则出血的绝经后女性，应行诊断性刮宫明确诊断。

五、子宫内膜息肉

（一）病理与临床

子宫内膜息肉是由内膜腺体及间质组成的肿块，向宫腔突出，是妇科常见的一种宫腔良性病变。子宫内膜息肉形成的原因，可能与炎症、内分泌紊乱，特别是体内雌激素水平过高有关。单发较小的息肉一般无临床症状，多发息肉或较大的息肉可引起月经过多、月经不规则、经间出血（月经间期出血）或绝经后出血等症状。

（二）声像图表现

见图 11-14。

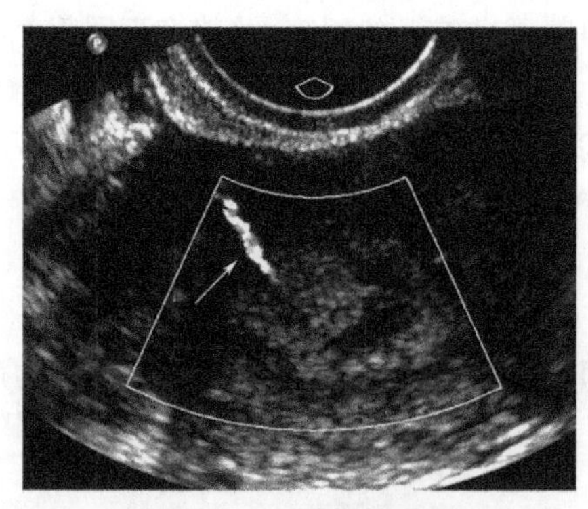

图 11-14　子宫内膜息肉

宫腔内见一形态规则边界清晰的中强回声，CDFI 显示一条状滋养血流穿入其内（箭头所示）

(1)宫腔内见一个或多个团状中高回声区，形态规则，边界清晰。

(2)病灶处宫腔线分开并弯曲。

(3)内部回声较均匀，少数伴囊性变者内部可见蜂窝状小无回声区。

(4)CDFI 可见滋养血管自蒂部伸入病灶中心区域内。

(三)鉴别诊断

1.子宫内膜癌

多发生于绝经后的女性,常有阴道不规则出血。超声检查发现宫腔内局限性或弥散性中强回声,形态不规则,边界不清,病灶内部可见较丰富血流信号。

2.黏膜下肌瘤

黏膜下肌瘤多为低回声,基底处内膜线中断。

六、子宫颈癌

(一)病理与临床

子宫颈癌是女性生殖系统常见的恶性肿瘤之一,发病年龄以40～50岁多见,近些年呈现年轻化趋势。子宫颈癌的组织发生可能来源于子宫颈阴道部或移行带的鳞状上皮或子宫颈管黏膜柱状上皮。子宫颈癌80%～95%为鳞状细胞癌,其次为腺癌。浸润型宫颈癌肉眼观主要表现为内生浸润型、溃疡型或外生乳头、菜花型。子宫颈癌的主要扩散途径为直接蔓延和经淋巴道转移,向两侧可侵犯或压迫输尿管而引起肾盂积水。宫颈癌浸润范围的判断对治疗方式的选择具有重要意义。子宫颈癌的主要症状为阴道分泌物增多、接触性出血或阴道不规则出血。

(二)声像图表现

见图11-15。

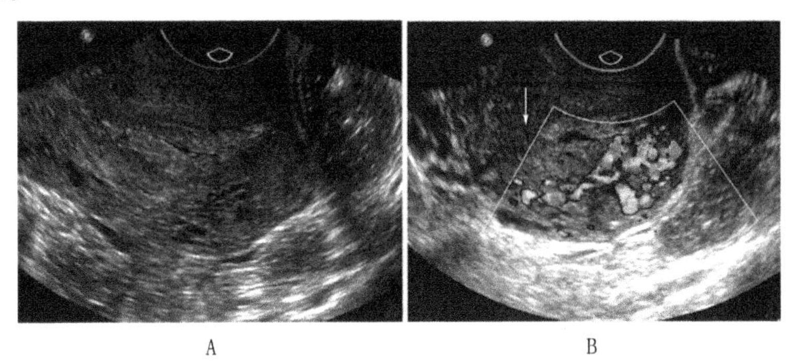

A　　　　B

图 11-15　宫颈癌

A.宫颈后唇低回声,边界不清;B.彩色多普勒显示其内丰富血流信号(箭头所示),病理证实为宫颈癌

超声不能识别和诊断早期宫颈癌,子宫颈刮片细胞学检查是发现宫颈癌前病变和早期宫颈癌的主要方法。浸润性宫颈癌声像图表现如下。

(1)宫颈结构紊乱,可见低回声区病灶。

(2)内生浸润型和溃疡型病灶常边界不清,外生型病灶则多边界清。

(3)CDFI显示病灶内见丰富血流信号。

(4)宫旁浸润时,宫旁结构不清,呈低回声,与宫颈病灶相延续。

(5)肿瘤引起宫颈狭窄时,可见宫腔积液;肿瘤向宫旁浸润至输尿管下段受累,或肿瘤压迫输尿管时,可见一侧或双侧肾积水。

(三)鉴别诊断

与宫颈肌瘤相鉴别:多无明显临床症状,超声表现为宫颈内低回声占位,形态规则,圆形或椭圆形,边界清晰,回声不均,血流信号较稀疏,沿周边分布。

七、子宫内膜癌

(一)病理与临床

子宫内膜癌是女性生殖道常见的肿瘤之一,多发生在50～65岁的绝经后女性。子宫内膜癌的发病一般认为与雌激素对子宫内膜的长期持续刺激有关,镜下最常见的病理类型为子宫内膜样腺癌。临床症状主要为阴道不规则出血或绝经后阴道出血、白带增多等。

(二)声像图表现

见图11-16。

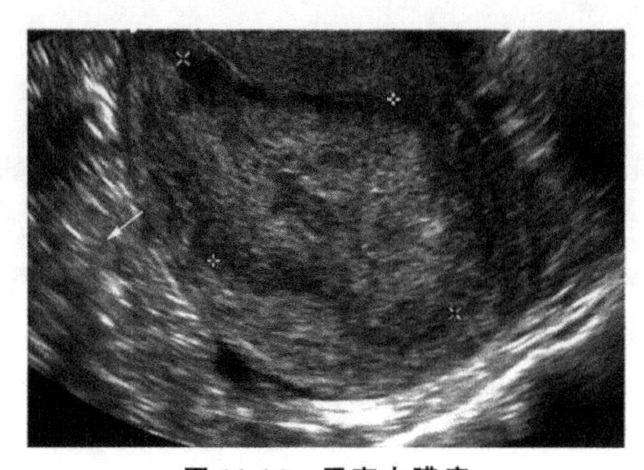

图11-16　子宫内膜癌

宫腔线消失,宫腔内充满中等回声,局部与子宫肌层分界不清,子宫肌层变薄(箭头所示),病理证实为子宫内膜癌伴深肌层浸润

(1)子宫内膜不均匀增厚:当育龄期女性的内膜厚度＞15 mm,绝经后女性的内膜厚度＞5 mm时,应视为内膜增厚。内膜厚度不均匀,形态不规则。

(2)大多数的内膜癌表现为弥散性或局限性不规则的中等回声,少数可以是低回声。

(3)肿瘤浸润肌层时,增厚的内膜与肌层间的低回声分界消失,肌层局部变薄。

(4)宫腔内有积液、积脓时,可见无回声区或无回声区内有点状回声。

(5)彩色多普勒显示肿瘤病灶周边及内部有较多的点状或迂曲条状彩色血流信号,呈低阻型动脉频谱。

(三)鉴别诊断

子宫内膜癌需与良性子宫内膜病变相鉴别。子宫内膜增生时,内膜呈均匀性增厚,与子宫肌层分界清晰,血流不丰富。子宫内膜息肉表现为局限性中强回声,形态规则,边界清晰,中心部可见条状滋养血流。但内膜癌与局灶性内膜增生,以及部分表现不典型的内膜息肉在超声上仍较难鉴别,需通过诊断性刮宫获得病理诊断。

八、子宫肉瘤

(一)病理与临床

子宫肉瘤是一种罕见的高度恶性的女性生殖器肿瘤,来源于子宫肌层或肌层内结缔组织。子宫肉瘤组织学成分复杂,包括子宫平滑肌、内膜间质、结缔组织、上皮或非上皮等成分。分类繁多,且分类仍未统一。根据不同的组织发生来源主要分为:平滑肌肉瘤、内膜间质肉瘤和恶性米勒管混合瘤。子宫肉瘤好发于围绝经期女性,最常见的症状是不规则阴道流血,部分患者自诉下腹部包块在短时间内迅速长大。

(二)声像图表现

(1)子宫肌层或盆腔单发巨大占位:病灶位于子宫肌层,使子宫不规则增大,或取代子宫肌层结构,显示为盆腔占位。平均直径>8 cm,多呈分叶状或不规则形态,边界不清。

(2)常见的病灶内部回声呈不均匀中、低回声或不均质混合回声,内部失去旋涡状的典型平滑肌瘤样回声,可见不规则无回声区。

(3)肿瘤内部、周边血流信号显著增多,流速增快,血管形态不规则,排列紊乱,管径粗细不均。

(4)可探及高速低阻动脉频谱。

(三)鉴别诊断

子宫肉瘤主要与子宫肌瘤相鉴别,内部回声及血流丰富程度是鉴别重点。体积较大的子宫肌瘤内部回声呈旋涡状,周边可见环状或半环状血流信号,形态规则。

九、宫腔妊娠物残留

(一)病理与临床

宫腔妊娠物残留是早、中期流产后的常见并发症,是指妊娠终止后妊娠物没有完全排出,仍有部分残留在宫腔,清宫后病理检查可见绒毛。临床表现为流产后不规则或持续阴道流血。

(二)声像图表现

(1)部分宫腔线模糊或不连续。

(2)宫腔可探及团块状中高回声,以宫腔近宫角处多见,大小为1~3 cm,形态不规则,边界欠清,内部回声不均。

(3)CDFI显示中高回声内部及其附着处肌层探及较丰富血流信号,可探及低阻动脉血流。

(三)鉴别诊断

1.内膜息肉

声像图也表现为中强回声,但回声均匀,边界清晰,蒂部可见条状滋养血流,血流不丰富。

2.妊娠滋养细胞肿瘤

该类肿瘤临床表现及实验室检查与妊娠物残留有交叉。声像图表现的鉴别要点是病灶位置及血流情况,妊娠物残留的病灶位于宫腔,附着处肌层血流可较丰富,但走行规则;妊娠滋养细胞肿瘤病灶侵犯肌层,血流极其丰富且紊乱。

十、宫角妊娠

(一)病理与临床

目前,关于宫角妊娠的准确定义尚有异议,此处所讨论的宫角妊娠是指胚胎种植在走行于子宫角部的输卵管间质部的异位妊娠,即输卵管间质部妊娠。而非宫腔角部妊娠(即偏心性宫腔妊娠)。宫角妊娠发生率约占所有异位妊娠的1%~2%。临床表现为停经后不规则阴道出血及下腹痛,诊断不及时者可能发生子宫角破裂,造成失血性休克甚至危及生命的严重后果。

(二)声像图表现

见图11-17。

宫角妊娠声像图表现可分为孕囊型及包块型。孕囊型较易诊断,超声可见妊娠囊明显偏于宫角一侧,周边无蜕膜环绕,与宫腔蜕膜之间可见肌层回声。包块型宫角妊娠见于1次或多次宫角妊娠清宫后的患者或宫角妊娠胚胎发育不良时。包块型宫角妊娠的声像图表现如下。

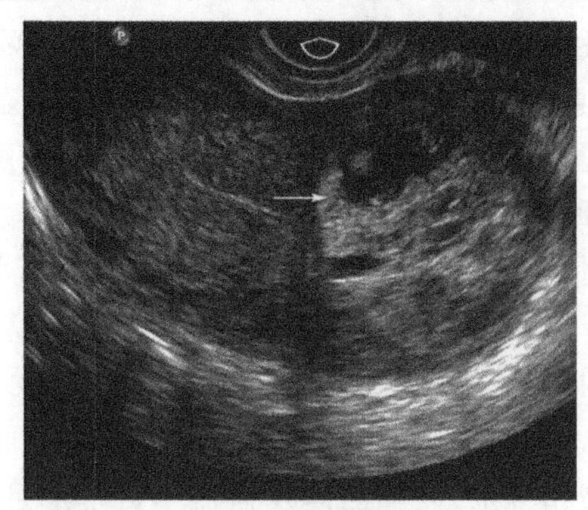

图 11-17　宫角妊娠

左侧宫角膨隆外突，可见 3.8 cm×3.2 cm 混合回声包块（箭头），边界清晰，内回声不均。病理证实为左子宫角凝血、坏死物及破碎的平滑肌组织呈现慢性炎性病变，其中可见退变的绒毛

（1）子宫略饱满，未清宫者内膜稍增厚，已行清宫者内膜可不厚。

（2）子宫底部横切面上可见一侧宫角增大，明显外突。

（3）一侧宫角处可见混合回声包块，以中低回声为主，内部及周边可见不规则无回声区，包块形态较规则，边界尚清。

（4）包块周边探及丰富血流信号，可探及低阻动脉血流。病灶同侧子宫动脉增粗，阻力指数降低。

（三）鉴别诊断

包块型宫角妊娠需与妊娠滋养细胞肿瘤相鉴别，包块位置、边界及血流特点是鉴别要点。宫角妊娠包块位于子宫角部，包块与子宫肌层分界较清楚，血流以周边分布为主；妊娠滋养细胞肿瘤可发生于子宫肌层的任何部位，大部分病灶与子宫肌层分界不清，血流信号丰富且极其紊乱。

十一、瘢痕妊娠（cesarean scar pregnancy，CSP）

（一）病理与临床

瘢痕妊娠是指胚胎种植于子宫前壁下段剖宫产瘢痕处。近年来，随着剖宫产率的上升，其发生率也逐渐上升。瘢痕妊娠的临床表现包括停经后不规则阴道出血及下腹痛，部分患者为早孕常规超声检查时偶然发现。

（二）声像图表现

瘢痕妊娠的声像图表现可分为孕囊型及包块型；孕囊型又分为瘢痕处孕囊型及宫腔下段孕囊型。

孕囊型的声像图表现包括：①瘢痕处孕囊全部或部分位于子宫前壁瘢痕处肌层内（图 11-18A）。②CDFI于孕囊周围可探及滋养层低阻血流。③瘢痕处的肌层明显变薄。④宫腔下段孕囊型表现为孕囊大部分位于宫腔下段甚或宫腔中上段，少部分位于瘢痕处，孕囊常变形，如拉长、成角等（图 11-18B）。⑤瘢痕处孕囊型较易诊断，而宫腔下段孕囊型由于孕囊大部分位于宫腔下段甚或宫腔中上段，少部分位于瘢痕处，易误诊。需引起足够重视。

包块型瘢痕妊娠常见于瘢痕妊娠误诊为宫内妊娠进行 1 次或多次清宫后的患者。其声像图表现如下（图 11-18C）：①子宫前壁下段处可见混合回声包块，以中低回声为主，内部可见不规则无回声区，包块形态多较规则，边界清或不清。②包块向子宫前方膀胱方向突出。③包块周边探及丰富血流信号，可探及低阻动脉血流。

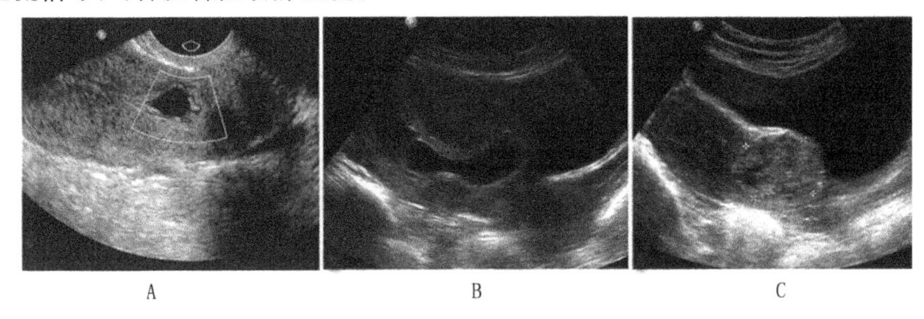

图 11-18 瘢痕妊娠

A.瘢痕妊娠孕囊型：孕囊型大部分位于子宫前壁瘢痕处肌层内；B.瘢痕妊娠孕囊型：孕囊大部分位于宫腔中下段，少部分位于瘢痕处，前壁下段肌层明显变薄；C.瘢痕妊娠包块型：子宫前壁下段处可见混合回声包块，边界较清晰

(三)鉴别诊断

包块型瘢痕妊娠需与妊娠滋养细胞肿瘤相鉴别，包块位置、边界及血流特点及临床资料是鉴别要点。瘢痕妊娠包块位于子宫前壁下段，包块与子宫肌层分界较清楚，血流以周边分布为主。妊娠滋养细胞肿瘤可发生于子宫肌层的任何部位，大部分病灶与子宫肌层分界不清，血流信号丰富且极其紊乱，且临床上常有 HCG 值的明显升高等。

十二、葡萄胎

(一)病理与临床

葡萄胎亦称水泡状胎块，是指妊娠后胎盘绒毛滋养细胞异常增生，终末绒毛转变成水泡；水泡间相连成串，形如葡萄而得名。葡萄胎分为完全性葡萄胎和部分性葡萄胎两类，其中大多数为完全性葡萄胎，且具较高的恶变率，少数为部分性葡萄胎，恶变罕见。葡萄胎的真正发病原因不明。临床表现包括停经后阴道流血，子宫异常增大、变软等。目前多数患者为在无临床症状时，因停经常规行超声检查而诊断。

(二)声像图表现

(1)子宫增大，宫腔扩张，肌层变薄。

(2)宫腔内充满混合回声，以中等回声为主，其内弥散分布大小不等的小囊状无回声，与子宫肌层分界尚清。

(3)宫腔积血征象：宫腔内可见不规则液性暗区或低回声。

(4)部分可合并双侧卵巢的黄素化囊肿。

(三)鉴别诊断

葡萄胎声像图具有特征性，较易诊断。但仅依据声像图表现较难区分完全性葡萄胎和部分性葡萄胎，需依靠清宫后的病理诊断确诊。

十三、侵蚀性葡萄胎

(一)病理与临床

侵蚀性葡萄胎是指葡萄胎组织侵入子宫肌层内，少数转移至子宫外，因具恶性肿瘤行为而命名。侵蚀性葡萄胎来自良性葡萄胎，多数在葡萄胎清除后 6 个月内发生。临床表现为葡萄胎清除后阴道不规则出血，子宫复旧延迟，HCG 下降不满意或升高。

(二)声像图表现

见图 11-19。

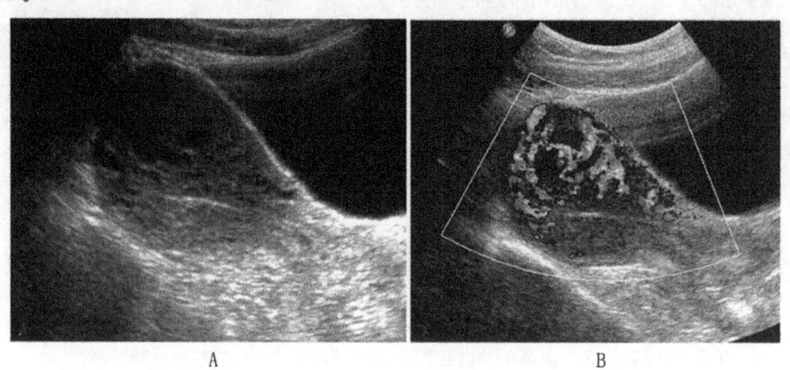

A　　B

图 11-19　侵蚀性葡萄胎

A.子宫前壁增厚，肌层回声不均；B.CDFI 其内见异常丰富的血流信号，部分区域血流紊乱

(1)子宫增大，肌层回声不均。

(2)子宫肌层内见不规则中等回声或低回声区，内部回声不均，可见裂隙状或不规则状无回声区，病灶区与正常肌层分界不清。部分体积较大者病灶内部可见多个小囊状无回声区。病灶处正常肌层变薄，部分病灶可穿破浆膜层。

(3)CDFI 显示子宫肌层及宫旁血流信号增加，病灶周边探及丰富而紊乱的血流信号，病灶内部裂隙状无回声内充满血流信号，体积较大者病灶内部的小囊状无回声内无血流。频谱多普勒显示病灶侧子宫动脉阻力指数减低，病灶周边及内部血窦内均可探及低阻动脉血流。

(4)部分可合并双侧卵巢黄素化囊肿。

(三)鉴别诊断

1.妊娠物残留

妊娠物残留病灶位于宫腔，附着处肌层血流可较丰富。

2.包块型宫角妊娠

宫角妊娠包块位于子宫角部位，包块与子宫肌层分界较清楚，血流以周边分布为主。妊娠滋养细胞肿瘤可发生于子宫肌层的任何部位，大部分病灶与子宫肌层分界不清，血流信号丰富且极其紊乱。

十四、绒毛膜癌

(一)病理与临床

绒毛膜癌是一种高度恶性肿瘤，早期就可通过血行转移至全身，破坏组织及器官，引起出血坏死。妊娠绒癌可继发于葡萄胎，也可以发生于流产或足月产后。临床表现为不规则阴道出血，以及其转移灶的相应临床表现，伴有 HCG 显著升高。组织学上绒癌与一般癌肿有很大区别，绒癌没有固有的结缔组织性间质细胞，也没有固有的血管。镜下见增生的滋养细胞和合体滋养细胞侵犯子宫肌层和血管。在癌灶中心部，往往找不到癌细胞，为大量出血坏死。边缘部可见成团滋养细胞，但不能找到绒毛结构。

(二)声像图表现

(1)子宫增大,肌层回声不均。

(2)子宫肌层内见不规则中等回声或低回声区,内部回声不均,可见不规则无回声区,病灶区与正常肌层分界不清。部分体积较大或化疗后的病灶可与肌层分界较清晰,内部回声较均匀。病灶后方回声增强。病灶处正常肌层变薄,部分病灶可穿破浆膜层。

(3)CDFI 显示子宫肌层及宫旁血流信号增加,病灶周边探及丰富紊乱血流,病灶内部不规则无回声内充满紊乱的血流信号,体积较大者病灶中心部分可无明确血流。频谱多普勒显示病灶侧子宫动脉阻力指数减低,病灶周边及内部血窦内可探及低阻动脉血流。

(4)部分可合并双侧卵巢黄素化囊肿。

(三)鉴别诊断

1.妊娠物残留

妊娠物残留病灶位于宫腔,附着处肌层血流可较丰富。

2.包块型宫角妊娠

宫角妊娠包块位于子宫角部,包块与子宫肌层分界较清楚,血流以周边分布为主。妊娠滋养细胞肿瘤可发生于子宫肌层的任何部位,血流信号丰富且极其紊乱。

十五、宫内节育器(intrauterine device,IUD)

(一)病理与临床

我国约 70%的女性选用 IUD 作为避孕方法,约占世界 IUD 避孕总数的 80%。IUD 一般是采用防腐塑料或金属制成,部分 IUD 附加有避孕药物(如可释放出女性激素或吲哚美辛等)。目前,国内外现有的 IUD 30～40 种,我国临床常用的 IUD 形态各异,有 T 形、V 形、γ 形、宫型等十余种形态。

(二)声像图表现

正常 IUD 位置为近宫底的宫腔中上部内,其下缘在宫颈内口之上。经阴道超声较经腹超声能更清晰地显示子宫腔与 IUD 的关系,以及各类型 IUD 的形态。

(1)IUD 的共同特点为强回声区,但不同类型的 IUD 回声水平不同。含金属的 IUD 回声最强,后方伴有彗星尾征或伴有声影;而塑料材质 IUD 回声强度稍减弱,无明显彗星尾征及声影。

(2)宫内节育器位置下移表现为 IUD 未位于宫腔的中上部,IUD 上缘不贴近宫腔底部,其上方可见子宫内膜线回声,IUD 下缘达宫颈内口以下(图 11-20)。

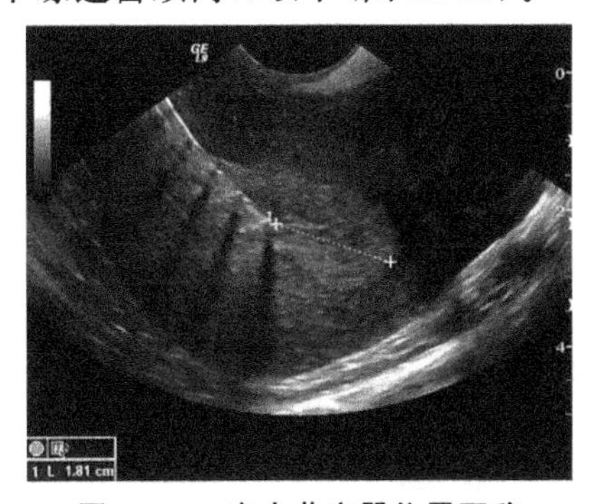

图 11-20 宫内节育器位置下移

宫内节育器主要位于宫腔下段,上端距离宫腔底部约 1.8 cm

(3)宫内节育器肌层嵌顿表现为 IUD 位置偏于一侧;IUD 周边未见内膜回声,可见肌层环绕。

(刘海燕)

第三节 卵巢疾病

卵巢疾病主要包括卵巢瘤样病变和卵巢肿瘤。

卵巢瘤样病变又称卵巢非赘生性囊肿,包括卵巢生理性囊肿、黄素化囊肿、多囊卵巢综合征和卵巢子宫内膜异位症。

卵巢肿瘤种类繁多,根据其来源可分为上皮性肿瘤、性索间质肿瘤、生殖细胞肿瘤和转移性肿瘤。其中主要良性肿瘤包括卵巢浆液性/黏液性囊腺瘤、卵巢成熟性畸胎瘤、卵巢泡膜细胞瘤-纤维瘤。主要恶性肿瘤包括卵巢浆液性/黏液性囊腺癌、卵巢子宫内膜样癌、卵巢透明细胞癌、卵巢颗粒细胞瘤、卵巢未成熟畸胎瘤、卵巢无性细胞瘤、内胚窦瘤和卵巢转移癌。

各类卵巢肿瘤均可并发肿瘤蒂扭转,出现妇科急腹症。

一、卵巢生理性囊肿(滤泡囊肿、黄体囊肿)

(一)病理与临床

本病常见于生育年龄段女性,通常无症状,少数病例可出现一侧下腹部隐痛。多数生理性囊肿可在1～3 个月自行消失,无须特殊治疗。滤泡囊肿是最常见的卵巢单纯性囊肿,为卵泡发育至成熟卵泡大小时不破裂,且其内液体继续积聚所致,囊内液体清亮透明,直径一般小于5 cm,偶可达7～8 cm,甚至10 cm。一般无症状,多在 4～6 周内逐渐消失。正常排卵后形成的黄体直径一般为1.5 cm左右。当黄体腔内积聚较多液体或卵泡壁破裂引起出血量较多而潴留于黄体腔内,形成直径达 2.5 cm 的囊肿时,称为黄体囊肿,也有称黄体血肿、出血性黄体囊肿等。黄体囊肿的直径可达到 4 cm 左右,一般不超过5 cm,偶可达 10 cm。较大的黄体囊肿破裂时可出现腹痛、腹膜刺激征等急腹症症状,是妇科较常见的急腹症之一。

(二)声像图表现

1.滤泡囊肿

于一侧卵巢内见无回声区,壁薄而光滑,后方回声增强,一侧或周边可见少许卵巢回声(图 11-21)。

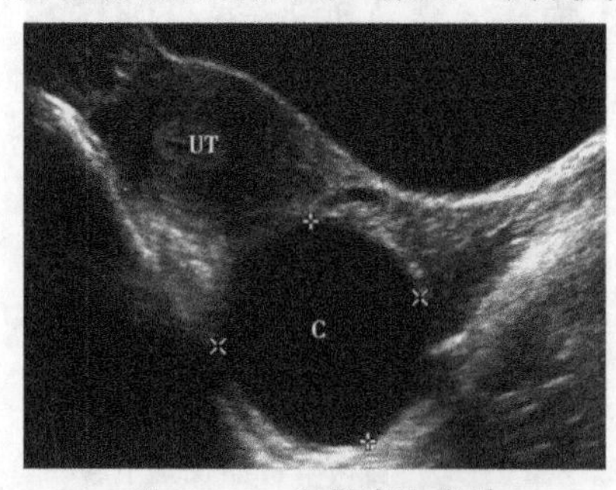

图 11-21 卵巢滤泡囊肿

纵切面显示子宫(UT)左后方无回声(C),壁薄而光滑、透声好

2.黄体囊肿

其超声表现在不同病例中变化较大，与囊内出血量的多少、残余卵泡液的多少及机化血块的大小和形成时间长短等相关。早期，急性出血可表现为强回声，可能被误认为实性肿物；此后囊内血液机化形成不规则中低或中高回声；后期血块溶解时可以见到低回声网状结构。囊肿壁塌陷时则形成类圆形实性中等或中高回声。CDFI 表现为囊肿周边有环绕血流，频谱呈低阻型。而囊内包括机化的血块等则均不显示血流信号(图 11-22)。

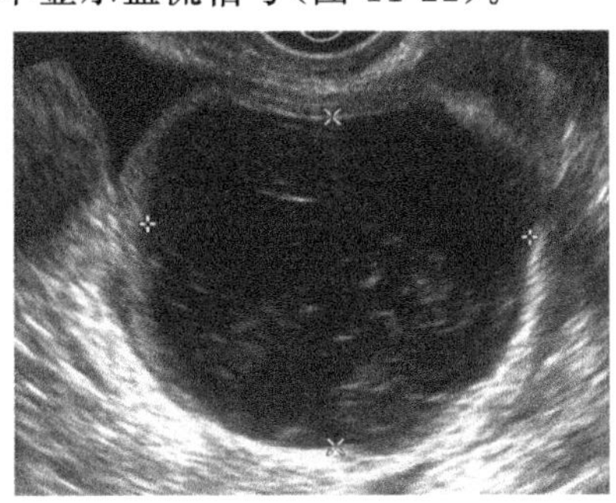

图 11-22 卵巢黄体囊肿

卵巢内见混合回声，类圆形，内见网状中等回声

(三)鉴别诊断

黄体囊肿的超声表现多样，应与卵巢肿瘤相鉴别。囊壁上有血块附着时，可能被误认为是卵巢囊性肿瘤壁上的乳头；囊内较多急性出血或囊肿壁塌陷时可能被误认为是卵巢实性肿瘤或卵巢子宫内膜异位囊肿。鉴别要点包括：①滤泡囊肿和黄体囊肿为单侧、单发囊肿，多于 1～3 个月自行消失；而巧克力囊肿可多发、双侧，不会自行消失。随诊复查，可帮助两者的鉴别。②黄体囊肿周边有环绕血流信号，走行规则，频谱呈低阻型，内部未见血流信号，而卵巢实性肿瘤的实性成分内可见血流信号，必要时进行微泡超声造影剂的超声造影检查，有助于明确诊断。

黄体囊肿破裂需与宫外孕破裂相鉴别，前者常发生在月经周期的后半段，表现为一侧卵巢增大、结构模糊，卵巢内见不规则囊性包块。后者多有停经史，超声表现为一侧附件区包块，多位于卵巢与子宫之间，形态不规则，双侧卵巢均可见。

二、黄素化囊肿

(一)病理与临床

见于促排卵治疗时出现的卵巢过度刺激综合征(外源性 HCG 过高)患者和滋养细胞疾病(内源性 HCG 过高)患者。临床症状表现为恶心、呕吐等，严重者可伴有胸腔积液、腹水，出现胸闷、腹胀症状。卵巢过度刺激综合征患者停促排卵药物后囊肿缩小、症状逐渐消失；滋养细胞肿瘤患者化疗后 HCG 水平下降、囊肿也随之缩小。

(二)声像图表现

卵巢过度刺激综合征患者双侧卵巢呈对称性或不对称性增大，内见多个卵泡回声，体积较正常卵泡大；另子宫直肠陷凹可见少量至中等量的积液。滋养细胞肿瘤的黄素化囊肿可出现在单侧，囊肿数目通常并不多。

(三)鉴别诊断

此类疾病的诊断主要依靠病史和声像图特点，多数情况下容易诊断。当因黄素化囊肿而增大的卵巢发生扭转时，患者可出现一侧下腹部剧痛等急腹症症状，此时需与其他妇科急诊相鉴别，例如卵巢黄体囊肿破裂、宫外孕破裂、卵巢畸胎瘤扭转等。根据其声像图特点并结合病史，可资鉴别。

三、多囊卵巢综合征(polycystic ovarian syndrome,PCOS)

(一)病理与临床

本病由于女性内分泌功能紊乱导致生殖功能障碍、糖代谢异常，体内雄激素增多，卵泡不能发育成熟，无排卵。临床表现为月经稀发或闭经、不孕，多毛、肥胖、胰岛素抵抗等。本病常见于青春期女性，关于其发病机制至今尚不十分清楚。大体病理上，60%～70%的多囊卵巢综合征患者表现为双侧卵巢对称性增大，少数病例卵巢无增大或仅单侧增大；切面显示卵巢白膜明显增厚，白膜下排列多个卵泡，数个至数十个，直径 0.2～0.6 cm。

(二)声像图表现

典型病例中，子宫略小于正常水平；双侧卵巢增大，长径大于 4 cm，卵泡数目增多，最大切面卵泡数≥10 个，沿卵巢周边分布(图 11-23)；卵泡直径较小，平均在 5 mm 左右，无优势卵泡；卵巢髓质部分增多、回声增强。不典型病例中，卵巢体积可在正常范围内，或仅一侧卵巢体积增大，卵泡数目、大小和分布特点同上，超声发现卵巢的卵泡数目增多时，应提示卵巢的卵泡数目增多或卵巢多囊样改变，请临床注意除外多囊卵巢综合征。

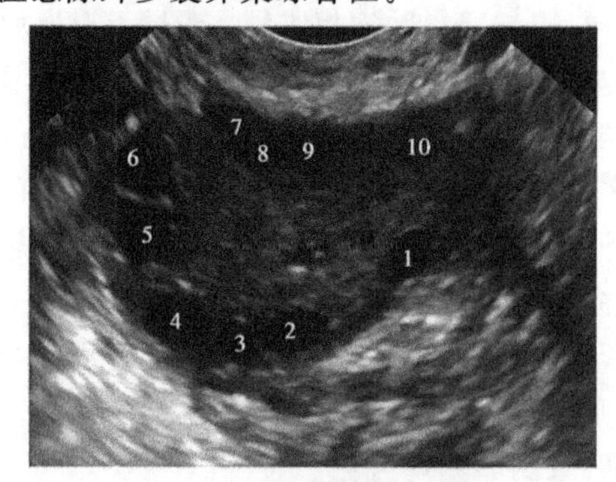

图 11-23 多囊卵巢综合征

卵巢内可见多个小卵泡，沿卵巢周边分布(数字标示 1～10 为卵泡)

(三)鉴别诊断

根据其临床表现、实验室激素水平检测结果，结合超声声像图特点，不难对本病作出判断。但仍应注意与其他因素引起的卵巢多囊性改变相鉴别，如慢性盆腔炎时卵巢的多囊性改变等。

四、卵巢子宫内膜异位症

(一)病理与临床

卵巢子宫内膜异位症是指具有生长功能的子宫内膜组织异位到卵巢上，与子宫腔内膜一样发生周期性的增殖、分泌和出血所致的囊肿，临床上本病又称为"巧克力囊肿"，简称巧囊。巧克力囊肿是子宫内膜异位症最常见的类型之一。卵巢子宫内膜异位症的发生学说包括子宫内膜种植、体腔上皮化生、转移等，其中以种植学说得到最为广泛认同，认为子宫内膜及间质组织细胞随月经血通过输卵管逆流进入盆腔，种植到卵巢和盆腔腹膜上，经过反复增生、出血形成囊肿，囊内液通常呈暗褐色、黏稠。由于子宫内膜异位症导致盆腔粘连，卵巢可固定于盆壁或子宫后方。临床表现主要有继发性、渐进性加重的痛经和不孕，部分患者痛经于月经来潮前即出现，来潮后2～3 天即缓解；部分患者还有月经失调的表现。约有 25%的患者可无任何症状。卵巢内异症囊肿破裂或合并急性感染时亦可引起急腹症。

(二)声像图表现

子宫内膜异位症的声像图表现多样，典型的子宫内膜异位囊肿特点包括以下几点。

(1)囊肿内充满均匀的点状低回声。

(2)有时囊内可见不规则中等回声或网状回声，为出血机化表现(图 11-24)。

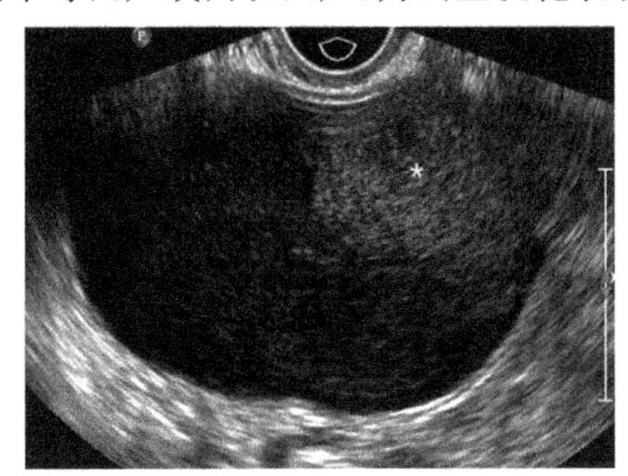

图 11-24　卵巢子宫内膜异位症

病变内见均匀点状低回声，一侧可见不规则中等回声(*)

(3)囊肿壁较厚。有时一侧卵巢内出现多个囊肿，聚集而形成一个较大的多房性囊肿，之间有厚的分隔。

(4)1/3～1/2 的病例呈双侧性发生，囊肿出现于双侧卵巢。

(5)含有巧克力囊肿的卵巢与周围组织粘连，可固定于子宫的后方。

(6)CDFI：囊肿壁上可探及少许血流信号。

(三)鉴别诊断

卵巢子宫内膜异位症虽有较特异的超声声像图特点，多数病例诊断并不困难。但少数不典型病例的卵巢内异症囊肿内血液完全机化，可出现实性不规则的中等或中高回声，或出现厚薄不均的网状分隔，应注意与卵巢肿瘤、卵巢黄体囊肿等相鉴别。CDFI 肿物内部是否探及血流信号是鉴别诊断的关键，巧克力囊肿内不论是否存在实性回声均不出现血流信号；鉴别困难时，可行静脉超声造影检查明确肿物内血供情况，对鉴别诊断帮助很大。经腹超声检查时，应注意调高仪器 2D 增益，使用仪器的谐波功能或观察囊内有无密集的点状低回声，以与卵巢的滤泡囊肿相鉴别。

五、卵巢冠囊肿

(一)病理与临床

卵巢冠囊肿并不直接来自卵巢，而是来源于卵巢系膜里的中肾管。以生育年龄女性多见，通常囊肿直径在 3～5 cm，但也可像卵巢囊腺瘤一样大。少数情况下，囊肿合并囊内出血；极少数情况下，囊内有分隔。囊肿体积较小时患者通常无明显不适症状，当囊肿长大到一定程度时，患者可出现腹部隆起、腹胀或一侧下腹隐痛的症状；当其合并囊肿蒂扭转时，则出现急性腹痛等症状。

(二)声像图特点

卵巢冠囊肿表现为一侧附件区的囊性肿物,壁薄、透声好,最主要的特点是同侧卵巢形态完整,位于其旁(图 11-25)。

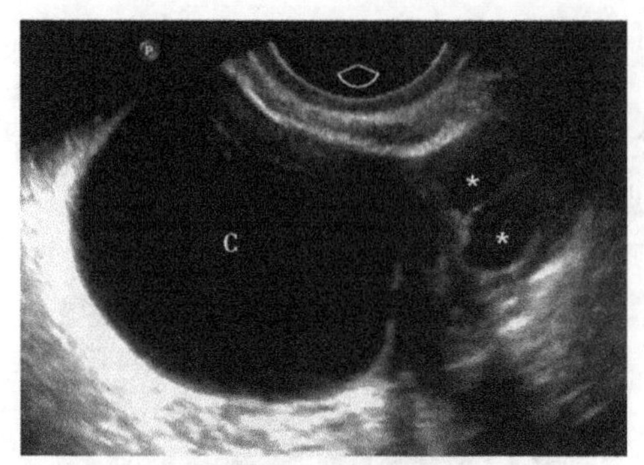

图 11-25　卵巢冠囊肿

卵巢的一侧可见薄壁无回声(C),类圆形,内部无分隔,透声好,其旁可见卵巢回声(*:卵巢内的卵泡)

(三)鉴别诊断

本病应与卵巢生理性囊肿和卵巢内异症囊肿等相鉴别,能够观察到卵巢的完整结构位于其旁是鉴别的关键。

六、卵巢囊腺瘤

(一)病理与临床

卵巢囊腺瘤是最常见的卵巢良性肿瘤之一,分为浆液性囊腺瘤和黏液性囊腺瘤。浆液性肿瘤大体病理上为囊性肿物,大多单侧发生,直径 1～20 cm,单房或多房;囊内壁及外壁均光滑,多数囊内含清亮的浆液,少数也可能含较黏稠液;囊内壁有乳头者为乳头状囊腺瘤。黏液性囊腺瘤大体病理上为囊性肿物,多呈圆形、体积巨大;表面光滑,切面常为多房性,囊壁薄而光滑,有时因房过密而呈实性。囊腔内充满胶冻样黏稠液,但少数囊内为浆液性液;较少出现乳头。卵巢囊腺瘤早期体积小,多无症状。中等大的肿瘤常引起腹胀不适。巨大的肿瘤占据盆、腹腔出现压迫症状,腹部隆起,可触及肿块。合并感染时出现腹水、发热、腹痛等症状。黏液性囊腺瘤可发生破裂,种植于腹膜上形成腹膜黏液瘤病,肿瘤体积巨大,压迫但不侵犯实质脏器。

(二)声像图表现

浆液性和黏液性囊腺瘤超声特点有所不同。

(1)浆液性囊腺瘤:中等大小,外形呈规则的类圆形,表面光滑,内部呈单房或多房囊性,分隔薄而规则,囊内透声好。浆液性乳头囊腺瘤囊内见单个或多个内生性和/或外生性乳头,乳头形态较为规则(图 11-26);CDFI 乳头内可见血流信号。少数病例发生于卵巢冠,仍可见部分正常卵巢组织的回声。

(2)黏液性囊腺瘤:常为单侧发生,常呈多房性囊肿,体积通常较大,直径可达 15～30 cm;分隔较多而厚(图 11-27),内部可见散在的点状回声,为黏液性肿瘤的特征性表现;本病较少出现乳头。

(3)腹膜黏液瘤病表现为腹腔内见多个病灶,回声表现与单发病变相似,分隔更多、囊腔更小。

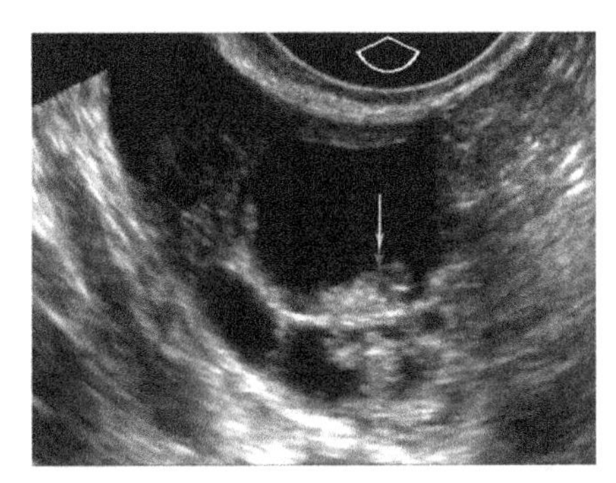

图 11-26 卵巢浆液性乳头状囊腺瘤

卵巢内见无回声，内含网状分隔，隔上可见多个乳头样中高回声（箭头所指为乳头）

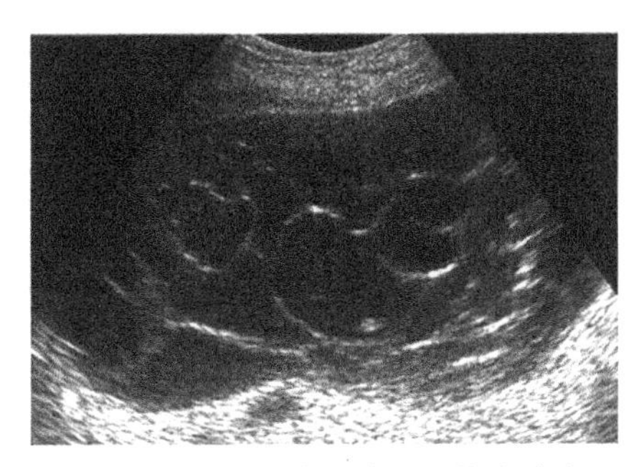

图 11-27 卵巢黏液性乳头状囊腺瘤

附件区见多房性无回声，大小约 20 cm×18 cm×9 cm，内含较密集的网状分隔，内部可见散在的点状回声

(4)交界性囊腺瘤的表现与上述相似，但乳头可能更多、更大，CDFI 可能显示乳头上较丰富血流信号。

(三)鉴别诊断

注意与卵巢生理性囊肿、卵巢子宫内膜异位症、输卵管积水及炎性包块等疾病相鉴别。

七、卵巢囊腺癌

(一)病理与临床

卵巢囊腺癌是卵巢原发的上皮性恶性肿瘤，包括浆液性囊腺癌和黏液性囊腺癌，其中浆液性囊腺癌是最常见的卵巢恶性肿瘤。浆液性囊腺癌肿瘤直径 10～15 cm，切面为囊实性，以形成囊腔和乳头为特征，有多数糟脆的乳头和实性结节，囊内容为浆液性或浑浊血性液；黏液性囊腺癌切面呈多房性，囊腔多而密集，囊内壁可见乳头及实性区，囊液为黏稠黏液或血性液，但有约 1/4 囊内为浆液性液。组织学可分为高、中、低分化三级。卵巢囊腺癌患者早期多无明显症状。出现症状时往往已届晚期，迅速出现腹胀、腹痛、腹部肿块及腹水。预后较差。目前筛查卵巢肿瘤的主要方法是盆腔超声和肿瘤标志物 CA125 的检测，两者联合应用，可提高诊断准确性。

(二)声像图特点

(1)肿物通常体积巨大，外形不规则。

(2)可双侧发生，双侧等大或一侧大而另一侧小。

(3)肿物表现为混合回声，常为一个巨大的肿物内部可见低回声及无回声与分隔。当肿物以低回声为主时，低回声内部明显不均匀、不规则(图 11-28)。以囊性成分为主时，肿瘤内可见多个厚薄不均、不规则的分隔，并可见乳头样中等或中高回声，数目多、体积大、形态不规则，乳头内有圆形无回声区域。囊内有时可见充满细密光点。黏液性囊腺癌超声表现与浆液性囊腺癌相似，不同的是黏液性囊腺癌的无回声区内常见充满密集或稀疏点状回声，为黏液的回声。

(4)CDFI：分隔、乳头及肿瘤内低回声区可见较丰富条状血流信号，频谱呈低阻型(RI<0.5)。

(5)常合并腹水。

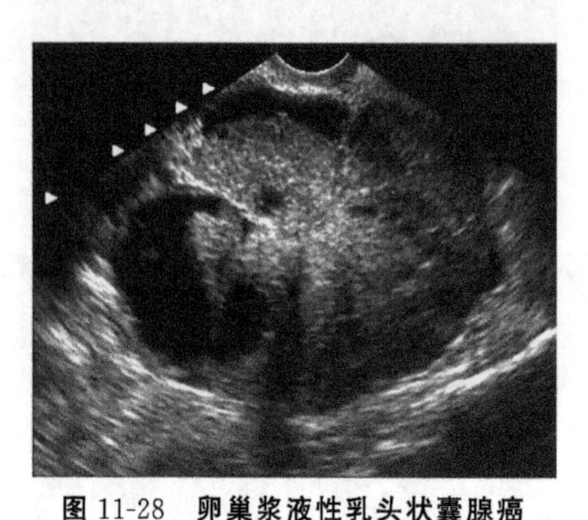

图 11-28　卵巢浆液性乳头状囊腺癌

附件区可见巨大混合回声，形态不规则，内部以不规则中等回声为主，间以不规则无回声区

(三)鉴别诊断

超声检查通常难以在术前确定卵巢恶性病变的病理类型，主要的鉴别诊断包括良性病变与恶性病变的鉴别、卵巢肿瘤与炎性包块的鉴别。鉴别要点如下。

(1)二维形态：①有实性成分的单房或多房囊肿，乳头数目较多、不规则时要考虑到恶性病变。②以实性为主的囊实性病变，或回声不均匀的实性肿瘤则大多为恶性。恶性肿瘤较大时形态不规则、边界欠清、内部回声明显不均，可见厚薄不均的分隔，多合并腹水。③良性肿瘤多表现为囊性或以囊性为主的混合性包块，如单房囊肿、无实性成分或乳头，或多房囊肿，有分隔，但无实性成分或乳头，且分隔薄而均匀时，一般为良性；有乳头但数目少且规则，也多为良性。④盆腔炎性包块的二维及 CDFI 特征与卵巢恶性肿瘤有不少相似之处，是超声鉴别诊断的难点。通过仔细观察输卵管炎症的腊肠样回声，以及是否有正常的卵巢回声结构是鉴别诊断的关键，若在附件区域或病灶内见到正常卵巢结构，则首先考虑为炎性病变。当然，盆腔炎症明显累及卵巢(如输卵管-卵巢脓肿)时，单凭超声表现是很难确定的，必须密切结合临床病史、症状及体征进行综合判断。

(2)CDFI 对卵巢肿瘤良恶性鉴别的帮助也是肯定的。恶性肿瘤由于其大量新生血管及动静脉瘘形成、血管管壁缺乏平滑肌，CDFI 可见丰富血流信号，动脉血流多呈低阻型，多数学者认为 RI<0.4可作为诊断恶性卵巢肿瘤的 RI 阈值。

因卵巢肿瘤组织学的种类繁多，除典型的畸胎瘤、浆液性囊性瘤和黏液性囊腺瘤外，超声检查通常无法判断其组织学类型。根据卵巢肿物二维声像图上的形态学特点，可以对一部分肿瘤的性质作出良恶性鉴别。但是非赘生性囊肿合并出血、不典型的卵巢子宫内膜异位症囊肿及盆腔炎时声像图变异很大，给良恶性肿瘤的鉴别诊断带来困难。

八、卵巢子宫内膜样癌

(一)病理与临床

卵巢子宫内膜样癌为卵巢上皮来源恶性肿瘤，大体病理上，肿物为囊实性或大部分为实性，直径为10～20 cm，囊内可有乳头状突起。部分肿瘤为双侧性。镜下组织结构与子宫内膜癌极相似。临床表现包括盆腔包块、腹胀、腹痛、不规则阴道出血、腹水等。本病可能为子宫内膜异位囊肿恶变，也可与子宫内膜癌并发，因此当发现囊实性类似囊腺癌的肿块时，若有内膜异位症病史，或同时发现子宫内膜癌，应注意卵巢子宫内膜样癌的可能性。

（二）声像图特点

本病声像图特点类似卵巢乳头状囊腺癌，呈以中等回声为主的混合回声，或无回声内见多个乳头状中等回声或形态不规则的中等回声（图 11-29）。

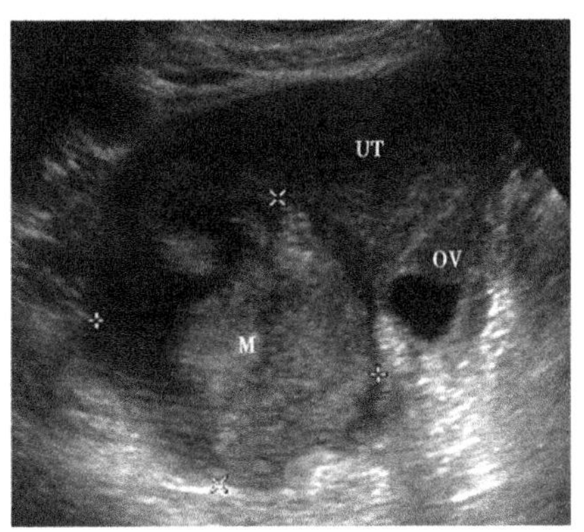

图 11-29　卵巢子宫内膜样癌

附件区可见混合回声包块，部分边界不清、形态欠规则，内见不规则中高回声（M：肿物；UT：子宫；OV：另一侧的卵巢）

（三）鉴别诊断

见卵巢囊腺癌。

九、卵巢颗粒细胞瘤

（一）病理与临床

卵巢颗粒细胞瘤为低度恶性卵巢肿瘤，是性索间质肿瘤的主要类型之一；75%以上的肿瘤分泌雌激素。自然病程较长，有易复发的特点。大体病理上，肿瘤大小不等，圆形、卵圆形或分叶状，表面光滑；切面实性或囊实性，可有灶性出血或坏死；少数颗粒细胞瘤以囊性为主，内充满淡黄色液体，大体病理上似囊腺瘤。颗粒细胞瘤可分为成人型及幼年型，成人型约占 95%，而幼年型约占 5%。幼年型患者可出现性早熟症状。成人患者好发年龄为 40～50 岁女性及绝经后女性，主要临床症状包括月经紊乱、月经过多、经期延长或闭经，绝经后阴道不规则出血；高水平雌激素的长期刺激使子宫内膜增生，或出现息肉甚至癌变，还会出现子宫肌瘤等。其他临床症状包括盆腔包块、腹胀、腹痛等。

（二）声像图特点

（1）颗粒细胞瘤可以为实性、囊实性或囊性，因而声像图表现呈多样性。小者以实性不均质低回声为主，后方无明显声衰减。大者可因出血、坏死、囊性变而呈囊实性或囊性，可有多个分隔而呈多房囊实型，有时表现为实性包块中见蜂窝状无回声区；囊性为主包块可表现为多房性甚或大的单房性囊肿。

（2）CDFI：由于颗粒细胞瘤产生雌激素，使瘤体内部血管扩张明显，多数肿瘤实性部分和分隔上可检出较丰富血流信号。

(3)子宫:肿瘤产生的雌激素可导致子宫内膜增生、息肉甚至内膜癌表现。

(三)鉴别诊断

实性卵巢颗粒细胞瘤需与浆膜下子宫肌瘤鉴别;多房囊实性者需与其他卵巢肿瘤如浆液性囊腺癌、黏液性囊腺瘤/癌等相鉴别;囊肿型颗粒细胞瘤内含清亮液体回声且壁薄,需与囊腺瘤甚或卵巢单纯性囊肿鉴别。鉴别困难时,需密切结合临床资料综合判断。

十、卵泡膜细胞瘤-纤维瘤

(一)病理与临床

卵泡膜细胞瘤和卵巢纤维瘤均为性索间质肿瘤,为良性肿瘤。前者可与颗粒细胞瘤合并存在,分泌雌激素,出现子宫内膜增生症、月经不规律或绝经后出血等相关症状。后者不分泌激素,但有时并发腹水或胸腔积液,此时称为 Meigs 综合征。卵泡膜细胞瘤与卵巢纤维瘤常混合存在,故有泡膜纤维瘤之称。病理检查前者由短梭形细胞构成,细胞质富含脂质,类似卵巢卵泡膜内层细胞;后者瘤细胞呈梭形、编织状排列,内含大量胶原纤维。卵泡膜细胞瘤好发于绝经前后,约 65%发生在绝经后;卵巢纤维瘤也多发于中老年女性。卵泡膜细胞瘤的临床症状包括月经紊乱、绝经后阴道出血等雌激素分泌引起的症状及腹部包块等。卵巢纤维瘤的主要临床症状包括腹痛、腹部包块,以及由于肿瘤压迫引起的泌尿系统症状等。卵巢纤维瘤多为中等大小、光滑活动、质实而沉,很容易扭转而发生急性腹痛。也有相当的病例并没有临床症状,于体检及其他手术时发现,或因急性扭转始来就诊。

(二)声像图表现

两者均为单侧实性肿物,肿物类圆形、边界清晰,内部回声均匀或不均匀。泡膜细胞瘤表现为中高或中低水平回声区,透声性尚好,后方回声可轻度增强(图 11-30)。CDFI:内可见散在血流信号。少数病例呈囊实性表现。卵巢纤维瘤特点为圆形或椭圆形低回声区(回声水平多较子宫肌瘤更低),边界轮廓清晰,常伴后方衰减,此时后方边界不清(图 11-31)。有时难与带蒂的子宫浆膜下肌瘤或阔韧带肌瘤鉴别。

(三)鉴别诊断

应与浆膜下子宫肌瘤、卵巢囊肿等相鉴别。多数情况下,可以发现浆膜下肌瘤与子宫相连的蒂,鉴别较易;不能观察到蒂时,若见双侧完整、正常的卵巢结构,则有助判断为浆膜下子宫肌瘤,若同侧的卵巢未显示或不完整,则卵巢纤维瘤可能性大。少数质地致密的纤维瘤,声像图上回声极低,尤其经腹扫查时可表现为类似无回声样的包块,可能误诊为卵巢囊肿,经阴道超声仔细观察囊肿后方回声增强的特征及病灶内有否血流信号可帮助明确诊断。

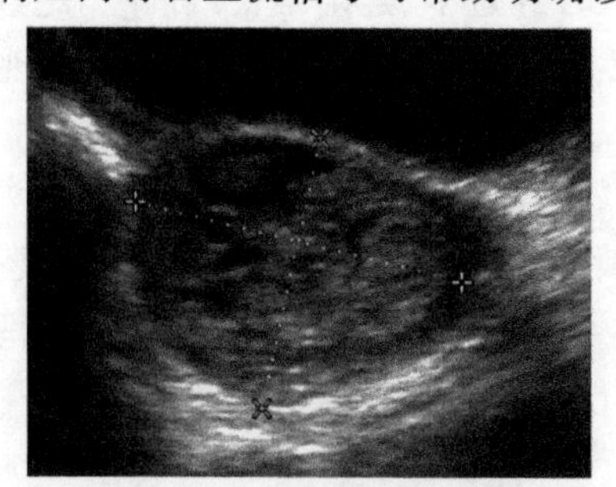

图 11-30 卵泡膜细胞瘤图像

病变呈混合回声,类圆形、边界清晰,内见中等回声及少许无回声

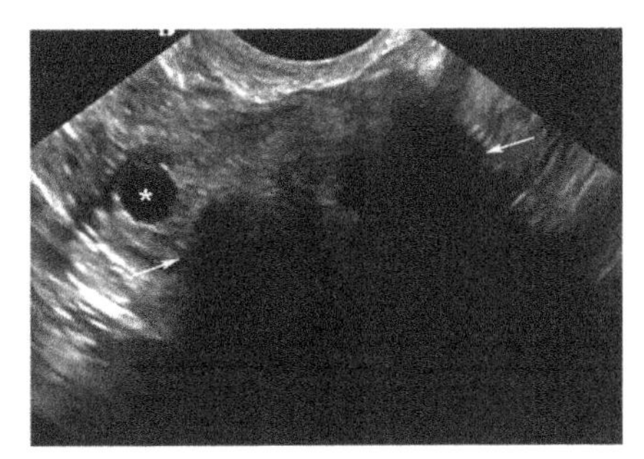

图 11-31 卵巢纤维瘤图像

病变呈低回声(箭头),后方回声衰减,其旁可见卵巢回声(*:卵泡)

十一、成熟性畸胎瘤(皮样囊肿)

(一)病理与临床

成熟性畸胎瘤即良性畸胎瘤,肿瘤以外胚层来源的皮肤附件成分构成的囊性畸胎瘤为多,故又称为皮样囊肿,是最常见的卵巢良性肿瘤之一。大体病理上,肿瘤最小的仅 1 cm,最大可达30 cm或充满腹腔,双侧性占 8%～24%;肿瘤为圆形或卵圆形,包膜完整光滑;切面单房或多房。囊内含黄色皮脂样物和毛发等。囊壁内常有一个或数个乳头或头结节。头结节常为脂肪、骨、软骨,有时可见到一个或数个完好的牙齿。成熟畸胎瘤可发生在任何年龄,但 80%～90%为生育年龄女性。通常无临床症状,多在盆腔检查或影像检查时发现。肿瘤大者可及腹部包块。并发症有扭转、破裂和继发感染。由于肿瘤成分多样、密度不一,易发生蒂扭转,扭转和破裂均可导致急腹症发生。

(二)声像图表现

由于本病组织成分多样,其声像图表现也多种多样,诊断主要依靠以下特征性表现(图 11-32)。

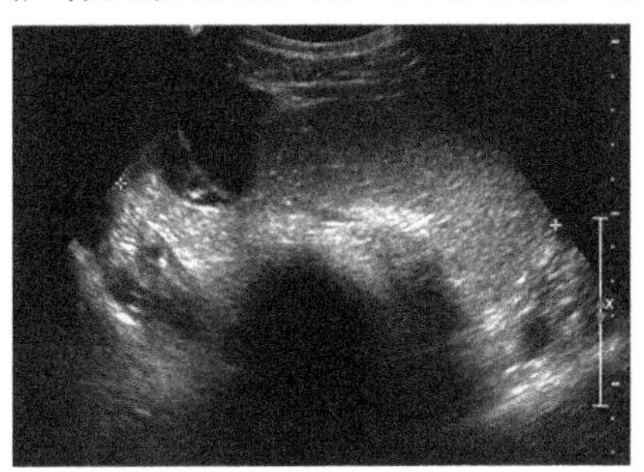

图 11-32 卵巢成熟畸胎瘤图像

腹盆腔巨大混合回声,内部可见点状回声、线状回声、无回声及强回声光团后伴声影

(1)为类圆形混合回声,边界较清晰,外形规则。

(2)内部可见散在点状、短线样强回声(落雪征),为毛发的回声。

(3)内有多发强回声光团后伴声影,其组织学类型为毛发和油脂,有时几乎充满整个囊腔,易被误认为肠道气体造成漏诊。

(4)脂-液分层征,高回声油脂密度小而浮在上层,含有毛发和上皮碎屑的液性成分密度大而沉于底层。两者之间出现分界线,此界线于患者发生体位变化时(平卧、站立和俯卧等)随之变化。

(5)囊壁上可见强回声,后方声影明显,此为壁立结节征,其成分为骨骼或牙齿。

(6)杂乱结构征:肿瘤内因同时含有多种不同成分而同时出现落雪征、强光团和脂液分层征象。

(三)鉴别诊断

成熟性畸胎瘤的声像图表现较典型,鉴别较易。但仍需与巧克力囊肿、黄体囊肿、肠管等相鉴别。畸胎瘤内密集点状回声的回声水平常高于巧克力囊肿,且常见有后方声影的团状强回声;黄体囊肿囊内回声水平较畸胎瘤低。特别需要注意的是与肠管及肠道胀气相鉴别,应仔细观察肠管蠕动,必要时嘱患者排便后复查。此外,还应注意有无畸胎瘤恶变及畸胎瘤复发。

十二、未成熟性畸胎瘤和成熟畸胎瘤恶变

(一)病理与临床

少见的卵巢恶性肿瘤,好发于儿童和青年女性。成熟畸胎瘤恶变发生率为1%～2%,主要发生于年龄较大女性。可出现血AFP升高。大体病理上,大多数肿瘤为单侧性巨大肿物。瘤体包含三个胚层来源的组织。未成熟畸胎瘤中除三胚层来的成熟组织外还有未成熟组织,最常见的成分是神经上皮。肿瘤多数呈囊实性,实性部分质软,肿瘤可自行破裂或在手术中撕裂。可见毛发、骨、软骨、黑色脉络膜及脑组织等,但牙齿少见。未成熟畸胎瘤多见于年轻患者,年龄为17～19岁。常见症状为腹部包块、腹痛等;因腹腔种植率高,60%有腹水。血清AFP可升高。

(二)声像图表现

肿瘤结构杂乱,以囊实性表现为主,声像图与其他卵巢癌无特征性差异(图11-33)。有时可见伴声影的团状强回声。

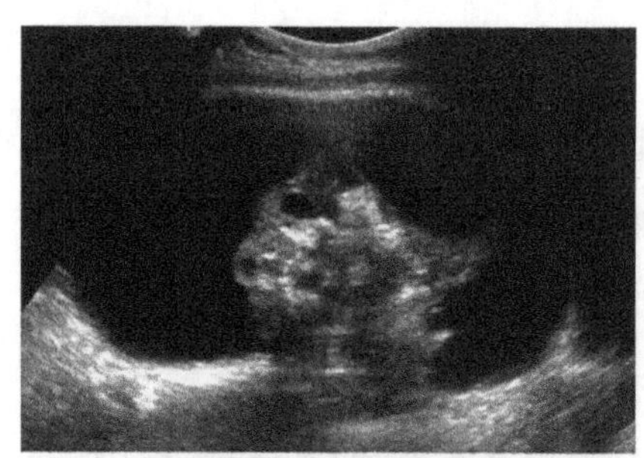

图11-33　未成熟畸胎瘤

盆腹腔巨大混合回声,边界尚清、外形欠规则,内可见不规则中高回声、分隔及无回声

(三)鉴别诊断

本病超声表现与其他原发卵巢癌相似,鉴别依靠病理。

十三、卵巢转移癌

(一)病理与临床

卵巢转移癌的原发部位主要是胃和结肠,其次还有乳腺、肺、泌尿道、淋巴瘤、生殖器官(子宫、阴道、宫颈、对侧卵巢等)。通常发生在生育年龄女性。60%～80%为双侧发生。库肯勃瘤(Krukenburg's Tumor)特指内部含有“印戒”细胞的卵巢转移性腺癌,原发于胃肠道,肿瘤呈双侧性、中等大小,多保持卵巢原状或呈肾形。一般与周围组织无粘连,切面实性、胶质样、多伴腹水。镜下见典型的印戒细胞,能产生黏液;周围是结缔组织或黏液瘤性间质。本病预后差。

(二)声像图表现

双侧卵巢增大，但多保持原有形状，有时外缘不规则呈结节状，有清晰轮廓。为以实性成分为主的实性包块，或间以囊性成分的囊实性包块(图 11-34)，内部呈中高、中等或低回声，后方回声可衰减；CDFI 显示瘤内血流丰富。常伴腹水。

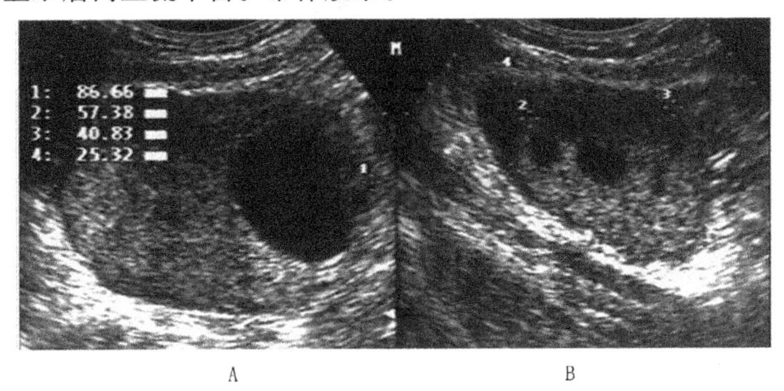

A　　　B

图 11-34　卵巢库肯勃瘤

右侧(A)及左侧(B)附件区混合回声，边界尚清，均呈类圆形，以中等回声为主

(三)鉴别诊断

卵巢原发肿瘤和继发肿瘤的鉴别相当重要，因为两者的临床治疗方式和预后有很大差别。本病的主要特点是双侧、以实性为主、具有一定的活动度的附件区肿物。如患者有消化道、乳腺等部位的恶性肿瘤病史或有不适症状，应考虑到转移性卵巢癌的可能。

十四、卵巢肿瘤蒂扭转

(一)病理与临床

卵巢肿瘤蒂扭转是常见的妇科急腹症，单侧常见。卵巢畸胎瘤、卵巢冠囊肿和卵巢过度刺激综合征等是造成扭转的常见病因，卵巢体积增大导致其蒂部相对变细而使卵巢易发生扭转；正常卵巢发生扭转少见。蒂由输卵管、卵巢固有韧带和骨盆漏斗韧带组成。急性扭转发生后，静脉、淋巴回流受阻，瘤内有出血，瘤体急剧增大，可导致卵巢发生坏死。慢性扭转症状不明显，间歇性或不完全扭转时，卵巢明显水肿。急性扭转的典型症状是突然发生一侧下腹剧痛，常伴恶心呕吐甚至休克。妇科检查可触及张力较大的肿块，压痛以瘤蒂处最为剧烈。卵巢蒂扭转一经确诊应立即手术。

(二)声像图表现

卵巢蒂扭转的声像图表现取决于扭转发生的时间、扭转的程度(完全性扭转、不完全性扭转)、伴发的肿瘤或卵巢内出血的情况，所以在扭转的早期声像图无特征性表现，往往给早期诊断带来困难。典型的病例声像图特征包括以下几点。

(1)扭转的卵巢多位于子宫的上方、靠近中线的部位。

(2)扭转的卵巢体积弥散性增大，并包含一个或多个出血性坏死导致的低回声或中等回声区(图 11-35)。

(3)在蒂部有时可以见到低回声的缠绕的血管结构，由多普勒检查可以沿卵巢韧带和漏斗韧带显示卵巢血供，如果检测到高阻动脉或动静脉血流缺失，可以帮助超声作出特异性诊断。

(4)非特异性表现：附件区无回声、混合回声，壁厚，内部有出血，盆腔积液。

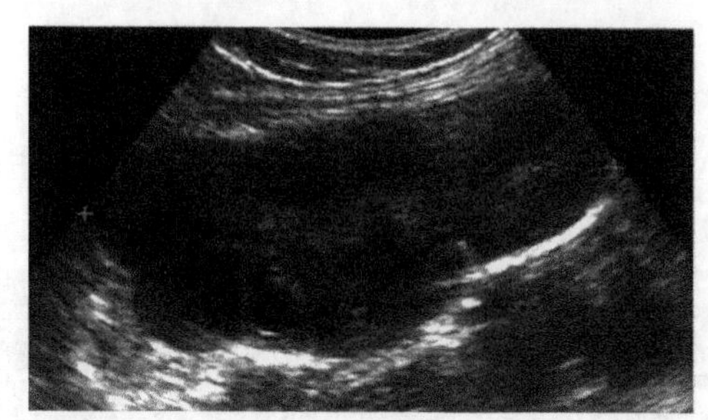

图 11-35 卵巢刺激综合征合并卵巢蒂扭转

患者曾行 IVF-EP,后行减胎术。患侧卵巢增大(卡尺之间),边界尚清,形态不规则,内部多个低-无回声,边界模糊;卵巢实质回声普遍减低

(三)鉴别诊断

本病多出现于妇科急诊患者,临床症状对于诊断非常有帮助。超声医师往往由于卵巢的肿瘤性疾病容易为超声所观察到而忽略本病的存在,导致漏诊。因此,应提高对本病的认识。

(杜梅云)

第四节 输卵管疾病

一、子宫输卵管声学造影

正常输卵管不易显示,输卵管声学造影可用来诊断不孕症,显示输卵管通畅与否,输卵管积水及输卵管肿瘤等。

在月经干净 3～8 天后,适当充盈膀胱,在超声仪器监控下,按常规输卵管通水方法,将通水管放入宫腔内,再用 3%过氧化氢 8～10 mL 通过通水管缓缓注入宫腔内,同时用超声仪器观察过氧化氢气泡沿输卵管腔移动情况,注意是否从输卵管伞端溢出,此时患者即感觉腹部不适。

二、输卵管积水及炎性肿块

(一)病理

输卵管积水是由于炎症(性病、结核、细菌感染等)致使伞端闭锁,管腔内渗出物聚集而成,管腔膨胀,形成“腊肠状”。急性感染也可形成输卵管积脓。

(二)超声表现

输卵管积水显示在附件区“腊肠样”液性暗区,清亮,囊壁薄,光滑。卵巢常可显示。如果液性暗区内有细小光点,又有发热,血常规高,脓性白带则考虑输卵管积脓(图 11-36)。

附件炎性肿块:由输卵管卵巢炎症引起渗出,纤维化增生包绕肠管、大网膜及子宫形成。超声显示不规则液性暗区,可延伸到子宫两旁及子宫直肠陷凹处,边界可清晰,亦可不规则,周围有肠管气体包绕。液性暗区内有纤维素样光带(图 11-37)。

(三)临床价值

输卵管积水、积脓及炎性肿块,均可因部位不同而图像有区别,可结合临床作出诊断。单纯附件炎在临床及图像上无特异性，故不能作出诊断。

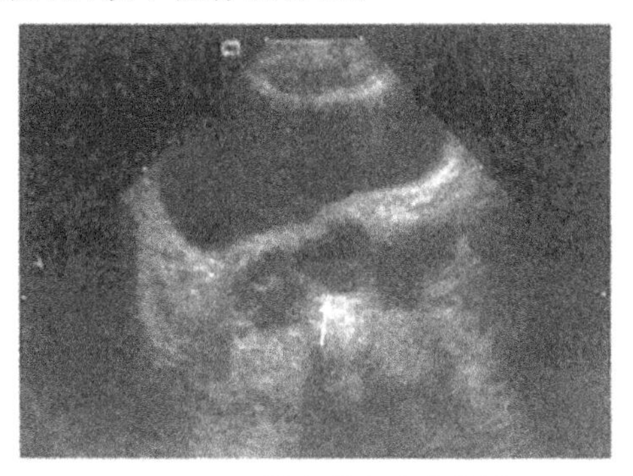

图 11-36 输卵管积水声像图

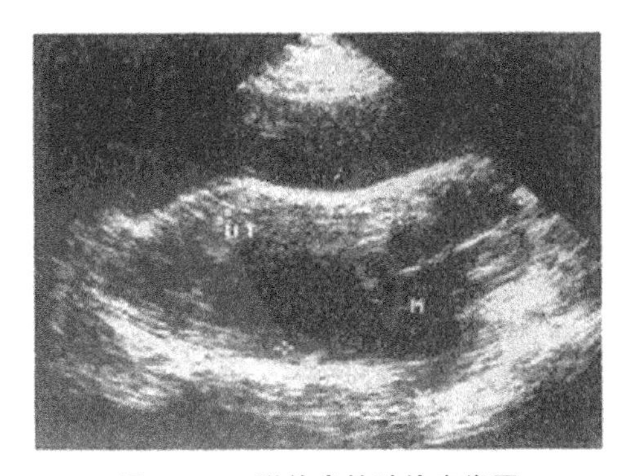

图 11-37 附件炎性肿块声像图

三、原发性输卵管癌

（一）病理

原发性输卵管癌多见于绝经前后，与不孕症及慢性输卵管炎症有关。典型症状为无任何不适的阴道大量排液，早期为清亮液体，晚期为血性。因少见，极易误诊。输卵管癌多为腺癌，常为单侧，好发于壶腹部，病变起自输卵管黏膜层，输卵管增粗呈腊肠形或梨形，实性，大小不等，常与周围组织、网膜、肠管粘连，形成肿块。早期不易诊断。

（二）超声表现

一侧附件区呈实性腊肠形或梨形肿块，与子宫紧连，向盆侧壁延伸及对侧转移，子宫常增大，边界毛糙，分界不清。伴腹腔液性暗区。如有网膜及腹膜转移，可出现小结节或下腹部实性肿块。

（三）临床价值

原发性输卵管癌较卵巢肿瘤更不易早期发现，不仅是检查手段无法早期发现，其临床症状易被忽略，一旦发现均已是晚期，预后极差，故定期体检，做阴道、宫颈涂片极为重要。

（石贻玲）

第十二章

产科超声诊断

第一节　正常妊娠

一、早孕期超声表现

(一)妊娠囊

正常妊娠囊位于宫腔中上部,周边为一完整、厚度均匀的强回声环,厚度≥2 mm,这一强回声壁由正在发育的绒毛与邻近的蜕膜组成。早孕时,妊娠囊表现为子宫内膜内极小的无回声,有人将此称为“蜕膜内征”。随着妊娠囊的增大,形成特征性的“双绒毛环征”或“双环征”。这一征象在妊娠囊平均内径为10 mm或以上时能恒定显示。

当妊娠囊内未见卵黄囊或胚胎时,需与假妊娠囊鉴别。假妊娠囊轮廓不规则或不清楚,形状与宫腔一致,囊壁回声低,厚度不一,无“双环征”,内无胚芽和卵黄囊,有时可见少许点状回声。

(二)卵黄囊

卵黄囊是妊娠囊内超声能发现的第一个解剖结构。正常妊娠时,卵黄囊呈球形,囊壁薄呈细线状,中央为无回声(图 12-1),透声好,在 5～10 周间,其大小稳步增长,最大不超过 8 mm,平均 5 mm,至孕 12 周时卵黄囊消失。

(三)胚芽及心管搏动

一般来说,胚芽长为 4～5 mm 时,常规能检出心管搏动,相应孕周为 6～6.5 周,相应妊娠囊大小为13～18 mm。胚芽长≥5 mm 仍未见胎心搏动时,提示胚胎停止发育。

(四)羊膜囊

早期羊膜囊囊壁菲薄(厚 0.02～0.05 mm),超声常不能显示。孕 7 周以后加大增益或用高频阴道探头检查,可以清楚显示薄层羊膜,在绒毛膜腔内形成一球形囊状结构即为羊膜囊,胚胎则位于羊膜囊内。在头臀长达 7 mm 或以上时,正常妊娠常可显示弧形羊膜及羊膜囊,在超声束与羊膜垂直的部分更易显示出羊膜回声。一般在孕 12～16 周羊膜与绒毛膜全部融合,绒毛膜腔消失,羊膜不再显示。

(五)胎儿颈后透明层厚度

胎儿颈后透明层厚度(nuchal translucency,NT):NT 是指胎儿颈后皮下的无回声带,位于皮肤高回声带与深部软组织高回声带之间。这是早孕期尤其在早孕晚期,所有胎儿均可出现的一种超声征象。早孕期NT增厚与唐氏综合征、先天性心脏病的危险性增高有关。增厚的NT可以逐渐发展成为大的水囊瘤,可伴有或不伴有胎儿水肿。绝大部分胎儿NT增厚在孕中期恢复正常。

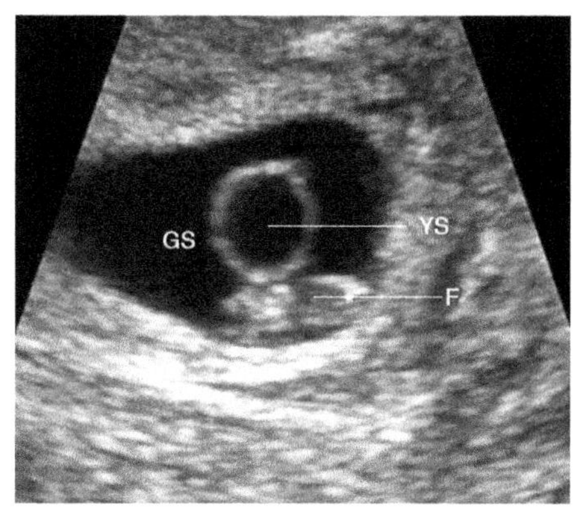

图12-1 卵黄囊(YS)

停经6周5天,经腹部二维超声显示卵黄囊及胚芽

GS:妊娠囊;YS:卵黄囊;F:胚芽

20世纪80年代,许多学者发现,早孕期颈部水囊瘤可有不同的表现,主要为有分隔和无分隔水囊瘤两类。同时观察到早孕期水囊瘤可逐渐消退或形成颈皱增厚或完全正常,但仍与非整倍体染色畸形有关。1985年Benacerraff等首次报道孕中期超声检测颈皱增厚(nuchal fold, NF)≥6 mm,患唐氏综合征的危险性增加。1992年,Nicolaids等提出使用“胎儿颈后透明层厚度”这一名称来描述早孕期胎儿颈部皮下的无回声带。

NT自20世纪90年代开始应用于临床后,现已广泛用于筛查胎儿染色体异常,特别是唐氏综合征。据统计,利用NT及孕妇年龄可以筛查75%左右的唐氏综合征患儿。

1.NT检查时间

一般认为在$11\sim13^{+6}$周测量NT较好,此时头臀长相当于45~84 mm。可用经腹部超声测量,亦可用经阴道超声测量,两者成功率相似。10~13周98%~100%可测量NT的厚度,而14周则降至90%。经阴道超声在10周时测量NT成功率为100%,14周时降至11%。Whitlow等认为测量NT及检查早期胎儿结构的时间为13周。

2.NT测量方法

标准测量平面为胎儿正中矢状切面。此切面亦是测量头臀长的标准切面,显示此切面时,要求尽可能将图像放大,清楚显示并确认胎儿颈背部皮肤,在颈部皮肤高回声带的深部显示无回声或低回声带即为NT。测量时应在NT的最宽处测量垂直于皮肤强回声带的距离,测量游标的内缘应与NT的强声线的内缘相重叠。

NT测量注意事项:①要求使用高分辨力实时超声仪器测量NT,且有良好的局部放大功能,仪器测量精度应达0.1 mm。②特别注意区分胎儿皮肤与羊膜,此时期胎儿颈背部皮肤与羊膜均表现为膜状高回声带,如果将羊膜误认为颈部皮肤,所测量的“NT”厚度实际上为羊膜与皮肤之间羊水的厚度,而非NT。区别羊膜和胎儿颈背部皮肤最好的方法是在胎动时进行区别,胎动时颈背部皮肤随胎动而动,而羊膜无此表现。另外,将图像放大后仔细观察亦可辨认。注意在正中矢状切面上测量NT。如果切面不满意,可等待胎动后胎儿位置改变再观察测量。③有颈部脑脊膜膨出、颈部脐带时,注意辨认,避免误测。④胎儿颈部姿势亦可影响 NT 的测量。Whitlow 等发现与胎儿颈部自然伸位(不后仰也不前屈)相比,胎儿颈部仰伸时,NT 测量值平均可增加 0.62 mm,而胎儿颈部前屈时平均可减少 0.4 mm。在胎儿颈部自然伸展状态下,NT 测量的可重复性最佳,95%重复测量相差不超过 0.48 mm,而在胎儿后仰时相差可达 1.04 mm,前屈时达 0.7 mm。⑤同一操作者及不同操作者可重复性测量有一定差异。Pandya 等对 NT 测值的重复性进行了研究,让 4 位医师测量 200 例 10~14 周胎儿 NT 厚度,发现同一测量者及不同测量者重复测量的差异在 0.5~0.6 mm,且与 NT 厚薄无关。Braithwaite 等研究了经腹部(1 641 例)及经阴道(88 例)超声测量 NT 的重复性,发现 95%患者经腹部重复测量 NT 平均相差约 0.44 mm,经阴道平均相差约 0.23 mm。

3.NT 判断标准

最近研究表明,胎儿 NT 厚度随着孕龄的增加而增加,因此,不同孕周测量 NT,显然不能使用同一标准来判断。目前多数学者认为不同孕周使用不同截断值来判断更敏感且更具特异性,但目前大部分研究仍使用 NT≥3 mm 为异常标准。

NT 正常值范围随孕周的增大而增大。Pandya 报道胎儿头臀长从 38 mm 增加到 84 mm 时,NT 中位数从 1.3 mm 增加到 1.9 mm,NT 的第 95 百分位从 2.2 mm 增加到 2.8 mm。Nicolaids 研究结果表明随着头臀长的增大,NT 在第 5 百分位数、第 25 百分位数、第 75 百分位数和第 95 百分位数增大。第 99 百分位 NT 值为 3.5 mm。

二、中晚孕期超声表现

(一)胎儿头颅

胎儿头颅的超声检查,由于胎儿体位的关系,主要采用横切面检查。冠状切面和矢状切面较少使用,在此不再叙述。

将探头置于胎头一侧,声束平面垂直于脑中线,自颅顶向颅底横向扫查可获得一系列颅脑横切面。在胎儿颅脑检查时,最重要、最常用的横切面有丘脑水平横切面、侧脑室水平横切面和小脑横切面。

1.丘脑水平横切面、双顶径与头围测量平面(图 12-2)

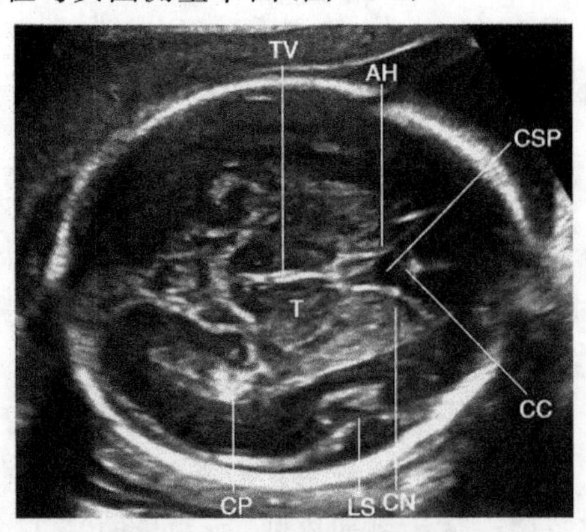

图 12-2 丘脑水平横切面

T:丘脑;CSP:透明隔腔;TV:第三脑室;CP:脉络丛;LS:大脑外侧裂;CC:胼胝体;CN:尾状核;AH:侧脑室前角

标准平面要求清楚显示透明隔腔、两侧丘脑对称及丘脑之间的裂隙样第三脑室，同时，颅骨光环呈椭圆形，左右对称。在此平面内主要可见到以下重要结构：脑中线、透明隔腔、丘脑、第三脑室、大脑及大脑外侧裂等结构。

2.侧脑室水平横切面（图 12-3）

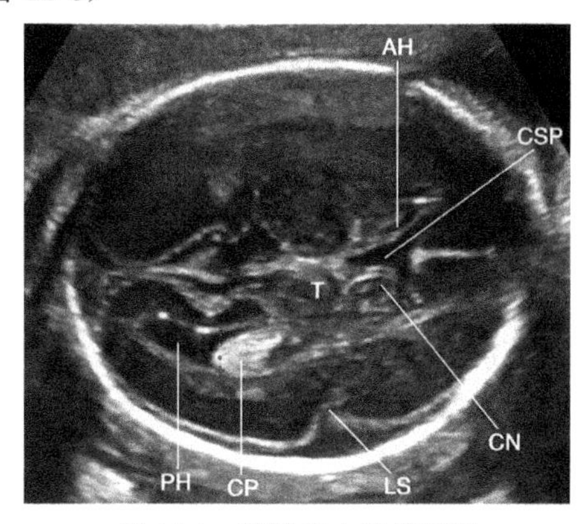

图 12-3 **侧脑室水平横切面**

T：丘脑；CP：脉络丛；CSP：透明隔腔；"＋＋"之间为侧脑室枕角宽度；CN：尾状核；AH：侧脑室前角；LS：大脑外侧裂；PH：侧脑室后角

在获得丘脑水平横切面后，声束平面平行向胎儿头顶方向稍移动或探头由颅顶部向下方平行移动，即可获此切面，这一切面是测量侧脑室的标准平面。

在此切面上，颅骨光环呈椭圆形，较丘脑平面略小。侧脑室后角显示清楚，呈无回声区，内有强回声的脉络丛，但未完全充满后角。图像中央尚可显示两侧部分丘脑，脑中线可见。侧脑室额角内侧壁几乎和大脑镰相平行，枕角向两侧分开，离脑中线较远。测量枕角与额角的内径可判断有无脑室扩张及脑积水，整个妊娠期间，胎儿侧脑室枕角内径均应＜10 mm。孕中期，由于侧脑室内脉络丛呈强回声，其远侧的大脑皮质回声低或极低，应注意和侧脑室扩张或脑积水相区别。

3.小脑横切面

在获得丘脑平面后声束略向尾侧旋转，即可获此切面。此切面的标准平面要求同时清晰显示左右对称的小脑半球以及前方的透明隔腔。小脑半球呈对称的球形结构，最初为低回声，随着妊娠的进展其内部回声逐渐增强，孕晚期显示出一条条排列整齐的强回声线为小脑裂，两侧小脑中间有强回声的蚓部相连。蚓部的前方有第四脑室，后方有颅后窝池。

小脑横径随孕周增加而增长。在孕 24 周前，小脑横径（以毫米为单位）约等于孕周（如 20 mm即为孕 20 周），孕 20～38 周平均增长速度为每周 1～2 mm，孕 38 周后平均增长速度约为每周 0.7 mm。

（二）胎儿面部检查

胎儿面部可通过矢状切面、冠状切面及横切面来检查，可清楚地显示出胎儿的双眼、鼻、唇、人中、面颊、下颌等，实时动态扫查时可显示胎儿在宫内的表情（如眨眼）、吸吮等动作。在胎儿面部检查时，最重要、最常用的切面有鼻唇冠状切面、正中矢状切面及双眼横切面。

1.鼻唇冠状切面

声束平面通过鼻，上、下唇及颏部，可显示鼻的外形、双侧鼻孔、鼻翼、鼻柱、上唇及人中、上下唇唇红、颏部，上、下唇唇红部回声较低。

2.颜面部正中矢状切面

声束与鼻骨长轴呈 90°,显示前额、鼻骨及其表面皮肤和软组织,上下唇及下颏。

3.眼球横切面

双眼球横切面:该切面时要求在同一平面内显示双侧晶体及眼球图像,双侧晶体及眼球对称且大小基本相等。

(三)胎儿肢体骨骼

胎儿骨骼具有高对比度,是超声最早能分辨的结构。超声不但能显示胎儿骨骼的骨化部分,还可显示软骨部分。正常妊娠 32 周后在胎儿的骨骺软骨内陆续出现了次级骨化中心,不同部位的次级骨化中心出现的孕周不同,据此可帮助评估胎儿的孕周和胎肺成熟度,如股骨远端骨骺的次级骨化中心出现在孕32～33 周;胫骨远端骨骺的次级骨化中心出现在孕33～35 周;肱骨头内的次级骨化中心出现在孕36～40 周。

在超声图像上初级骨化中心表现为低回声的软骨组织中央的强回声区,后方伴有声影。随着孕周的增长而不断增长、增粗。

妊娠中期时羊水适中,胎动较活跃,四肢显像较好,此时期是检查胎儿四肢畸形的理想时期。四肢超声检查应遵循一定的检查顺序,建议采用连续顺序追踪超声扫查法检查胎儿肢体,取得较好结果。该方法的主要内容是将胎儿每个肢体按照大关节分为 3 个节段,上肢分为上臂、前臂、手,下肢分为大腿、小腿、足,对胎儿的每个肢体分别沿着胎儿肢体自然伸展的姿势、从胎儿肢体的近段连续追踪扫查到肢体的最远端,待完整扫查完一个肢体后,再按照同样的方法分别扫查其他的肢体,具体方法如下。

1.上肢检测

首先横切胸腔,显示背部肩胛骨后,声束平面沿肩胛骨肩峰方向(图 12-4)。

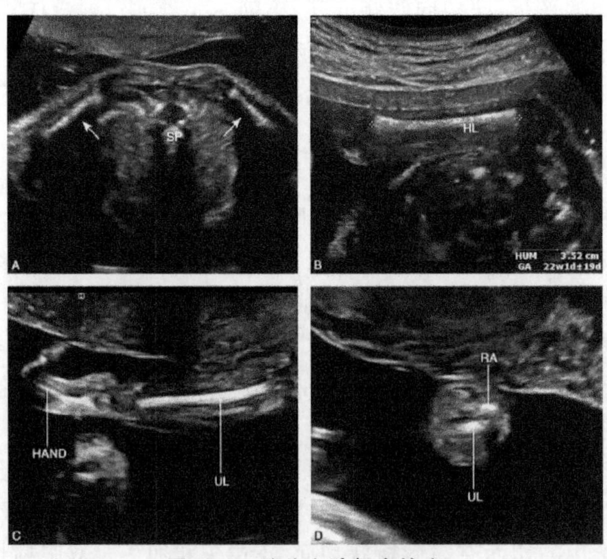

图 12-4 胎儿上肢超声检查

SP:脊柱;RA:桡骨;UL:尺骨

追踪显示胎儿肱骨短轴切面,探头旋转 90°后显示肱骨长轴切面并测量其长度,然后沿着上肢的自然伸展方向追踪显示出前臂尺、桡骨纵切面,在显示前臂后探头再旋转 90°横切前臂,进一步确认前臂有尺、桡两骨,探头此时继续向前臂末端扫查,显示出手腕、手掌及掌骨、手指及指骨回声，并观察手的姿势及其与前臂的位置关系。

2.下肢检测

横切面盆腔，显示髂骨，然后髂骨一侧显示胎儿股骨长轴切面并测量其长度，再沿着下肢的自然伸展方向追踪显示小腿胫、腓骨长轴切面，此时探头旋转 90°观察胫、腓两骨的横断面，再将探头转为小腿纵向扫查，并移向足底方向，观察足的形态、足趾及其数目、足与小腿的位置关系。

如果是手、足的姿势异常，则应注意探查手或足的周围有无子宫壁和胎盘或胎体的压迫，且应观察手、足的运动两次以上，如果异常姿势不随胎儿肢体包括手、足的运动而改变，且多次扫查均显示同样声像特征，此时才对胎儿手、足姿势异常作出诊断。

(四)胎儿胸部

观察胎儿的胸部最常用的扫查方向是横切面扫查，胸部纵切面为辅助扫查切面。胎儿胸廓的大小与肺的大小有关，观察和测量胸廓的大小可以间接了解胎儿肺的发育情况。在胎儿胸腔内有两个重要的脏器：肺和心脏。

1.胎肺

孕中期超声检查可清楚显示胎肺，在胎儿胸部横切面上，肺脏位于心脏两侧，呈中等回声的实性结构，回声均匀，随妊娠进展，肺回声渐强，两侧肺大小接近(在四腔心切面上右肺略大于左肺)，边缘光滑，回声相等，不挤压心脏。

2.胎儿心脏

四腔心切面加声束平面头侧偏斜法，是一种简便有效的筛查心脏畸形的方法。该方法可对大部分严重先天性心脏畸形进行排除性诊断。具体方法简述如下：横切胎儿胸腔获取四腔心切面后，先判断胎儿心脏位置，观察心房、心室、房室间隔、左右房室瓣以及肺静脉与左心房的连接关系，然后探头声束平面略向胎儿头侧偏斜，依次可显示左心室与主动脉的连接关系及右心室与肺动脉的连接关系，且实时动态扫查时可清楚观察到主动脉、肺动脉起始部的相互关系及主动脉、肺动脉相对大小，从而对心脏的主要结构及连接关系做出全面评价。如果这一方法所显示的切面无明显异常，那么，可排除大部分复杂心脏畸形或严重心脏畸形诊断，如心脏房室连接异常，心室与大动脉连接异常，心脏出口梗阻性疾病，均能通过这一简单方法得以检出，从而可避免大部分严重先天性心脏畸形的漏诊。技术熟练者还可进一步获得三血管切面及三血管-气管切面、主动脉弓切面、动脉导管切面，可以更全面了解胎儿心脏及其大血管情况。三血管切面及三血管-气管切面，可以观察主动脉及主动脉弓、上腔静脉、肺动脉及导管的内径及排列关系。

胎儿心脏的重要切面如下。

(1)四腔心切面：在胎儿横膈之上横切胸腔即可获得胎儿四腔心切面。根据胎儿体位的不同，可为心尖四腔心切面，也可为胸骨旁长轴四腔心切面(图 12-5)。

正常胎儿四腔心切面图像上，可显示以下许多重要内容：①心脏主要位于左胸腔内，约占胸腔的 1/3，心尖指向左前方，在此切面上测量心/胸比值(心脏面积/胸腔面积比值)，正常值为 0.25～0.33。②心脏轴的测量：即沿房间隔与室间隔长轴方向的连线与胎儿胸腔前后轴线之间的夹角，正常值偏左 45°±20°。③可清楚显示心脏四个腔室。左心房和右心房大小基本相等，左心房靠近脊柱，左心房与脊柱之间可见一圆形搏动性无回声结构即降主动脉的横切面。左、右心房之间为房间隔，房间隔中部可见卵圆孔，超声在该处显示房间隔连续性中断。左心房内可见卵圆孔瓣随心动周期运动。④左、右心室大小亦基本相等，右心室靠前，位于胸骨后方，右心室腔略呈三角形，心内膜面较粗糙，右心室内可见回声稍强的调节束，一端附着于室间隔的中下 1/3，一端附着于右心室游离壁。左心室腔呈椭圆形，心内膜面较光滑，心尖主要由左心室尖部组成。两心室之间有室间隔，室间隔连续、完整。左、右心室壁及室间隔的厚度基本相同，实时超声下可见心室的收缩与舒张运动。但应注意，孕 28 周以后，正常胎儿右心室较左心室略大。⑤左房室之间为二尖瓣，右房室之间为三尖瓣，实时超声下两组房室瓣同时开放关闭，开放幅度基本相等。⑥房、室间隔与二、三尖瓣在心脏中央形成“十”字交叉，二、三尖瓣关闭时“十”字更为清晰，但二、三尖瓣在室间隔的附着位置不在同一水平，三尖瓣更近心尖，而二尖瓣更近心底。⑦四腔心切面上可清楚显示左、右房室连接关系及左心房与肺静脉的连接关系。

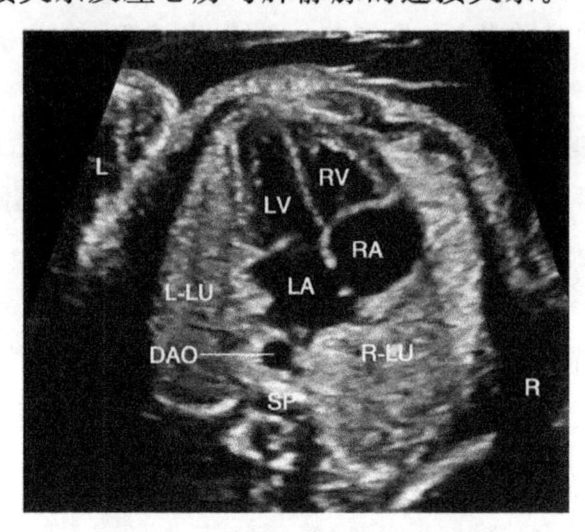

图 12-5　胎儿心尖四腔心切面

LV:左心室;RV:右心室;LA:左心房;RA:右心房;DAO:降主动脉;SP:脊柱;L:左侧;R:右侧;L-LU:左肺;R-LU:右肺

(2)左心室流出道切面:显示心尖四腔心切面后，探头声束平面向胎儿头侧略倾斜，即可显示出左心室流出道切面(心尖五腔切面)(图 12-6)。如从胸骨旁四腔心切面开始，则探头声束平面向胎儿左肩部旋转 30°略向心室前壁倾斜，可获得胸骨旁左心室长轴切面，此时可观察升主动脉前壁与室间隔相连续，后壁与二尖瓣前叶延续。

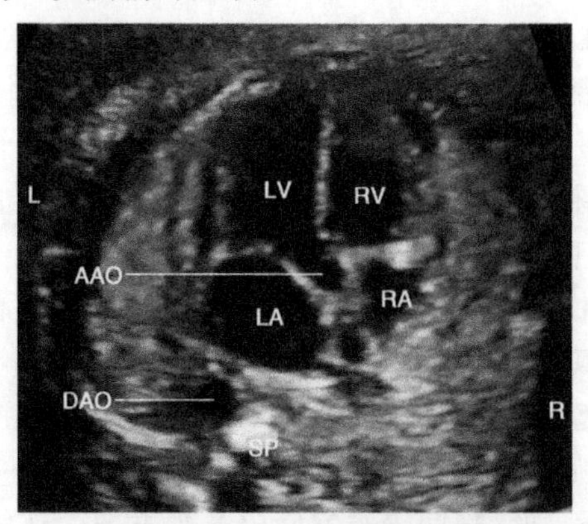

图 12-6　胎儿左心室流出道切面

LV:左心室;RV:右心室;LA:左心房;RA:右心房;AAO:升主动脉;DAO:降主动脉;SP:脊柱;L:左侧;R:右侧

(3)右心室流出道切面:显示心尖五腔切面后，探头声束平面再向胎儿头侧稍倾斜，即可获得右心室流出道、肺动脉瓣及肺动脉长轴切面(图 12-7)。在探头倾斜的过程中可动态观察到主动脉和肺动脉起始部的交叉以及左、右心室与主、肺动脉的连接关系。

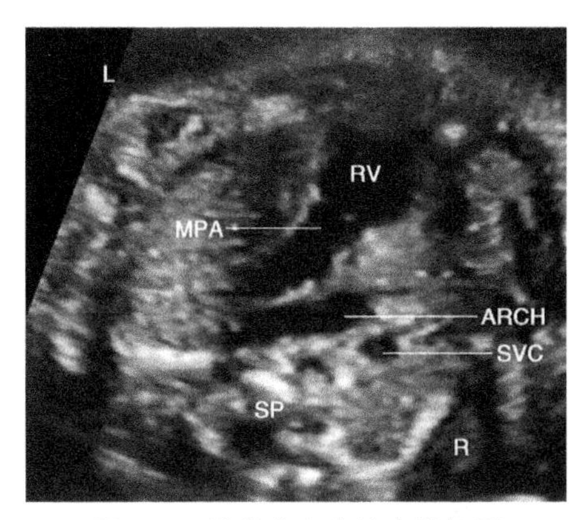

图 12-7 胎儿右心室流出道切面

RV:右心室;SVC:上腔静脉;SP:脊柱;MPA:主肺动脉;ARCH:主动脉弓;L:左侧;R:右侧

(4)三血管-气管切面:显示右心室流出道切面后,声束平面再向胎儿头侧稍倾斜,即可获得三血管-气管切面。在该切面上,从左至右依次为主肺动脉和动脉导管的延续、主动脉弓的横切面、气管及上腔静脉的横切面,气管位于主动脉弓与上腔静脉之间的后方,且更靠近主动脉弓。三者内径大小关系为肺动脉＞主动脉弓＞上腔静脉。主动脉弓与主肺动脉和动脉导管的延续排列关系类似"V"型,动态下主动脉弓和主肺动脉通过动脉导管相互延续,彩色多普勒显示两者血流方向一致,均为蓝色或红色。

(五)胎儿腹部

膈肌是腹腔与胸腔的分界线。胸腹部矢状面和冠状切面均显示膈肌为一个光滑的薄带状低回声结构,随呼吸而运动,胎儿仰卧位时纵向扫查最清晰,若腹围较小且腹腔内未见胃泡,则要警惕是否存在有膈疝或膈肌发育不良。

使用高分辨率的超声诊断仪器,可准确地评价腹壁的完整性,脐带的附着位置、腹壁及腹腔内脏器异常。中孕期超声检查需要观察的腹腔内重要脏器如下。

1.肝脏

肝脏位于胎儿上腹部偏右侧,实质回声细小均匀,可见肝门静脉、脐静脉、肝静脉,脐静脉正对脊柱,不屈曲,向上向后走行,入肝组织和门静脉窦,在门静脉窦处与静脉导管相连通,静脉导管汇入下腔静脉。在晚期妊娠后几周,回声略低于胎肺回声。

2.胆囊

胆囊在 18～24 周即可显示,与脐静脉在同一切面,呈梨形,宽似脐静脉,内透声好,正常情况下位于中线脐静脉右侧,胆囊底近腹壁但与腹壁不相连,无搏动,囊壁回声较脐静脉的管壁回声强,也较厚。

3.脾

位于胃后方的低回声结构,呈半月形,随孕龄而增长。

4.胃

位于左上腹,比心脏稍低处,其大小与形状受吞咽的羊水量而改变,正常情况下,显示为无回声椭圆形或牛角形结构,蠕动活跃。若胎胃充盈不良或显示不清时,应在 30～45 分钟后复查。

5.肠道

中期妊娠时,胎儿腹部横切面显示肠道呈管壁回声略强、内含小无回声区的蜂窝状结构,当肠道回声接近或等同或强于脊柱回声时，应进一步追踪观察，若同时出现羊水过多或肠管扩张等情况时，病理意义更大。正常情况下，晚期妊娠时结肠内径＜20 mm，小肠内径不超过 7 mm，节段长度不超过 15 mm，若超过此径不能排除肠道梗阻可能。

在胎儿腹部检查时，最常用的横切面有膈肌冠状切面、上腹部横切面、脐带腹壁入口处横切面。

(六)胎儿泌尿生殖系统

1.双肾

正常的双肾紧靠脊柱两旁，低于成人肾的位置，在旁矢状面上呈长圆形蚕豆样，横切时呈圆形(图 12-8)，右侧稍低于左侧。最初胎儿肾脏为均匀的低回声结构。随着妊娠的进展，可见到更为详细的内部结构。等回声的肾皮质包绕在低回声的锥形髓质周围，中央强回声区为集合系统，肾外周为肾周脂肪囊。

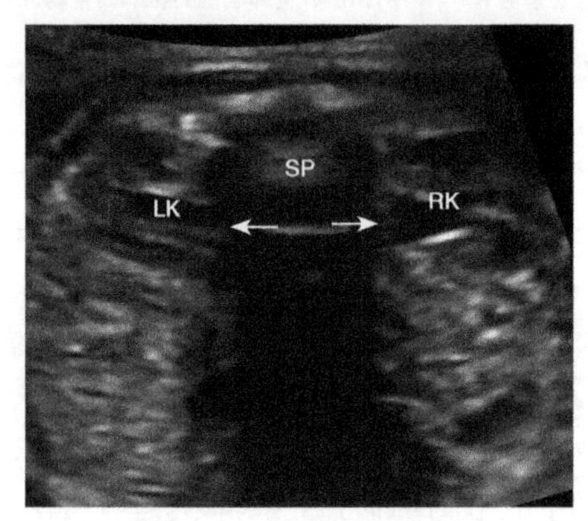

图 12-8　胎儿肾脏横切面

RK：右侧肾脏；LK：左侧肾脏；SP：脊柱

2.肾上腺

在肾脏内侧的前上方可见一弯眉状或米粒状的低回声区，其内部中央有一线状强回声，即为肾上腺。在横切肾脏后稍向上方(头侧)平移探头即可显示。

3.膀胱

位于盆腔，呈圆或椭圆形无回声区。膀胱容量不定，当膀胱未显示或过度充盈时，要在 30～45 分钟后复查以排除泌尿系统异常。

在膀胱两侧壁外侧可见两条脐动脉伸向腹壁与脐静脉共同行走于脐带中，单脐动脉时，只见膀胱一侧有脐动脉显示。

4.胎儿外生殖器

男胎外生殖器较女胎易显示。男胎外生殖器可显示阴囊、睾丸、阴茎。女性外生殖器可显示大阴唇及阴蒂。孕 18 周后，阴囊和阴茎可清晰显示。孕 22 周后，大阴唇可清晰显示。

(七)胎儿脊柱

脊柱在胎儿超声诊断中是十分重要的结构。对胎儿脊柱的超声检查要尽可能从矢状切面、横断面及冠状面三方面观察，从而可以更为准确全面地发现胎儿脊柱及其表面软组织的病变情况。但是超声不能发现所有的脊柱畸形。胎儿俯卧位时容易显示胎儿脊柱后部，而仰卧位时难以显示。臀位或羊水较少时胎儿骶尾部较难显示。

1.脊柱矢状切面检查

孕 20 周以前,矢状扫查可显示出脊柱的全长及其表面皮肤的覆盖情况。在此切面上脊柱呈两行排列整齐的串珠状平行强回声带,从枕骨延续至骶尾部并略向后翘,最后融合在一起。在腰段膨大,两强回声带增宽,两强回声带之间为椎管,其内有脊髓、马尾等(图 12-9)。

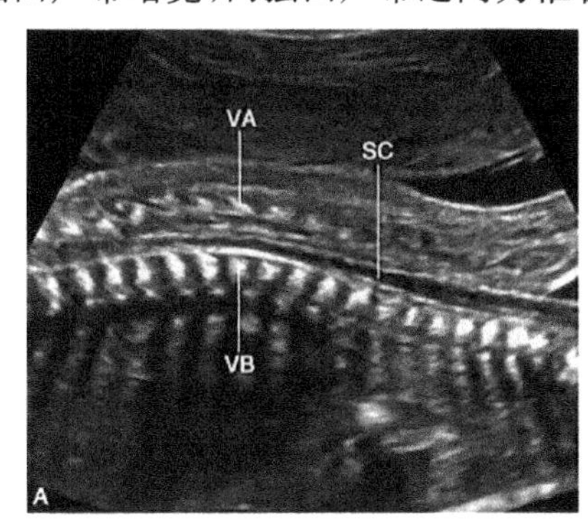

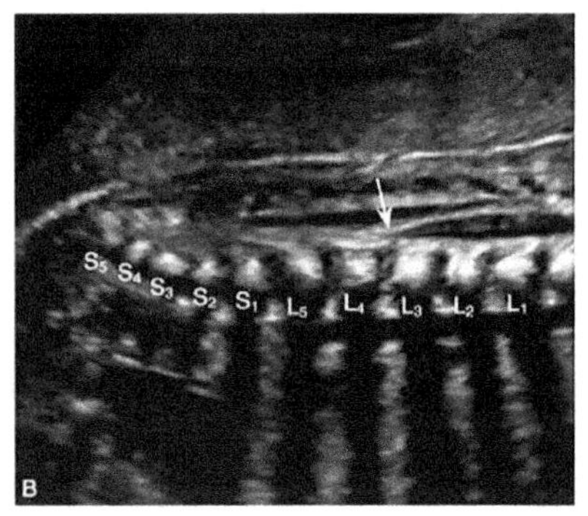

图 12-9 **胎儿脊柱矢状切面**

A.胎儿脊柱颈胸段矢状切面;B.胎儿脊柱腰骶尾段矢状切面;SC:脊髓;VB:椎体;VA:椎弓;箭头所示为脊髓圆锥的末端;L_1~L_5:腰椎椎体 1~5;S_1~S_5:骶椎椎体 1~5

2.脊柱横切面检查

该切面最能显示脊椎的解剖结构,横切面上脊柱呈 3 个分离的圆形或短棒状强回声,两个后骨化中心较小且向后逐渐靠拢,呈"∧"形排列,其中较大者为椎体骨化中心。

3.脊柱冠状切面检查

在近腹侧的冠状切面上可见排列整齐的 3 条平行强回声带,中间一条反射回声来自椎体,两侧的来自椎弓骨化中心。在近背侧的冠状切面上,脊柱仅表现为由两侧椎弓骨化中心组成的两条平行强回声带,中央的椎体骨化中心不显示。该切面半椎体的观察很有效。

(八)胎盘

超声观察的内容包括胎盘着床位置、大小、数目、内部回声、成熟度、与子宫颈内口关系、胎盘后方回声以及胎盘内多普勒血流情况等。一般情况下,胎盘厚度为 2.0~4.0 cm,超声测量胎盘厚度时应在近胎盘中心的横切面或纵切面上,垂直于胎盘内外缘测量最厚处厚度。

胎盘分级:临床上通常用胎盘分级来估计胎盘功能和胎儿成熟度,胎盘分级主要根据绒毛膜板、胎盘实质、基膜 3 个部分的回声特征进行判断,见表 12-1。

表 12-1 **胎盘声像图分级**

级别	绒毛膜板	胎盘实质	基膜
0 级	直而清晰,光滑平整	均匀分布,回声细微	分辨不清
Ⅰ级	出现轻微波状起伏	出现散在点状强回声	似无回声
Ⅱ级	现切迹并伸入胎盘实质内,未达到基膜	出现逗点状强回声	现线状排列小点状强回声,其长轴与胎盘长轴平行
Ⅲ级	深达基膜	出现环状回声和不规则点状和团状强回声,后方伴声影	点状强回声增大,可融合相连,后方伴声影

(九)脐带

脐带横切面可显示两条脐动脉和1条脐静脉的横断面呈“品”字形排列，纵切面上表现为两条脐动脉围绕脐静脉呈螺旋状排列。整个孕期脐带长度几乎和胎儿身长一致，但超声不能确定正常妊娠脐带长度。脐动脉多普勒血流成像可评估胎盘和胎儿血液循环。脐动脉搏动指数(PI)、阻力指数(RI)及收缩期最大血流速度(S)与舒张末期血流速度(D)比值(S/D)均反应胎盘血管阻力，正常情况下PI、RI、S/D随孕周增大而降低，孕7周脐动脉阻力大，只可测到脐动脉收缩期血流信号，孕14周后，开始出现舒张期血流，通常晚孕期S/D比值<3.0。

(十)羊水超声测量

1.羊水指数

以母体脐部为中心，划分出左上、左下、右上、右下四个象限，声束平面垂直于水平面，分别测量四个象限内羊水池的最大深度，四个测值之和即为羊水指数(amniotic fluid index，AFI)。该方法是Phelan于1987年提出的，羊水指数>24 cm时，即诊断羊水过多；但Molse等认为羊水指数大于该孕龄的3倍标准差或大于第97.5百分位数诊断羊水过多较为恰当。目前国内最新妇产科学教材采用羊水指数>25 cm作为羊水过多的标准。

2.最大羊水池深度

寻找羊膜腔内最大羊水池，内不能有肢体或脐带，声束平面垂直于水平面，测量其最大垂直深度即为最大羊水池深度。最大羊水池深度<2.0 cm为羊水过少，最大羊水池深度>8.0 cm为羊水过多。

(十一)胎儿生物物理评分

胎儿生物物理评分主要应用于晚孕期评估胎儿是否存在宫内缺氧，通过实时超声持续观察30分钟评价四项指标：胎儿呼吸样运动、胎动、肌张力及羊水量，总分8分(表12-2)。临床医师可根据评分做出相应的处理。8分：无明显缺氧改变，可于1周内或后再重复监测1次；6分：可能有缺氧，如胎肺成熟，子宫颈条件好，予以引产；≤4分：胎儿宫内情况不良；0～2分需终止妊娠。

表12-2 胎儿生物物理评分

项目	2分(正常)	0分(异常)
胎儿呼吸样运动	30分钟内至少有1次且持续30秒以上	30分钟内无胎儿呼吸样运动或持续时间不足30秒
胎动	30分钟之内出现3次以上躯干、胎头或大的肢体活动	30分钟内出现<3次躯干、胎头或肢体活动或无胎动
胎儿肌张力	胎儿躯干或肢体至少有1次伸展并恢复至原来的屈曲状态，手指张开合拢	无活动，胎儿肢体伸展不屈或胎动后不回复屈曲位
羊水量	最大羊水池深度≥2 cm	最大羊水池深度<2 cm

1.胎儿呼吸样运动

在实时超声观察下见胎儿胸廓或腹壁节律的运动为胎儿呼吸样运动，也可经矢状切面观察膈肌的上下节律运动。

2.胎动

胎动是指胎儿在宫内的活动，指躯体旋转及四肢运动。

3.胎儿肌张力

正常情况下胎儿在宫内有一定张力，肌肉有一定的收缩性，肢体一般处于屈曲状态，胎体和肢体活动后又回复到原来的屈曲状态为正常的胎儿肌张力。

4.羊水量

羊水量即羊膜腔内羊水容量，最大羊水池深度≥2 cm为正常。

(十二)中晚期妊娠的超声测量

1.双顶径

测量标准切面：胎头横切时的丘脑平面(头颅外形呈卵圆形，颅骨对称，可见透明隔腔，两侧对称的丘脑，两丘脑之间的第三脑室和侧脑室后角)，有以下3种测量方法：①测量近侧颅骨外缘至远侧颅骨内缘间的距离。②测量远近两侧颅骨骨板强回声中点之间的距离。③测量近侧颅骨外缘至远侧颅骨外缘间的距离。

采用第一种测量方法比较多见，即测量近侧颅骨骨板外缘至远侧颅骨内缘间的距离。如果超声仪器中设置有胎儿生长发育与双顶径的对照换算程序，则要明确该仪器使用的是哪种测量方法。

注意事项：①测量时不要将颅骨外的软组织包括在内；②在孕31周前，双顶径(biaparietal diameter,BPD)平均每周增长3 mm，孕30～36周平均每周增长1.5 mm，孕36周后平均每周增长1 mm；③受胎方位或不同头型或胎头入盆等因素的影响，晚孕期双顶径测值会出现较大偏差。④在孕12～28周，测量值最接近孕周。

2.头围

(1)测量平面：同双顶径测量平面。

(2)测量方法：①分别测量颅骨最长轴和最短轴的颅骨外缘到外缘间的距离，或颅壁中点的距离。②用电子求积仪(椭圆功能键)沿胎儿颅骨声像外缘直接测出头围长度。

3.腹围

(1)标准测量切面：胎儿腹部最大横切面，该切面显示腹部呈圆或椭圆形(受压时)，脊柱为横切面，胎胃及胎儿肝内门静脉1/3段同时显示。

(2)测量径线：分别测量前后径及横径，测量腹部一侧皮肤外缘到另一侧皮肤外缘的距离。

$$腹围=(前后径+横径)\times 1.57$$

电子测量仪(椭圆功能键)沿腹壁皮肤外缘直接测量。

4.股骨长度

股骨是最易识别的长骨，股骨测量适用于中晚期妊娠的孕龄评估，尤其在妊娠晚期，较其他径线测量值更有意义。

(1)标准切面：声束与股骨长径垂直，从股骨外侧扫查，完全显示股骨长轴切面，且两端呈平行的斜面。

(2)测量值：测量点应在股骨两端的端点上。

5.肱骨长度

(1)测量切面：完全显示肱骨，并且声束要与肱骨长径垂直，清晰显示出肱骨的两端。

(2)测量径线：肱骨两端端点的距离。

注意事项：①孕中期，肱骨与股骨等长，甚至可以长于股骨。②必要时测量对侧肱骨做对比。③要测量肱骨真正的长轴切面。④在胎儿短肢畸形时，肱骨不适用于推测孕周。

股骨与肱骨测量值低于平均值的两个标准差以上，可认为股骨或肱骨偏短，低于平均值两个标准差5 mm以上，则可能有骨骼发育不良。

6.胎儿体重的估计

根据胎儿的一项或多项生物学测量值，经统计学处理，可计算出胎儿的体重。

估测胎儿体重的公式很多，不同的学者有不同的计算公式，但目前基本不需要临床超声工作者去按公式计算胎儿体重，因大多数的超声诊断仪都有产科胎儿发育与体重估计的计算软件，输入各超声测量值后，可迅速得出胎儿孕周及体重，非常方便，或者可采用查表法获得。

各项胎儿体重预测的超声参数，以胎儿腹围与体重关系最密切。准确的体重估测对指导临床决定分娩时机与方式意义重大，要获得较准确的胎儿体重，需注意以下几点：①标准切面的准确测量；②测量多项生物学指标，尤其当胎儿生长不匀称时；③多次测量获得平均测量值（一般测3 次），以缩小测量的误差。

（刘海燕）

第二节 异常妊娠

一、流产

（一）诊断要点

1.先兆流产

（1）先兆流产在超声上常无异常表现，子宫、妊娠囊、囊内胚芽或胎儿大小与停经孕周相符，有胎心搏动，子宫颈内口紧闭。

（2）少部分先兆流产患者可表现为妊娠囊一侧局限性新月形无回声区或云雾样低回声区。

2.难免流产

（1）子宫颈内口已开，妊娠囊可部分下移至子宫颈内口或子宫颈管，妊娠囊变形呈“葫芦状”（图 12-10）。

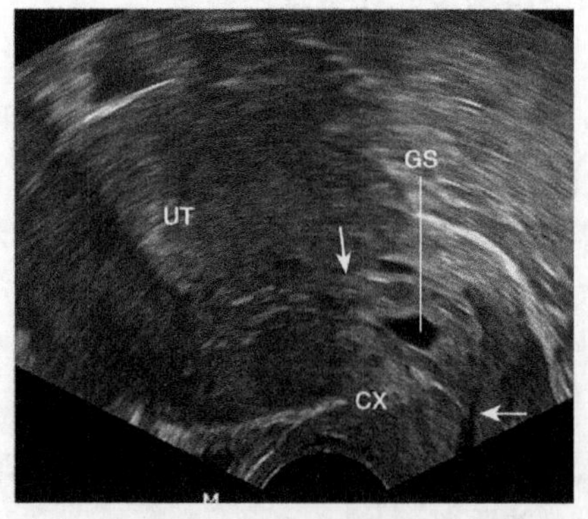

图 12-10 难免流产

经阴道超声检查，子宫矢状切面示子宫颈内口已开，妊娠囊部分下移至子宫颈管内

GS：妊娠囊；UT：宫体；CX：子宫颈；箭头所示为子宫颈内外口

(2)胚胎停育流产症状迟早会发生,也属难免流产。

3.不全流产

(1)部分妊娠物排出宫腔,宫腔内见不规则斑状、团状回声。

(2)彩色多普勒血流成像检查无明显血流信号,但相邻子宫肌层内可见局灶性血流信号。

4.完全流产

妊娠物已全部排出,子宫内膜呈线状,宫腔内可有少许积血声像,无斑状或团块状回声。

5.稽留流产

(1)胚胎或胎儿已死亡,无胎心搏动。

(2)妊娠囊存在者,妊娠囊皱缩变形,囊壁回声减弱、变薄,内壁毛糙。

(3)妊娠囊消失者,宫腔内回声杂乱,不能分辨妊娠囊和胚胎结构,呈团块状实质性回声和低或无回声区杂乱分布。

(4)彩色多普勒血流成像:检查团块状实性回声区及无回声区周边可见较丰富血流信号。子宫颈内口未开,子宫较停经孕周小。

(二)鉴别诊断

1.双胎妊娠

先兆流产伴宫内积血时需与双胎妊娠鉴别。双胎妊娠可见两个妊娠囊声像,呈强回声环,形态规则,每个妊娠囊内均可见卵黄囊、胚芽。先兆流产时宫腔内的积血多呈新月形分布,强回声壁不明显,无回声区内无卵黄囊及胚芽。

2.子宫颈妊娠

难免流产妊娠囊下移至子宫颈时应与子宫颈妊娠鉴别。子宫颈妊娠时,子宫颈膨大,与宫体比例近1∶1,甚至大于宫体,宫腔内膜增厚并蜕膜化,子宫颈内口闭合,子宫颈妊娠囊内可见胚芽和胎心搏动。

3.异位妊娠

异位妊娠宫腔内积血可表现为假妊娠囊,需与胚胎停育的空妊娠囊鉴别,特别是异位妊娠包块较小,经腹超声易将假妊娠囊误诊为胚胎停育。假妊娠囊周边为子宫内膜,无“双环征”,形态与宫腔一致。

4.葡萄胎

稽留流产需与葡萄胎鉴别,葡萄胎子宫大于停经月份,质地软,呈蜂窝状回声,彩色多普勒血流成像检查血流信号不明显。

二、异位妊娠

(一)输卵管妊娠

1.诊断要点

(1)输卵管妊娠的共同超声表现为子宫稍增大,子宫内膜明显增厚,但宫内无妊娠囊结构,有时可见宫腔内积血,形成假妊娠囊声像。

(2)根据症状的轻重、结局分为四种类型。①未破裂型:附件区可见一类妊娠囊环状高回声结构,壁厚回声强,中央呈无回声,似“甜面圈”,故称为“甜面圈征”(Donut 征)。在类妊娠囊周围可记录到类滋养层周围血流频谱。停经 6 周以上经阴道扫查常可以见到卵黄囊、胚胎和原始心管搏动。此期盆腔和腹腔多无积液声像。②流产型:附件区可见边界不清晰、形态不规则混合回声包块，包块内有时可以辨认类妊娠囊结构，盆腔内可见液体，量较少。③破裂型：附件区可见较大、形态不规则混合回声包块，无明显边界，内部回声杂乱，难辨妊娠囊结构，盆、腹腔内大量游离液体，内有大量细密点状回声或云雾样回声。④陈旧型：附件区可见实质性不均匀高回声包块，边界清楚，包块内不能辨认妊娠囊结构，可有少量盆腔积液。彩色多普勒血流成像包块内血流信号不丰富，可检测到怪异型血流频谱。

（3）输卵管间质部妊娠是一种较特殊的输卵管妊娠，与宫腔距离近，需要与宫角妊娠区分。超声表现为子宫内膜增厚，宫腔内无妊娠囊，宫底一侧向外突出一包块，内见妊娠囊结构，囊内可见胚芽或胎儿，妊娠囊周围有薄层肌组织围绕，但子宫内膜线在角部呈闭合状，子宫内膜与包块无连续关系。

2.鉴别诊断

（1）难免流产：难免流产时宫腔内妊娠囊变形，强回声环变薄，回声减低，与输卵管妊娠宫腔积血形成的假妊娠囊相似，但难免流产的妊娠囊内有时可见变形的卵黄囊（直径多>7 mm）及胚芽，双侧附件区无包块声像。

（2）黄体破裂：多发生在月经周期后期，一般无停经史，突起腹痛。超声表现子宫未见明显增大，子宫内膜无明显增厚，患侧卵巢增大，可见不规则混合回声包块，盆、腹腔可见积液。血与尿人绒毛膜促性腺素（human chorionic gonadotropin，HCG）阴性。

（3）宫角妊娠：妊娠囊位于一侧宫角，妊娠囊与宫腔相连，子宫内膜在角部呈喇叭状，妊娠囊与内膜相连续。宫角妊娠有两种转归，如果大部分绒毛种植于宫腔内膜，妊娠过程中随着妊娠囊的增大，妊娠囊突入宫腔，成为正常妊娠，临床无特殊表现；若绒毛种植面正位于输卵管开口处，妊娠囊向输卵管间质部方向生长，则可发展成为输卵管间质部妊娠。

（二）腹腔妊娠

1.诊断要点

（1）孕早期宫腔内无妊娠囊或孕中、晚期子宫颈纵切面难以显示子宫颈与增大宫体肌壁组成的倒喇叭口声像。

（2）早期腹腔妊娠较难定位，因为妊娠囊可以异位到腹腔内任何部位。

（3）较大孕周的腹腔妊娠，妊娠囊或羊膜囊周围无光滑而较厚的低回声子宫肌壁包绕，胎儿与孕妇腹壁贴近。

（4）若胎儿死亡，胎体边界不清晰；由于羊水量不足，胎盘多处粘连及部分被肠管覆盖，胎盘呈边界不清的不均质性回声包块。

2.鉴别诊断

（1）早期腹腔妊娠与输卵管妊娠不易鉴别。位于盆腔以外如脾肾之间、肝肾之间的腹腔妊娠较易与输卵管妊娠鉴别。

（2）残角子宫妊娠：较大孕周的残角子宫妊娠由于妊娠囊周边的低回声肌层十分薄，难以与腹腔妊娠时妊娠囊周边的腹膜、大网膜包裹鉴别，易误诊为腹腔妊娠。但残角子宫妊娠包块经多切面扫查能够显示其与子宫相连的某些特征，腹腔妊娠包块不与子宫相连。

（三）宫颈妊娠

1.诊断要点

（1）子宫体内无妊娠囊。

（2）子宫颈增大，子宫颈和宫体呈“葫芦样”改变，妊娠囊着床在子宫颈管内。

(3)彩色多普勒血流成像显示子宫颈肌层血管扩张,血流异常丰富。

(4)子宫颈内口关闭。

(5)早孕时期,子宫颈可无明显增大而缺乏“葫芦样”特征。

2.鉴别诊断

子宫颈妊娠容易与难免流产妊娠囊脱落至子宫颈管内相混淆。难免流产时宫腔内妊娠囊变形、下移,胚胎无胎心搏动,子宫颈大小正常,子宫颈内口张开,子宫颈肌层无低阻的滋养血流信号。

(四)卵巢妊娠

1.诊断要点

(1)卵巢妊娠未破裂时,超声扫查可见一侧卵巢增大,形态不规则,其内可见一小的强回声环,卵巢周围无肿块。

(2)卵巢妊娠破裂后,形成混合性回声包块,与输卵管妊娠破裂难以鉴别。

2.鉴别诊断

输卵管妊娠:未破裂的输卵管妊娠包块位于卵巢旁。卵巢妊娠破裂后与输卵管妊娠破裂难以鉴别,但输卵管妊娠破裂后经阴道超声可显示正常卵巢,卵巢妊娠破裂者则不能显示正常卵巢图像。

三、子宫畸形合并妊娠

(一)诊断要点

1.双子宫合并妊娠

(1)盆腔内可见双宫体、双子宫颈。

(2)一侧宫体相对增大,该侧宫腔内可见妊娠囊、胚芽/胎儿及胎心搏动等妊娠特征。

(3)另一侧宫体相对较小,宫腔内无妊娠囊,但内膜增厚。

2.双角子宫合并妊娠

(1)类型不同的双角子宫,合并妊娠的超声表现不一样。

(2)完全双角子宫合并妊娠时与双子宫合并妊娠超声表现相似,只是前者仅见一个子宫颈。

(3)部分双角子宫妊娠囊可见于一侧宫角,也可见于未分离的宫腔内。

(4)弓形子宫妊娠与正常子宫妊娠相似,只是宫底内凹,形如弓形。

3.纵隔子宫合并妊娠

(1)宫底明显增宽,并见一带状低回声将宫腔分成左右两个,完全纵隔子宫的低回声中隔可从宫底延伸至子宫颈内口甚至外口;不完全纵隔子宫低回声中隔自宫底至子宫颈内口以上的某个部位,左右侧宫腔内膜在子宫颈内口上方融合。

(2)合并妊娠时,两侧宫腔不等大,妊娠囊位于一侧宫腔内,另一侧宫腔内膜增厚。

4.残角子宫妊娠

子宫内膜较厚,宫腔内未见妊娠囊,仅显示一侧宫角,对侧可见一明显突出的包块回声,内有妊娠囊结构,胚胎存活时可见胚胎及胎心搏动,妊娠囊周边有肌层环绕。

(二)鉴别诊断

1.子宫浆膜下肌瘤合并妊娠

子宫浆膜下肌瘤与宫体相连,呈圆形肿块,肿块常为低回声,彩色多普勒血流成像检测肿块周边可见环状血流信号，宫腔内可清楚显示妊娠囊。

2.腹腔妊娠

通过子宫颈矢状切面后，向上追踪宫体，宫腔内不能显示妊娠囊，与残角子宫妊娠相似。但腹腔妊娠胚胎/胎儿周围无光滑而较厚的低回声子宫肌壁包绕，包块与子宫不相连，中晚孕期胎儿与孕妇腹壁贴近。且腹腔妊娠包块与子宫无相连。

四、盆腔肿物合并妊娠

子宫肌瘤合并妊娠的诊断要点如下。

(1)子宫轮廓可不规则，病变部位可见实质性肿物，一般回声较低，呈类圆形，边界清晰。

(2)彩色多普勒血流成像：可探及少许血流信号。

(3)随着妊娠的进展，子宫增大，子宫壁伸展，肌瘤位置也随之发生变化。

(4)少数子宫肌瘤发生钙化、红色变性等，有相应的超声表现。

五、多胎妊娠

(一)诊断要点

1.多胎妊娠的绒毛膜囊与羊膜囊的确定

由于单绒毛膜囊双胎比双绒毛膜囊双胎妊娠具有更高的围生儿发病率和病死率，因此，明确双胎类型，对产前咨询和临床处理有非常重要的临床意义。

(1)双绒毛膜囊双羊膜囊双胎：所有双卵双胎及部分单卵双胎(受精后第4天分离)属此类。①胎盘绒毛声像：早期妊娠可以清晰显示两个绒毛膜囊，早期妊娠后期，两胎种植部位较远者可以显示两个分开的胎盘；两胎种植部位较近时，两个胎盘发生融合，融合处可见三角形的突起(即双胎峰)。偶尔两胎盘融合完全，无明显三角形突起。②双胎之间分隔膜：分隔膜较厚，尤其在早期。妊娠中晚期分隔膜变薄，较难判断，有时可显示三层或四层分隔膜。③胎儿性别：两胎若性别不同则可肯定是双卵双胎，但如果性别相同则可能是单卵双胎也可能是双卵双胎。

(2)单绒毛膜囊双羊膜囊双胎：此类双胎为单卵双胎的一种，分离发生在受精后第4～8天，羊膜囊形成之前，囊胚期内细胞团复制成两个发育中心，各自形成独立胚胎。两胎共用一个胎盘。①胎盘绒毛声像：宫内仅见一个绒毛膜囊(孕7～9周检查时最为准确)，一个胎盘，无“双胎峰”，囊内可见两个羊膜囊、两个胚胎或胎儿。②双胎之间分隔膜：分隔膜较薄，仅能显示两层。③胎儿性别：两胎性别相同。

(3)单绒毛膜囊单羊膜囊双胎：此类双胎亦为单卵双胎的一种，分离发生在受精第9天后。两胎儿发生脐带缠绕、连体畸形等机会明显增加。①胎盘绒毛声像：同单绒毛膜囊双羊膜囊双胎胎盘声像。②双胎之间分隔膜：两胎间无羊膜分隔，两个胚胎/胎儿均位于一个共同的羊膜囊内。③胎儿性别：两胎性别相同。

2.多胎妊娠常见合并症

(1)双胎生长不协调：①双胎体重相差在20%或以上，计算方法：(A～B)×100%/A，A为体重较重的胎儿，B为体重较轻的胎儿。②比较双胎的腹围也可相对较准确预测双胎生长不协调，24周后双胎腹围相差20 mm。③以上对预测双胎出生后体重相差20%的阳性预测值达85%。

(2)联体双胎：①联体双胎有多种类型，如头部联胎、胸部联胎、腹部联胎、脐部联胎、臀部联胎、双头联胎、双上半身联胎、面部寄生胎、背部寄生胎等。②仅有一个胎盘及一个羊膜囊，两胎之间无分隔膜。③两胎胎体的某一部位相连，不能分开，相连处皮肤相互延续。④胎儿在宫内的相对位置较固定，总是处于同一相对位置，胎动时亦不会发生改变。

(3)无心畸胎序列征：①主要发生在单绒毛膜双胎。②双胎中一胎形态、结构发育正常，另一胎出现严重畸形。③畸形胎儿(受血儿)以上部身体严重畸形为主，表现为无头、无双上肢、胸腔发育极差，部分无心畸胎上部身体结构难辨，仅表现为一不规则实质性团块组织回声，内部无内脏器官结构。下部身体发育相对较好，如可有双下肢等结构。胸腔内无心脏及心脏搏动，如果存在心脏残腔或心脏遗迹，可有微弱搏动。④10%左右泵血儿也可出现某种类型的畸形。因此产前超声亦应对泵血儿进行详细系统检查，同时在整个妊娠期应进行一系列超声检查，对泵血儿的生长发育情况及心功能状态进行评估。当出现泵血儿心脏增大、腹水、胸腔积液、心包积液、肝大、羊水过多、胎儿水肿时，常提示其心功能衰竭的发生。⑤彩色多普勒血流成像：显示无心畸胎脐动脉及脐静脉内血流方向与正常胎儿相反，无心畸胎脐动脉血流从胎盘流向畸胎髂内动脉达畸胎全身，脐静脉血流从畸胎脐部流向胎盘，正好与正常胎儿脐动脉血流流向胎盘、脐静脉血流从胎盘流向胎儿的情况相反。

(4)双胎输血综合征：Quintero 等提出 TTTS 产前超声诊断标准如下。①单绒毛膜双羊膜囊双胎(同性别，单胎盘，有一薄层分隔膜，“T”字征)。②两羊膜囊内的羊水量差异，受血儿羊水过多(20 周前羊水最大垂直深度≥8 cm，20 周后≥10 cm)，供血儿羊水过少(羊水最大垂直深度≤2 cm)。③基于产前超声表现将 TTTS 分为 5 级。Ⅰ级：可见供血儿膀胱。Ⅱ级：供血儿膀胱不显示；受血儿羊水过多。Ⅲ级：多普勒超声异常，可包括以下异常之一或以上，脐动脉舒张期血流频谱消失或反向、静脉导管 a 波血流消失或反向、脐静脉血流出现搏动。Ⅳ级：胎儿水肿。Ⅴ级：双胎或双胎之一死亡。

(二)鉴别诊断

1.宫腔内粘连带

超声表现为宫腔内强回声带，细薄呈线样，为不完全的分隔带，走行无规律。宫腔内粘连带应与双羊膜囊双胎并其中一胎自然减灭鉴别，后者羊膜腔分隔完全，其两侧是独立的羊膜腔。

2.双胎之一胎羊膜早破

羊水外漏时，该胎儿羊水少可表现为“贴附儿”，在双绒毛膜囊及单绒毛膜囊双胎中均可发生，应与双胎输血综合征鉴别。前者另一胎羊水正常，且不会出现双胎输血综合征受血儿的改变，如水肿、膀胱增大等。

六、胎儿生长受限

(一)诊断要点

(1)临床表现为孕妇子宫大小与孕周不符，宫高低于正常宫高平均值两个标准差，孕妇体重增加缓慢或停滞。

(2)发现疑似胎儿生长受限时，首先要核对孕周，早孕期已进行超声检查者，应采用孕早期顶-臀长值确定相应的超声孕龄。如果孕早期没有进行超声检查，可采用孕中早期双顶径和股骨长度综合确定孕龄。

(3)胎儿生长超声监测：不同妊娠时期胎儿受到不同致病因素影响，其超声表现也不同。根据胎儿生长特征和病因，临床将胎儿生长受限分为 3 型：内因性匀称型胎儿生长受限(又称为早发性胎儿生长受限)、外因性不匀称型胎儿生长受限、外因性匀称型胎儿生长受限(为上述两型的混合型)。根据其产前超声表现特点分为两型:匀称型胎儿生长受限、不匀称型胎儿生长受限。

匀称型胎儿生长受限,超声主要表现有五个方面。①渐进性小胎:测量双顶径、头围、腹围、股骨长度均逐渐低于同孕龄正常值的第10百分位数,但各生长参数均相称。②系列生长超声监测可采用2～3周为间隔。③胎盘组织结构无异常,但体积小。④可有羊水过多或过少。⑤内因型匀称型胎儿生长受限通常没有明确的胎儿多普勒血流变化,没有子宫胎盘循环不良的血流证据;外因型匀称型胎儿生长受限可伴有子宫胎盘功能不良的多普勒血流异常。

不匀称型胎儿生长受限,临床比较常见,不良因素主要作用在妊娠中、晚期,多伴有子宫胎盘功能不足。常见于妊娠期高血压疾病、糖尿病、胎盘病变等,其超声主要表现有六个方面。①生长参数的差异性:测量双顶径、头围可正常,但腹围、股骨长度低于同孕龄的正常值的第10百分位数。腹围小于头围,计算比值,比值小于同孕周第10百分位数或两个标准差。②系列生长超声监测可采用2～3周为间隔。③可有胎盘钙化或胎盘体积减小,常有组织学改变如梗死。④胎儿心脏可轻度扩大,可见肠管回声增强和小肠扩张,孕妇腹水等。⑤可伴羊水过少。⑥常伴有子宫胎盘功能不良的母胎多普勒血流监测的异常。

(4)胎儿生长受限的多普勒超声表现:多普勒超声可以支持胎儿生长受限(fetal growth restriction,FGR)的诊断,但不可排除FGR的可能。

子宫动脉:在孕34周以前检查母体子宫动脉多普勒较有意义,主要表现为子宫动脉舒张早期切迹和脐动脉搏动值升高。出现这种高阻性频谱特征常与早发性子痫前期和子宫动脉供血不足相关。

脐动脉:正常情况下,晚孕期脐动脉S/D≤3。脐动脉舒张期末期血流消失或反向是胎儿-胎盘循环严重不足的特征性频谱改变,提示胎儿宫内缺氧严重,部分胎儿仍存在脑保护效应,多数情况下胎儿处于或接近缺氧的失代偿阶段。如果妊娠34周后脐动脉出现舒张期末期血流消失或反向,应考虑急诊剖宫产。

大脑中动脉:胎儿慢性缺氧时的大脑中动脉舒张期血流明显增加,则血流灌注指数降低,血流图为低阻性频谱,大脑中动脉/脐动脉比值降低提示出现脑保护效应。

静脉导管:静脉导管灌流值升高是早期胎儿自身循环障碍的表现,提示胎儿心功能受损。

(5)怀疑FGR者应进行脐血管穿刺染色体核型分析,每2～3周超声检查1次,了解羊水量、胎儿生长速度及多普勒参数的变化。

(二)鉴别诊断

小于胎龄儿:FGR者多次超声评价可见生长速度降低,小于胎龄儿稳定生长,生长速度正常,且多普勒超声脐动脉、子宫动脉等频谱无异常改变。

七、巨大胎儿

(一)诊断要点

(1)巨大儿常见病因有糖尿病、营养、遗传、环境等因素。妊娠期糖尿病孕妇巨大儿的发生率为26%;孕妇孕前体重指数≥30增加巨大儿风险。

(2)临床表现为孕期体重增加明显,腹部明显膨隆,子宫长度>35.0 cm。

(3)目前仍无准确预测胎儿体重的有效方法,常在生后诊断。发现疑似巨大儿时,首先要核对孕周,系列胎儿生长超声监测生长速度,胎儿畸形筛查,同时给予胎儿多普勒血流监护,胎儿生物物理评分等宫内监护。核对孕周,通过早孕期顶-臀长确定孕周。低估顶-臀长测值可导致孕龄低估，会增加胎儿生长过快的假阳性率。②妊娠期糖尿病胎儿畸形发病率明显高于正常妊娠，中枢神经系统和心血管系统畸形最常见。③胎儿系列生长超声表现为渐进性胎儿生长速度加快，羊水过多时应考虑有无妊娠期糖尿病。孕晚期头围/腹围异常可显示胎儿头体比例不均衡，提示胎儿肩难产风险增加。通常产科医师认为双顶径>10 cm，股骨长>8.0 cm，腹围>33 cm巨大儿机会增加。

（二）鉴别诊断

主要与低估胎儿孕周而误诊为巨大儿相鉴别，通过胎儿生长速度监测便可对两者进行鉴别，前者胎儿生长速度过快，后者胎儿生长速度正常。

八、胎死宫内

（一）诊断要点

（1）孕妇自觉胎动消失，子宫不再增大。腹部检查，宫高与停经月份不相符，无胎动及胎心音。

（2）胎儿宫内死亡常见原因主要有胎儿严重畸形、脐带打结、胎盘早剥等。

（二）超声诊断

胎死宫内主要依据超声诊断，超声主要表现为以下几方面。

（1）胎死宫内时间较短者，胎儿形态结构无明显变化，实时二维超声、M 型超声、多普勒超声均显示胎儿无胎心搏动和胎动征象，彩色多普勒血流成像检测胎体、胎心均无血流信号，羊水、胎盘无明显变化。

（2）胎死宫内时间较长者，除无胎心搏动和胎动外，可出现明显形态学异常，包括胎儿全身水肿，皮肤呈双层回声；颅骨重叠，颅内结构模糊不清（图 12-11）；脊柱弯曲度发生改变，甚至成角；胸腹腔内结构模糊不清，可见胸腔积液或腹水；胎盘肿胀，内部回声减弱，绒毛膜板模糊不清，甚至胎盘轮廓难以分辨、成片状或团状强回声；羊水无回声区内出现大量漂浮点状回声，羊水量减少。

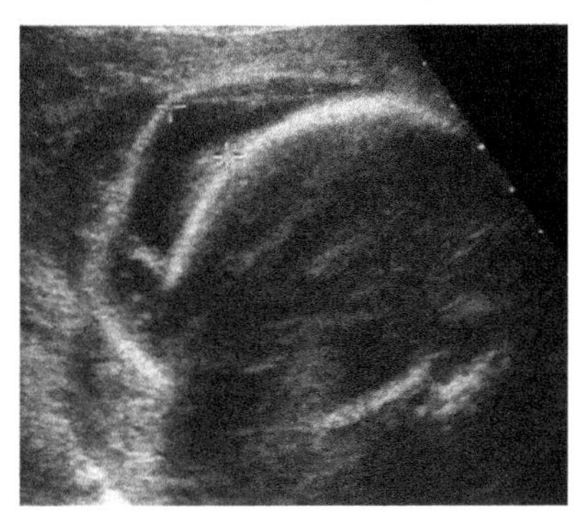

图 12-11　胎死宫内声像图

胎儿颅脑横切面显示头皮呈双层回声，颅内结构模糊不清

九、羊水过多与过少

（一）羊水过多

（1）任何导致胎儿尿液生成过多、吞咽受阻（消化道闭锁、神经管缺陷、颈部肿物、膈疝、多发性关节挛缩、13 三体、18 三体）、羊膜与绒毛膜电解质转运异常（糖尿病、感染）都可导致羊水

过多。

(2)慢性羊水过多临床上常无症状,急性羊水过多孕妇腹部异常增大,产生明显压迫症状。

(3)目前超声诊断羊水过多通常采用以下3种方法。①目测法:超声检查过程中,目测羊水无回声区异常增多,胎儿活动频繁且幅度大时,应警惕有无羊水过多。②羊水指数法:该方法是Phelan于1987年提出的,羊水指数>24 cm时,即诊断羊水过多;但Molse等认为羊水指数大于该孕龄的3倍标准差或大于第97.5百分位数诊断羊水过多较为恰当。目前国内最新妇产科学教材采用羊水指数>25 cm作为羊水过多的标准。最大羊水池垂直深度测量法,通常以最大羊水池垂直深度>8 cm为羊水过多的标准。

(4)羊水过多时,应仔细观察胎儿有无合并畸形存在,较常见的胎儿畸形有神经管缺陷,约占50%。其中又以无脑儿、开放性脊柱裂最多见。消化道畸形也较常见,约占25%,主要有食管闭锁、十二指肠闭锁等。

(5)监测治疗:临床上常用吲哚美辛治疗羊水过多,由于它有使胎儿动脉导管提前关闭的不良反应,且主要发生在32孕周以后的胎儿,因此,在32孕周接受该药物治疗的患者,需用多普勒超声监视有无动脉导管提前关闭,出现提前关闭的动脉导管血流的多普勒频谱特征有搏动指数PI<1.9,收缩期血流速度>140 cm/s,舒张期血流>35 cm/s。

(二)羊水过少

1.诊断要点

(1)羊水过少主要原因有双肾缺如、双肾发育不全、多囊肾、双侧多囊性肾发育不良、尿道梗阻、严重胎儿生长受限、胎膜早破、染色体异常(通常为三倍体)等。

(2)腹部检查:宫高、腹围较小。

(3)超声诊断羊水过少的方法与诊断羊水过多的方法一样,通常采用以下3种方法。①目测法:目测羊水少,液体与胎体体表的界限不清;胎儿肢体明显聚拢,胎动减少。②羊水指数法:羊水指数<5 cm为羊水过少,5~8 cm为羊水偏少。③最大羊水池垂直深度测量法:最大羊水池垂直深度<2 cm为羊水过少。

(4)超声发现羊水过少时,应进行详细系统的胎儿畸形检查,尤其是胎儿泌尿系统畸形,如双肾缺如、双侧多囊肾、双侧多囊性肾发育不良、尿道梗阻、人体鱼序列征等。

(5)测量羊水时,应注意不要将脐带无回声血管误认为羊水,彩色多普勒血流成像可帮助区别,在无彩色多普勒血流成像的条件下,可提高增益,使脐带回声显示更加清楚,这样可避免将脐带误认为羊水而漏诊羊水过少。

2.鉴别诊断

应注意与混响伪像导致假性羊水过少相鉴别,侧动探头或加压探测可分辨真正宫壁回声。

(刘海燕)

参 考 文 献

[1] 吴钟琪.血管超声扫查技巧及诊断图解[M].长沙:湖南科学技术出版社,2023.

[2] 陈坛寿.现代超声影像诊断要点[M].天津:天津科学技术出版社,2021.

[3] 鲁红.妇科超声检查[M].北京:科学出版社,2022.

[4] 叶玉泉.实用腹部疾病超声诊断[M].哈尔滨:黑龙江科学技术出版社,2020.

[5] 周琦.甲状腺疾病超声图谱[M].北京:科学技术文献出版社,2021.

[6] 杨映霞.现代临床超声诊断技术与应用[M].哈尔滨:黑龙江科学技术出版社,2020.

[7] 张宇虹.超声科速查[M].北京:人民卫生出版社,2020.

[8] 殷小茹.超声医学诊断进展[M].汕头:汕头大学出版社,2022.

[9] 翟浩天.实用临床超声与诊断[M].长春:吉林科学技术出版社,2022.

[10] 陈焱.临床超声诊断要点[M].北京:科学技术文献出版社,2021.

[11] 张慧,徐守红,赵金华.临床超声医学[M].沈阳:辽宁科学技术出版社,2022.

[12] 刘红霞,梁丽萍.超声诊断学[M].北京:中国医药科技出版社,2020.

[13] 唐军.实用妇科盆底与超声[M].北京:中国医药科技出版社,2021.

[14] 陈志奎,薛恩生,林礼务.乳腺疾病超声诊断学[M].北京:科学出版社,2022.

[15] 陈桂红.超声诊断与临床[M].北京:科学技术文献出版社,2020.

[16] 罗定强,彭海旭,杨林,等.基层超声诊疗实用操作手册[M].北京:科学技术文献出版社,2022.

[17] 赵敏.现代超声医学与临床[M].沈阳:辽宁科学技术出版社,2021.

[18] 陈志奎,林礼务,薛恩生.胰腺疾病超声诊断与病例解析[M].北京:人民卫生出版社,2022.

[19] 高菊红.超声检查与诊疗精要[M].北京:科学技术文献出版社,2020.

[20] 张小丽,李普楠,张中华.超声诊断学[M].北京:中国纺织出版社,2021.

[21] 逄坤静.临床超声心动图手册[M].北京:科学出版社,2020.

[22] 顾鹏,李明星,刘健.临床超声医学[M].沈阳:辽宁科学技术出版社,2022.

[23] 陈宝定,李嘉,邓学东.超声新技术临床应用[M].北京:科学技术文献出版社,2021.

[24] 刘平.临床超声实用技术[M].北京:科学技术文献出版社,2020.

[25] 王全江.实用现代超声诊断与临床应用[M].南昌:江西科学技术出版社,2021.

[26] 杨斌,邓学东,钱晓芹.中国基层医生超声诊断教程[M].北京:中华医学电子音像出版社,2021.

[27] 武心萍.甲状腺及甲状旁腺结节超声诊断图谱[M].南京:江苏凤凰科学技术出版社,2021.
[28] 刘伟荣,时倩,杨蕴慧,等.实用超声医学与放射技术[M].哈尔滨:黑龙江科学技术出版社,2022.
[29] 封云.实用超声诊断及临床表现[M].哈尔滨:黑龙江科学技术出版社,2021.
[30] 姜玉新,张运.超声医学[M].北京:人民卫生出版社,2020.
[31] 岳娟,张萌,周素芬,等.超声科诊疗临床实践[M].北京:科学技术文献出版社,2021.
[32] 赵波.实用临床超声诊断技术[M].北京:科学技术文献出版社,2021.
[33] 黄士元,张强,刘立艳.现代疾病诊疗与临床超声医学[M].沈阳:辽宁科学技术出版社,2022.
[34] 葛文璇,王琳,李丹,等.超声诊断学理论与临床实践[M].哈尔滨:黑龙江科学技术出版社,2021.
[35] 曲晓燕,吴桐,张传书,等.超声临床诊断新思维[M].哈尔滨:黑龙江科学技术出版社,2022.
[36] 张琳琳.探讨心脏彩色超声联合颈动脉超声在冠心病诊断中的价值[J].中国现代药物应用,2023,17(8):51-53.
[37] 李燕舞.灰阶超声联合彩色多普勒超声在乳腺癌腋窝淋巴结转移诊断中的价值[J].中外医学研究,2023,21(7):81-84.
[38] 钟祥兰.超声弹性成像联合超声造影鉴别诊断肝脏肿瘤良恶性的价值[J].医疗装备,2023,36(8):99-101.
[39] 王小静,熊少华,徐华苗,等.彩色多普勒超声在甲状腺结节性质的鉴别价值及超声表现分析[J].临床研究,2023,31(6):124-127.
[40] 柳兵.脉冲频谱多普勒超声联合彩色多普勒超声在乳腺肿块定性诊断中的应用价值[J].广西医学,2023,45(4):481-483.